U0306919

实用妇科影像诊断学

主　审　马祥兴

主　编　王　青　于德新

副主编　张晓明　展新凤　王　茜　冷启刚

编　者（以姓氏笔画为序）

于德新　山东大学齐鲁医院
马祥兴　山东大学齐鲁医院
王　芳　山东大学齐鲁医院
王　青　山东大学齐鲁医院
王　茜　山东大学齐鲁医院
李春海　山东大学齐鲁医院
何敬振　山东大学齐鲁医院
冷启刚　山东省立医院
张　杨　山东大学齐鲁医院
张飞雪　山东大学第二医院
张晓明　山东大学齐鲁医院
展新凤　山东大学齐鲁医院
潘秋丽　山东省淄博市淄川区医院

人民卫生出版社

图书在版编目（CIP）数据

实用妇科影像诊断学 / 王青，于德新主编. —北京：人民卫生出版社，2016

ISBN 978-7-117-23189-3

Ⅰ. ①实… Ⅱ. ①王…②于… Ⅲ. ①妇科病－影像诊断 Ⅳ. ①R711.04

中国版本图书馆 CIP 数据核字（2016）第 207019 号

人卫智网	www.ipmph.com	医学教育、学术、考试、健康，购书智慧智能综合服务平台
人卫官网	www.pmph.com	人卫官方资讯发布平台

实用妇科影像诊断学

主　　编：王　青　于德新
出版发行：人民卫生出版社（中继线 010-59780011）
地　　址：北京市朝阳区潘家园南里 19 号
邮　　编：100021
E - mail：pmph @ pmph.com
购书热线：010-59787592　010-59787584　010-65264830
印　　刷：北京汇林印务有限公司
经　　销：新华书店
开　　本：787 × 1092　1/16　　印张：16
字　　数：389 千字
版　　次：2016 年 10 月第 1 版　2016 年 10 月第 1 版第 1 次印刷
标准书号：ISBN 978-7-117-23189-3/R · 23190
定　　价：108.00 元
打击盗版举报电话：010-59787491　E-mail：WQ @ pmph.com
（凡属印装质量问题请与本社市场营销中心联系退换）

序　一

随着我国社会和经济环境的发展变迁，妇科疾病的地域分布、病种构成等都发生了很大的变化。同时，科学技术的飞速发展大大促进了医学影像学的发展。医学影像学在疾病诊断和分期、疗效评价等方面的重要作用已成为大家的共识，有关神经、心血管、呼吸、消化、泌尿、肌骨等系统疾病的各种相关影像学专著丰富全面，促进了各学科诊断水平的提高。与此形成鲜明对比的是，国内有关妇科疾病影像诊断的专著还比较少，与医学影像学的发展和临床需求不相适应。由王青主任医师等人编写的《实用妇科影像诊断学》一书简明扼要地阐述了妇科常见病和多发病的X线、超声、CT、MRI等各种影像学表现特点及鉴别诊断要点，特别是比较影像学相关内容，为放射诊断专家提供了诊断思路，同时也为妇科专家们提供了很好的临床决策知识。

该书重点突出、病例丰富、图文并茂，是目前较为全面的一本妇科影像学诊断专著。相信该书将会对提高妇科疾病的影像学诊断水平起到积极作用。

梁长虹

广东省人民医院

2016年5月

序　二

自二十世纪中期以来，电子计算机技术的飞速发展促进了医学影像技术的迅猛发展。X线计算机断层成像（X-ray computed tomography，CT）、单光子发射计算机断层成像（single photon emission computed tomography，SPECT）、磁共振成像（magnetic resonance imaging，MRI）、正电子发射计算机成像与X线计算机断层成像融合成像技术（positron emission tomography & X-ray computed tomography，PET-CT）、超声成像（ultrasonography，USG）、数字减影血管成像（digital subtraction angiography，DSA）、介入放射学（interventional radiology）等的出现及临床应用，形成了现代医学影像诊断学，为疾病的诊断与治疗提供了可靠的循证资料，同时有力地推动了临床各学科诊治水平的提高。

近十余年我院放射科的设备配置、学科建设及人才梯队建设得到了迅速提升，步入全面发展的历史最好时期，有力地促进了临床、教学和科研工作的开展。

由王青主任医师主编的《实用妇科影像诊断学》一书即将出版问世，参编人员为我科的一支中青年生力军。在繁重的工作之余，他们查阅了大量的国内外文献，结合本院的病例撰写完成了本专著。本书共分12章、38节、文字约16万字、图像759幅。内容包括女性生殖系统解剖、先天性发育畸形、宫颈疾病、子宫疾病、滋养细胞肿瘤、卵巢疾病、输卵管疾病、宫腔积液、宫内节育器、妇科急腹症及垂体疾病等。本书内容丰富，图文并茂，相信对从事影像诊断和妇科工作的广大医务人员的业务技术水平的提高必有很大帮助。

本书的编著和出版是学科发展中的一个重要事件。对王青主任医师及同仁的辛勤耕耘所取得的丰硕成果，我感到欣慰。愿本书受到广大读者的欢迎。

李传福

山东大学齐鲁医院放射科

2016年5月

前 言

随着影像技术的快速发展，妇科疾病的影像诊断方法日趋多样化，超声、X线、CT、MRI等各种影像学方法各具优势、相互补充。目前国内关于妇科疾病影像诊断的专业书籍多集中于超声诊断，缺少妇科疾病综合影像诊断方面的书籍，不能满足临床和教学的需求。放射科医生往往在妇科疾病诊断方面信心不足，妇科医生大多不了解不同影像检查方法的适应证及各自的技术特点。鉴于这种情况，我们编写了《实用妇科影像诊断学》这本书，目的是帮助放射科及妇科各级医生在短时间内熟悉妇科常见病的不同影像特点，提高诊断和治疗水平。

本书内容包括妇科影像学检查方法、妇科正常影像表现，以及常见妇科疾病的临床特点、影像学表现、影像诊断及鉴别诊断要点等，重点阐述了不同检查方法的影像学表现，并配以精选的各种检查方法图片。本书汇集了作者在日常工作中收集的342例759幅具有代表性的图像，病种丰富，图像典型。为便于读者理解，图像加了标注并做了详细图解。本书形式简洁，力求重点突出、层次分明，使读者在短时间内熟悉妇科疾病的不同影像特点。

尽管我们做了最大努力，由于水平所限，错误之处在所难免，望前辈及同道们不吝指正。

王　青　于德新

山东大学齐鲁医院放射科

2016年5月于济南

目 录

第一章　女性生殖系统解剖…………………………………………… 1
第一节　女性盆腔及其内部器官…………………………………… 1
第二节　女性内生殖器官…………………………………………… 2
第三节　盆腔血管…………………………………………………… 3

第二章　妇科影像学检查方法……………………………………… 6
第一节　超声成像…………………………………………………… 6
一、经腹壁超声…………………………………………………… 6
二、阴道内超声…………………………………………………… 9
第二节　X线成像…………………………………………………… 10
一、骨盆平片……………………………………………………… 10
二、子宫输卵管造影……………………………………………… 11
三、盆腔动脉造影………………………………………………… 11
四、节育环X线检查 …………………………………………… 12
第三节　计算机体层成像…………………………………………… 12
一、妇科CT检查方法 ………………………………………… 13
二、女性盆腔正常CT表现 …………………………………… 13
第四节　磁共振成像………………………………………………… 15
一、妇科MRI检查方法 ……………………………………… 15
二、女性盆腔正常MRI表现 ………………………………… 15
第五节　核医学……………………………………………………… 17
一、妇科PET-CT检查方法 ………………………………… 17
二、女性盆腔正常PET-CT表现 …………………………… 18

第三章　先天性发育异常…………………………………………… 20
第一节　先天性阴道发育异常……………………………………… 20
一、先天性无阴道……………………………………………… 20

二、阴道闭锁……20
三、阴道隔膜……23
四、处女膜闭锁……27
第二节　先天性子宫发育异常……29
一、子宫未发育或发育不良……29
二、单角子宫与残角子宫……37
三、盲角子宫……42
四、双子宫……43
五、双角子宫……48
六、纵隔子宫……50
七、弓形子宫……56

第四章　子宫疾病……60
第一节　子宫肌瘤……60
第二节　子宫内膜异位症和子宫腺肌病……73
一、子宫内膜异位症……73
二、子宫腺肌病……79
第三节　子宫内膜息肉……86
第四节　子宫内膜癌……89
第五节　子宫肉瘤……98
第六节　子宫静脉内平滑肌瘤病……102

第五章　子宫颈疾病……107
第一节　宫颈囊肿……107
第二节　宫颈肌瘤……109
第三节　子宫颈癌……114

第六章　滋养细胞疾病……123
第一节　葡萄胎……123
第二节　侵蚀性葡萄胎及绒毛膜癌……128

第七章　卵巢疾病……134
第一节　卵巢非赘生性囊肿……134
一、卵泡囊肿……134
二、卵巢冠囊肿……136
三、黄体囊肿……137

四、卵巢巧克力囊肿……141
五、多囊卵巢综合征……146
六、黄素囊肿……148
第二节　卵巢上皮性肿瘤……150
一、浆液性肿瘤……151
二、黏液性肿瘤……163
第三节　卵巢生殖细胞肿瘤……172
一、成熟囊性畸胎瘤……172
二、未成熟畸胎瘤……177
三、卵黄囊瘤……178
四、无性细胞瘤……180
第四节　卵巢性索间质肿瘤……182
一、粒层细胞瘤……183
二、卵泡膜瘤……185
三、纤维瘤……189
四、支持-间质细胞瘤……191
第五节　卵巢转移性肿瘤……193
第六节　卵巢良恶性肿瘤鉴别诊断……195

第八章　输卵管疾病……199
第一节　原发性输卵管癌……199
第二节　输卵管阻塞……201

第九章　宫腔积液……206

第十章　宫内节育器……210

第十一章　妇科急腹症……216
第一节　异位妊娠……216
第二节　急性盆腔炎……221
第三节　卵巢肿瘤蒂扭转……224
第四节　卵巢囊肿破裂……226

第十二章　垂体疾病……230
第一节　垂体发育异常……230
第二节　垂体腺瘤……233

第三节　淋巴细胞性垂体炎……237
第四节　空蝶鞍综合征……239
第五节　垂体细胞瘤……241

第一章

女性生殖系统解剖

第一节　女性盆腔及其内部器官

女性盆腔容纳着女性生殖器及泌尿系统和消化道的一部分，重要脏器包括输尿管、膀胱、尿道、小肠、直肠及阑尾等。此外，盆腔内还走行和分布着淋巴、血管及神经等结构。

1. 骨盆的组成

骨骼：骨盆由骶骨、尾骨及左右两块髋骨组成。每块髋骨又由髂骨、坐骨及耻骨融合而成。

关节：骨盆有耻骨联合、骶髂关节和骶尾关节。两耻骨之间有纤维软骨，形成耻骨联合，位于骨盆的前方。骶髂关节位于骶骨和髂骨之间，在骨盆后方。骶尾关节为骶骨与尾骨的联合处。

韧带：骨盆各部之间的韧带中有两对重要的韧带，一对是骶尾骨与坐骨结节之间的骶结节韧带，另一对是骶尾骨与坐骨棘之间的骶棘韧带（图 1-1-1）。

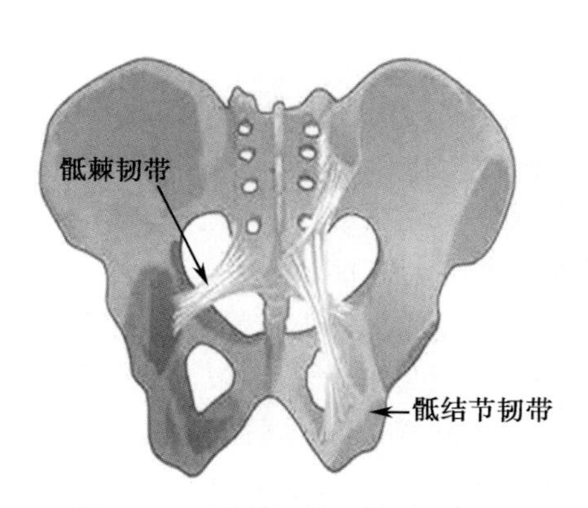

图 1-1-1　骶棘韧带与骶结节韧带

2. 骨盆的分界　以耻骨联合上缘、髂耻缘及骶耻上缘的连线为界，将骨盆分为假骨盆和真骨盆两部分。假骨盆又称大骨盆，位于骨盆分界线之上，为腹腔的一部分，其前为腹壁下部，两侧为髂骨翼，其后为第 5 腰椎。真骨盆又称小骨盆，位于骨盆分界线之下。真骨盆有入口与出口，两口之间为骨盆腔。骨盆腔的后壁是骶骨与尾骨，两侧为坐骨、坐骨棘、骶棘韧带，前壁为耻骨联合。耻骨两侧降支的前部相连构成耻骨弓。

3. 盆腔内主要脏器

输尿管：起始于肾盂终止于膀胱，为一对肌性的圆索状长管，长约 30cm，分为腰段、骨盆段及膀胱壁段。其上段在腹膜后沿腰大肌前侧下降，在骶髂关节处从髂外动脉前跨过进入盆腔，下行达阔韧带底部，再向前内走行，于近宫颈约 2cm 处在子宫动脉后方与之交叉，经阴道侧穹窿绕向前，穿过膀胱宫颈韧带，最后进入膀胱壁。

膀胱：为一壁薄的空腔器官，成人正常容量为 350～500ml，位于小骨盆内。分为膀胱顶、膀胱底两部。膀胱顶部被腹膜覆盖，覆膜向后移行至子宫前壁，形成膀胱腹膜反折。

尿道：女性尿道长 2～4cm，以膀胱三角尖端开始，于阴道前方、耻骨联合后面向前下走行，穿过泌尿生殖隔至阴蒂下方，形成尿道外口，由随意肌构成外括约肌，尿道内口括约肌由不随意肌构成。

直肠：位于小骨盆内，全长 15～20cm。前面与子宫及阴道后壁相邻。后面为骶骨。上接乙状结肠，下连肛管。

阑尾：位于右髂窝内，长短粗细不一，平均长 7～9cm。

第二节　女性内生殖器官

女性内生殖器包括卵巢、输卵管、子宫、阴道和前庭大腺。其中卵巢为生殖腺，输卵管、子宫、阴道为输卵管道，前庭大腺为附属腺，输卵管和卵巢又称子宫附件（图 1-2-1）。

1. 卵巢　卵巢呈扁椭圆形，左右成对。在小骨盆上口平面，贴靠骨盆侧壁。卵巢是实质性器官，分为浅层的皮质和深层的髓质。皮质内藏有胚胎时期已生成的数以万计的原始卵泡，性成熟期之后，成熟的卵泡破溃后将卵细胞排出。一般在每一个月经周期（28 天）排 1 个卵细胞。卵巢的形状、大小因年龄而异。幼年卵巢小而光滑，成年后卵巢增大并由于每次排卵后在卵巢表面留有瘢痕而凹凸不平，更年期后卵巢萎缩。

2. 输卵管　输卵管是一对弯曲的喇叭状的肌性管，长 10～12cm，内端连接子宫，外端开口于腹膜腔，在开口的游离缘有许多指状突起称为输卵管伞，覆盖于卵巢表面。卵细胞从卵巢表面排入腹膜腔，再经输卵管腹腔口进入输卵管。

3. 子宫　子宫是孕育胎儿的器官，呈倒置梨形，前后略扁，分为底、体、颈三部分。上部向上隆凸的部分为子宫底，在输卵管入口平面上方；下部变细呈圆筒状为子宫颈；子宫底和子宫颈之间的部分为子宫体。底部、体部的内腔呈前后扁的、尖端向下的三角形为子宫腔；子宫颈的内腔为子宫颈管，呈梭形，上口为子宫内口，通子宫腔；下口为子宫外口，通阴道。

子宫大小受年龄和生理状态的影响。婴儿期宫体与宫颈比例为 1∶2，成年后 2∶1，绝经后子宫萎缩，此比例减小。成人子宫正常长度（宫颈至宫底）为 7～8cm，宽 4～5cm，厚 2～3cm。

子宫壁自内向外由黏膜层、肌层和浆膜层三层构成。子宫黏膜称为子宫内膜，子宫底和子宫体的内膜随月经周期（约 28 天）而变化，呈周期性的增生和脱落；宫颈部黏膜较厚而坚实，无周期性变化。肌层是很厚的纵横交错的平滑肌层，孕期子宫肌纤维的长度和数量都增加。浆膜即包绕子宫的腹膜脏层。

子宫位于小骨盆腔中央，在膀胱和直肠之间，下端接阴道，两侧有输卵管和卵巢。成年女性子宫的正常位置呈轻度前倾屈位，子宫体于膀胱上，可随膀胱和直肠的虚实而移动。

4. 阴道　阴道是一前后压扁的肌性管道，由黏膜、肌层和外膜构成，大部位于小骨盆腔内，后方以结缔组织和直肠紧密粘连，前方与尿道也以结缔组织牢固连接。上端连接子宫颈，下部穿过尿生殖膈，开口于阴道前庭。前壁长 7～9cm，与膀胱或尿道相邻，之间的结缔组织称阴道膀胱隔。后壁长 10～12cm，通过直肠阴道隔与直肠相邻。处女时期阴道口周围有处女膜附着。阴道具有较大的伸展性，分娩时高度扩张，成为胎儿娩出的产道。

5. 前庭大腺　前庭大腺相当于男性尿道球腺，形如豌豆，位于前庭球两侧部的后方，阴道口的两侧，导管开口于阴道前庭。

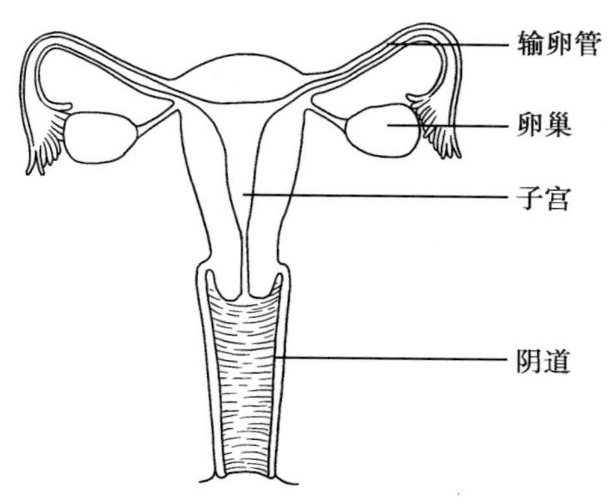

图 1-2-1　女性内生殖器结构示意图

第三节　盆 腔 血 管

1. 动脉　女性内外生殖器官的血液供应主要来自卵巢动脉、子宫动脉、阴道动脉及阴部内动脉（图 1-3-1）。

卵巢动脉：自腹主动脉发出，供应卵巢及输卵管。卵巢动脉在腹膜后沿腰大肌下行达骨盆缘，跨过输尿管与髂总动脉下段，经骨盆漏斗韧带向内横行，穿过卵巢系膜，经卵巢门进入卵巢。卵巢动脉的分支走行于输卵管系膜内供应输卵管，其末梢在宫角附近与子宫动脉的卵巢支相吻合。

子宫动脉：为髂内动脉前干的主要分支，在腹膜后沿骨盆侧壁向下向前走行，经阔韧带基底部、宫旁组织到达子宫外侧，在相当于宫颈内口水平外侧约 2cm 处横跨输尿管至子宫侧缘，此后分为上下两支。上支较粗称宫体支，至宫角处又分宫底支、输卵管支及卵巢支；宫底支分布于子宫底部，输卵管支分布于输卵管，卵巢支与卵巢动脉末梢相吻合。子宫动脉下支较细称宫颈 - 阴道支，分布于宫颈及阴道上段。

阴道动脉：为髂内动脉前干分支，分布于阴道中下段前后壁、膀胱顶及膀胱颈。阴道动脉与子宫动脉阴道支和阴部内动脉分支相吻合，因此阴道上段由子宫动脉宫颈 - 阴道支供应，中段由阴道动脉供应，下段由阴部内动脉和痔中动脉供应。

阴部内动脉：为髂内动脉前干终支，分出痔下动脉、会阴动脉、阴唇动脉、阴蒂动脉 4 支。痔下动脉分布于直肠下段及肛门部，会阴动脉分布于会阴浅部，阴唇动脉分布于大、小阴唇，阴蒂动脉分布于阴蒂及前庭球。

2. 静脉　女性盆腔静脉与同名动脉伴行，静脉数量较多、构造薄弱，在相应器官及其周围形成静脉丛，并相互吻合，使盆腔静脉感染容易蔓延（图1-3-2）。

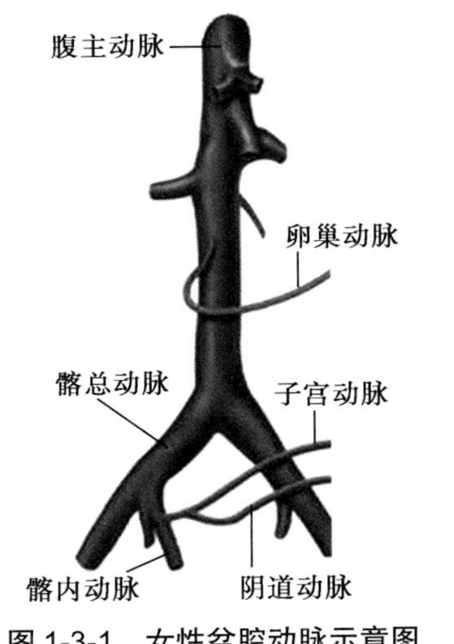

图1-3-1　女性盆腔动脉示意图

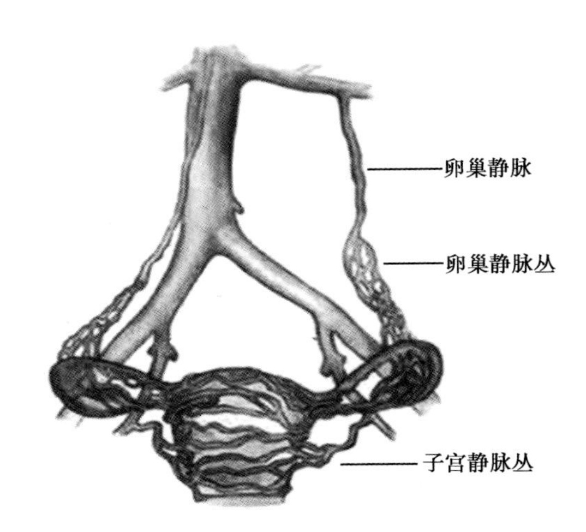

图1-3-2　女性盆腔静脉丛示意图

（王　茜）

参考文献

1. Baggish MS. Atlas of Pelvic Anatomy and Gynecologic Surgery, 3rd ed. St. Louis: Elsevier Saunders, 2011: 5-7.
2. Graziottin A, Gambini D. Anatomy and physiology of genital organs-women. Handbook of Clinical Neurology, 2015, 130: 39-60.
3. Katz VL, Lentz GM, Lobo RA, et al. Comprehensive Gynecology, 5th ed. Philadelphia: Mosby Elsevier, 2007: 12-15.
4. Jung D, Kee K. Insights into female germ cell biology: from in vivo development to in vitro derivations. Asian J Androl, 2015, 17(3): 415-420.
5. Wray S. Insights into the uterus. Exp Physiol, 2007, 92(4): 621-631.
6. Sheldon RE, Shmygol A, van den Berg HA, et al. Functional and morphological development of the womb throughout life. Sci Prog, 2015: 98(Pt2): 103-127.
7. Wray S, Burdyga T, Noble D, et al. Progress in understanding electro-mechanical signalling in the myometrium. Acta Physiol(Oxf), 2015, 213(2): 417-431.
8. Silva WA, Karram MM. Anatomy and physiology of the pelvic floor. Minerva Ginecol, 2004, 56(4): 283-302.
9. Maldonado PA, Wai CY. Pelvic Organ Prolapse: New Concepts in Pelvic Floor Anatomy. Obstet Gynecol Clin North Am, 2016, 43(1): 15-26.
10. Gonsalves M, Belli A. The role of interventional radiology in obstetric hemorrhage. Cardiovasc Intervent Radiol, 2010, 33(5): 887-895.
11. Lolis E, Panagouli E, Venieratos D. Study of the ascending lumbar and iliolumbar veins: surgical anatomy, clinical implications and review of the literature. Ann Anat, 2011, 193(6): 516-529.

12. Ramanah R，Berger MB，Parratte BM，et al. Anatomy and histology of apical support：a literature review concerning cardinal and uterosacral ligaments. Int Urogynecol J，2012，23（11）：1483-1494.
13. Lopera J，Suri R，Kroma GM，et al. Role of interventional procedures in obstetrics/gynecology. Radiol Clin North Am，2013，51（6）：1049-1066.
14. Cesmebasi A，Baker A，Du Plessis M，et al. The surgical anatomy of the inguinal lymphatics. Am Surg，2015，81（4）：365-369.

第二章
妇科影像学检查方法

影像学检查对妇科疾病的诊断有重要价值，检查的目的是发现病变，以及确定病变大小、位置、边界、性质和恶性肿瘤分期。不同的检查方法各有特点。USG简便易行且无损伤，是妇科疾病的首选检查方法。CT图像清晰，通过测量CT值，有助于囊实性肿瘤鉴别诊断，有利于肿瘤的分期。MRI解剖关系明确，对女性生殖系统先天性畸形及肿瘤分期有很高的诊断价值。目前，X线检查较少应用，仅用于节育环的位置观察及输卵管造影检查。

第一节 超声成像

超声是指振动频率每秒在20 000次（Hz，赫兹）以上，超过人耳听觉阈值上限的声波。超声成像（ultrasonography，USG）是利用超声波的物理特性和人体器官组织声学相互作用后产生的信息，并将其接收、放大和信息处理后形成图形、曲线或其他数据，借此进行疾病诊断的检查方法。彩色多普勒显像（color Doppler flow imaging，CDFI）又称彩色血流图，在多普勒二维显像的基础上，以实时彩色编码显示不同的血流方向和流速。近超声探头来的血流为红色，离开探头的血流为蓝色，湍流与分流为多色镶嵌。

USG检查无创伤、无痛苦、无电离辐射，应用超声多普勒技术可无创地检测到有关血流动力学参数以及观察组织器官血流灌注等特点，超声在妇科领域应用广泛，是妇科疾病诊断的首选影像学检查方法。

妇科超声检查的途径包括经腹壁、经阴道、经直肠及经会阴四种，临床常用的途径为前两种。对未婚女性经腹壁盆腔结构显示不清者需经直肠途径检查，外阴部或阴道下段病变可经会阴扫查。妇科超声检查的适应证包括：月经异常、阴道不规则流血、腹痛、腹部不适、盆腔包块、肿瘤术后随访、常规体格检查及宫内节育器定位等。

一、经腹壁超声

用膀胱充盈法形成透声窗。膀胱充盈以中度为宜，其容量为400～500ml，以纵切面显示子宫底为标准。如需观察卵巢内卵泡，膀胱容量需达600ml左右。妇科超声检查时应常规测量子宫及卵巢的大小。

1. 子宫 纵切面上正常子宫体呈前后略扁的倒梨状，子宫颈呈圆柱形。根据纵切时宫腔线与颈管线之间形成的角度可以判断子宫的位置，如90°～145°是前位子宫（图2-1-1），

180°是中位子宫，>180°是后位子宫（图 2-1-2）。横切时子宫体呈椭圆形，中间有宫腔回声，近宫底部的切面横径较宽，可显示两侧宫角（图 2-1-3）。向子宫颈水平移动探头，宫体截面积渐缩小，直至显示子宫颈呈较小椭圆形，中部强回声为宫颈管腔。

子宫体表面有浆膜层覆盖，呈线状强光带，边缘光整，轮廓清晰；宫体部呈均匀细小实质回声；中央可显示带状宫腔回声或稍强内膜回声。子宫颈回声较宫体回声稍强且致密，并可显示带状的宫颈管壁回声。

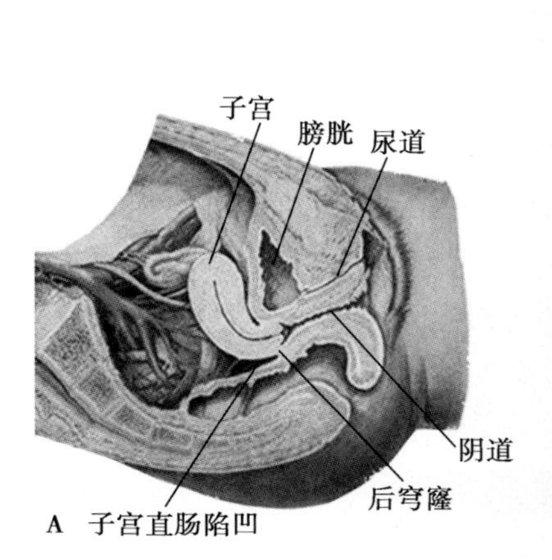

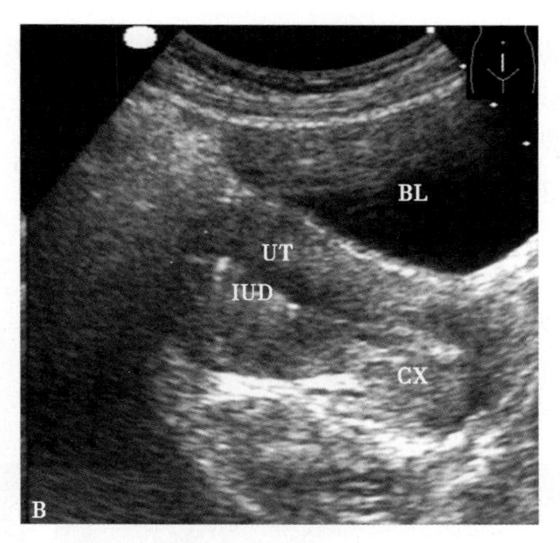

图 2-1-1　正常（前位）子宫纵切示意图与声像图

A. 前位子宫纵切面示意图；B. 经腹部超声检查，子宫纵切面示子宫前位，轮廓清晰，宫体呈均质等回声，宫腔内可见节育器强回声，宫颈回声略高于宫体，宫颈管及子宫内膜呈高回声（BL：膀胱；UT：子宫体；CX：子宫颈；IUD：宫内节育器）

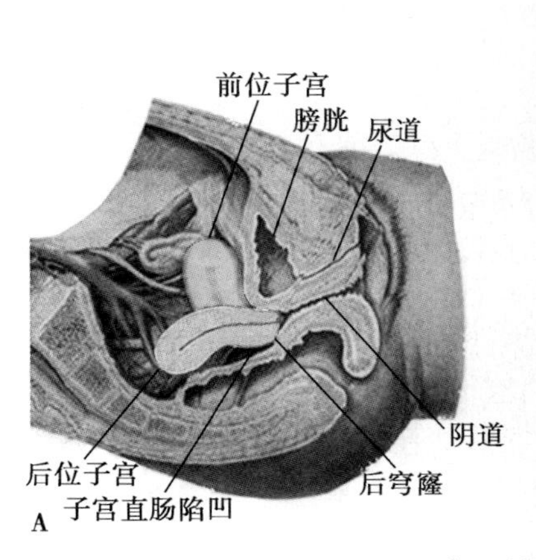

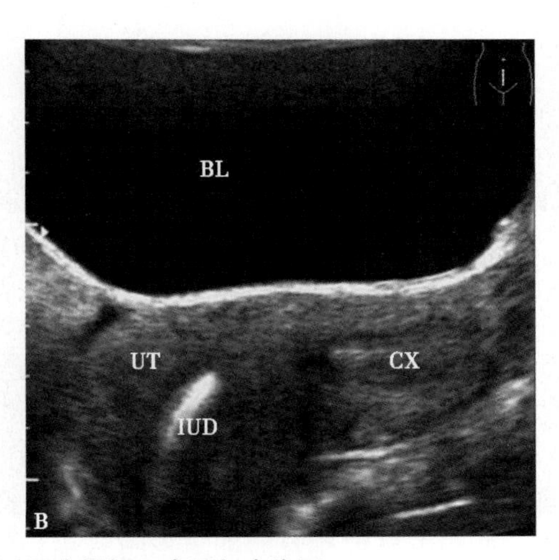

图 2-1-2　正常（后位）子宫纵切示意图与声像图

A. 后位子宫纵切面示意图；B. 经腹部超声检查，子宫纵切面示子宫后位，轮廓清晰，宫体呈均质等回声，宫腔内可见节育器强回声，宫颈回声略高于宫体，宫颈管及子宫内膜呈高回声（BL：膀胱；UT：子宫体；CX：子宫颈；IUD：宫内节育器）

常规测量三条径线，包括子宫体纵径、横径及前后径。

（1）子宫纵径（上下径）测量

1）测量切面：子宫矢状切面，需清晰显示子宫底至宫颈内口，肌层与子宫内膜前后两层对称切面。

2）测量位置：①宫体：子宫底外缘至子宫颈内口之间距离；②宫颈：宫颈内口至宫颈外口之间的距离。

3）正常值：宫体（5.0±1.0）cm，宫颈2.5～3.0cm。

（2）子宫体横径（左右径）测量

1）测量切面：子宫冠状切面，于宫体中部横切子宫，图像呈椭圆形最大切面时（不能在呈三角形图像处）进行测量。

2）测量位置：通过子宫体的最大左右径。

3）正常值：（4.3±0.73）cm（图2-1-3）。

（3）子宫前后径测量

1）测量切面：与子宫纵径测量平面相同。

2）测量位置：与子宫纵经相垂直，测量最大前后距离。

3）正常值：（4.3±0.9）cm。

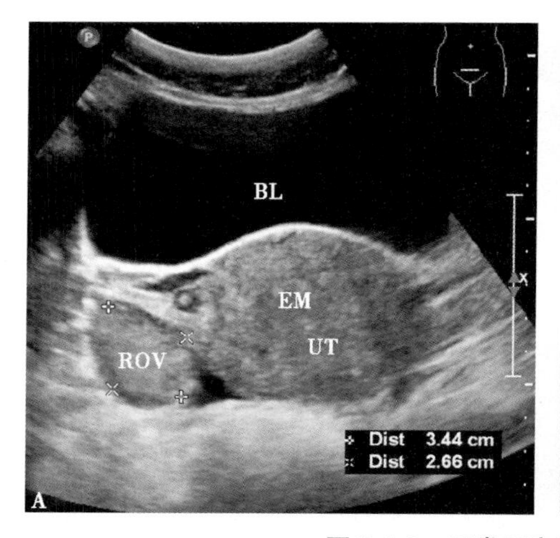

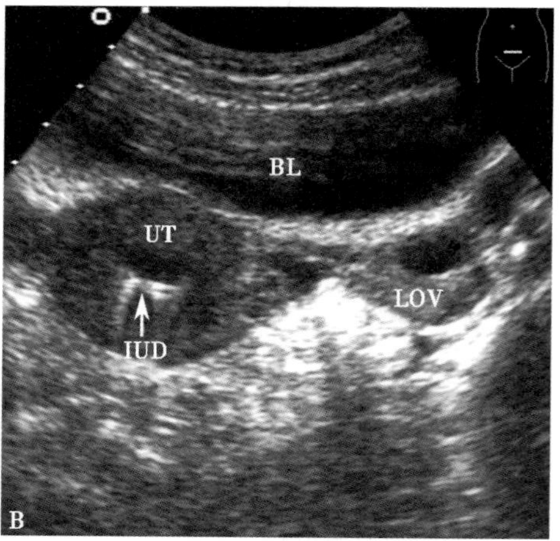

图2-1-3　正常子宫与卵巢横切声像图

A. TAS示子宫及右卵巢横切面，宫体呈均质等回声，轮廓清晰，内膜呈高回声，右卵巢位于宫体右侧，边界清晰，呈梭状略高回声；B. TAS示子宫及左卵巢横切面，宫体呈均质等回声，宫腔内可见节育器强回声，左卵巢位于宫体左侧，内可见卵泡回声（TAS：经腹部超声检查；BL：膀胱；UT：子宫体；IUD：宫内节育器；ROV：右卵巢；LOV：左卵巢）

2. 卵巢　卵巢在盆腔内位置变化较大，一般位于宫体两侧外上方或后方，卵巢外侧后方常可看到搏动的盆壁血管。卵巢形态呈扁椭圆形，回声呈实质性，但较宫体回声弱。当存在不同发育阶段卵泡时，有助于卵巢的辨认。

常规测量纵径、横径及前后径三条径线，并观察卵泡发育是否成熟和排卵。测量切面：与子宫测量切面相同，进行纵径、横径及前后径的测量。当卵巢不易辨认时，可让患者斜卧位，通过充盈的膀胱作透声窗扫查对侧的卵巢，并进行测量。测量位置：通过卵巢的最大径线。正常值：由于卵巢大小与年龄等因素有关，常用体积公式：长×宽×厚，成年女性的卵巢大小约为4cm×3cm×1cm（图2-1-4）。

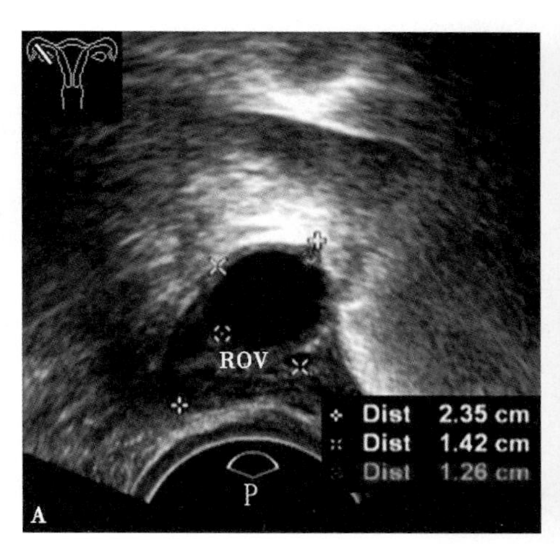

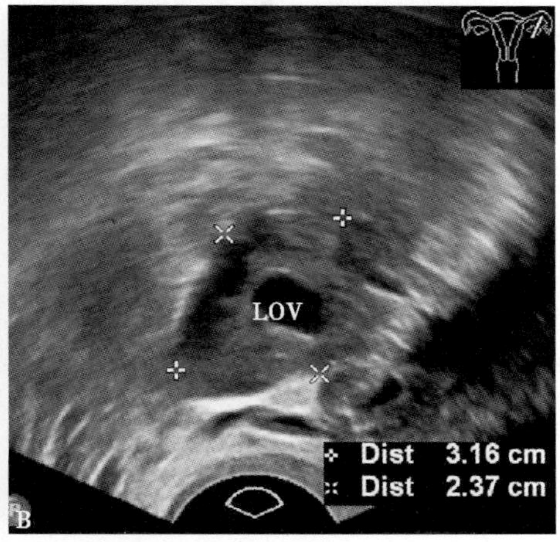

图2-1-4　经阴道超声检查，正常卵巢声像图

A、B. 经阴道超声检查，正常左右卵巢为梭状，包膜清晰，卵泡为囊性无回声，其余实质为等回声或略低回声（ROV：右卵巢；LOV：左卵巢）

二、阴道内超声

阴道内超声是腔内超声的一种，是用特殊的阴道探头放入阴道内进行的超声检查。阴道内超声的特点是使用高频率探头，探头紧贴阴道穹隆及子宫颈使盆腔器官处于声束的近区，盆腔器官的声像图清晰，操作简便，不需充盈膀胱，且不受肥胖因素影响（图2-1-4、图2-1-5）。

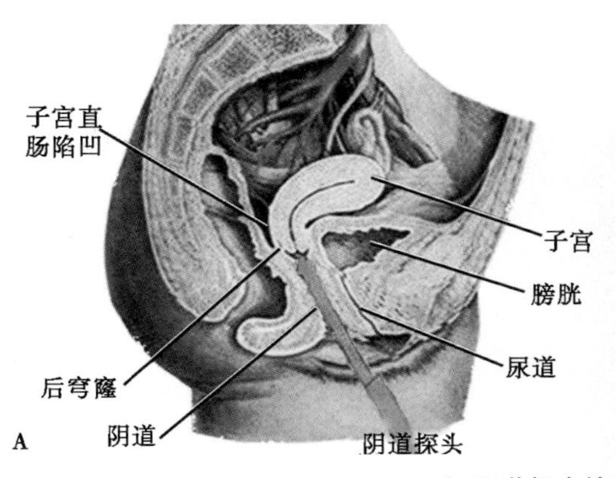

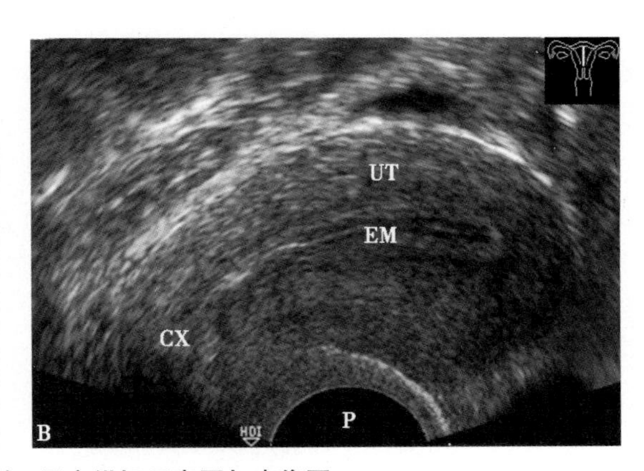

图2-1-5　经阴道超声检查，子宫纵切示意图与声像图

A. 经阴道超声检查，子宫前位示意图；B. TVS前位子宫声像图，子宫轮廓及结构层次清晰，宫体为等回声，宫颈回声略高于宫体，内膜呈高回声，显示“三线征”

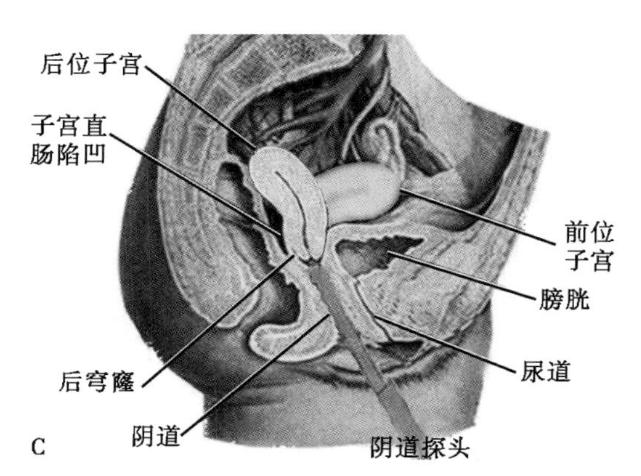

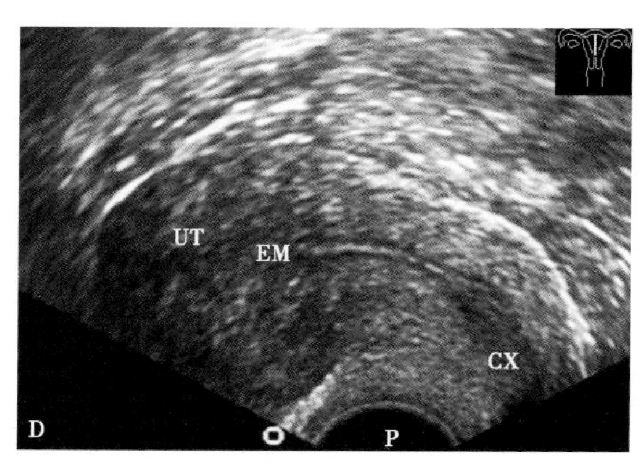

图 2-1-5　经阴道超声检查，子宫纵切示意图与声像图（续）

C. 经阴道超声检查，子宫后位示意图；D. TVS 子宫后位声像图，内膜呈线状高回声（TVS：经阴道超声检查；UT：子宫体；CX：子宫颈；EM：内膜；P：阴道探头）

第二节　X 线成像

X 线是真空管内高速行进的电子流轰击钨靶时产生的电磁波。X 线图像是 X 线束穿透某一部位的不同密度和厚度组织结构后的投影总和。X 线成像具有经济、简便等优点。但 X 线穿透人体可产生一定的生物效应，所以应注意放射防护。应用于妇科疾病检查的 X 线技术包括：骨盆平片、子宫输卵管造影、盆腔动脉造影、节育环透视及 X 线平片等。

一、骨盆平片

适用于了解骨盆的形状、大小、有无畸形及骨质病变。还能发现生殖器官病变的异常钙化，如结核、卵巢肿瘤和子宫肌瘤的钙化。

骨盆一般投照前后位，X 线平片上，骶骨中线应通过耻骨联合。骶髂关节左右对称，髂嵴连线影正好通过第 4、5 腰椎间隙。由髂嵴影向外可追踪到髂前上棘、髂前下棘，由髂前下棘到股骨颈外上缘的连线称髂颈线，用以判定髋关节是否正常。正位片上，可以测量耻骨下角，男性为锐角，女性为钝角（图 2-2-1）。

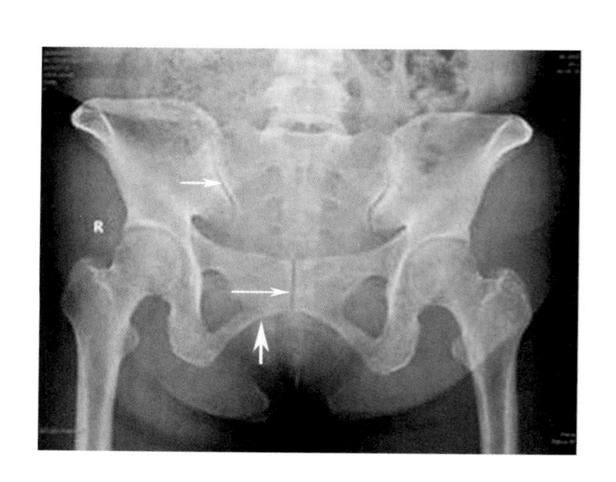

图 2-2-1　女性骨盆 X 线平片

平片示：骶髂关节（短细箭头），耻骨联合（长细箭头），耻骨下支（粗箭头）

二、子宫输卵管造影

主要用于观察输卵管是否通畅、子宫有无畸形等。个别患者造影后可变为通畅。对于多次刮宫后引起的宫腔内粘连，造影还有分离粘连的作用。临床上主要是用于寻找不孕症的原因，也用于各种绝育措施后观察输卵管情况。如需要将输卵管再接通，术前需作造影。

子宫输卵管造影（hystero-salpingography，HSG）是经宫颈口注入40%碘化油、碘苯酯或有机碘水剂以显示子宫和输卵管内腔的一种检查方法。生殖器官急性炎症、月经期、子宫出血和妊娠期时禁用。

正常造影子宫腔呈倒置三角形，底边在上，为子宫底，下端与子宫颈管相连。宫腔上部两侧为子宫角，与输卵管相通。两侧壁和宫底光滑整齐。子宫颈管呈长柱形，边缘呈羽毛状。两侧输卵管自子宫角向外并稍向下走行，呈迂曲柔软的线条状影。输卵管近子宫的一段细而直，为峡部。其远端较粗大，为壶腹部；壶腹部末端呈漏斗状扩大，为输卵管的伞端。如果输卵管通畅，对比剂可进入腹腔，分布于肠管之间以及子宫直肠窝和子宫膀胱窝内，呈多条弧形和波浪形条纹影（图2-2-2）。

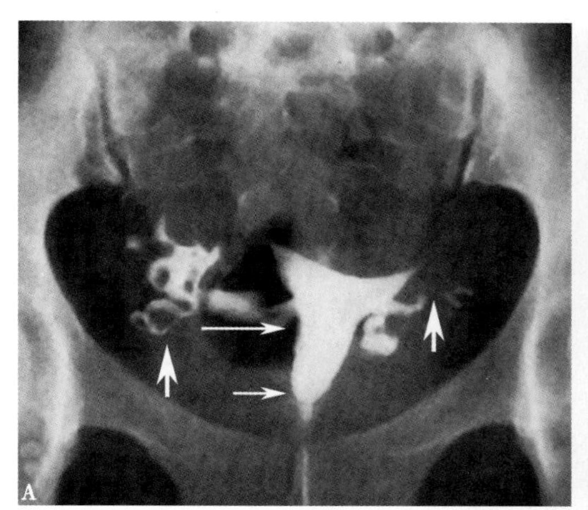

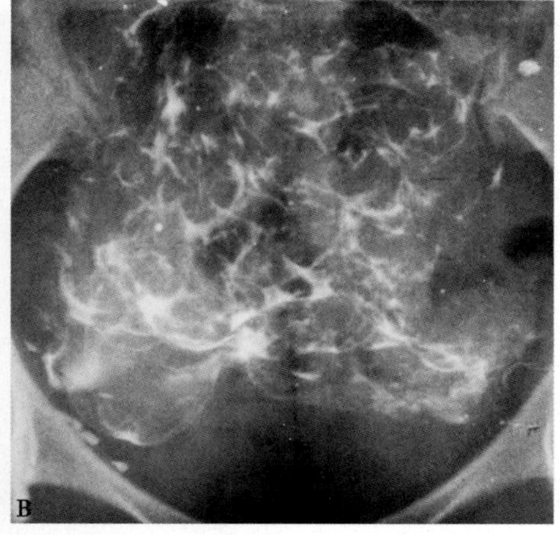

图2-2-2　子宫输卵管造影

A. 正常子宫输卵管造影示：宫颈管（短细箭头）、宫腔（长细箭头）和双侧输卵管（短粗箭头）充盈对比剂。宫颈管呈长柱形，宫腔为倒置三角形，双侧输卵管自宫角向外并稍向下走行，呈迂曲柔软的线条状影；B. 造影24小时后，盆腔内散在弧形和波浪形条纹影，提示输卵管通畅

三、盆腔动脉造影

适用于生殖器官的血管性疾病如动脉瘤和血管畸形等。可经导管作局部治疗，如注血管收缩药止血、注抗癌药和（或）栓塞治疗肿瘤等。此外，可用于确定盆腔肿瘤的血供、来源和性质。

方法：经皮穿刺股动脉插管，将导管端置于腹主动脉分叉处或髂内动脉进行造影，可显示髂内动脉及子宫动脉（图2-2-3）。置于肾动脉稍下方进行造影，可显示卵巢动脉。

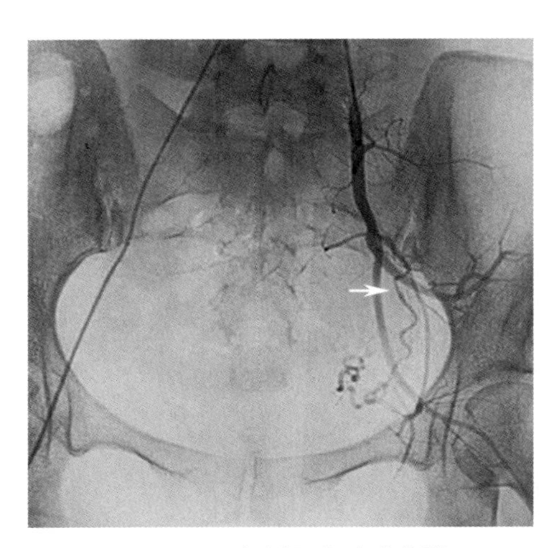

图 2-2-3 左侧子宫动脉造影
箭头所示为左侧子宫动脉

四、节育环X线检查

节育环X线检查包括透视和立位前后位平片检查。两者均可确定节育环的位置和形状，判断有无异常情况，从而保证避孕效果。目前常用的节育环为金属制成或含有金属成分，易为X线所查出（图2-2-4）。

正常位置：立位检查时节育环位于耻骨联合上方2～6cm，中线两旁3cm范围之内。少数人节育环的下缘与耻骨联合上缘相重叠或节育环在耻骨上10cm亦属正常。

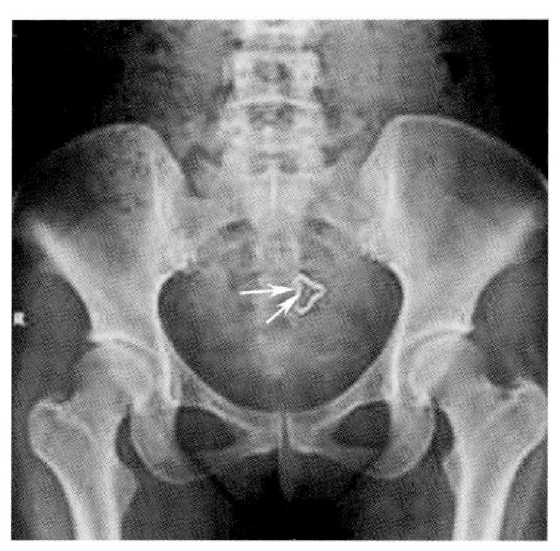

图 2-2-4 节育环X线检查
节育环（箭头）位于耻骨联合上方，中线偏左

第三节 计算机体层成像

计算机体层成像（computed tomography，CT）是利用X线束对人体层面进行扫描获得信息，经计算机处理而获得的重建图像。所显示的是断面解剖图像，其密度分辨力明显优

于X线图像。妇科CT检查的适应证包括：生殖道先天性畸形、盆腔肿瘤、脓肿、血肿和肿大淋巴结的诊断，以及恶性肿瘤的术前分期、肿瘤治疗后的疗效观察、子宫节育环定位等。

一、妇科CT检查方法

1. 检查前准备　检查前1周内禁服重金属药物，如1周内曾进行过胃肠道钡餐造影者，则于检查前先行腹部透视，确认腹腔内无钡剂残留。检查前6～10小时口服1.5%泛影葡胺充盈小肠和结肠，必要时经直肠注入对比剂充盈直肠和乙状结肠。检查前4小时禁食，多饮水以使膀胱充盈。已婚女性应阴道内放置纱布卷（低密度并含气），以便易于识别。

2. 检查方法　包括平扫及增强两种检查方法。

（1）平扫：仰卧位，身体置于床面中间，两臂上举抱头。采用横断面螺旋扫描方式。扫描范围自耻骨联合下缘向上至髂前上棘水平。层厚5mm，间隔5mm。

（2）增强扫描：采用非离子型含碘对比剂，用量80～100ml。高压注射器静脉内团注或加压快速手推团注，注射速率为2～3ml/s。增强采用动脉期（25～30秒）、静脉期（60秒）两期扫描，必要时增加延迟期（3～5分钟）。增强扫描后，患者应留观30分钟左右，以观察有无过敏反应。

3. 摄片要求　图像显示采用软组织窗，窗位L 30～50，窗宽W 200～400。如发现病灶，需测量病灶大小及表示密度大小的CT值，必要时测量病灶增强前后的CT值变化。

二、女性盆腔正常CT表现

1. 子宫　位于膀胱后方，分宫体与宫颈两部分。子宫体在CT平扫图像上显示为横置的密度较高的梭形影像，CT值40～80HU，宫体中央的宫腔密度略低。宫颈在宫体下方层面，呈卵圆形软组织影（图2-3-1）。增强扫描早期子宫强化不均匀，增强晚期子宫均匀明显强化（图2-3-2）。子宫位置可偏前（前位）或偏后（后位）或偏于一侧。宫体前方为子宫膀胱隐窝，后方为子宫直肠隐窝。

2. 阴道　为一个圆柱状结构，上端围绕宫颈，下端止于阴道口。前壁与膀胱或尿道相邻，后壁通过直肠阴道隔与直肠相邻。在CT图像上，放置纱布栓子后，扩张的阴道表现为膀胱后方圆形空气密度影。阴道与侧盆壁间有脂肪相隔。增强扫描阴道壁轻-中度强化。

3. 卵巢及输卵管　CT可部分显示正常卵巢，呈软组织密度。卵巢位于子宫体两侧和髋臼内壁之间，大小约35mm×20mm×10mm。CT不能显示正常输卵管。

4. 膀胱　膀胱位于盆腔的前下方、耻骨联合后方、子宫前方，呈液性低密度。膀胱分为底、体、顶三部分。膀胱底部为输尿管入口及尿道内口组成的三角区，位置较固定。体部分前后壁及双侧壁。顶部及后壁上方覆有腹膜，其位置因膀胱充盈程度而异。膀胱大小、形态因充盈程度而异，在CT图像上，正常状态下适度充盈的膀胱壁光滑且均匀一致，厚度不超过2～3mm。

5. 输尿管　输尿管进入盆腔后沿髂腰肌内后方下行，至膀胱水平位于膀胱外后方，平扫为两个低密度圆点，直径为4mm左右，有时与血管横断面不易鉴别。增强扫描延迟期输尿管内充盈对比剂后则呈明显高密度，与血管易分辨。

6. 盆腔内肠管　肠管含对比剂时易于识别，不含对比剂的小肠应注意与盆腔内占位性病变区分。直肠位于骶尾骨前方，有脂肪层相隔。CT上直肠壶腹常充气，肠壁厚薄因肠管扩张程度而异。乙状结肠在仰卧位表现为与膀胱分开的管状结构，俯卧位时则处于膀胱边缘。

7. 血管与淋巴结　腹主动脉在第四腰椎水平分为左右髂总动脉。髂总动脉长约 5cm，

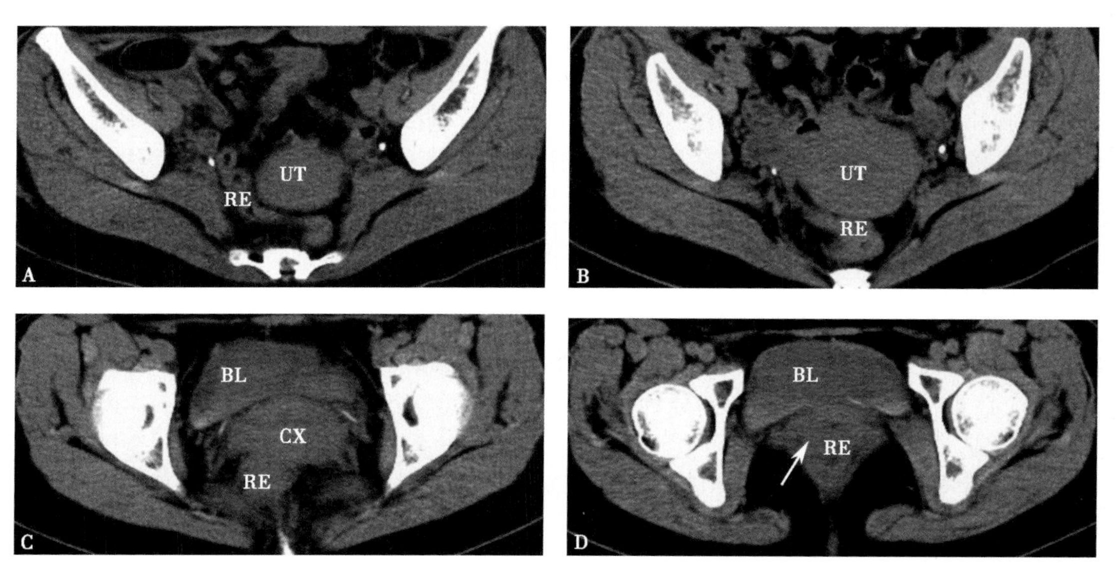

图 2-3-1　盆腔平扫 CT

A. 经子宫底层面，子宫底部肌层呈软组织等密度；B. 经子宫体层面，宫体中心的宫腔呈略低密度；C. 经子宫颈层面，宫颈位于膀胱与直肠之间；D. 经阴道层面，阴道（箭头）位于膀胱与直肠之间（UT：子宫体；CX：子宫颈；BL：膀胱；RE：直肠）

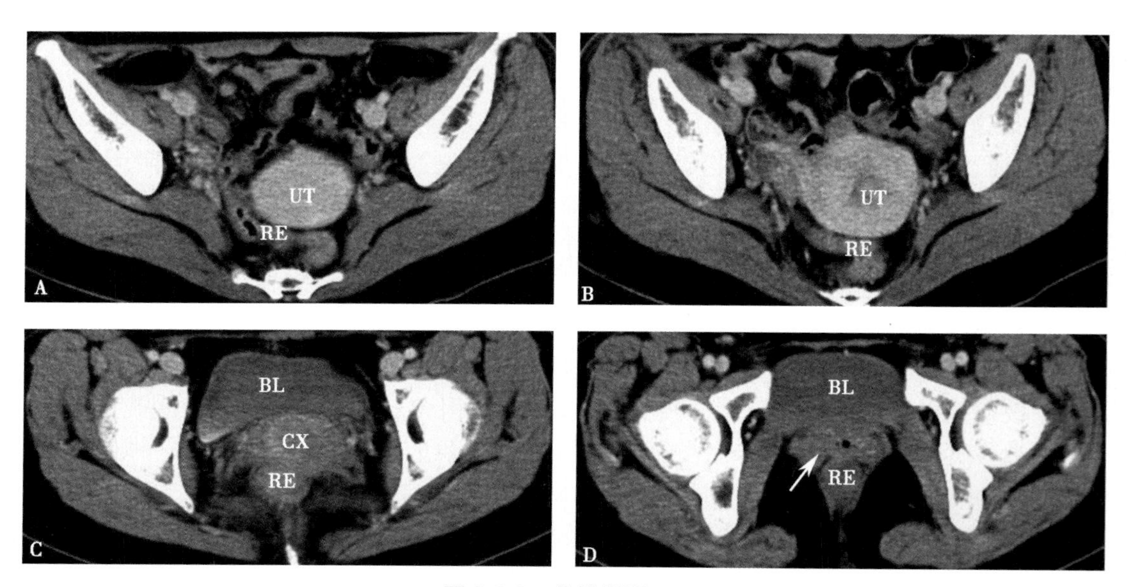

图 2-3-2　盆腔增强 CT

A. 经子宫底层面，子宫底部肌层呈均匀明显强化；B. 经子宫体层面，宫体均匀明显强化，宫腔呈低密度；C. 经子宫颈层面，宫颈位于膀胱与直肠之间，呈轻度强化；D. 经阴道层面，阴道（箭头）位于膀胱与直肠之间（UT：子宫体；CX：子宫颈；BL：膀胱；RE：直肠）

约在腰骶关节水平分为髂内动脉和髂外动脉。髂外动脉沿髂腰肌内缘下行，在腹股沟韧带旁离开盆腔而成股动脉。相应静脉多在动脉后方伴行，直径较动脉粗。盆腔器官淋巴引流分别注入闭孔、骶前、髂内、髂外、髂总淋巴结，以及主动脉旁淋巴结。淋巴结除非病理性增大、钙化，一般不能显示。

8. 骨盆及肌肉软组织　骨盆的组成骨在CT呈显著高密度，如需观察细节，则要变换为骨窗。两侧盆壁软组织对称，在盆腔下方两侧为闭孔内肌。在稍上层面，前外侧为闭孔内肌，后方为尾骨肌或梨状肌。在较上层面，盆壁两侧为髂腰肌或髂肌、腰大肌。

第四节　磁共振成像

磁共振成像（magnetic resonance imaging，MRI）是利用原子核在强磁场内发生共振所产生的信号经图像重建的一种成像技术。MRI的优势包括：①软组织分辨率高，可分辨子宫内膜、子宫肌层，显示卵巢内卵泡等结构，明显优于CT；②成像参数多，提供信息量大；③可以多平面直接成像，病变定位准确；④无放射性。缺点是成像速度相对较慢，对钙化不敏感、远不及CT。禁忌证包括：体内安装心脏起搏器、胰岛素泵等电子植入物、被检部位有磁铁性金属异物等。

一、妇科MRI检查方法

检查前确认患者没有禁忌证。检查前饮水300～500ml以充盈膀胱。进入检查室之前，应取出宫内节育器并除去患者身上携带的所有金属物品。

女性盆腔成像序列为SE序列或快速序列，常规行横断面T_1WI、T_2WI、抑脂T_2WI、DWI、冠状面及矢状面抑脂T_2WI序列检查。矢状面T_2WI或抑脂T_2WI检查对子宫病变显示最佳。增强扫描时对比剂多选用Gd-DTPA，静脉注射对比剂后行T_1加权像扫描，常规剂量为0.1mmol/kg，常规做横断面、矢状面及冠状面扫描，根据需要可增加延迟期扫描。

二、女性盆腔正常MRI表现

1. 子宫　生育期女性子宫体在矢状面和横断面显示最好，在T_1WI显示为中等信号，在T_2WI宫体分层呈三种信号：外侧的肌层显示中等信号；内膜及宫腔黏液为高信号；两者之间浅肌层结合带呈薄而较低信号。子宫颈在矢状和横断面上显示较好，呈中等强度信号，其内的黏膜呈线状T_2WI高信号（图2-4-1）。

2. 阴道　在矢状面观察最好，膀胱内的尿液和直肠内气体为显示阴道提供了对比。阴道腔在T_1WI上显示为较低信号，T_2WI则信号稍高。

3. 卵巢　位置变化较大，MRI并非常规可见。常位于子宫角两侧，成年女子卵巢约为3cm×2cm×1cm。T_1加权像呈中等信号，T_2加权像上信号较高（图2-4-2）。输卵管较细，MRI多不能显示。

4. 其他　盆壁肌肉两侧对称，在T_1加权像上呈中等信号，T_2加权像上呈低信号。骨盆骨皮质在T_1和T_2加权像均呈低信号。骨松质在T_1加权像呈高信号，T_2加权像上信号也较高。膀胱位于子宫前方，膀胱内尿液在T_1WI上表现为低信号；T_2WI上尿液为明显高信号；膀胱壁则为较低信号。

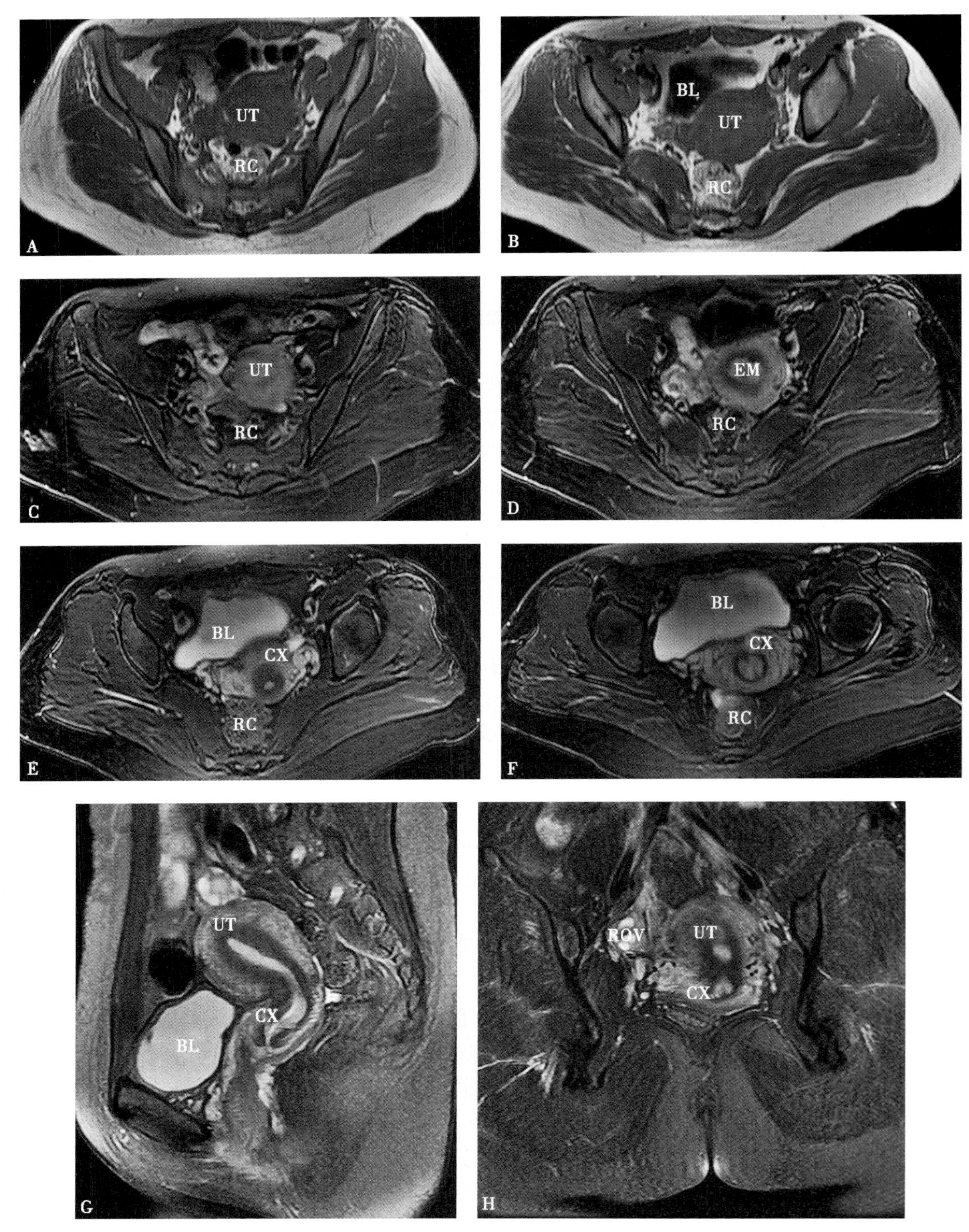

图 2-4-1　正常子宫

A～B. 横断面 T_1WI 分别为经子宫底、宫体层面，子宫呈等信号；C～F. 抑脂 T_2WI 像分别为经子宫底、宫体、宫颈上段、宫颈下段层面，宫体分三层信号，即中心宫腔及内膜呈高信号、中间内肌层呈低信号（结合带）和周围外肌层呈中等信号；G. 正中矢状面及 H. 冠状面抑脂 T_2WI，子宫呈前位，位于膀胱后方；宫颈中央高信号为黏膜及管腔内黏液（UT：子宫体；CX：子宫颈；EM：子宫内膜；RC：直肠；ROV：右侧卵巢）

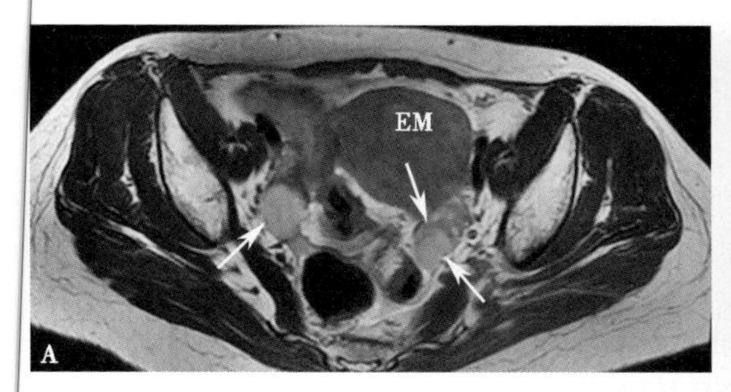

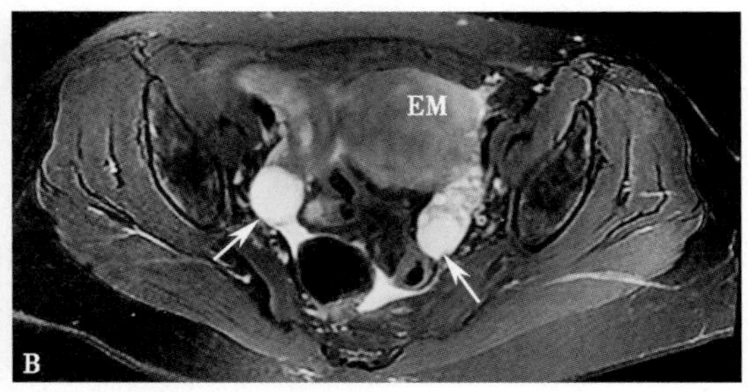

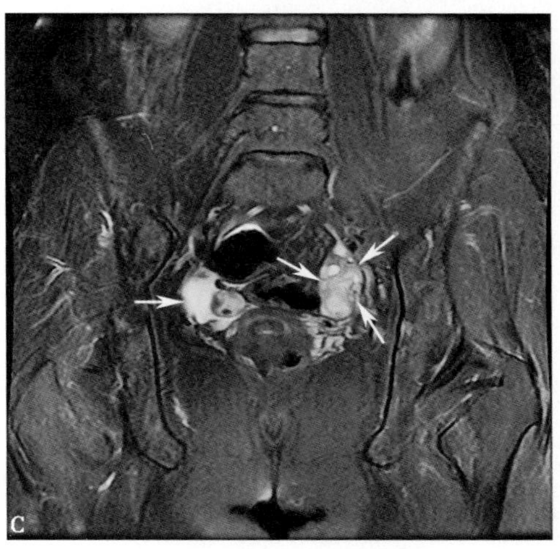

图 2-4-2　正常卵巢

A. 横断面 T_2WI、B. 横断面抑脂 T_2WI 及 C. 冠状面抑脂 T_2WI 显示双侧卵巢呈卵圆形（短箭头），内部散在大小不等的卵泡，呈高信号（EM：子宫内膜）

第五节　核　医　学

正电子发射体层摄影术（positron emission tomography，PET）采用正电子核素标记的化合物作为示踪剂，通过病变对示踪剂的摄取了解病灶的功能代谢状态。如目前已广泛应用的通过氟去氧葡萄糖（^{18}F-fluorodeoxyglucose，^{18}F-FDG）检测葡萄糖代谢而进行良恶性肿瘤的诊断。PET 属功能性检查成像，比 CT、MRI 能提供更多关于病变功能性改变的信息。目前 PET 已在肿瘤的诊断方面显示出优势，但 PET 的缺陷在于解剖分辨率较 CT、MRI 低。PET-CT 或 PET-MR 是将 PET 与 CT 或 MRI 图像融合，诊断的准确度优于单纯 PET、CT 或 MRI，目前 PET-CT 已经广泛应用于临床，PET-MR 尚处在起步阶段。

PET-CT 应用于妇科疾病检查的适应证主要是妇科恶性肿瘤的分期和疗效评价，PET-CT 在检出淋巴结转移、肿瘤术后局部复发及远处转移方面较 CT、MRI 具有更高的敏感性。

一、妇科 PET-CT 检查方法

检查前需禁食 4～6 小时。由于血糖升高可降低 FDG 摄取，所以检查之前测定血糖，以确保血糖在正常范围（$<$120mg/dl，6.6mmol/L），当血糖过高（$>$150mg/dl，8.25mmol/L）时需应用胰岛素。显像前饮水、排尽尿、避免尿液污染。将 ^{18}F-FDG 370MBq（10mCi）缓慢静脉推注。注药完毕再输入生理盐水冲洗管道 1～2 分钟，以保证示踪剂全部注入静脉。注射后患者安静卧床等待 45～60 分钟。

口服对比剂有助于肠道充盈，首选低密度或阴性对比剂；高密度对比剂硫酸钡可产生伪影（衰减校正中过度校正所致）。育龄女性的推荐检查时间为月经后几天或月经前 1 周。

PET-CT 显像程序：常规评价恶性肿瘤的显像范围是自颅底至股部中段，检查时双臂上举，避开腹盆部。检查时间为 20～30 分钟，必要时延迟显像（注射显像剂后 2 小时）。图像在 PET-CT 工作站上融合和观察。

二、女性盆腔正常 PET-CT 表现

对于乙状结肠、直肠甚至肛门，可有生理性摄取，子宫、血管可有血池样摄取，月经期 PET-CT 显像可见子宫放射性增高灶。卵巢于排卵期可有局灶性生理性摄取，黄体期卵巢和子宫内膜可有 ^{18}F-FDG 灶性摄取。当有局灶性、强的生理性摄取时，位于其附近的肿瘤可能会漏诊。

（王　茜　展新凤）

参考文献

1. Andreotti RF, Fleischer AC. Practical applications of 3D sonography in gynecologic imaging. Radiol Clin North Am, 2014, 52（6）: 1201-1213.
2. Shek KL, Dietz HP. Pelvic floor ultrasonography: an update. Minerva Ginecol, 2013, 65（1）: 1-20.
3. Dietz HP. Pelvic floor ultrasound: a review. Am J Obstet Gynecol, 201, 202（4）: 321-334.
4. Lopera J, Suri R, Kroma GM, et al. Role of interventional procedures in obstetrics/gynecology. Radiol Clin North Am, 2013, 51（6）: 1049-1066.
5. Katz DS, Khalid M, Coronel EE, et al. Computed tomography imaging of the acute pelvis in females. Can Assoc Radiol J, 2013, 64（2）: 108-118.
6. Cook TS, Hilton S, Papanicolaou N. Perspectives on radiation dose in abdominal imaging. Abdom Imaging, 2013, 38（6）: 1190-1206.
7. Yitta S, Hecht EM, Slywotzky CM, et al. Added value of multiplanar reformation in the multidetector CT evaluation of the female pelvis: a pictorial review. Radiographics, 2009, 29（7）: 1987-2003.
8. Swart JE, Fishman EK. Gynecologic pathology on multidetector CT: a pictorial review. Emerg Radiol, 2008, 15（6）: 383-389.
9. Kamaya A, Shin L, Chen B, et al. Emergency gynecologic imaging. Semin Ultrasound CT MR, 2008, 29（5）: 353-368.
10. Wasnik AP, Mazza MB, Liu PS. Normal and variant pelvic anatomy on MRI. Magn Reson Imaging Clin N Am, 2011, 19（3）: 547-566.
11. Lim KK, Noe G, Hornsey E, et al. Clinical applications of 3D T2-weighted MRI in pelvic imaging. Abdom Imaging, 2014, 39（5）: 1052-1062.
12. Al-Nabhani KZ, Syed R, Michopoulou S, et al. Qualitative and quantitative comparison of PET/CT and PET/MR imaging in clinical practice. J Nucl Med, 2014, 55（1）: 88-94.

13. Khademi S, Westphalen AC, Webb EM, et al. Frequency and etiology of solitary hot spots in the pelvis at whole-body positron emission tomography/computed tomography imaging. Clin Imaging, 2009, 33(1): 44-48.

14. Grant P, Sakellis C, Jacene HA. Gynecologic oncologic imaging with PET/CT. Semin Nucl Med, 2014, 44(6): 461-478.

15. Alt CD, Brocker KA, Eichbaum M, et al. Imaging of female pelvic malignancies regarding MRI, CT, and PET/CT: Part 2.Strahlenther Onkol, 2011, 187(11): 705-714.

第三章
先天性发育异常

第一节　先天性阴道发育异常

阴道由副中肾管（又称苗勒管）和泌尿生殖窦发育而来。在胚胎发育过程中，副中肾管的形成和融合过程异常以及其他致畸因素均可引起先天性阴道发育异常（congenital vaginal dysplasia）。该病包括先天性无阴道、阴道闭锁、阴道隔膜及处女膜闭锁等畸形。

一、先天性无阴道

先天性无阴道（congenital absence of vagina）常表现为MRKH（Mayer-Rokitansky-Küster-Hauser syndrome）综合征。临床表现为原发闭经、染色体46 XX、女性第二性征发育正常、先天性无阴道或短浅阴道盲端、伴先天性无子宫或子宫发育不良即幼稚子宫等，并常合并其他系统先天性异常，如骨骼、泌尿系统的发育异常。患者长期无月经或出现性交困难。约1/10的患者子宫体部分发育，并具功能性子宫内膜，青春期后可出现周期性腹痛。

【影像学表现】

USG：正常阴道的声像图表现为膀胱后下方的线状高回声（只能显示部分阴道），其上端止于宫颈。先天性无阴道时该线状高回声缺失。大多数伴有先天性无子宫或子宫畸形。极少数子宫、卵巢结构功能正常，经血潴留于宫腔、甚至逆流至输卵管或盆腔形成输卵管积血或盆腔血肿。超声检查的目的主要是观察子宫、卵巢的有无以及发育情况，对先天性无阴道的诊断尚需结合临床。

CT及MRI：子宫体积小或不显示，其下方阴道正常肌壁形态全长无显示，仅会阴部残存盲管状结构，MRI矢状面更利于显示。如子宫、附件功能正常，可合并宫腔及输卵管的扩张积液。

【诊断、鉴别诊断及比较影像学】

先天性无阴道的诊断依靠临床体检及USG检查，MRI具有良好的软组织分辨力，有助于本病的诊断。CT难以显示。

二、阴道闭锁

阴道闭锁（atresia of vagina）主要由泌尿生殖窦发育不良所致。阴道闭锁在青春期前一般无任何症状。青春期后出现无月经来潮、阴道积血、周期性腹痛并呈进行性加剧，盆腔可扪及包块。阴道闭锁根据解剖学特点分为两型：①Ⅰ型：阴道下段闭锁而阴道上段及宫颈、宫体正常。此型子宫内膜功能正常，因此临床症状出现较早，表现为阴道上段扩张积血，严重时可以合并宫颈、宫腔积血，盆腔检查发现包块位置较低，位于直肠前方，就诊往往较及时，较少由于经血逆流引发盆腔子宫内膜异位症。②Ⅱ型：阴道完全闭锁，多合并宫颈发育不良、子宫发育异常、子宫内膜功能异常等，症状出现较晚，经血易逆流至盆腔，常常发生盆腔子宫内膜异位症。

【影像学表现】

USG：Ⅰ型阴道闭锁较常见，闭锁发生于阴道下段，特点是阴道中上段及子宫均发育正常，其超声表现类同处女膜闭锁（因超声检查难以准确判断闭锁处的位置），即月经来潮后经血潴留于阴道中上段，形成类囊性暗区，暗区内可见点状、絮状回声，透声尚可或透声差（图 3-1-1）。Ⅱ型阴道闭锁为阴道完全闭锁，多合并宫颈发育不良，宫体正常或发育畸形。其超声表现同样取决于经血的有无及量的多少。经血潴留较多时，宫颈管、宫腔、输卵管甚至盆腔内也可见积血形成的暗区，CDFI 示液性暗区内无血流信号。

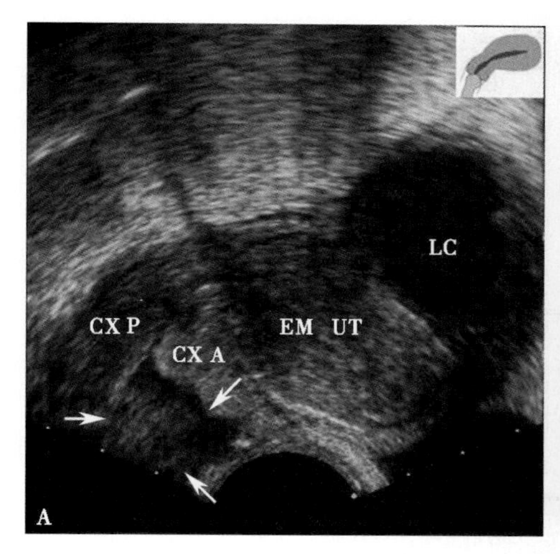

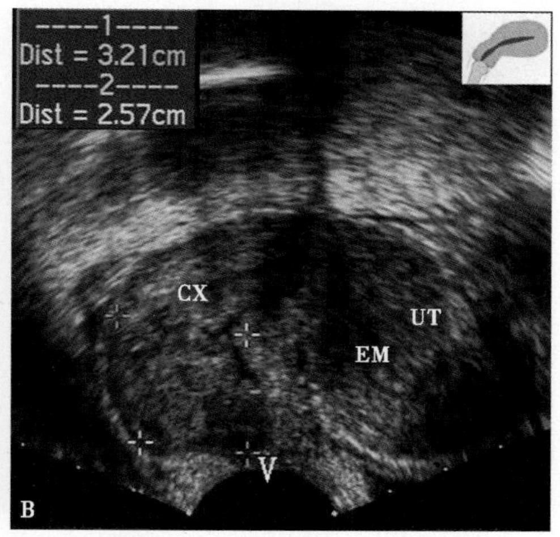

图 3-1-1　阴道闭锁术后（24 岁）

A. TVS 纵切示子宫形态、结构正常，宫颈下方阴道内探及经血潴留形成的局限性液性暗区（白箭头所指）；B. TVS 纵切示阴道内积血范围 3.21cm × 2.57cm，液体内透声差；阴道探头能达液性暗区的下缘，不能触及宫颈外口（TVS：经阴道超声检查；UT：子宫体；CX：子宫颈；CX A：宫颈前壁；CX P：宫颈后壁；EM：子宫内膜；LC：左卵巢囊肿；V：阴道）

CT：子宫体积增大，宫壁变薄，宫腔及阴道扩张，内呈液性密度，密度均匀，有时仅见宫腔扩张积液。

MRI：①Ⅰ型：子宫增大，宫腔扩张，宫壁变薄，宫颈、阴道上段或中上段囊样扩张并与宫腔沟通，内呈液性信号（T_1WI 低信号、T_2WI 高信号），腔内液性信号可因含铁血黄素沉着而出现分层征象。扩张的子宫及阴道内亚急性积血表现为 T_1WI 及 T_2WI 均呈高信号，陈旧性积血 T_2WI 呈低信号（图 3-1-2）。②Ⅱ型：子宫体积可增大，宫腔扩张，阴道无扩张，宫腔积血信号同Ⅰ型（图 3-1-3）。如合并子宫内膜异位症则盆腔内出现混杂信号肿块，边界多不清晰。如无宫腔扩大，则诊断较为困难。

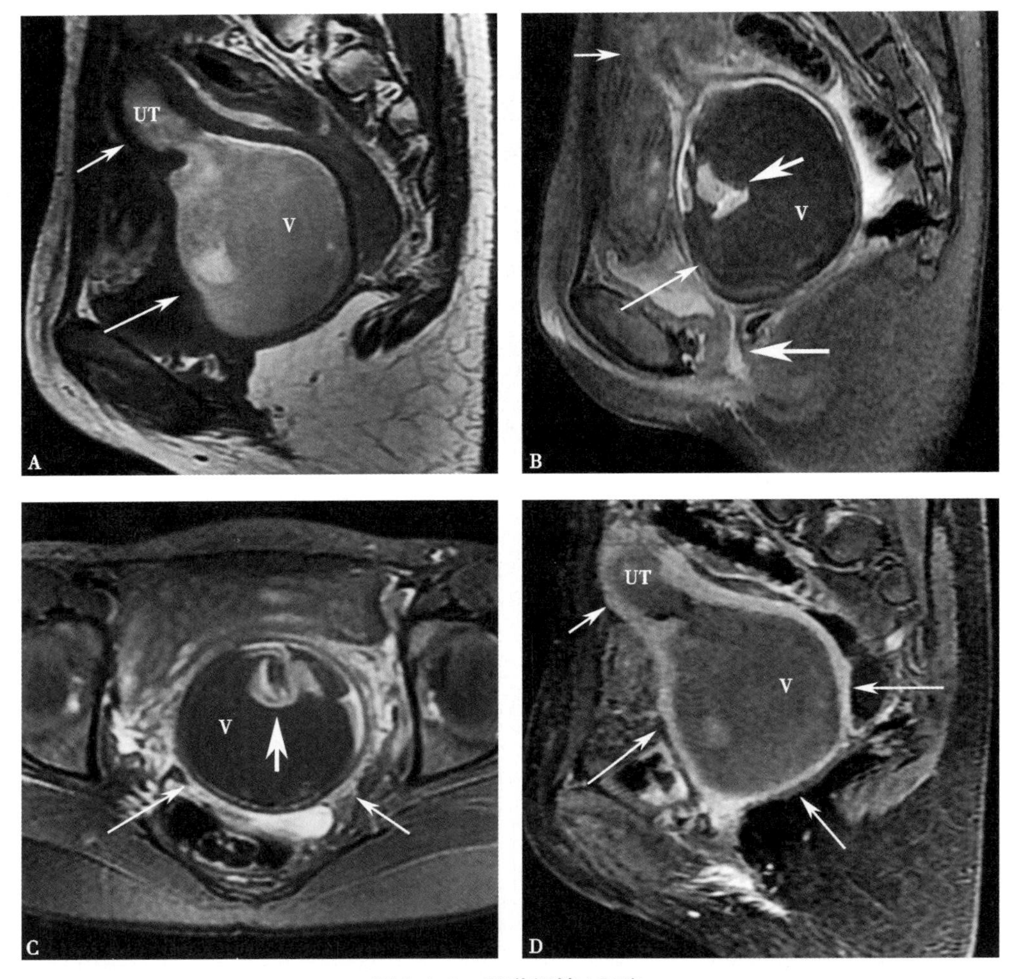

图 3-1-2　阴道闭锁（Ⅰ型）

A. 矢状面 T_1WI 显示阴道中上段（长细箭头）及子宫腔（短细箭头）明显扩张并沟通，其内积液呈不均匀高信号，提示出血；B. 矢状面抑脂 T_2WI 示扩张的阴道中上段（长细箭头）及宫腔（短细箭头）呈低信号，提示积液为陈旧出血；内见片状高信号，提示为亚急性血块（短粗箭头）；扩张的阴道下方为闭锁的下段阴道（长粗箭头），呈条索状高信号；C. 横断面抑脂 T_2WI 示扩张的阴道呈低信号（长细箭头），内见片状高信号为亚急性血凝块（短粗箭头）；D. 矢状面抑脂增强 T_1WI 示阴道（长细箭头）及宫壁（短细箭头）强化（UT：子宫体；V：阴道）

【诊断、鉴别诊断及比较影像学】

本病需结合病史、体检及典型的影像学表现进行诊断。超声及 MRI 的诊断价值较大，MRI 矢状面显示更为清晰，CT 可显示宫腔积血。但影像学较难鉴别Ⅰ型阴道闭锁与处女膜闭锁、Ⅱ型阴道闭锁与先天性无阴道。X 线及 HSG 无诊断意义。阴道闭锁并发的子宫、阴道积血形成盆腔内囊性肿块，需要与阴道壁囊肿、卵巢囊肿、卵巢囊腺瘤、囊性畸胎瘤等囊性病变进行鉴别，后者主要位于附件区或子宫直肠陷窝区域，可见正常子宫。

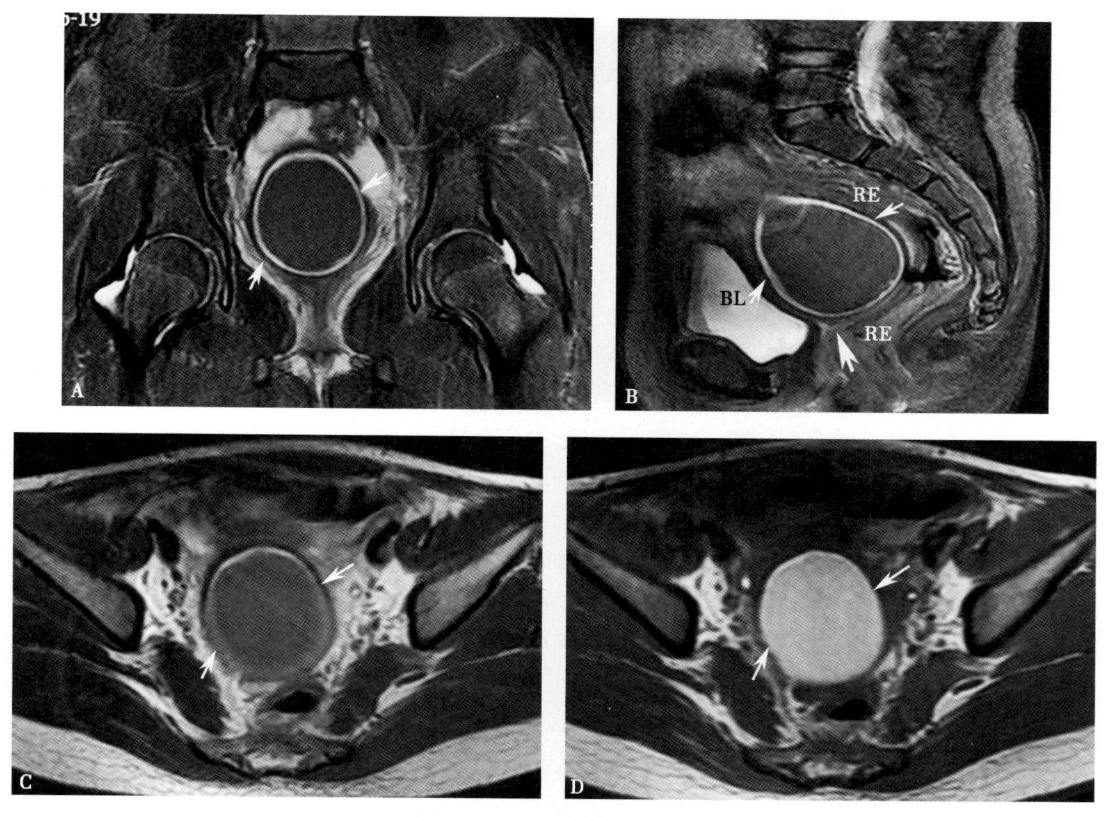

图 3-1-3 阴道闭锁（Ⅱ型）

A．冠状面抑脂 T_2WI 显示阴道完全闭锁，子宫腔明显扩大，腔内积血呈低信号（箭头）；B．矢状面抑脂 T_2WI 显示阴道完全闭锁，子宫腔明显扩张，腔内积血呈低信号（细箭头），下方为闭锁的阴道（粗箭头）；C．横断面 T_2WI，扩张的子宫呈圆形低信号（箭头），其后方低信号为直肠内气体；D．横断面 T_1WI，扩张的宫腔内积血呈高信号（箭头），其后方低信号为直肠内气体（BL：膀胱；RE：直肠）

三、阴道隔膜

阴道隔膜（vaginal septum）分为阴道横膈、阴道纵隔及阴道斜隔三种类型。

1．阴道横膈（transverse vaginal septum） 为两侧副中肾管会合后的尾端与尿生殖窦相接处未贯通或部分贯通所致，分为完全横膈及不完全横膈，可位于阴道内任何部位，但以上、中段交界处多见。

（1）完全性阴道横膈：症状与Ⅰ型阴道闭锁及处女膜闭锁相似，临床症状表现为原发性闭经伴周期性腹痛。妇科检查发现阴道较短或仅见盲端，可在阴道横膈的上方触及阴道上段积血的块状物。

（2）不完全性阴道横膈：位于阴道上段者多无症状，位于阴道中段者可影响性生活，一般不影响生育。妇科检查：在横膈中部见小孔，阴道较短，可扪及宫颈、宫体。经期经血间歇流出，患者表现为经期长、经血淋漓不尽。阴道分娩时影响胎先露部下降。

2．阴道纵隔（longitudinal vaginal septum） 为双侧副中肾管会合后，尾端纵隔未消失或部分消失所致，分为阴道完全纵隔及不全纵隔。

（1）完全性纵隔：患者多无症状，性生活、生育和阴道分娩均无明显影响，往往在妇科检查时发现阴道被纵向黏膜分成两条纵形通道，上达宫颈，下至阴道外口。子宫发育可完全正常，或同时伴有双子宫、双宫颈、子宫纵隔等发育异常。

（2）不完全性纵隔：患者可有性生活困难或不适，妇科检查时发现阴道纵向黏膜未达阴道外口，分娩时胎头可能受阻，所以阴道融合术取决于这种畸形对于不孕和对分娩的影响程度。若阴道不全纵隔影响性生活，应行纵隔切除。若分娩过程中发现，可于先露部下降压迫阴道纵隔时切断纵隔，待胎儿娩出后再切除纵隔。

3. 阴道斜隔（oblique vaginal septum）　也称 Herlyn-Werner-Wunderlich 综合征（Herlyn-Werner-Wunderlich syndrome，HWWS），可能是副中肾管向下延伸未到泌尿生殖窦而形成一个盲端所致，常合并双子宫、阴道阻塞（单侧、部分或完全）及同侧肾脏发育不良。总体上分为三型：①无孔斜隔型（Ⅰ型）：一侧阴道完全闭锁，隔后的子宫与外界及对侧子宫完全隔离，其宫腔积血聚积在隔后阴道腔内，两子宫间和两阴道间无通道。本型多以痛经为主诉，发病年龄较小，而且初潮至发病时间短。②有孔斜隔型（Ⅱ型）：一侧阴道不完全闭锁，隔上有一个直径为数毫米的小孔，隔后子宫亦与对侧隔离，经血可通过小孔滴出，但引流不畅。③无孔斜隔合并宫颈瘘管型（Ⅲ型）：一侧阴道完全闭锁，在两侧宫颈之间或隔后阴道腔与对侧宫颈之间有一个小瘘管，隔后阴道腔积血可通过另一侧宫颈排出，但流出不畅。

【影像学表现】

USG：阴道纵隔较少见，一般无经血潴留，超声难以诊断。阴道横膈有完全性横膈和不完全性横膈之分。完全性横膈的声像图表现类似Ⅰ型阴道闭锁或处女膜闭锁，只是横膈会发生于阴道任何部位，但以中段居多。超声很难诊断阴道不完全性横膈。阴道斜隔多以综合征的形式出现，包括双子宫、阴道斜隔和泌尿系畸形（一侧肾缺如）等。阴道斜隔起源于两个宫颈之间，向下附着于一侧的阴道壁，形成一个盲腔即隔后腔将该侧的宫颈遮蔽在内。有孔斜隔的隔后腔可有少量积血（图 3-1-4）。无孔斜隔时表现为隔后腔积血、同侧宫颈管及宫腔积血甚至输卵管血肿等，而另一侧子宫及阴道有正常月经来潮。如无孔斜隔合并另一侧的宫颈瘘管，也会流出不畅导致隔后腔积血甚至合并感染形成脓血。

HSG：阴道纵隔表现为阴道内的纵行带状充盈缺损，将阴道分为左右两半，两侧可不对称。若出现一侧阴道闭锁，则仅显示另一侧的阴道。HSG 还可显示阴道斜隔与阴道相通的隔后腔及两者之间的瘘管。

CT 及 MRI：①阴道横膈：完全性阴道横膈显示横膈上方阴道及宫腔扩张，内见积液或积血，如出现经血逆流，可导致输卵管、腹腔积血（图 3-1-5）。根据积血的新旧程度而表现为不同的密度及信号特点，如新鲜积血 CT 为高密度，亚急性积血表现为 T_1WI 和 T_2WI 高信号。不完全性阴道横膈时，病变不易显示。②阴道纵隔：表现为阴道内的纵行带状影，将阴道分为左右两半，边界清晰，CT 呈等密度，MRI 呈等或略低信号。可同时显示并发的双子宫或子宫纵隔。③阴道斜隔：可显示双子宫、双宫颈、双阴道，一侧阴道完全或不完全闭锁所形成的呈囊性改变的隔后腔，正常阴道及宫颈可受压（图 3-1-6）。同时还可显示肾及输尿管缺如或其他泌尿系畸形。MRI 对液体较敏感，能更清楚地显示隔后腔与子宫颈的关系。

【诊断、鉴别诊断及比较影像学】

本病的诊断需结合临床及多种影像学资料进行综合判断。超声能显示阴道中上段或隔后腔的积血，但至于是阴道横膈或斜隔还是阴道闭锁引起的积血，要根据妇科检查及子宫、

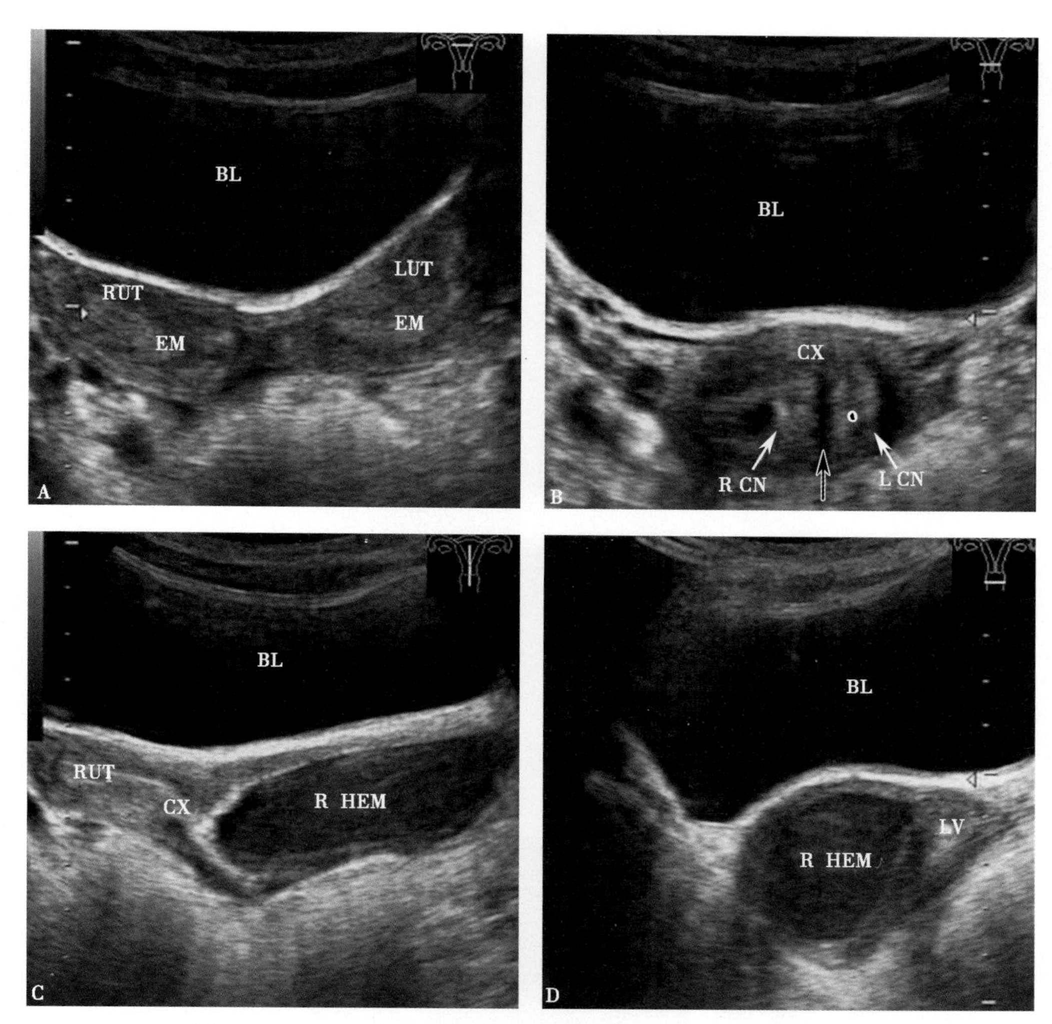

图 3-1-4 双子宫并阴道斜隔、隔后腔积血（16岁，合并右肾缺如）

A. TAS横切膀胱后方显示左右两个宫体；B. 宫颈部位TAS横切示两侧宫颈紧贴融合，但两个宫颈管（白箭头）互不相通，中间可见低回声分隔（黑箭头）；C. 右侧盆腔TAS纵切示右侧宫颈下方隔后腔积血；D. 阴道中上段TAS横切示右侧隔后腔积血，左侧阴道尚正常（TAS：经腹部超声检查；BL：膀胱；UT：子宫体；CX：子宫颈；CN：宫颈管；EM：子宫内膜；V：阴道；HEM：隔后腔积血；R：右侧；L：左侧）

宫颈等超声表现仔细鉴别，甚至有时难以鉴别。HSG对阴道纵隔和斜隔诊断较为敏感，CT和MRI也可在一定程度上显示阴道纵隔和斜隔，除了横断面图像，CT矢状面重组图像及MRI矢状面扫描图像均有助于病变的显示，CT和MRI的其他的优势还在于可显示子宫及阴道其他畸形，如子宫纵隔、双子宫等。目前各种影像学方法对于阴道不完全横膈的诊断存在困难，但出现完全横膈时，USG、CT和MRI对完全横膈上方扩张的阴道及宫腔积液敏感。

需要鉴别的疾病包括：①盆腔炎、盆腔脓肿：可有盆腔积液、盆腔粘连、脓肿壁环形强化等征象，无特征性，可根据临床特征及影像学特征进行鉴别；②阴道囊肿：主要来源于胚胎残留组织，多位于阴道黏膜下，可见光滑、薄壁囊性结构；③子宫内膜异位症：盆腔内单

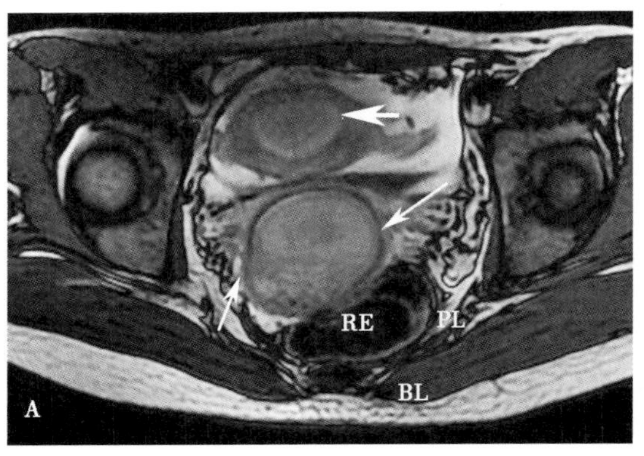

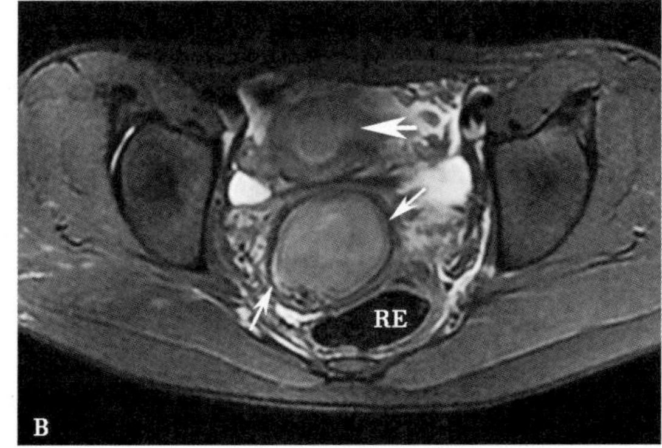

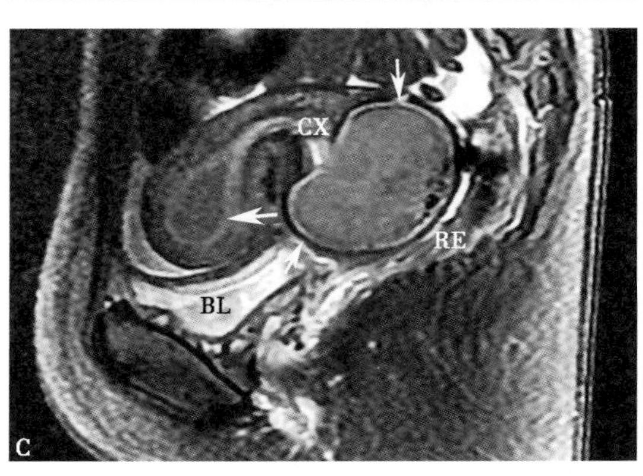

图 3-1-5　阴道横膈

A、B. 横断面 T_1WI 及抑脂 T_2WI，盆腔内前部为宫体，后部为明显扩张阴道，宫腔积血（粗箭头）及阴道积血（细箭头）呈高信号；C. 矢状面 T_2WI，显示子宫前屈；后上部阴道明显扩张积血（细箭头），以高信号为主，散在低信号；宫腔扩大积血（粗箭头）（BL：膀胱；CX：子宫颈；RE：直肠）

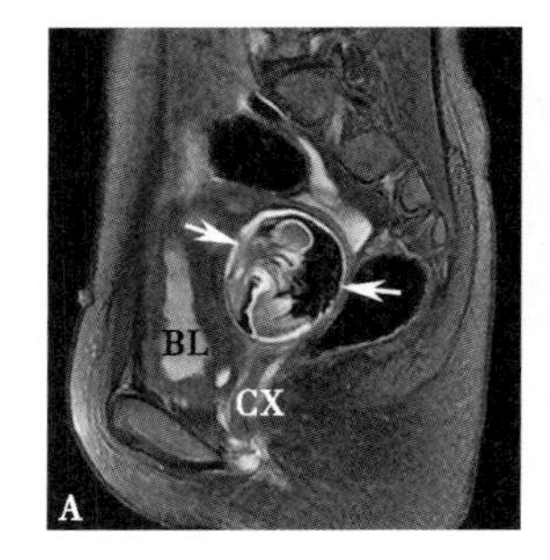

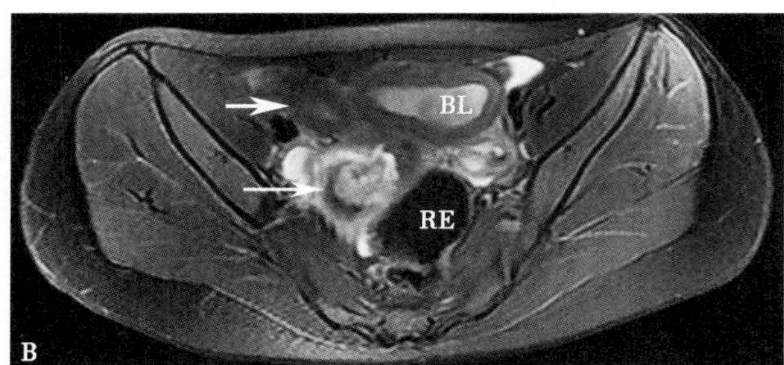

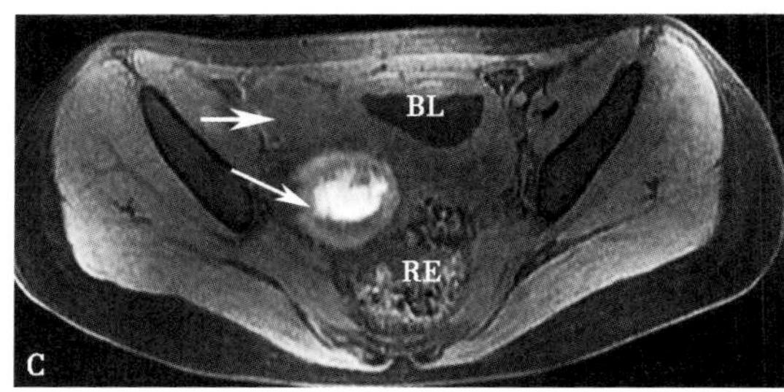

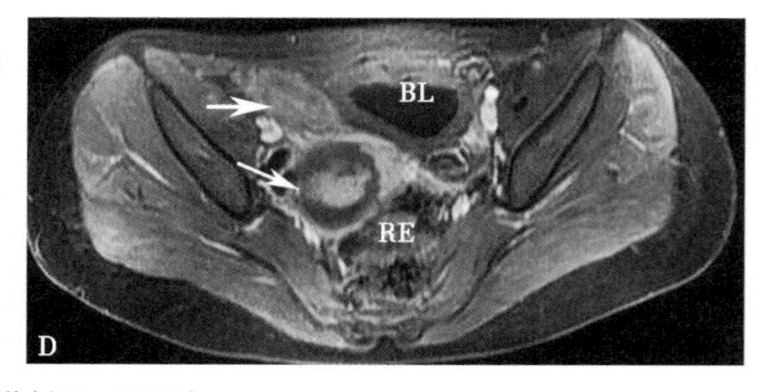

图 3-1-6　阴道斜隔、双子宫

A. 矢状面抑脂 T_2WI，一个宫腔扩张并宫腔内积血（箭头），积血呈高低混杂信号代表不同时期的出血；B. 横断面抑脂 T_2WI，宫腔扩大的子宫位于右后方，宫腔积血呈高低混杂信号；其前方另见一子宫，子宫黏膜呈条状高信号；位于盆腔正中的高信号为膀胱腔，膀胱壁增厚；C. 横断面抑脂 T_1WI 显示一扩张宫腔积血呈高低混杂信号；D. 横断面抑脂增强 T_1WI 示两个子宫体肌层强化，后部宫腔内积血无强化（箭头：分别示两个子宫；BL：膀胱；CX：子宫颈；RE：直肠）

个或多个囊性、囊实性或实性肿块，边缘多不规整，周围常见粘连、积液等征象，因出血时间不同而表现多种多样，诊断需结合病史；④卵巢囊腺瘤：表现为囊性或囊实性肿块，CT 及 MRI 增强后囊壁及间隔强化，有时见壁结节。

四、处女膜闭锁

处女膜是位于阴道外口和会阴交界处的膜性组织，正常分为有孔型、半月型、筛状、隔状、微孔型等。如完全无孔隙，则为处女膜闭锁（imperforate hymen）。该病是女性生殖器官发育异常中较常见的类型，发病率为 1/2000～1/1000。处女膜闭锁多于月经初潮后发现，如子宫及阴道发育正常，初潮后经血积存于阴道内，继之扩展到子宫，形成阴道、子宫积血。积血过多可流入输卵管，通过伞部进入盆腔，形成阴道、子宫、输卵管积血以及盆腔内积血粘连、子宫内膜异位症等。处女膜闭锁偶可合并其他女性泌尿生殖系统发育畸形。处女膜闭锁的典型临床表现为：青春期逐渐加剧的周期性下腹痛，下腹部包块并逐月增大，但无月经来潮。阴道积血过多时压迫尿道、直肠导致相应的刺激症状。查体发现处女膜突出而膨胀，膜后呈紫蓝色。

【影像学表现】

USG：超声诊断依赖于阴道内经血的潴留。对于尚无月经的女童，超声检查不能诊断该病。月经初潮或几次月经后，宫颈下方阴道内见经血积聚形成的液性暗区，其形状可因经血的多寡而呈圆形（经血较多）、椭圆形或腊肠形（经血尚少），暗区内有细密的光点或絮状血块样回声，推动探头或探头加压时光点或血块可有微动（图 3-1-7）。经血过多时，可导致宫腔积血，甚至逆流入输卵管形成血肿。CDFI 液性暗区内无血流信号。

CT 及 MRI：CT 表现为位于盆腔内中线区的囊性密度区。MRI 表现为边界清晰的液体信号，信号随积血时间的不同而变化不一，其积血信号特点同阴道闭锁。可因含铁血黄素沉着而出现分层征象，显示液 - 液平面；亚急性积血表现为 T_1WI 及 T_2WI 均呈高信号；陈旧

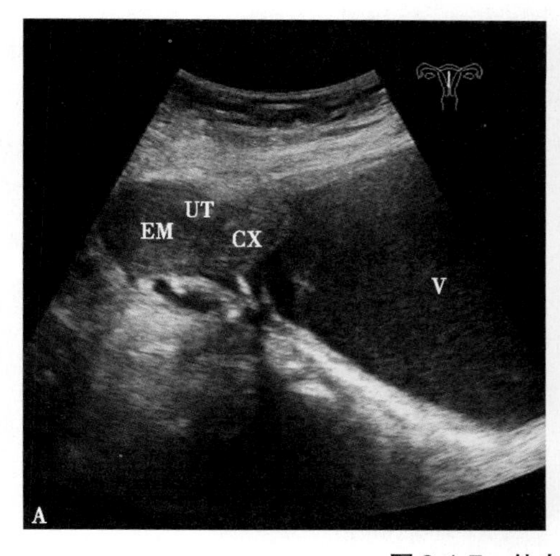

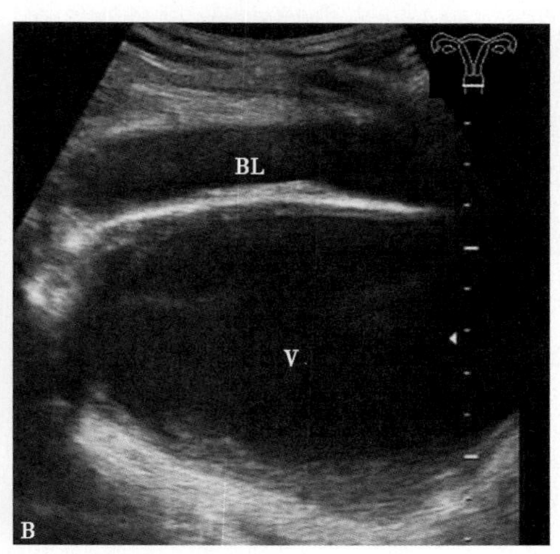

图 3-1-7 处女膜闭锁（15 岁）

A. TAS 纵切示子宫大小、形态尚可，宫颈下方（阴道内）探及 11cm × 10.6cm × 6.9cm 类囊性结构，囊壁光整，囊内充满密集的光点，透声差，CDFI 示囊内无血流信号；B. TVS 横切示囊内部分光点沉积于后部，透声差

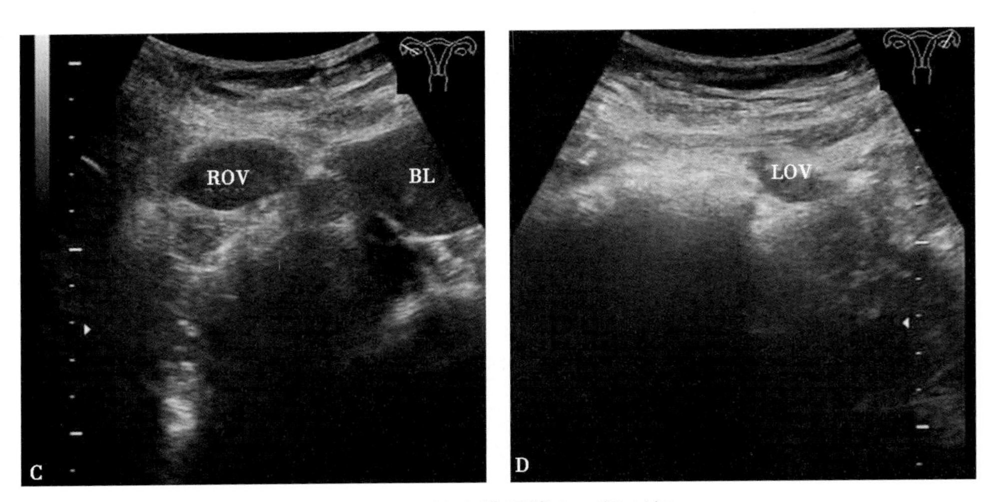

图 3-1-7 处女膜闭锁(15 岁)(续)

C、D. 示双侧卵巢正常(TAS: 经腹部超声检查; UT: 子宫体; CX: 子宫颈; EM: 子宫内膜; BL: 膀胱; ROV: 右卵巢; LOV: 左卵巢; V: 阴道)

性积血 T_2WI 呈低信号。单纯阴道扩张时积血多呈椭圆形,合并子宫扩张时可呈哑铃形,输卵管积血呈串珠状或哑铃状。扩张的子宫及阴道壁明显变薄,边界清晰,周围组织器官可受压移位(图 3-1-8)。

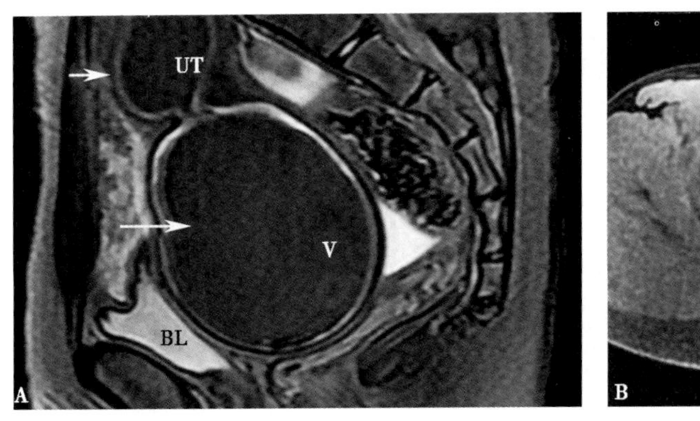

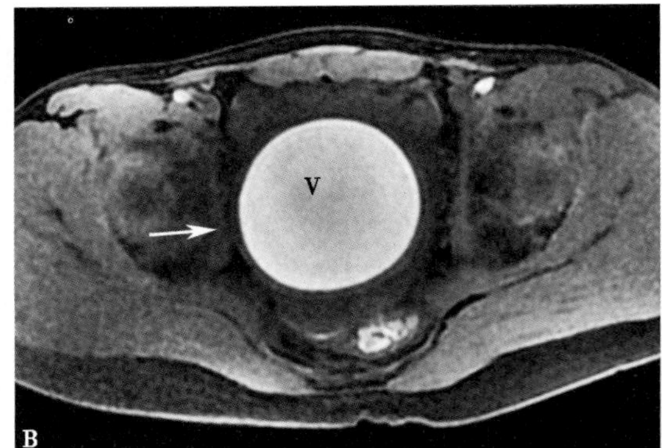

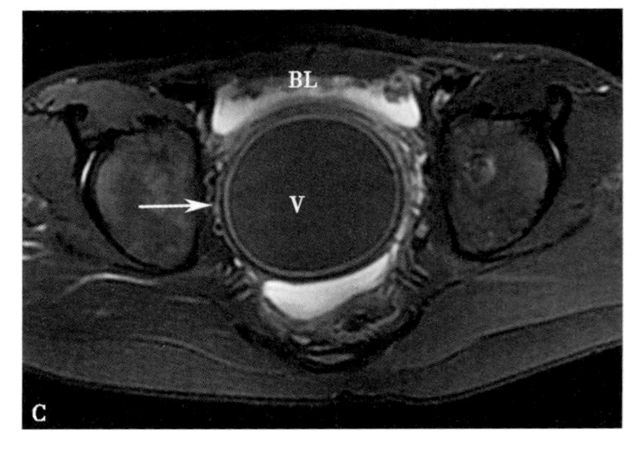

图 3-1-8 处女膜闭锁

A. 矢状面抑脂 T_2WI 显示阴道(长箭头)及子宫腔(短箭头)明显扩张并沟通,腔内呈低信号。其前方高信号为膀胱,后方三角形高信号为子宫直肠窝少量积液; B. 横断面抑脂 T_1WI,扩张的阴道呈圆形高信号(长箭头); C. 横断面抑脂 T_2WI,扩张的阴道呈圆形低信号(长箭头),其前方高信号为膀胱,后方高信号为子宫直肠窝少量积液(UT: 子宫体; BL: 膀胱; V: 阴道)

【诊断、鉴别诊断及比较影像学】

没有阴道积血时，影像学不能诊断处女膜闭锁。出现阴道积血时，则可根据阴道积血的形态、位置及量的多少初步诊断处女膜闭锁。USG、CT 及 MRI 对扩张的阴道及宫腔均较敏感，超声需要结合临床鉴别是处女膜闭锁还是阴道下段闭锁或阴道横膈导致的阴道积血，CT 矢状位重组图像及 MRI 的矢状位 T_1WI、T_2WI 图像有助于病变位置的显示，HSG 对该病的诊断价值不大。处女膜闭锁需要与阴道下段横膈鉴别，后者距阴道前庭有一定距离或有一定深度的阴道。

第二节　先天性子宫发育异常

先天性子宫发育异常（congenital uterine dysplasia）是在女性生殖器官形成、分化过程中，由于某些内源性因素（如生殖细胞染色体不分离、嵌合体、核型异常等）或外源性因素（如性激素药物的使用等）影响，原始性腺的分化、发育、内生殖器始基的融合、管道腔化和发育发生改变，导致各种发育异常。副中肾管衍生物发育不全，会导致子宫和输卵管发育异常，如无子宫、无阴道、始基子宫、子宫发育不良、单角子宫等，而副中肾管衍生物融合障碍，则会导致双子宫、双角子宫、弓形子宫和纵隔子宫等异常。

部分子宫畸形患者无任何自觉症状，月经、性生活、妊娠、分娩等均无异常表现，以至终身不被发现，或于体检时偶被发现。但亦有一部分患者的生殖系统功能受到不同程度影响，至性成熟后、婚后、孕期或产时出现症状被发现。主要症状有：①月经异常：无月经或月经过少、迟发、痛经、经期不规律等，双子宫、双角子宫常可出现月经量过多及经期持续时间延长。②不孕：无子宫、始基子宫、幼稚型子宫等子宫发育不良为不孕的主要原因。③病理妊娠：发育异常的子宫往往引起流产、早产或胎位异常，偶可发生妊娠期自发性子宫破裂。残角子宫如输卵管通畅，则孕卵可着床于残角子宫内，但由于其子宫肌层发育不良，常于孕期破裂，症状同宫外孕。

经腹部超声诊断先天性子宫发育异常，检查时一定要适度充盈膀胱，扫查可全面了解盆腔内整体情况，观察子宫的外形轮廓、宫腔内膜形态。经阴道或经直肠超声可更加清晰显示宫颈及宫腔结构。两者结合能提高诊断的准确性。近年发展起来的三维超声可以对子宫、宫颈进行立体成像，得到二维超声不能显示的第三平面即冠状切面，能更加直观地显示子宫或宫腔的形态，更准确地诊断子宫畸形。

先天性子宫发育异常的诊断要分析子宫外形（宫体和宫颈）的异常和内部（宫腔和宫颈管）结构的异常。外形和内部发育异常一致时，形成典型的子宫畸形如纵隔子宫、双角子宫等；有时两者的发育异常并不一致，形成许多过渡状态（不典型）的子宫畸形。

一、子宫未发育或发育不良

子宫未发育或发育不良（uterine absence or dysplasia）分为三种类型：①先天性无子宫（congenital absence of uterus）：两侧副中肾管向中线横行延伸而会合，如未到中线前即停止发育，则无子宫形成。常合并无阴道，但可有正常的输卵管与卵巢。②始基子宫（primordial uterus）：又称痕迹子宫，是两侧副中肾管向中线横行延伸会合后不久即停止发育所致，这种子宫极小，多无宫腔，成为一个实体肌性子宫，偶可见宫腔和内膜。③幼稚子宫（infantile uterus)：也称子宫发育不良，是两侧副中肾管会合后短时期内即停止发育所致。这个“短时期”的时间长短不同，子宫发育不全的程度也不同。幼稚子宫常因子宫前壁或后壁发育不全导致子宫极度前屈或后屈。通常宫体小，宫颈相对较长，子宫多呈锥形，宫颈外口小。临床症状表现为痛经、月经量过少、闭经或不孕等。

【影像学表现】

USG：①先天性无子宫：于充盈的膀胱后方纵向横向扫查，均不能显示子宫图像，卵巢正常或探测不清（卵巢正常者乳腺发育多数也正常；如果患者乳腺发育正常，应尽量于盆腔内探查卵巢）。另一种常见情况是两侧卵巢旁各探及圆形、椭圆形的实性均质等回声结节，与卵巢有分界，此为两侧副中肾管初始阶段的分化发育所形成，此后未融合亦无进一步发育（图 3-2-1～图 3-2-3）。②始基子宫：子宫经腹部超声辨识不清或隐约可辨，经阴道或直肠超声才能辨清其形态结构，显示子宫为很小的实性条索状等回声，长径为 1～3cm，宫体

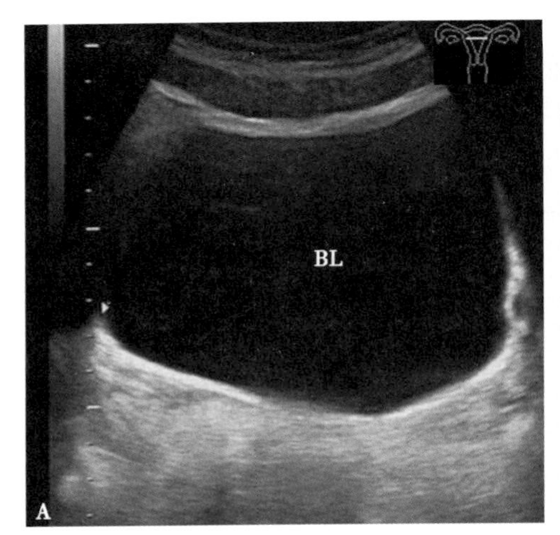

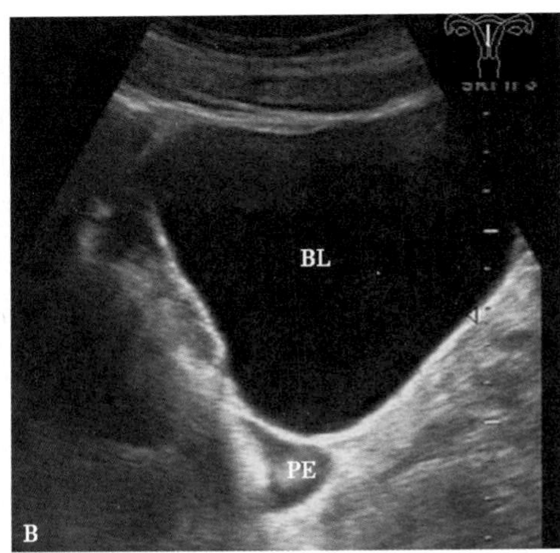

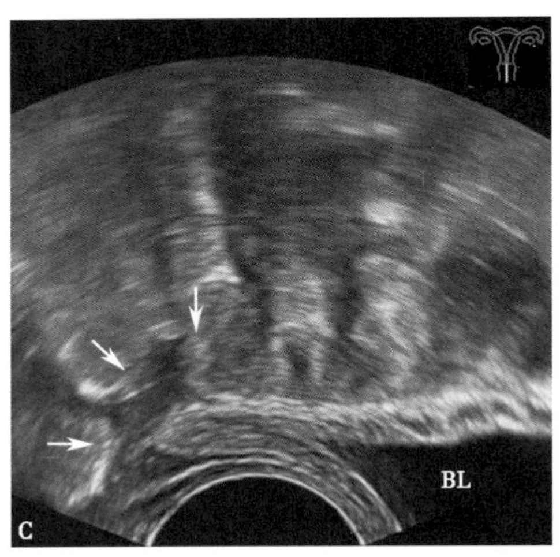

图 3-2-1 先天性无子宫（16 岁）

A. TAS 横切示膀胱后方无子宫结构；B. TAS 纵切示膀胱后方探及少量游离液性暗区；C. TRS 纵切示膀胱后方无子宫显示，箭头示盆腔积液范围（TAS：经腹部超声检查；TRS：经直肠超声检查；BL：膀胱；PE：盆腔少量积液）

与宫颈之比约为 1∶2，中央无宫腔内膜或仅有细线状内膜，但内膜无周期性变化（图 3-2-4、图 3-2-5）。卵巢正常或探测不清。③幼稚子宫：即子宫发育不良。育龄期的女性，子宫各径线均较正常子宫小，形态狭细，一般长径 <5cm，左右径 <3cm，前后径 <2cm；常呈前屈或后屈位；宫颈相对较长，宫体与宫颈的比例接近 1∶1；内膜较薄或显像欠清（图 3-2-6、图 3-2-7）。但是子宫的测量径线并非诊断幼稚子宫的绝对标准，有些幼稚子宫的长径可能超过 5cm，但其形态狭细，此类子宫应结合其功能、临床表现及激素水平进行综合判断。

HSG：HSG 显示幼稚子宫的宫腔明显变小，呈短线样。

CT 及 MRI：①子宫未发育表现为子宫、阴道组织完全缺如。②始基子宫表现为宫颈发育不良，宫体为体积非常小的实性等密度或等信号结构，无正常的宫腔及内膜信号，易误诊为盆腔占位。③幼稚子宫体积变小，内膜较细，MRI T_2WI 显示结合带变窄，阴道上 2/3 可发育不全，呈细条索样结构（图 3-2-8、图 3-2-9）。

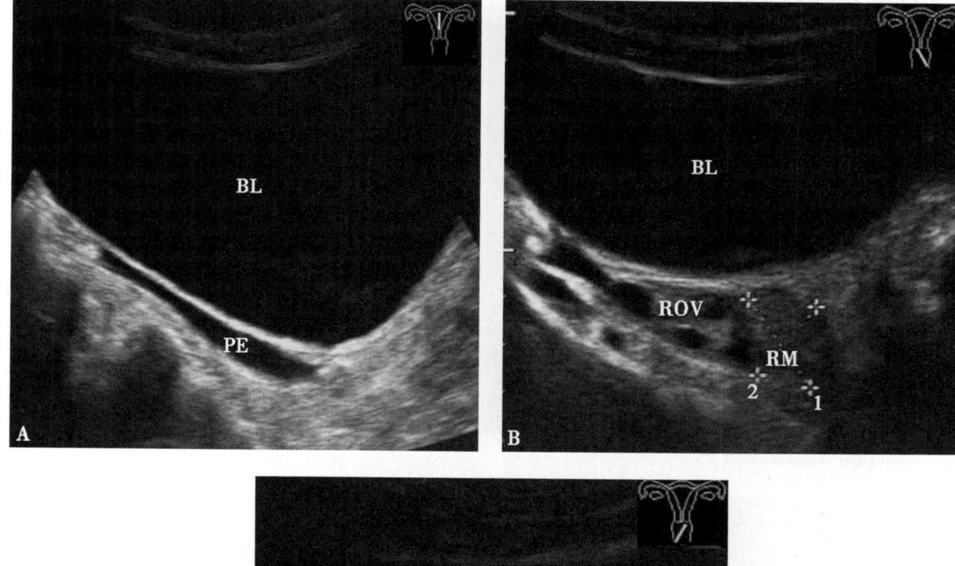

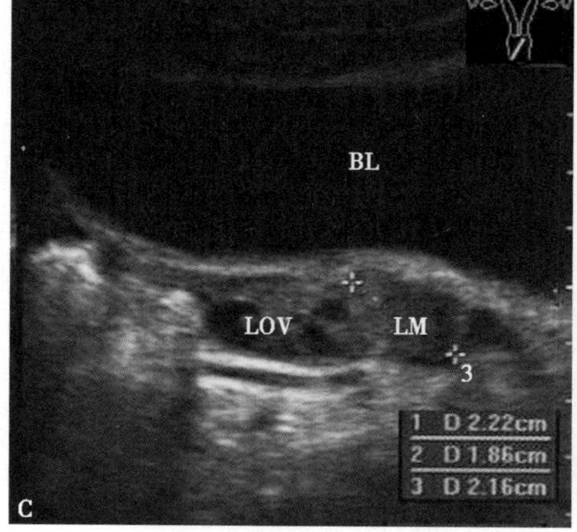

图 3-2-2　先天性无子宫（22 岁，无月经来潮，乳房发育正常）

A. TAS 纵切示膀胱后方未探及子宫回声，只探及少量细条状液性暗区；B. TAS 斜切示右卵巢内侧探及实性均质等回声结节（RM），与右卵巢紧贴，但有分界；C. TAS 斜切示左卵巢外侧探及实性均质等回声结节（LM），与左卵巢紧贴，分界欠清（TAS：经腹部超声检查；BL：膀胱；PE：盆腔少量积液；ROV：右卵巢；LOV：左卵巢）

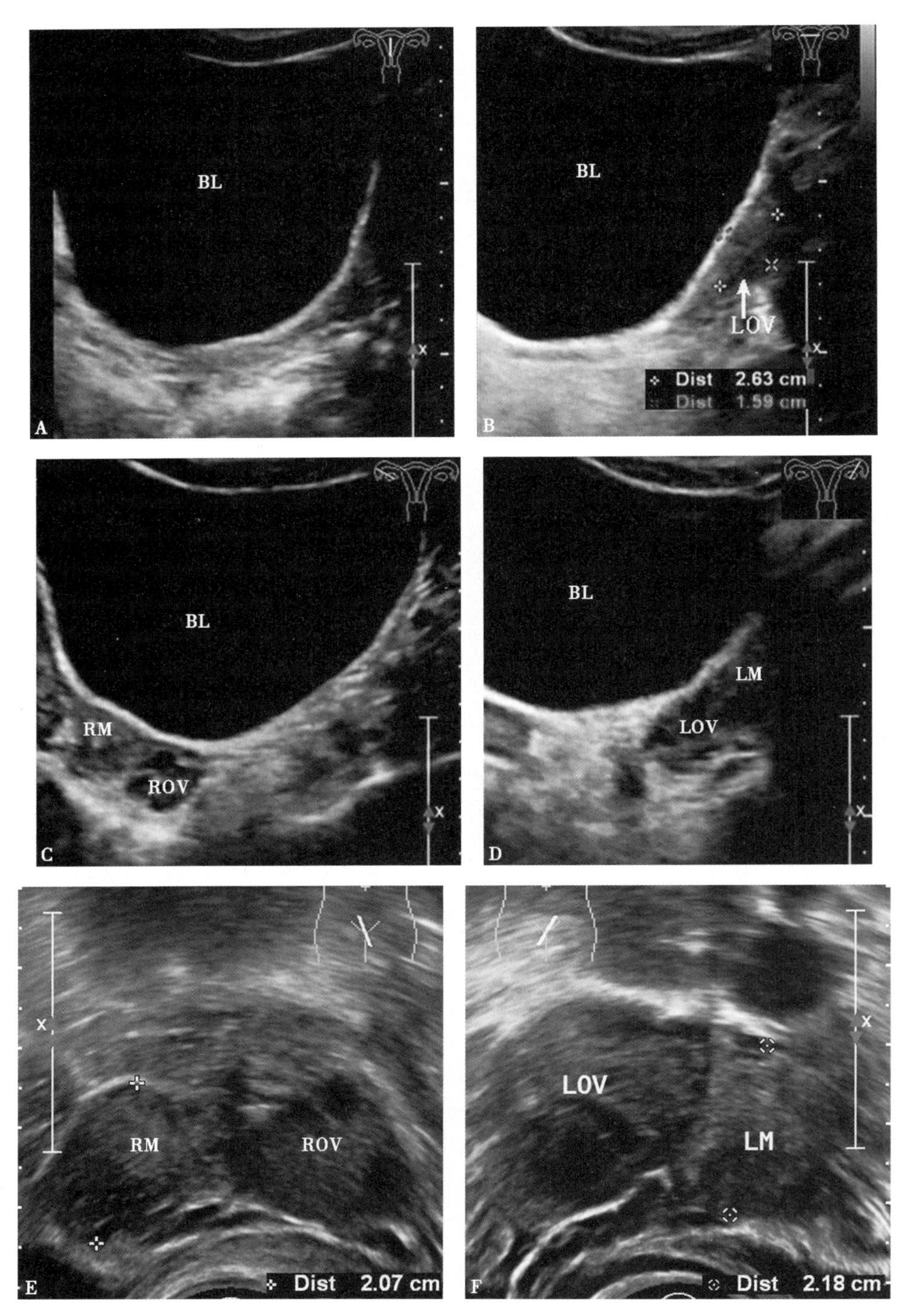

图 3-2-3 先天性无子宫

A. TAS 纵切示膀胱后方未探及子宫回声；B. TAS 横切示膀胱后方未探及子宫回声，左卵巢显示；C. TAS 斜切示右卵巢外侧探及实性均质等回声结节（RM）；D. TAS 斜切示左卵巢外侧探及实性均质等回声结节（LM）；E. TRS 斜切示右卵巢外侧探及实性均质等回声结节（RM），与右卵巢有分界；F. TRS 斜切示左卵巢外侧探及实性均质等回声结节（LM），与左卵巢有分界（TAS：经腹部超声检查；TRS：经直肠超声检查；BL：膀胱；LOV：左卵巢；ROV：右卵巢）

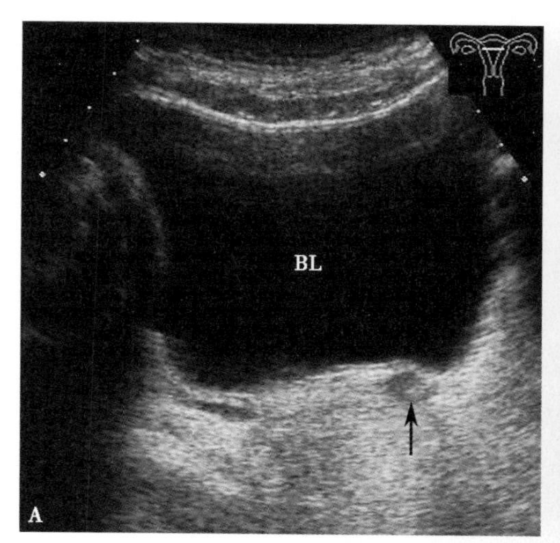

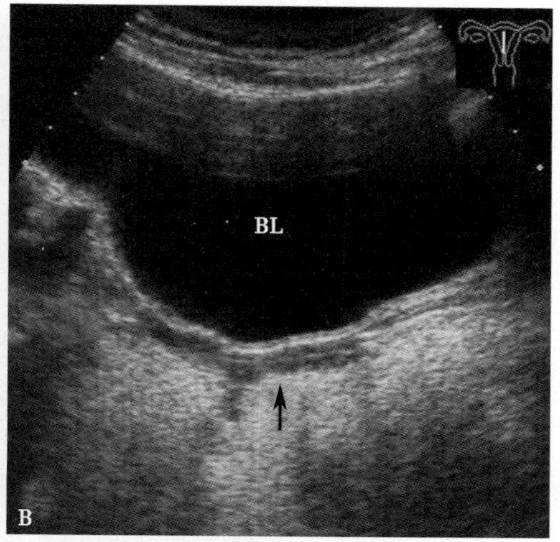

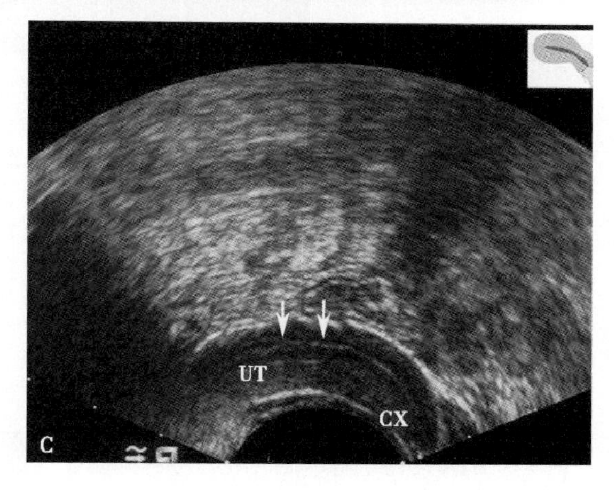

图 3-2-4　始基子宫（15 岁）

A. TAS 横切及 B. 纵切示膀胱后方探及实性条索状等回声（箭头），内部详细结构不清；C. TRS 纵切示始基子宫，后位，狭小，体颈比约为 1∶1，内膜呈细线状（箭头）；未探及两侧卵巢（TAS：经腹部超声检查；TRS：经直肠超声检查；BL：膀胱；UT：子宫体；CX：子宫颈）

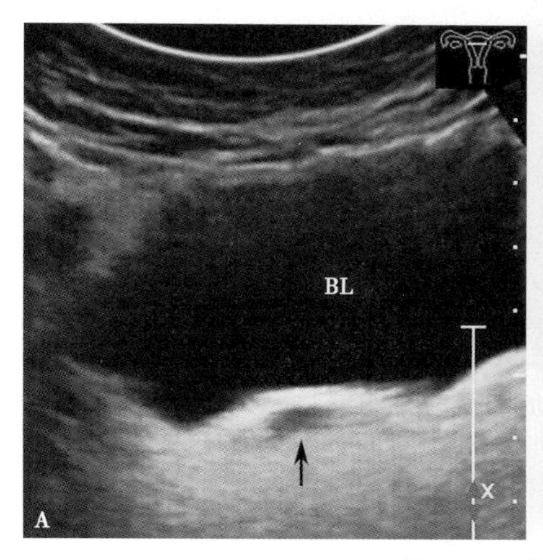

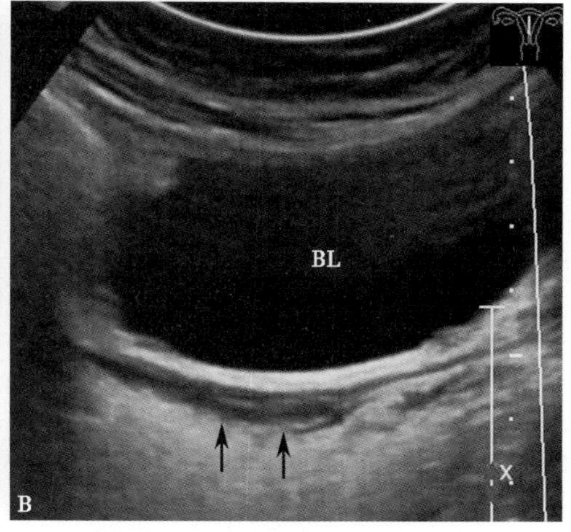

图 3-2-5　始基子宫（15 岁）

A. TAS 横切及 B. 纵切示膀胱后方探及实性条索状等回声（箭头），内详细结构不清

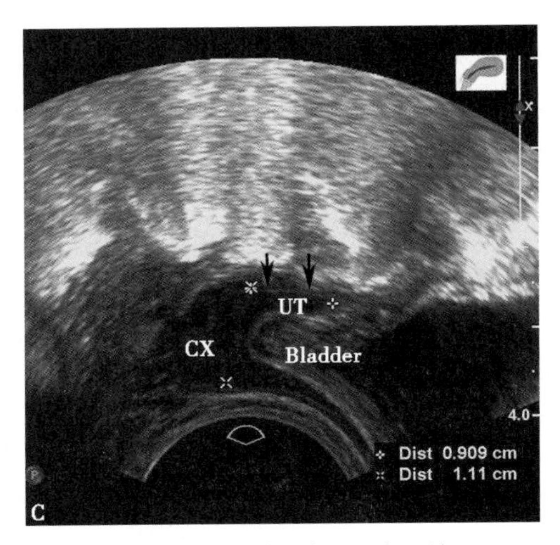

图 3-2-5 始基子宫（15 岁）（续）

C. TRS 纵切示上述条索状结构为始基子宫，前屈状，宫体小于宫颈，体颈比为 0.91∶1.11，内膜呈细线状（箭头）；两侧盆腔未探及卵巢回声（TAS：经腹部超声检查；TRS：经直肠超声检查；BL：膀胱；Bladder：膀胱；UT：子宫体；CX：子宫颈）

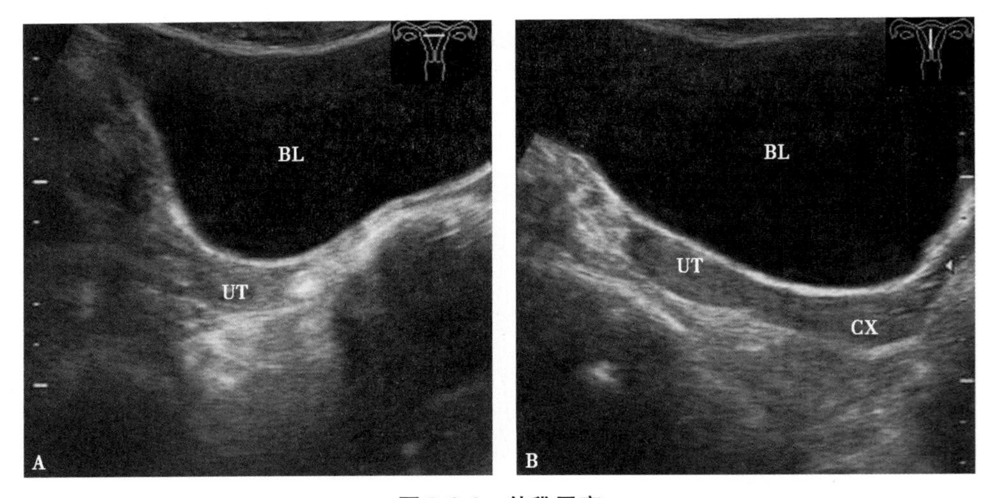

图 3-2-6 幼稚子宫

A. TAS 横切及 B. 纵切示幼稚子宫，大小为 6.2cm×2.0cm×1.4cm，形态狭细，体颈比约为 1∶1，内膜显像不清晰；双侧卵巢探测不清（TAS：经腹部超声检查；BL：膀胱；UT：子宫体；CX：子宫颈）

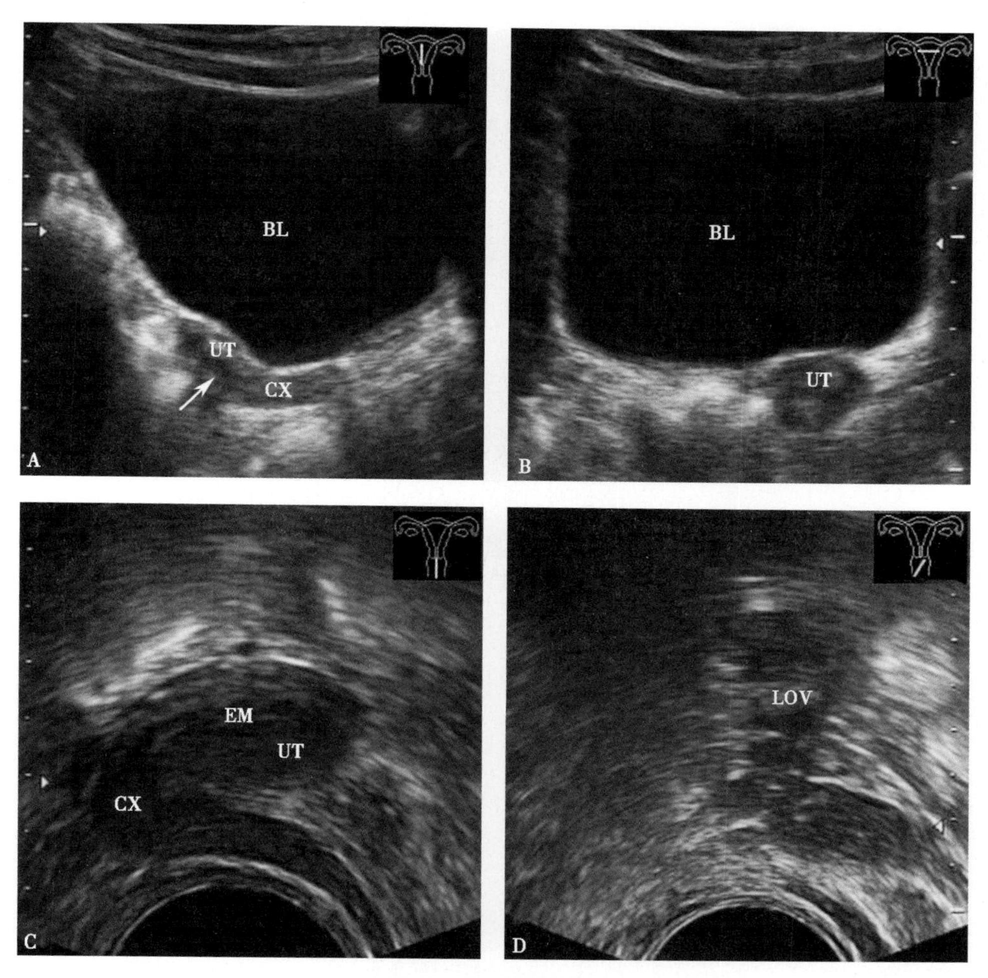

图 3-2-7　幼稚子宫

A. TAS 纵切及 B. 横切示子宫体积偏小，约为 4.0cm×2.1cm×1.8cm，形态尚可，体颈比约为 1∶1，内膜呈细线状（箭头）；C. TRS 纵切示子宫前屈位，内结构层次显示尚清；D. TRS 斜切示左卵巢（TAS：经腹部超声检查；TRS：经直肠超声检查；BL：膀胱；UT：子宫体；CX：子宫颈；EM：子宫内膜；LOV：左卵巢）

【诊断、鉴别诊断及比较影像学】

子宫未发育或发育不良的诊断需结合临床及影像学表现。USG 是首选的影像学检查方法，诊断时一定要经腹部超声结合经阴道或直肠超声，因为单纯经腹部超声会因膀胱充盈过度或欠佳而影响子宫的显像以及子宫形态的判断，将膀胱后方的实性组织与始基子宫或幼稚子宫判断错误。MRI 有助于此病的诊断，CT 可作为辅助诊断方法。始基子宫及幼稚子宫需要与盆腔内实性肿瘤进行鉴别，但盆腔肿瘤时可见正常形态的子宫。始基子宫患者用药治疗后，子宫不会进一步发育。幼稚子宫患者经药物治疗后，部分子宫维持原状，部分子宫可进一步发育或可发育至正常。

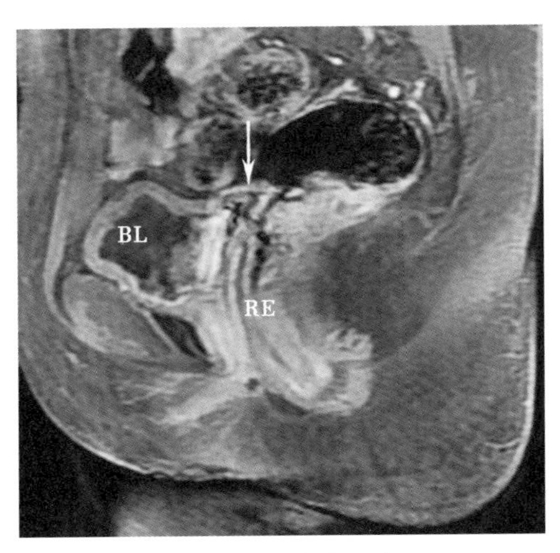

图 3-2-8　幼稚子宫

MRI 矢状面 T_1WI 示膀胱与直肠之间细长、较小的子宫（箭头）（BL：膀胱；RE：直肠）

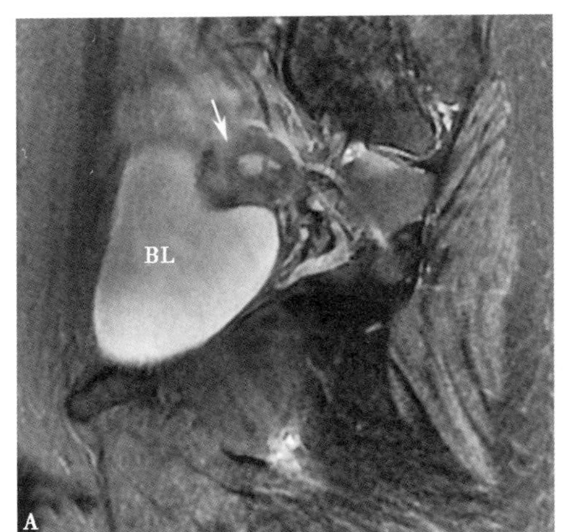

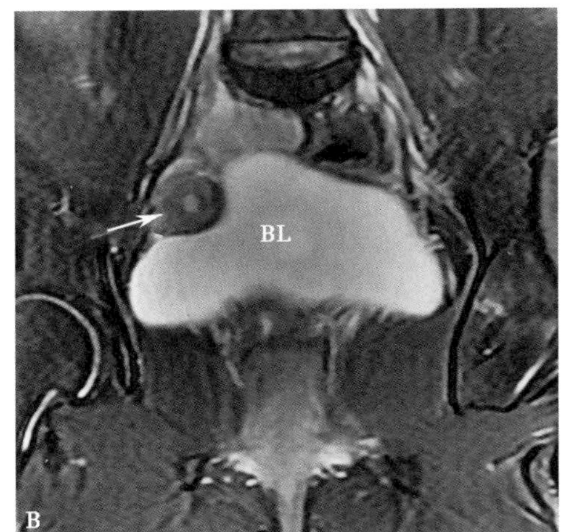

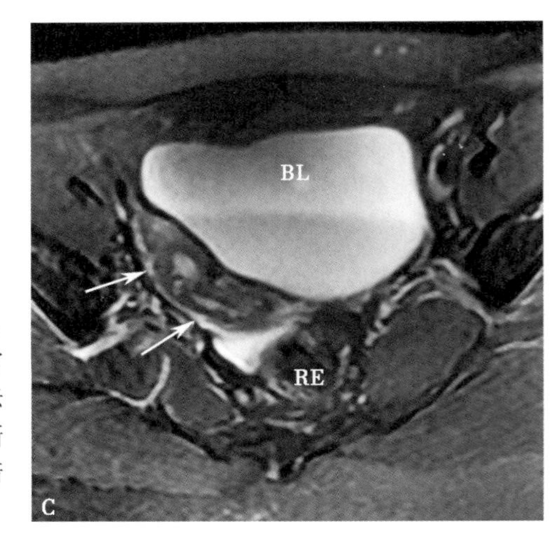

图 3-2-9　幼稚子宫

A．矢状面抑脂 T_2WI 示子宫体积小（箭头），内部类圆形高信号为子宫内膜及宫腔；子宫前方高信号为膀胱；B．冠状面抑脂 T_2WI 示较小的子宫（箭头）位于膀胱右侧；C．横断面抑脂 T_2WI 示盆腔右后方的子宫及宫颈（箭头）（BL：膀胱；RE：直肠）

二、单角子宫与残角子宫

单角子宫（unicornous uterus）畸形时，仅一侧副中肾管正常发育形成单角子宫，另一侧副中肾管彻底未发育，未发育侧的卵巢、输卵管和肾脏往往同时缺如。

残角子宫（rudimentary horn of uterus）畸形时，一侧副中肾管中下段发育缺陷，则形成残角子宫，残角子宫侧有正常的卵巢及输卵管，常伴有同侧泌尿系器官发育异常。

约 65% 的残角子宫与单角子宫同时存在，一侧副中肾管发育为单角子宫，另一侧形成残角子宫。根据残角子宫与单角子宫的解剖关系，可分为 3 型：①Ⅰ型：残角子宫有宫腔，并与单角子宫宫腔相通；②Ⅱ型：残角子宫有宫腔，但不与单角子宫宫腔相通；③Ⅲ型：残角子宫为实体残角子宫，仅以纤维束相连于单角子宫。

【影像学表现】

USG：单角子宫的声像图表现为子宫外形正常或狭细，子宫内膜狭细，只向一侧宫角延伸，另一侧宫角不能显示。残角子宫可大可小，与单角子宫相连或不相连，残角子宫的内膜可有可无，内膜可有功能或无功能。单角与残角子宫的各种关系如图 3-2-10 所示。残角子宫多数表现为实性等回声结节或团块，与浆膜下肌瘤不易区别；存在无功能内膜时，可借助于内膜的高回声予以鉴别。少数残角子宫的内膜有功能，可出现周期性的脱落出血，经血集聚于残角子宫腔内，形成囊性包块，经血少时囊壁（残角子宫壁）较厚，囊内见点状、絮状回声，透声差；经血多时囊壁较薄，声像图类似于卵巢巧克力囊肿，压力过大时经血可通过输卵管逆流至盆腔（图 3-2-11、图 3-2-12）。

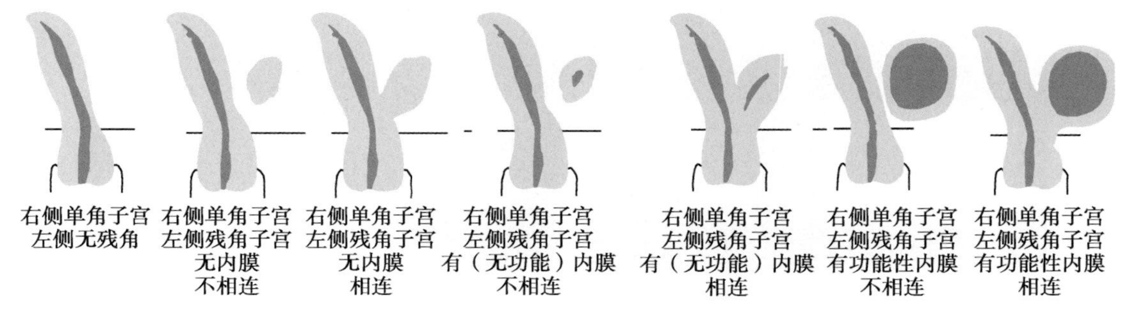

图 3-2-10　各种单角子宫与残角子宫关系示意图

HSG：HSG 显示盆腔内偏向一侧的呈梭形的宫腔，还可见与宫腔相连的输卵管影。如残角子宫宫腔与单角子宫宫腔相通，则可见显影的梭形单角子宫的对侧出现充盈对比剂的梭形、囊状宫腔；同时还可见残角子宫与单角子宫之间沟通的细线影或条状影。

CT 及 MRI：单角子宫体积较正常子宫小，仅见一个宫角，子宫偏于盆腔一侧，底部缩窄，呈香蕉样外形。如果见到残角，呈结节状或条索状，位于子宫一侧。T_2WI 呈均匀低信号，内见高信号内膜，有时见残角宫腔内积血（图 3-2-13～图 3-2-15），有时并发残角子宫妊娠（图 3-2-16）。

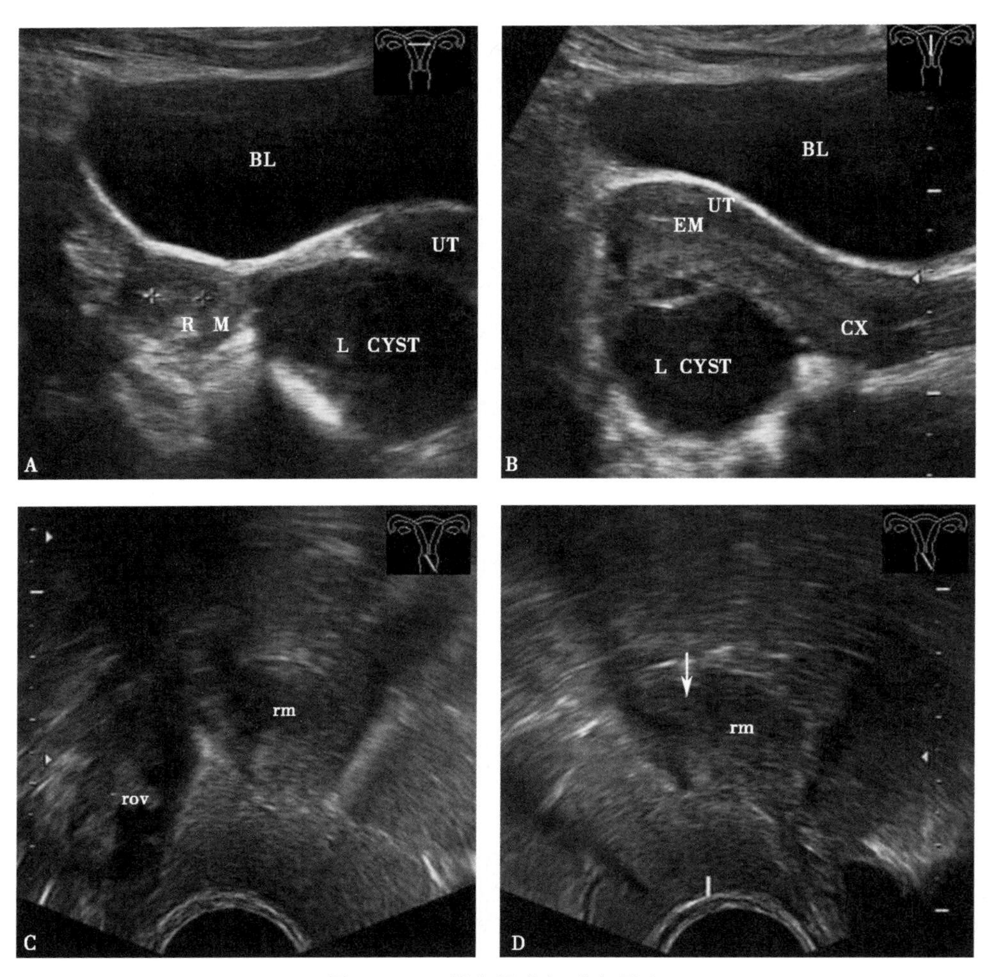

图 3-2-11　单角子宫与残角子宫

A. TAS 横切示子宫右旁探及实性等回声结节（RM），其中央显示类似内膜样的高回声；子宫后方探及囊性包块（来自左卵巢）；B. TAS 纵切示子宫及其后方的囊性包块；C. TRS 斜切示右侧实性结节（rm）与右卵巢的关系；D. TRS 斜切示右侧实性结节（rm）内显示类似内膜样高回声（TAS：经腹部超声检查；TRS：经直肠超声检查；BL：膀胱；UT：子宫体；CX：子宫颈；EM：子宫内膜；rov：右卵巢；L CYST：左卵巢囊肿）

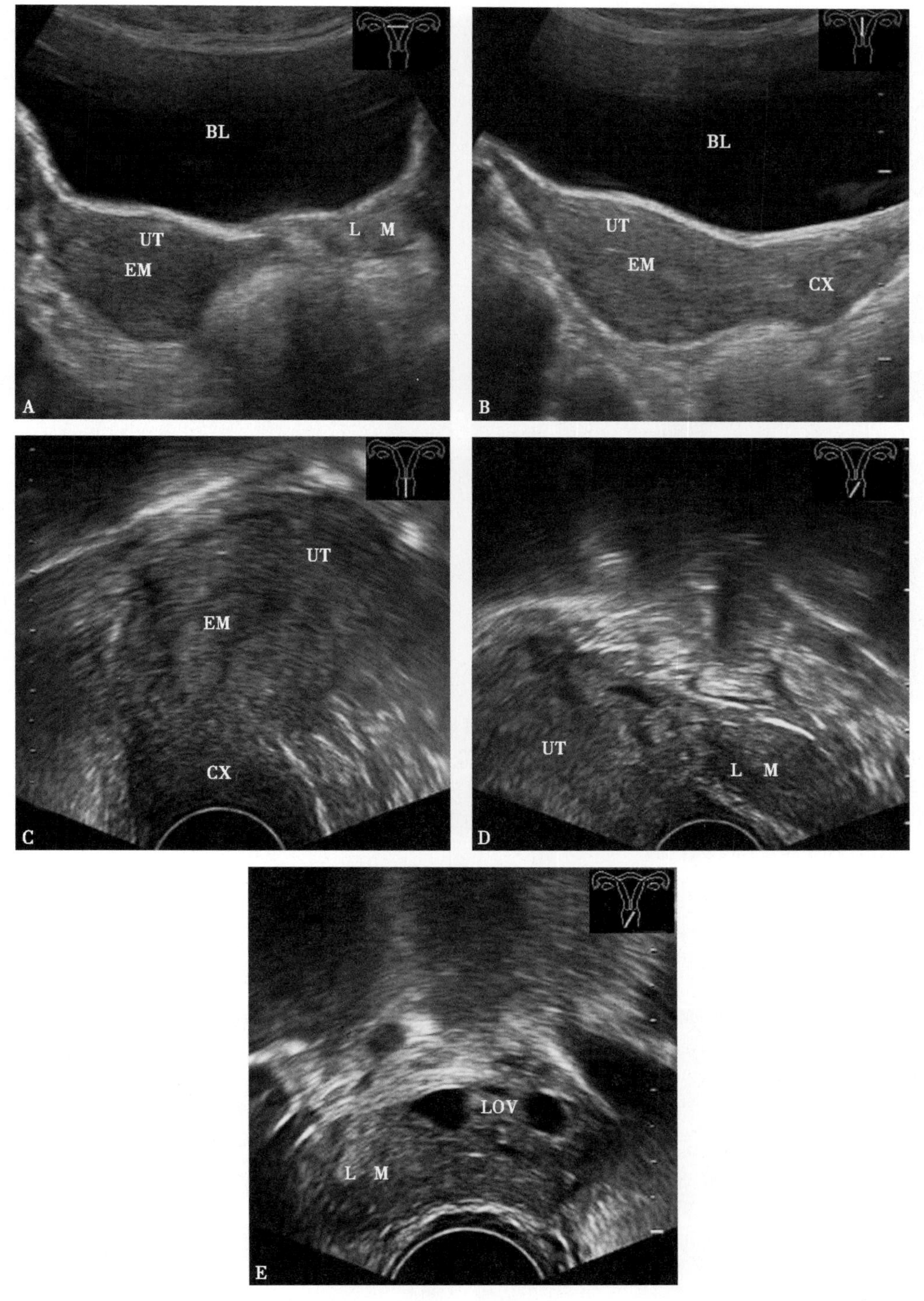

图 3-2-12　单角子宫与残角子宫（24 岁）

A. TAS 横切示子宫内膜较局限，子宫左旁显示实性等回声结节（LM）；B. TAS 纵切子宫形态结构尚可；C. TVS 纵切示子宫形态结构尚可；D. TVS 斜切示子宫左旁实性等回声结节（LM），与子宫贴近，似有相连；E. TVS 斜切示左侧实性结节（LM）与左卵巢紧贴（TAS：经腹部超声检查；TVS：经阴道超声检查；BL：膀胱；UT：子宫体；CX：子宫颈；EM：子宫内膜；LOV：左卵巢）

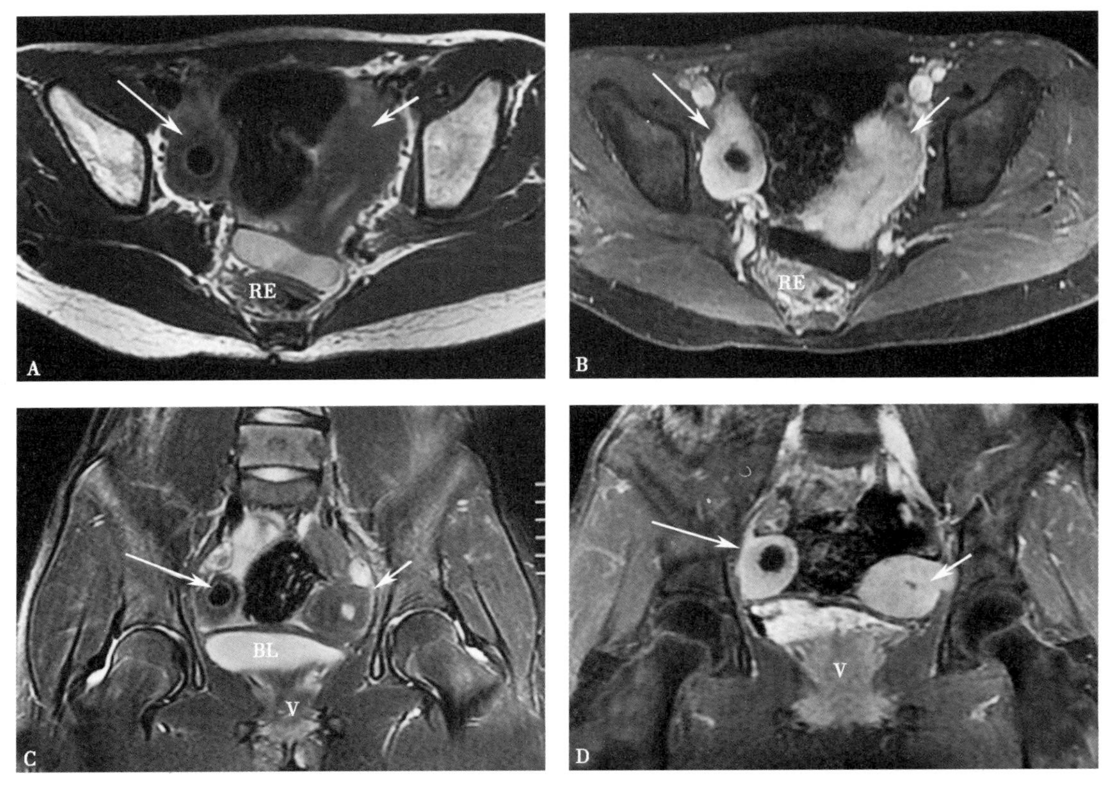

图 3-2-13　单角及残角子宫

A. 横断面抑脂 T_2WI，显示盆腔左侧的单角子宫（短箭头）及右侧的残角子宫（长箭头），后者宫腔内积血呈低信号；B. 横断面抑脂增强 T_1WI，示单角子宫（短箭头）及残角子宫（长箭头）壁均匀强化；C. 冠状面抑脂 T_2WI 示盆腔两侧的单角及残角子宫（箭头）；D. 冠状面抑脂增强 T_1WI 显示均匀强化的单角及残角子宫（箭头）（V 阴道；BL：膀胱；RE：直肠）

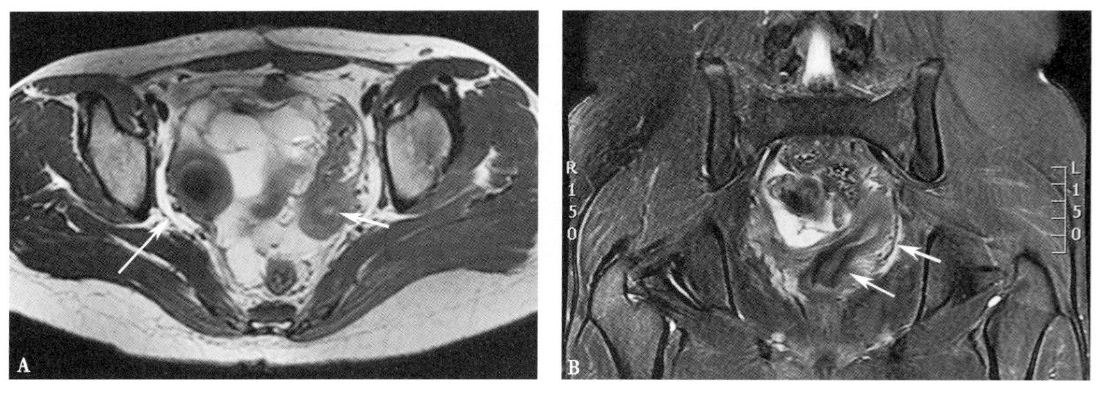

图 3-2-14　单角及残角子宫

A. 横断面 T_2WI 示盆腔左侧的单角子宫（短箭头）及右侧的残角子宫（长箭头），后者腔内积血呈低信号；B. 冠状面抑脂 T_2WI，完整显示左侧的单角子宫（箭头），子宫内膜呈条状高信号

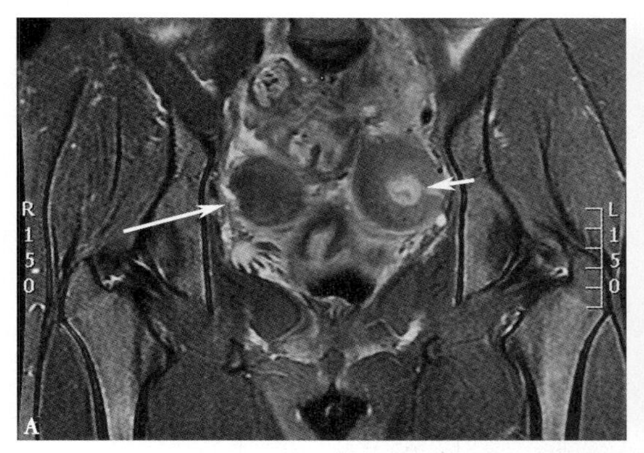

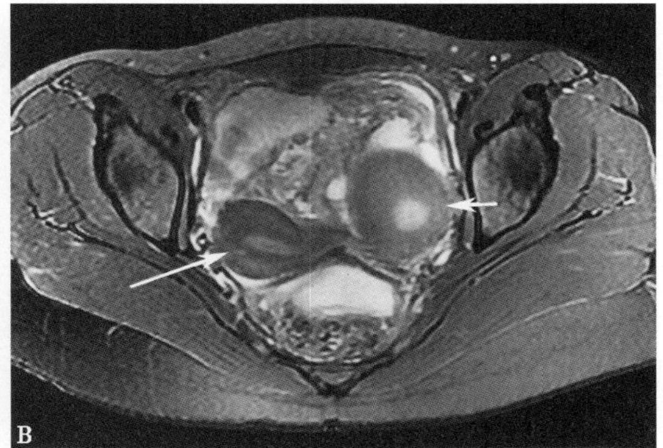

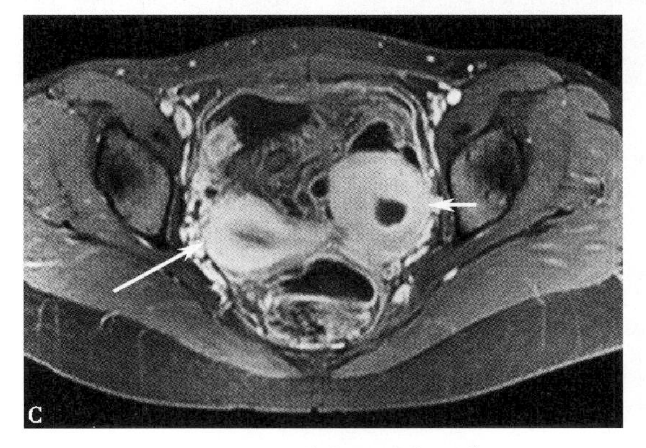

图 3-2-15　单角及残角子宫

A. 冠状面抑脂 T_2WI，显示盆腔右侧的单角子宫（长箭头）及左侧的残角子宫（短箭头），后者宫腔扩张积液；B. 横断面抑脂 T_2WI 及 C. 横断面抑脂增强 T_1WI，较完整地显示右侧的单角子宫（长箭头）

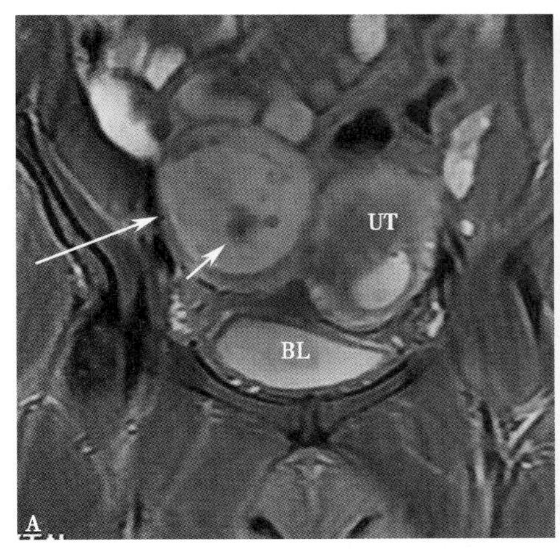

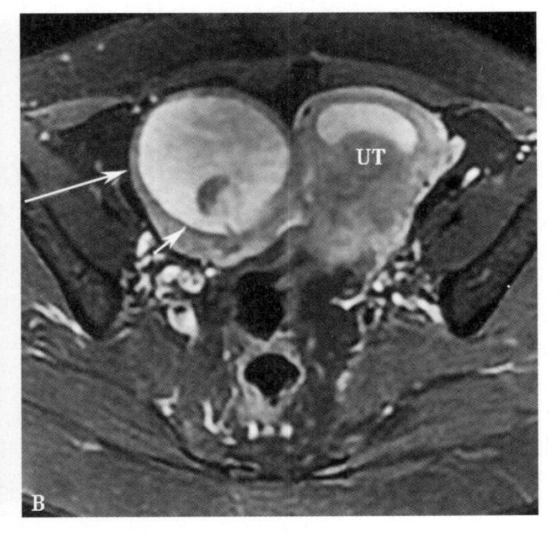

图 3-2-16　残角子宫妊娠

A. 冠状面抑脂 T_2WI，显示子宫增大，右侧残角子宫（长箭头）内见类圆形胚芽（短箭头）；B. 横断面抑脂 T_2WI，示双侧宫腔扩张呈高信号，右侧残角子宫（长箭头）内见妊娠囊（短箭头）

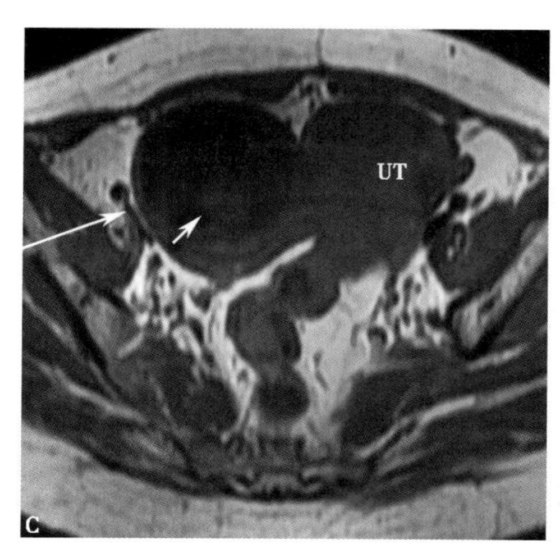

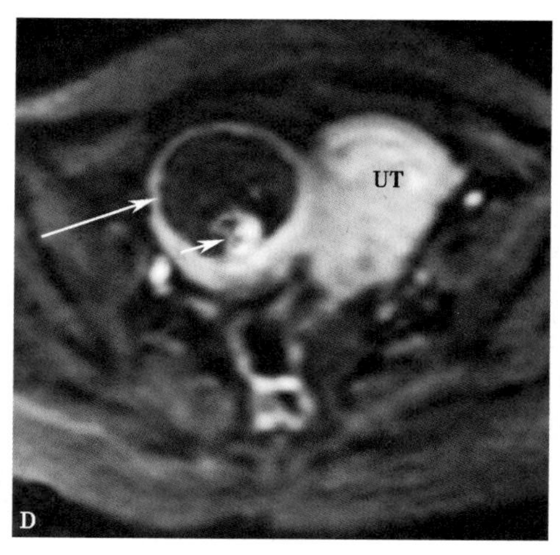

图 3-2-16　残角子宫妊娠(续)

C. 横断面抑脂 T_1WI，示右侧宫腔扩张(长箭头)，内见胚芽(短箭头)；D. 横断面 DWI，示右侧宫腔孕囊呈低信号孕囊(长箭头)，内见高信号胚芽(短箭头)(BL：膀胱；UT：子宫)

【诊断、鉴别诊断及比较影像学】

本病的诊断主要依靠影像学。USG 及 MRI 的诊断敏感性高于 CT。单角子宫的超声诊断十分关键，虽然相对简单却极易误诊为正常子宫，因为多数单角子宫的大小和形态可以在正常范围。两者的鉴别诊断要点是：正常子宫的宫腔及内膜呈类似三角形，左右对称地向两侧宫角延伸；单角子宫的宫腔及内膜只向一侧宫角延伸，另一侧宫角不能显示。一旦将单角子宫误认为正常子宫，会进而导致其旁的残角子宫误诊或漏诊。残角子宫无内膜或有少量内膜时要与浆膜下肌瘤或卵巢实性肿瘤鉴别。浆膜下肌瘤的子宫腔是正常的，可探及左右两个宫角。卵巢肿瘤位于卵巢内，残角子宫虽可与卵巢紧贴，但与卵巢有分界。超声检查时可嘱患者做深呼吸以观察残角子宫与卵巢是否有相对位移。经阴道超声检查可较清楚地观察两者的关系。内膜有周期性脱落导致残角子宫腔积血时，要与卵巢巧克力囊肿相鉴别，前者发生在卵巢旁而非卵巢内，其周边为较厚的残角子宫的肌壁。

三、盲角子宫

盲角子宫(blind angle of the uterus)：两侧副中肾管发育均较好，但一侧子宫角未与阴道沟通，形成盲角子宫，临床中较罕见。月经来潮后经血潴留，可造成子宫积血、输卵管积血，甚至经血可经输卵管伞端开口流入腹腔。临床表现为逐渐加重的周期性下腹痛、下腹部肿块并逐渐增大。部分盲角子宫本身具有发育不完全的阴道，但不与正常阴道相通，形成阴道积血后可误诊为阴道囊肿。

【影像学表现】

USG：由于两侧副中肾管发育均较好，一侧形成盲角子宫，宫体与内膜均发育较好，但其下方为一盲端，与另侧子宫颈或阴道不相通；另一侧形成单角子宫，其宫颈与阴道均正常。根据盲角子宫与另侧单角子宫的距离远近，其声像图表现不一。多数情况下，两者宫体不相连，青春前期其声像图表现类同双子宫，青春期月经来潮后，盲角子宫内会有经血潴留，经血增多可逆流入输卵管甚至盆腔。超声表现为宫旁的囊性包块，内充满密集的光点，透声差，囊内无明显血流信号。囊壁（即盲角子宫的宫壁）上有星条状血流信号，初期囊壁较厚，随着经血的增多而囊壁变薄。少数情况下，盲角子宫与另侧单角子宫有不同程度的相连，轻微相连时类同双角子宫，密切相连时类同完全纵隔子宫，只是该侧宫腔发育较好且与另侧宫腔或阴道不通连。

HSG：与单角子宫的表现一致，对侧的盲角子宫无法显示，但当盲角子宫积液扩张时可压迫对侧的单角子宫导致其移位、变形。

CT 及 MRI：盲角子宫可见一侧正常的宫角，盲角子宫呈囊样扩张，内呈水样密度/信号或出血密度/信号，有时可合并同侧输卵管的扩张、积液或积血。

【诊断、鉴别诊断及比较影像学】

本病的诊断须结合临床及影像学检查结果。HSG 只能显示与阴道相通的正常的宫角，USG、CT 和 MRI 则有助于另一侧盲角子宫的显示。盲角子宫需与残角子宫、双角子宫甚至双子宫等进行鉴别。其实，盲角子宫可理解为宫体和宫腔均发育较好的残角子宫，或者理解为双子宫之一子宫下端闭锁（闭锁处可在宫颈的任何部位），相连时类同双角子宫，只是该侧宫腔发育较好且与另侧宫腔或阴道不通连。盲角子宫妊娠的形成机制同残角子宫妊娠。有文献报道盲角子宫妊娠可以维持到足月，因为其宫体及宫腔发育均较好，而残角子宫妊娠往往会在妊娠早、中期出现破裂。

月经来潮后盲角子宫腔积血要与卵巢巧克力囊肿、附件区脓肿鉴别。经阴道超声检查可清晰辨别两侧子宫角的形态结构，辨别盲角子宫腔积血与卵巢的关系，避免误诊。盲角子宫还需要与盆腔脓肿、卵巢的囊性肿瘤、子宫内膜异位症、阴道囊肿等进行鉴别。

四、双子宫

双子宫（didelphic uterus）为两侧副中肾管未融合，各自发育形成两个单角子宫和两个宫颈，两个宫颈可分开或相连，宫颈间也可有交通管，也可为一侧宫颈发育不良。双子宫可伴有双阴道，也可为单个阴道，可伴有阴道纵隔或斜隔。

【影像学表现】

USG：盆腔内上下序贯横切或左右序贯纵切，于膀胱后方两侧显示两个完整的子宫图像（实质上是两个单角子宫）。两子宫均可发育正常，或一个正常一个发育不良，两个均发育不良者少见。典型的双子宫为两侧子宫（包括宫体及宫颈）均完全分开或相邻但不相连，双子宫若有不同程度的相连，外形似双角子宫，但其宫腔与宫颈管均为两个。双子宫的阴道可正常，或伴双阴道，或伴阴道隔膜等畸形（图 3-2-17～图 3-2-20）。大多数有正常卵巢。

HSG：HSG 可见两个独立的宫腔及与同侧宫角相连的输卵管，两侧宫腔位置分离，边缘光滑。如果合并完全性阴道纵隔，则造影时仅能显示造影侧的阴道和宫腔。

CT 及 MRI：盆腔内见两个独立的子宫，宫壁规则，宫腔具有完整的内膜、结合带及肌层结构。两个宫体完全分离，大小可一致，也可不一致；宫颈相距较近或贴近，少数可合并双阴道。横断面图像上表现为两个分离的类圆形的宫体和宫颈，冠状面图像上表现为两个梭形子宫（图 3-2-21、图 3-2-22）。

【诊断、鉴别诊断及比较影像学】

双子宫具有典型的影像学特点，多数情况下 USG 可明确诊断，MRI 和 CT 可作为诊断的重要补充。双子宫的影像诊断要点：宫体实质为两个，可完全分开、相邻、相连甚至部分融合；两个宫腔的内膜可完全分开或仅于峡部紧贴；宫颈实质为两个，可完全分开、相邻、相连或者部分融合；宫颈管具有两个且互不相通。

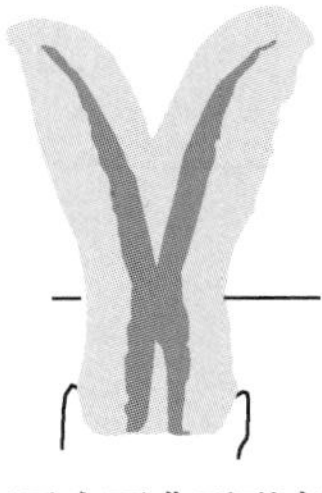
双子宫不典型形态
两宫体自中段紧贴融合
两宫颈紧贴或融合
两内膜于峡部紧贴

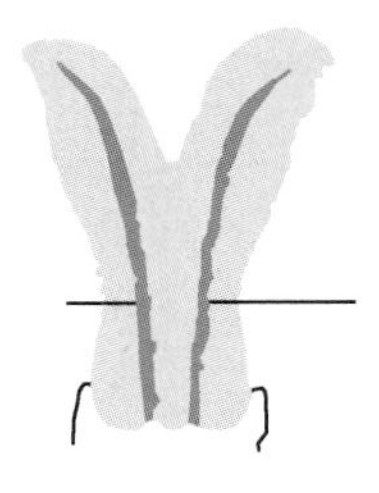
双子宫不典型形态
两宫体自中段紧贴融合
两宫颈紧贴或融合
两内膜完全分开

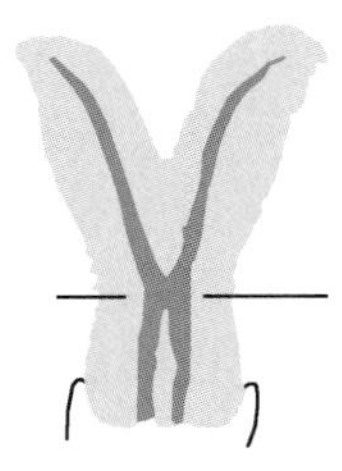
双子宫不典型形态
两宫体完全分开
两宫颈紧贴或融合
两内膜于峡部紧贴

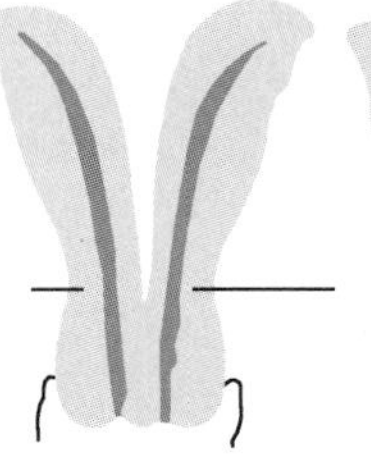
双子宫典型形态
两宫体完全分开
两宫颈紧贴或融合
两内膜完全分开

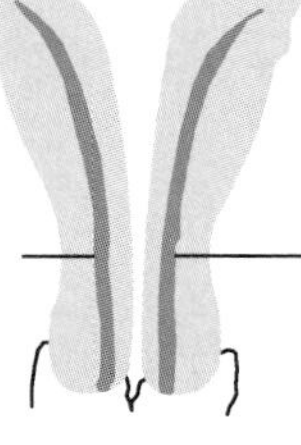
双子宫典型形态
两宫体完全分开
两宫颈完全分开
两内膜完全分开

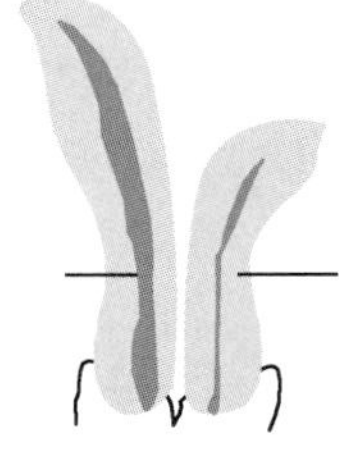
双子宫典型形态
两宫体、宫颈及内膜
均完全分开
左侧子宫发育不良

图 3-2-17　各种双子宫示意图

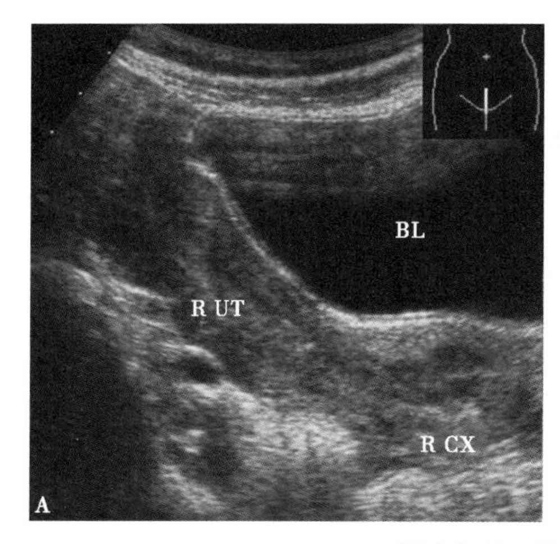

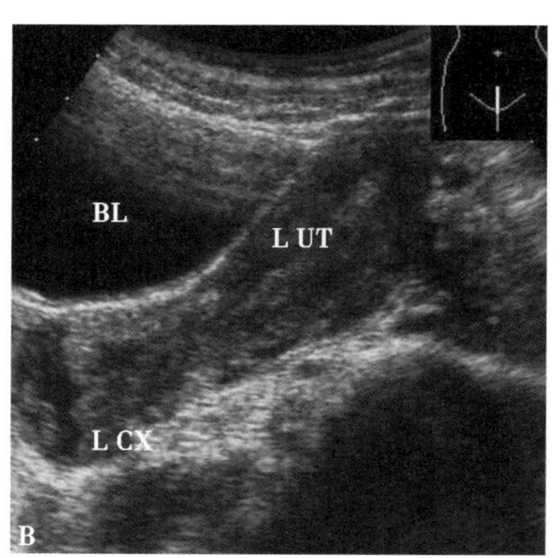

图 3-2-18　双子宫（30 岁）
A. TAS 纵切示右侧子宫体及宫颈；B. TAS 纵切（左右反转图像）示左侧子宫体及宫颈

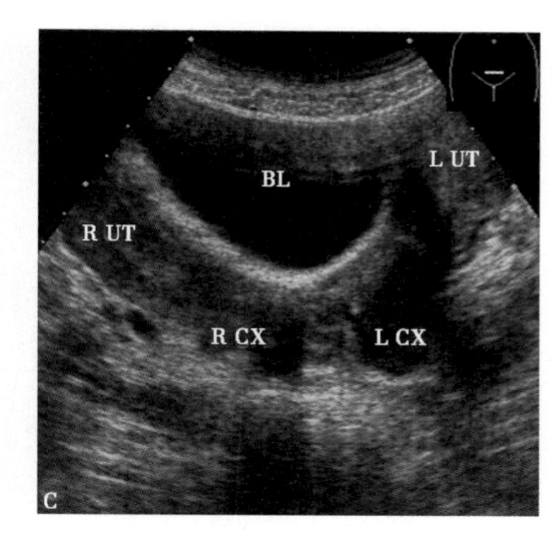

图 3-2-18　双子宫(30 岁)(续)

C. TAS 横切示左、右两个子宫体及宫颈(TAS：经腹部超声检查；BL：膀胱；UT：子宫体；CX：子宫颈；L：左侧；R：右侧)

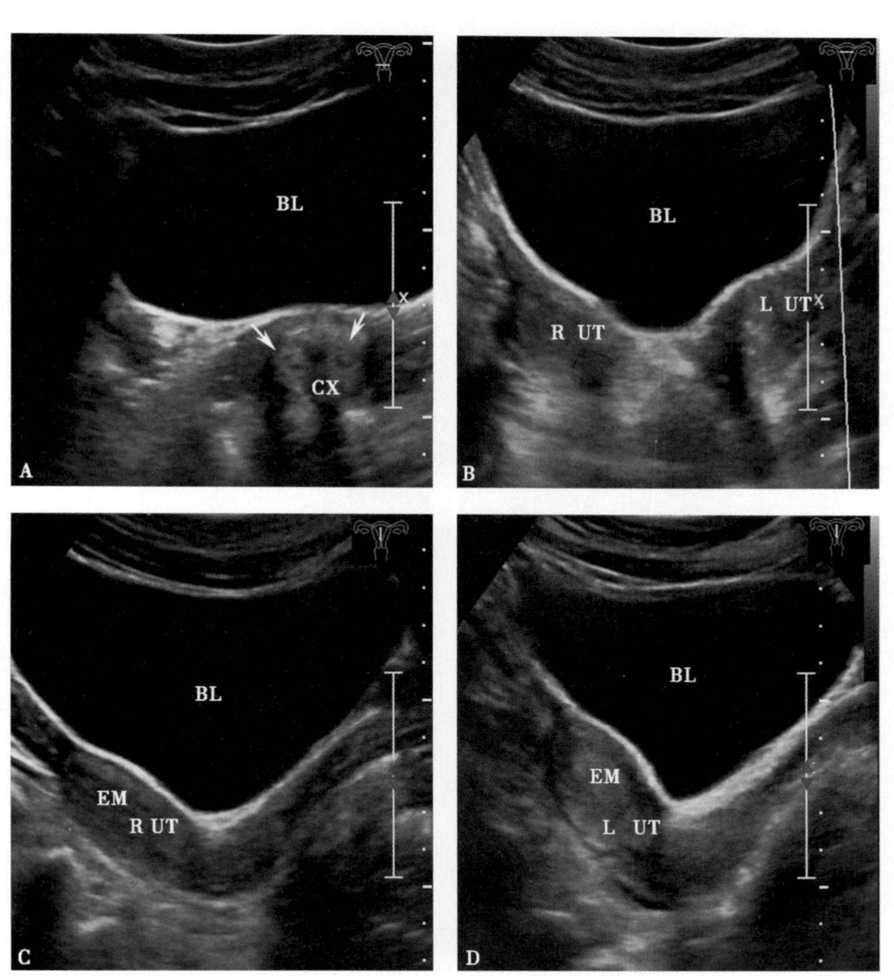

图 3-2-19　双子宫(24 岁)

A. 宫颈部位 TAS 横切示左、右两个宫颈外形融合，其内两个宫颈管(箭头)互不相通；B. 宫体部位 TAS 横切示膀胱后方左右两个宫体分开；C. TAS 纵切示右侧子宫形态；D. TAS 纵切示左侧子宫形态(TAS：经腹部超声检查；BL：膀胱；UT：子宫体；CX：子宫颈；EM：子宫内膜；R：右侧；L：左侧)

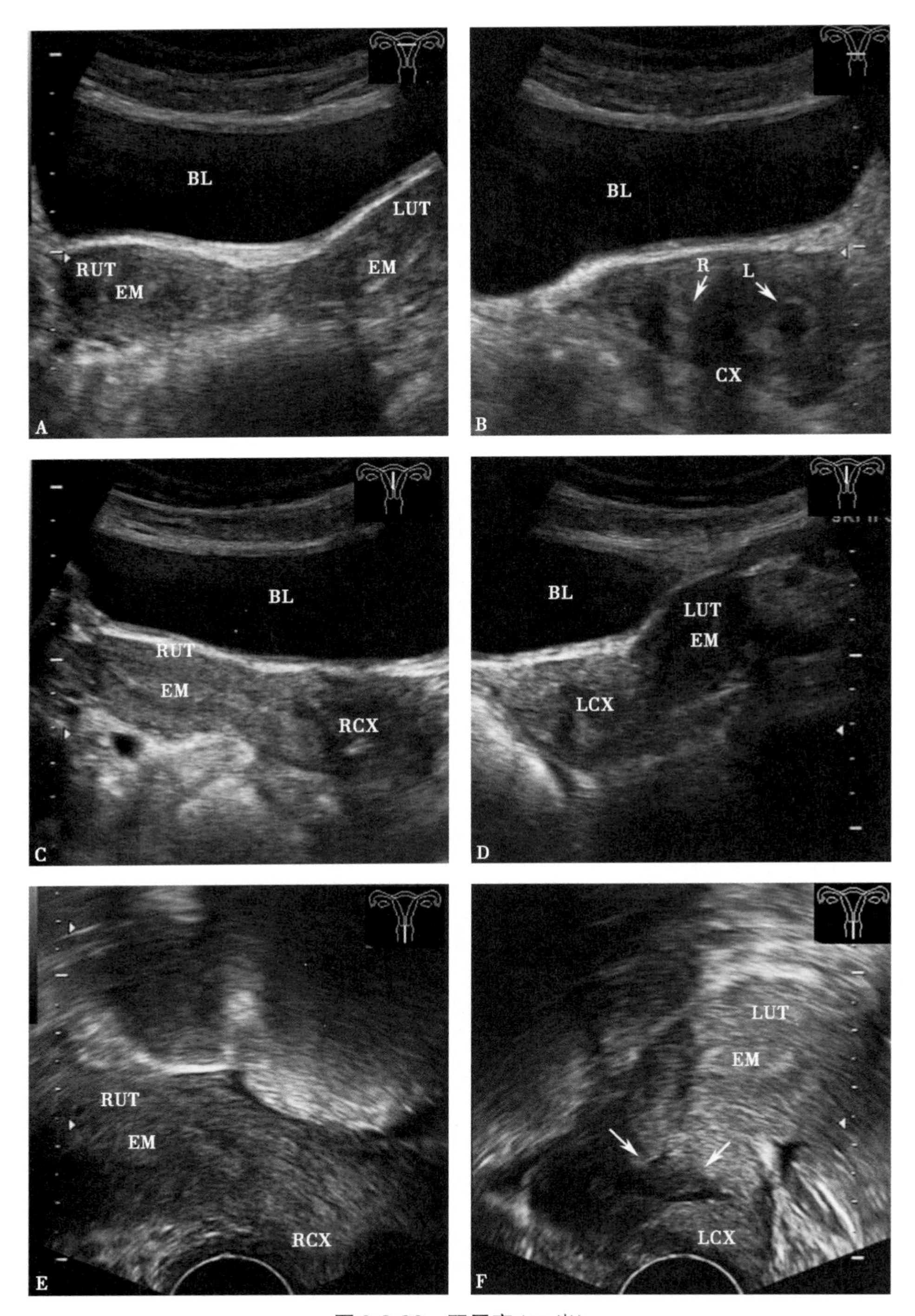

图 3-2-20　双子宫（22 岁）

A. TAS 横切示膀胱后方显示左右两个宫体；B. 宫颈部位 TAS 横切示左、右两个宫颈，其外形相连，内部两个宫颈管（箭头）互不相通，左侧宫颈管内有少量积血；C. TAS 纵切示右侧子宫体及宫颈；D. TAS 纵切（图像左右反转）示左侧子宫体及宫颈；E. TVS 纵切示右侧子宫体及宫颈；F. TVS 纵切示左侧子宫体及宫颈，宫颈管内少量积血（箭头）（TAS：经腹部超声检查；TVS：经阴道超声检查；BL：膀胱；LUT：左侧子宫体；RUT：右侧子宫体；LCX：左侧子宫颈；RCX：右侧子宫颈；EM：子宫内膜）

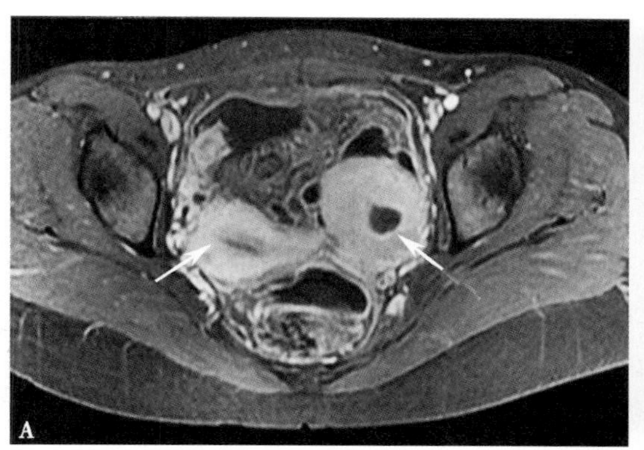

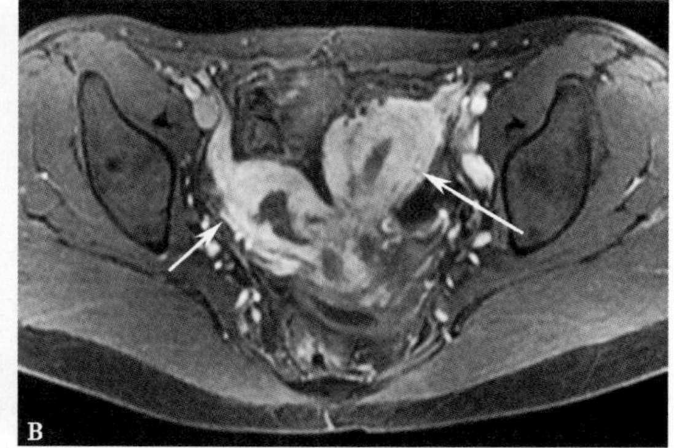

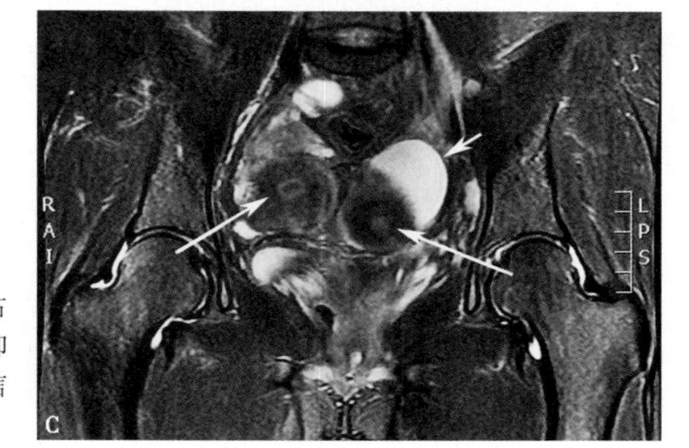

图 3-2-21　双子宫

A. 及 B. 横断面抑脂增强 T_1WI，不同层面显示左右两侧两个子宫（箭头），宫壁均匀强化；C. 冠状面抑脂 T_2WI 显示双侧的宫腔（长箭头），左侧宫旁高信号为盆腔内少量积液（短箭头）

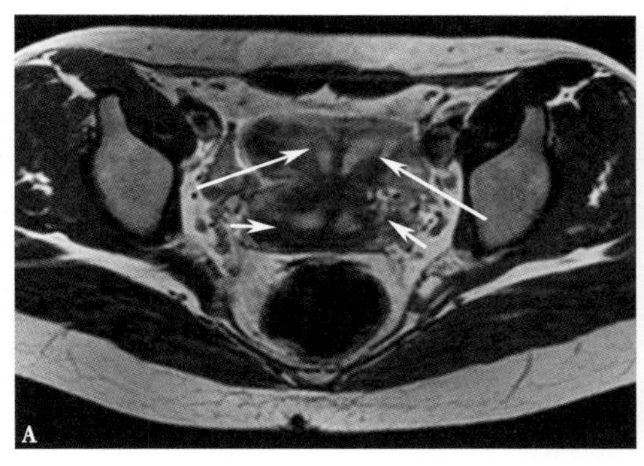

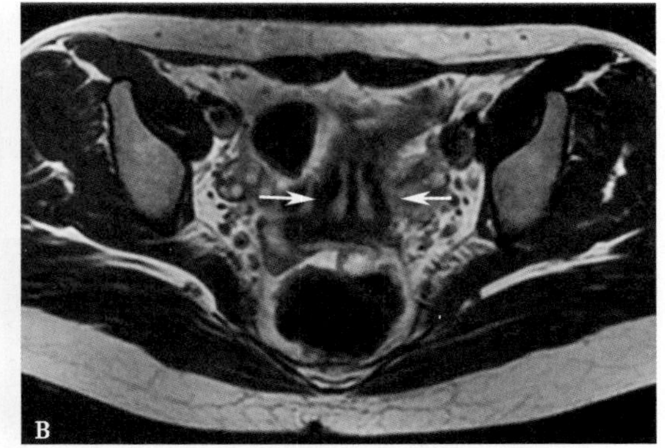

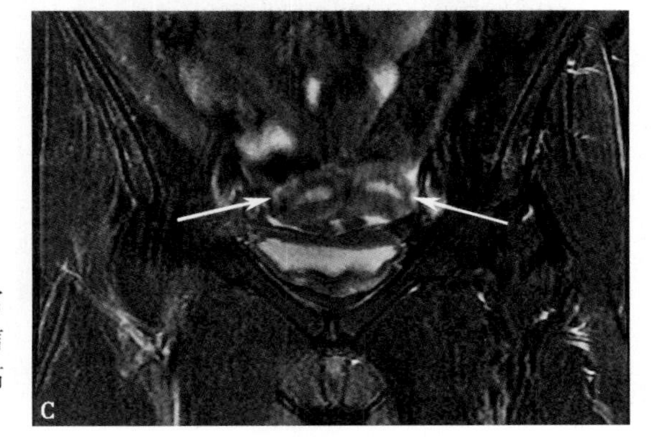

图 3-2-22　双子宫

A. 及 B. 横断面 T_2WI，不同层面显示左右两个宫腔（长箭头）及宫颈（短箭头），宫腔及宫颈管呈高信号；C. 冠状面抑脂 T_2WI，显示两个子宫，宫腔呈高信号（长箭头）

五、双角子宫

双角子宫（bicornuate uterus）是双侧副中肾管融合不良所致，分为完全性双角子宫（从宫颈内口处分开）、不全性双角子宫（宫颈内口以上处分开）。

【影像学表现】

USG：因宫底部融合不全，致使宫体左右分开呈双角状。完全性双角子宫为两侧宫体自宫颈内口处向上左右分开；不完全性双角子宫为两侧宫体于宫颈内口之上任何部位分开。声像图表现为膀胱后方探及左右两个宫体及内膜回声，两侧宫体可于上段、中段或下段汇合，两侧内膜汇合处可与宫体汇合处一致或更偏下方；宫颈及宫颈管均显示一个（图 3-2-23、图 3-2-24）。检查过程中应注意的是，少数情况下双角子宫的一侧宫体可有发育不良。经腹部超声上下序贯横切扫查可诊断该畸形，左右序贯纵切可协助诊断。

HSG：HSG 显示两个分离的宫角，宫底下陷，双侧宫腔呈 Y 形或 V 形，边界清晰，还可同时见与两侧宫腔顶端相连的输卵管显影。

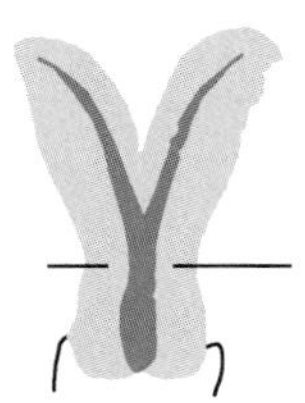

典型形态
不完全性双角子宫
宫体自中段分开
内膜自中下段分开
两侧宫体发育良好

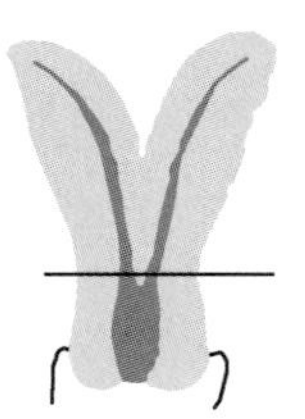

不典型形态
不完全性双角子宫
宫体自中段分开
内膜自峡部分开
两侧宫体发育良好

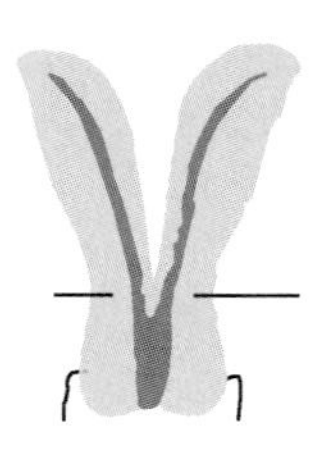

典型形态
完全性双角子宫
宫体自峡部分开
内膜自峡部分开
两侧宫体发育良好

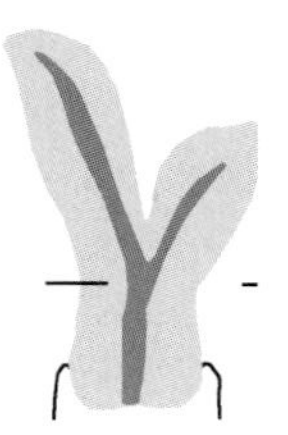

不典型形态
完全性双角子宫
宫体自峡部分开
内膜自峡部分开
左侧宫体发育不良

图 3-2-23　各种双角子宫示意图

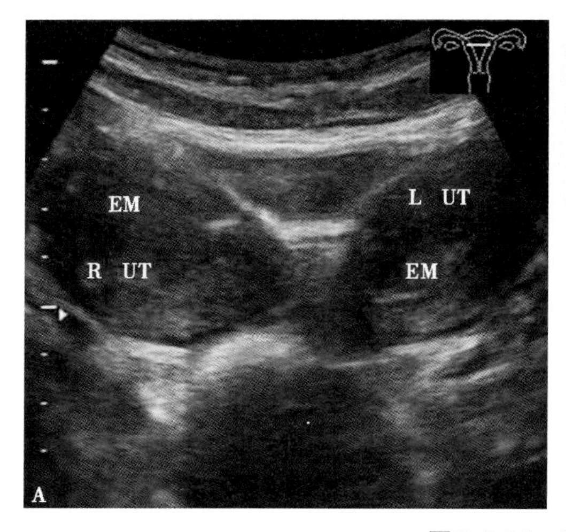

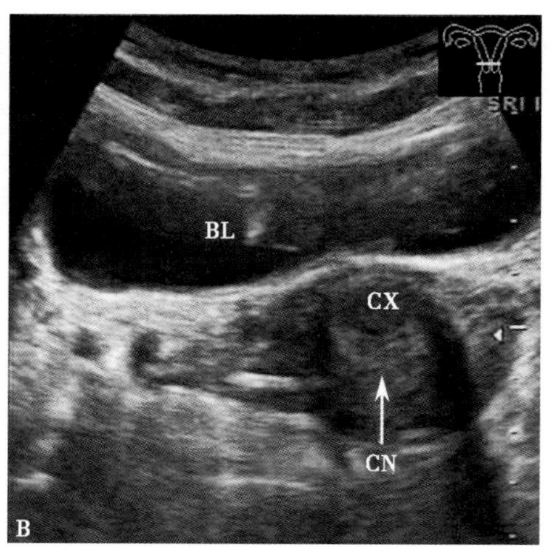

图 3-2-24　双角子宫

A. 宫体部位 TAS 横切示左右两个子宫体；B. 宫颈部位 TAS 横切示宫颈外形为一个，其内显示一个较宽的宫颈管（箭头）

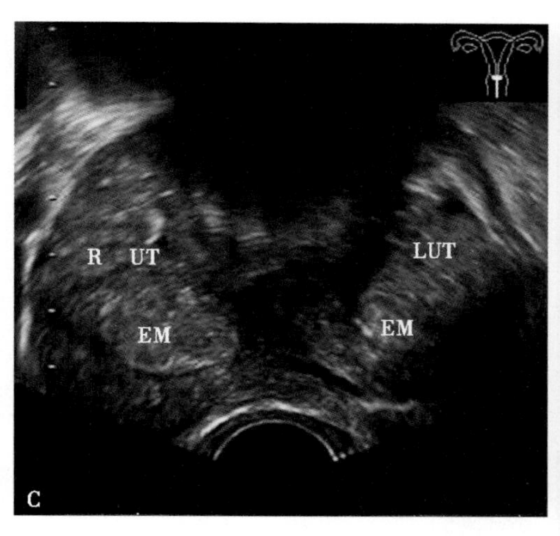

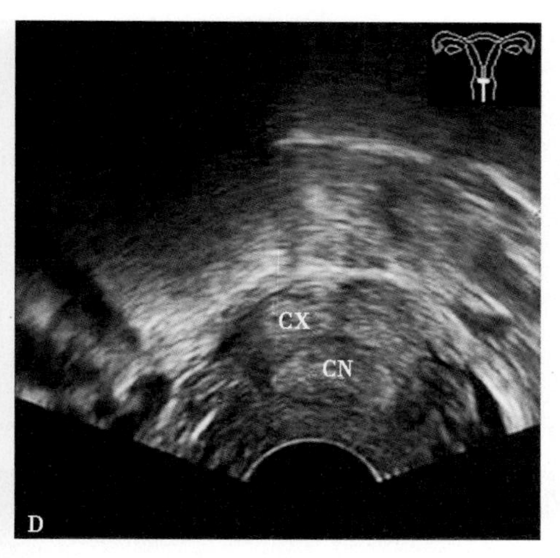

图 3-2-24　双角子宫（续）

C. TVS 横切（冠状面）示左右两个子宫体及内膜回声；D. TVS 横切（冠状面）示一个宫颈，其内一个宫颈管（TAS：经腹部超声检查；TVS：经阴道超声检查；BL：膀胱；UT：子宫体；CX：子宫颈；CN：子宫颈管；EM：子宫内膜；L：左侧；R：右侧）

CT 及 MRI：双角子宫显示两个分离的宫角，宫底下陷，MRI 显示子宫内膜高信号呈 V 形，于宫颈部融合（图 3-2-25、图 3-2-26）。

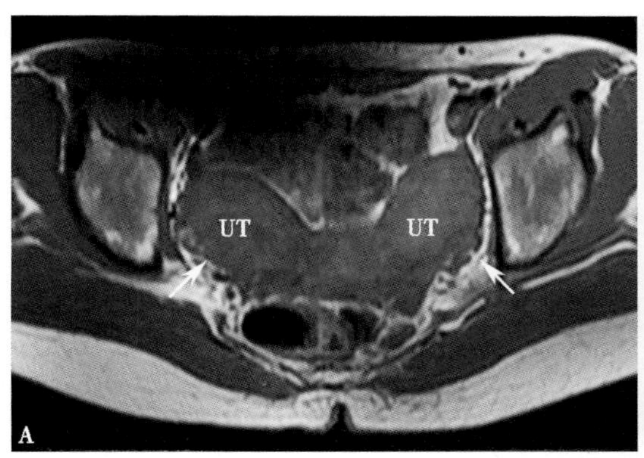

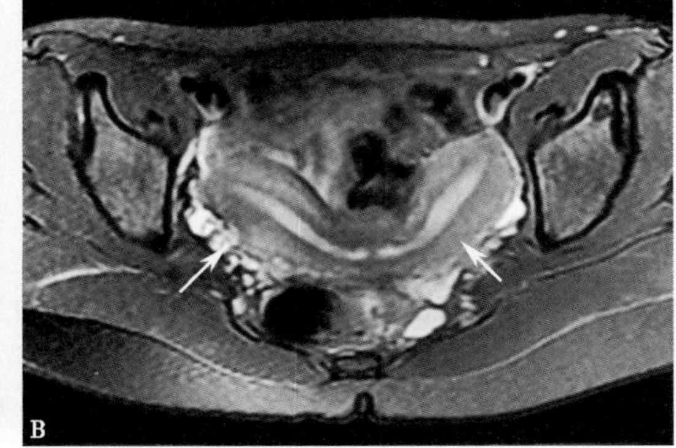

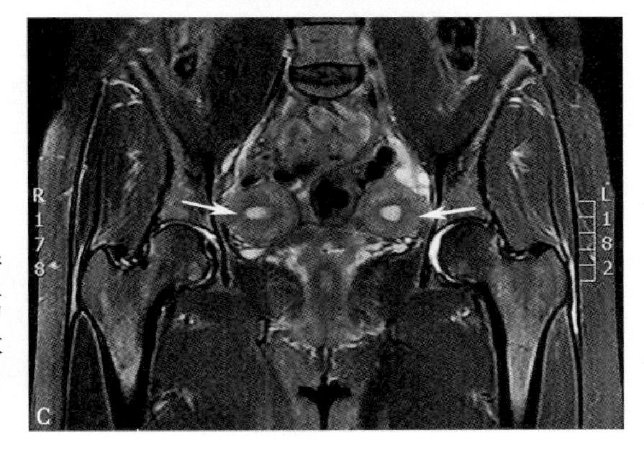

图 3-2-25　双角子宫

A. 横断面 T_1WI 显示左右两侧分离的宫角（UT 及箭头），呈等信号；B. 横断面抑脂 T_2WI，左右两侧分离的宫角，宫腔及黏膜呈条形高信号（箭头）；C. 冠状面抑脂 T_2WI，显示盆腔内左右两个宫体，宫腔及内膜呈高信号（箭头）

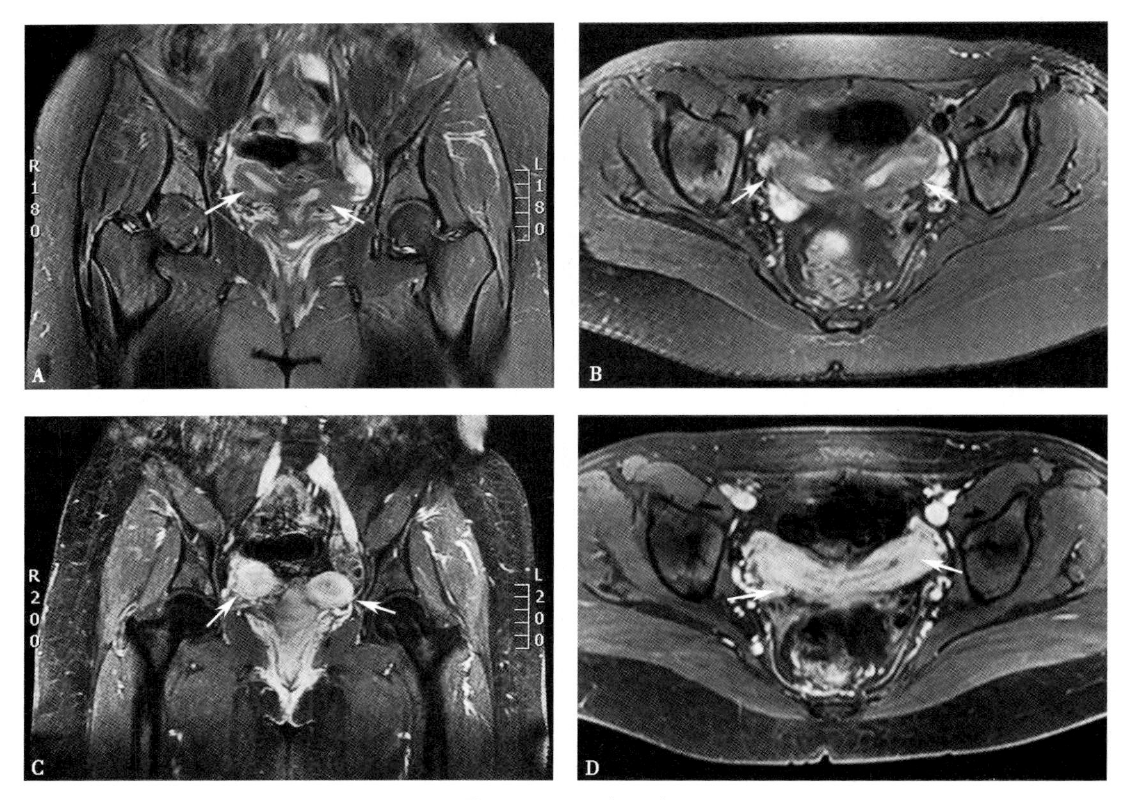

图 3-2-26　双角子宫

A. 冠状面及 B. 横断面抑脂 T_2WI 显示左右两侧分离的宫角（箭头）；C. 冠状面及 D. 横断面抑脂增强 T_1WI 显示均匀强化的两个宫角（箭头）

【诊断、鉴别诊断及比较影像学】

双角子宫的特点：宫体及宫腔各两个，可以是完全分开或部分相连；宫颈及宫颈管各一个。对于双角子宫，USG 和 MRI 均可作出较为准确的诊断。双角子宫主要需与双子宫、纵隔子宫进行鉴别。双子宫的宫腔与宫颈管均为两个，双角子宫的宫腔可以是两个，但宫颈与宫颈管均为一个。双角子宫的宫底明显凹陷分开，形成“双角”，存在肌层信号；纵隔子宫宫底外形正常，浆膜面不凹陷，中央间隔组织无肌层信号。

六、纵隔子宫

纵隔子宫（septate uterus）为双侧副中肾管融合后，纵隔未被吸收，将宫体分为两半，但子宫外形完全正常。分完全纵隔子宫（纵隔由宫底至宫颈内口之下）和不全纵隔子宫（纵隔终止于宫颈内口之上）。常伴有阴道纵隔。

【影像学表现】

USG：超声检查显示子宫外形基本正常，横切时宫底外形可正常、平展或稍内陷；宫体横径增宽，其内可见左右两个高回声的宫腔内膜，中央有一个中隔，呈条状低回声，上下序贯横切扫描可见两侧内膜于宫腔上段、中段或下段汇合，甚至宫腔内膜及宫颈管黏膜呈完全分开的两部分（图 3-2-27～图 3-2-30）。

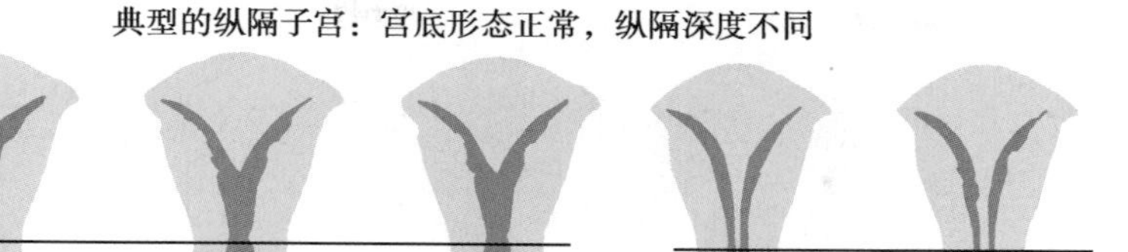

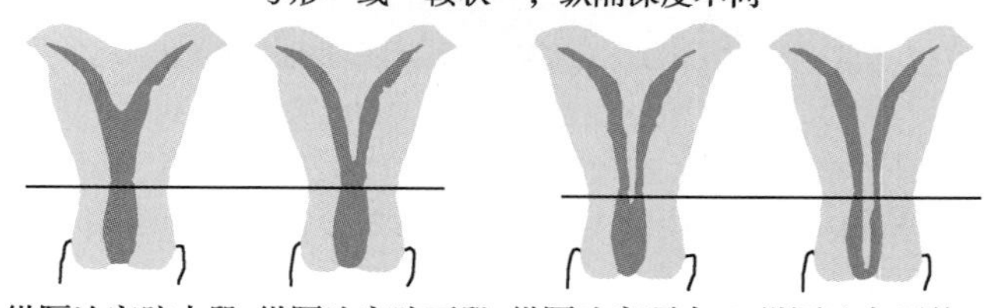

图 3-2-27　各种纵隔子宫示意图

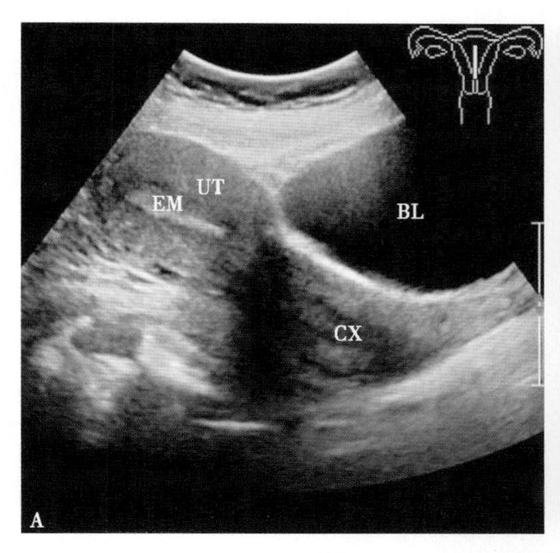

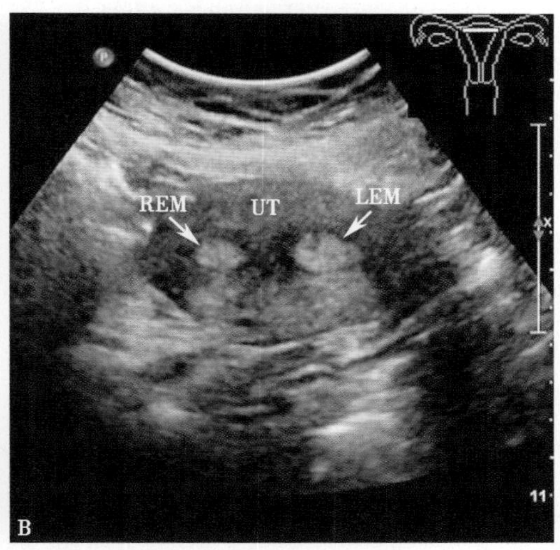

图 3-2-28　不全纵隔子宫，纵隔达宫腔中段

A. TAS 纵切示子宫形态及回声尚正常；B. TAS 横切示宫体外形为一个，宫腔中上段内膜左右分开（箭头）

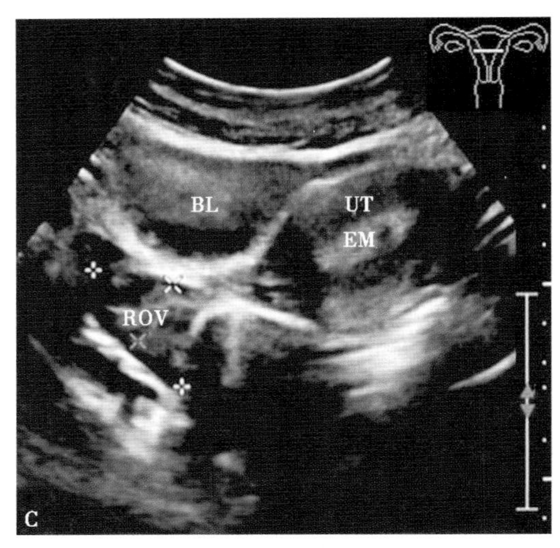

图 3-2-28　不全纵隔子宫，纵隔达宫腔中段（续）

C. TAS横切示宫腔中下段内膜较宽，左右侧宫腔汇合（BL：膀胱；UT：子宫体；CX：子宫颈；EM：子宫内膜；LEM：左侧内膜；REM：右侧内膜；ROV：右卵巢）

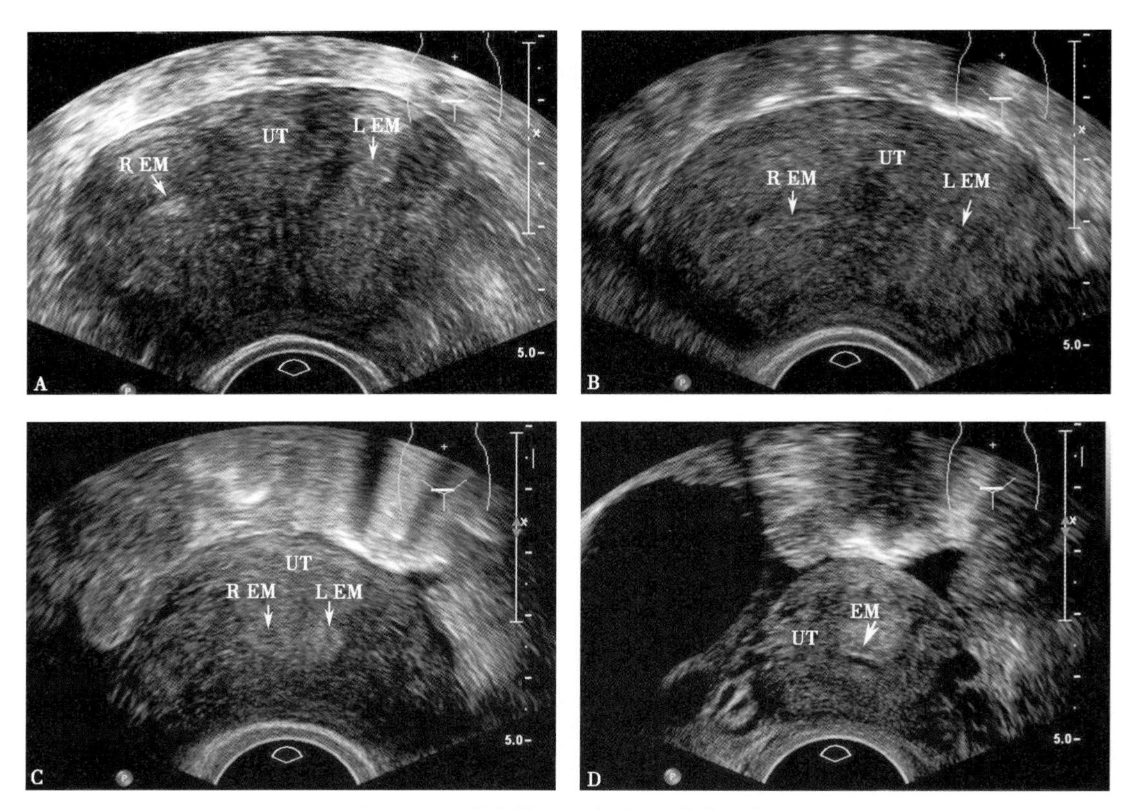

图 3-2-29　完全纵隔子宫，纵隔达宫颈内口

A. 宫体上段TVS横切示宫体外形为一个，内显示左右两个宫腔内膜；B. 宫体中段TVS横切示两侧内膜渐行靠近；C. 宫体下段TVS横切示两侧内膜相邻但未融合；D. 子宫峡部近宫颈内口处TVS横切示两侧内膜已融合成一个

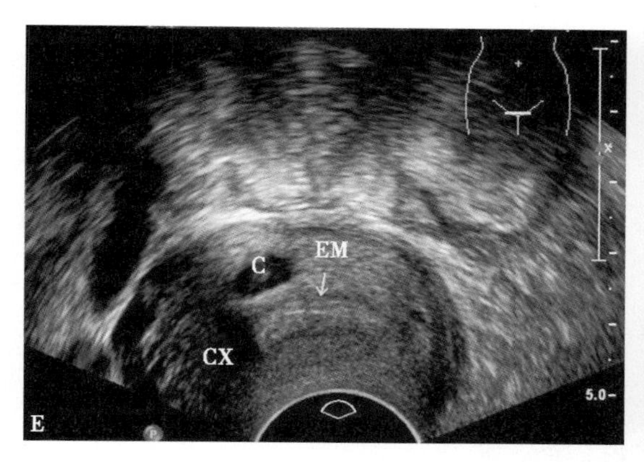

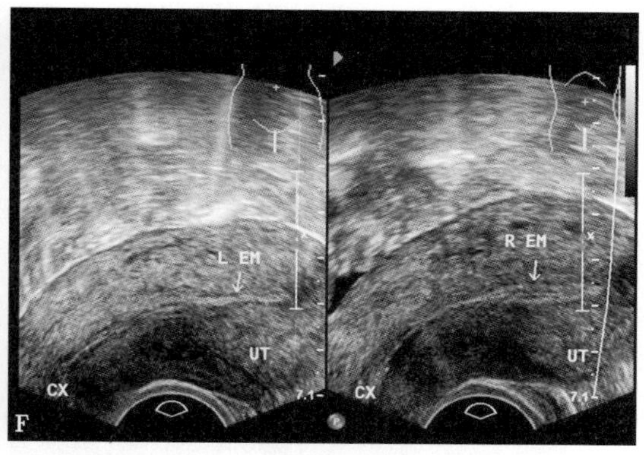

图 3-2-29 完全纵隔子宫，纵隔达宫颈内口（续）

E. 宫颈中段 TVS 横切示宫颈较宽，外形为一个，其内宫颈管为一个，较宽；F. TVS 纵切示两侧子宫体、内膜及宫颈（TVS：经阴道超声检查；UT：子宫体；CX：子宫颈；EM：子宫内膜；L：左侧；R：右侧；C：宫颈囊肿）

HSG：HSG 显示宫腔正中纵行的线样或带状充盈缺损将宫腔分为左右两部分，宫底下陷，左右宫腔位置较近；不全纵隔子宫的 HSG 表现宫底凹陷较深，两侧宫腔呈分叉状（Y 形）。如果合并阴道纵隔，HSG 可仅显示造影侧的阴道和宫腔。纵隔子宫的 HSG 表现有时与双角子宫鉴别困难。

CT 及 MRI：完全纵隔子宫外形、大小正常，子宫底部较宽，宫底肌层增厚突向宫腔，宫腔内纵隔向宫颈方向延伸，将子宫分为左右对称或不对称的两部分。纵隔于 CT 表现为等密度，MRI 图像表现为 T_2WI 低信号。两个宫腔分别具有 T_2WI 高信号的内膜（图 3-2-31、图 3-2-32）。不全纵隔子宫宫底凹陷较深，纵隔延伸未达宫颈，两侧内膜在子宫下段互相融合，呈 Y 形改变，纵隔组织无肌层信号（图 3-2-33、图 3-2-34）。

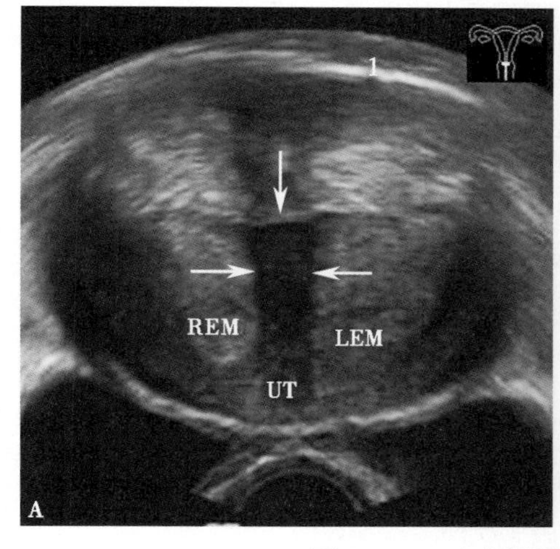

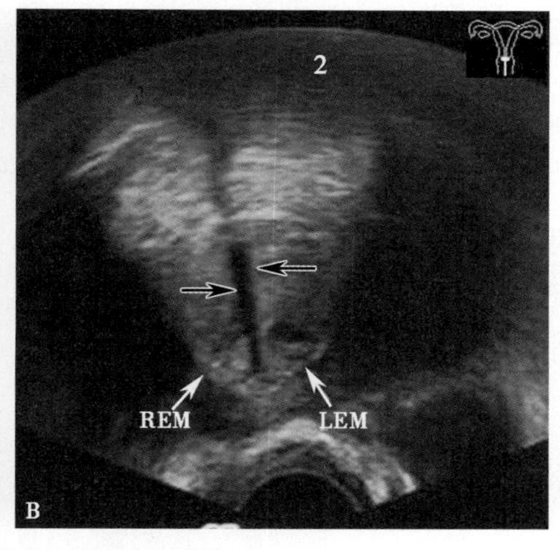

图 3-2-30 完全纵隔子宫，纵隔达宫颈外口

A. 宫底部 TVS 横切示一个子宫体，横径较宽，宫底外面平展略内陷（纵向箭头），宫体内探及左右两个宫腔内膜，其间显示低回声的纵隔（横向箭头）；B. 宫体下段 TVS 横切示两侧内膜渐行靠近（白箭头），其间低回声的纵隔变细（黑箭头）

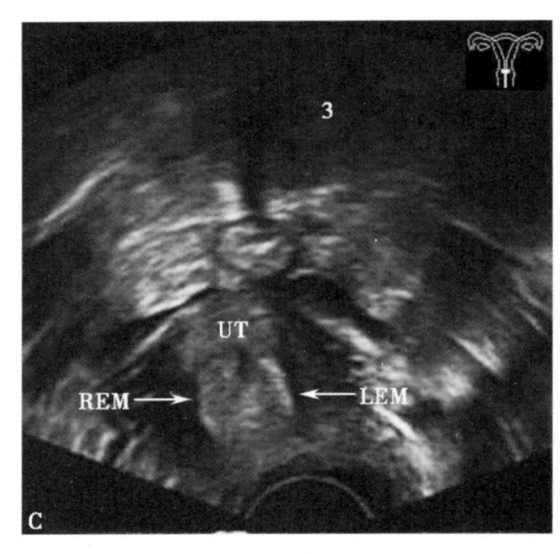

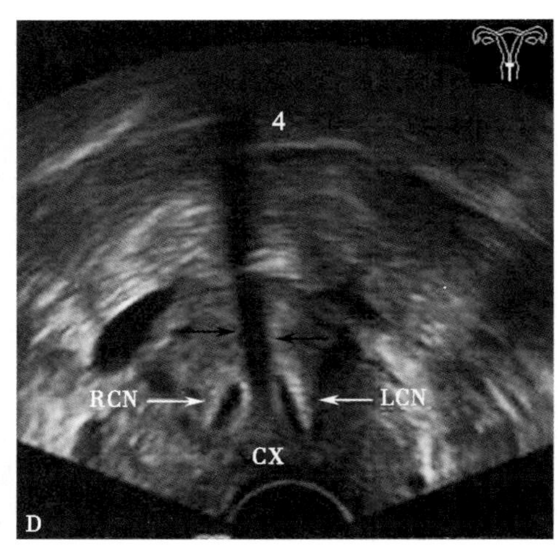

图 3-2-30 完全纵隔子宫，纵隔达宫颈外口（续）

C. 子宫峡部 TVS 横切示两侧内膜贴近，分界不清；D. 宫颈部位 TVS 横切示宫颈外形为一个，内显示左右两个宫颈管（白箭头），其间有低回声的纵隔（黑箭头）（TVS：经阴道超声检查；UT：子宫体；CX：子宫颈；CN：子宫颈管；EM：子宫内膜；L：左侧；R：右侧）

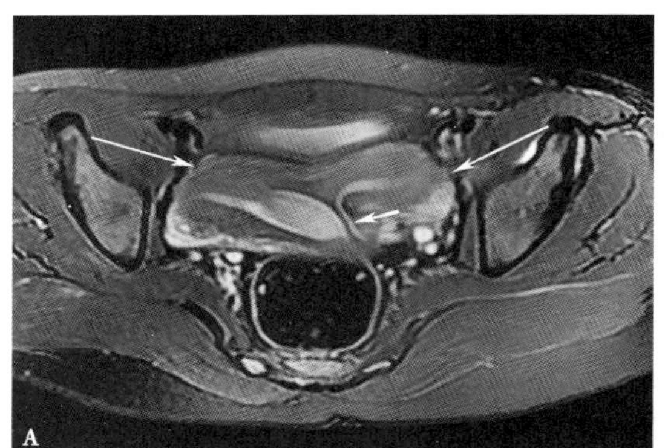

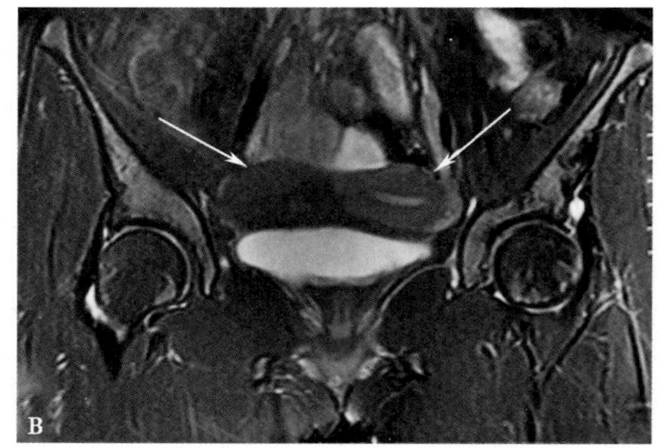

图 3-2-31 完全纵隔子宫

A. 横断面抑脂 T_2WI 显示子宫腔内自宫底向宫颈延伸的低信号带（短箭头），将宫腔分为左右两部分（长箭头）；B. 冠状面抑脂 T_2WI 显示中间分隔、左右径增大的子宫（长箭头）

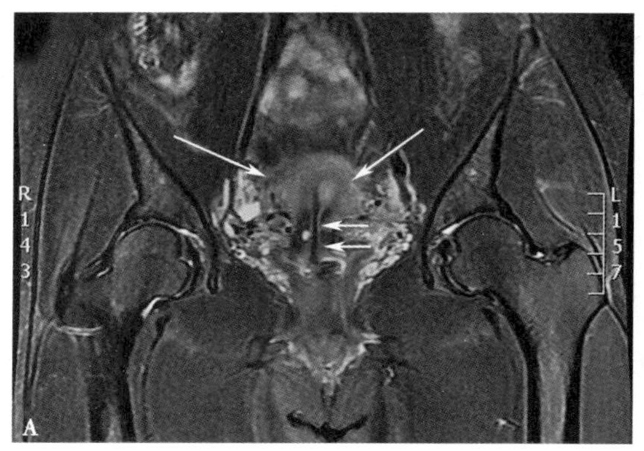

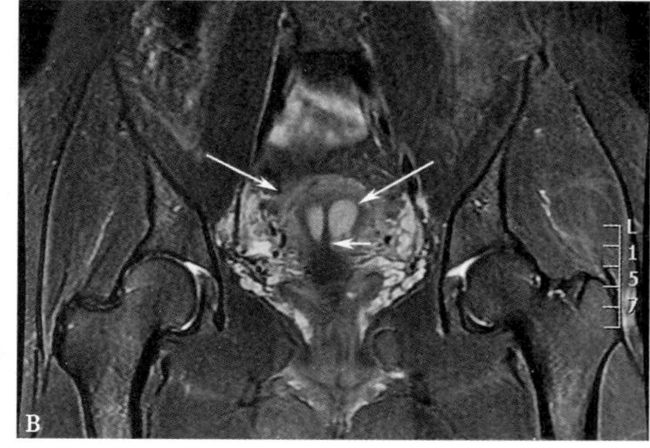

图 3-2-32 完全纵隔子宫

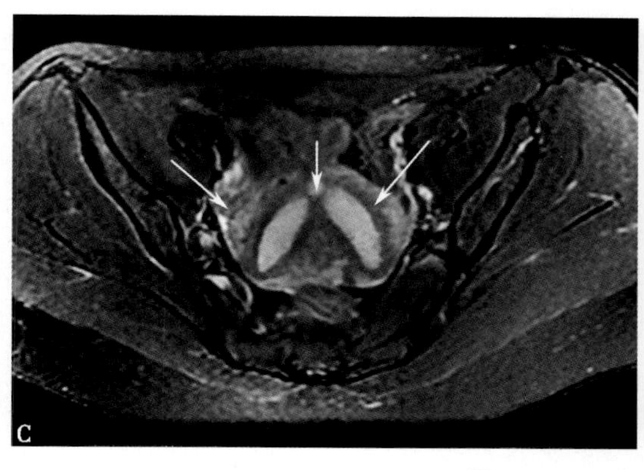

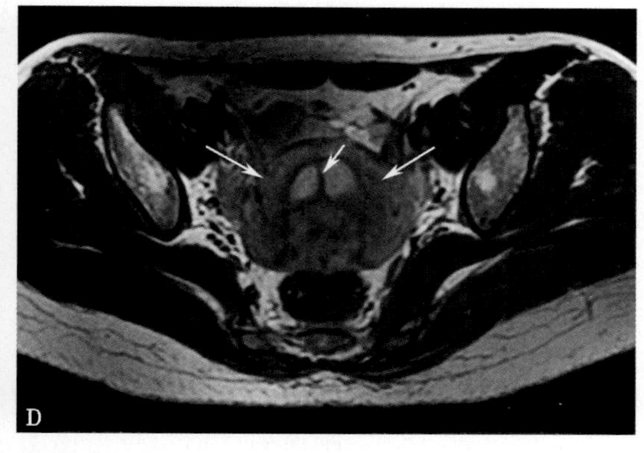

图 3-2-32 完全纵隔子宫（续）

A、B. 冠状面抑脂 T_2WI、C. 横断面抑脂 T_2WI 及 D. 横断面 T_2WI，不同层面图像显示子宫腔内自宫底向宫颈延伸的纵隔呈低信号带（短箭头），将宫腔分为左右两部分（长箭头）

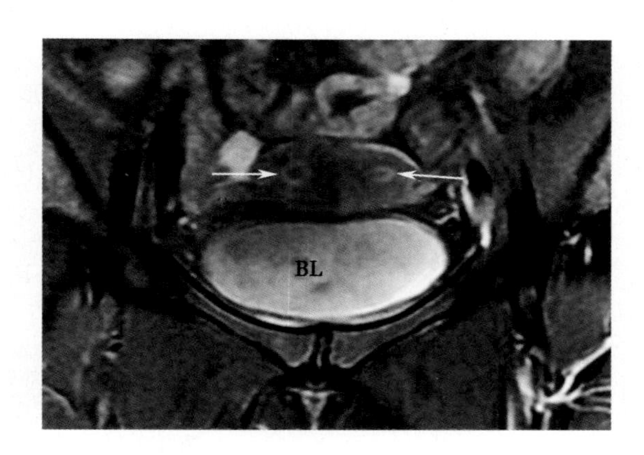

图 3-2-33 不全纵隔子宫

冠状面抑脂 T_2WI 序列显示子宫被中间分隔为两个宫腔（箭头），下方为膀胱（BL）

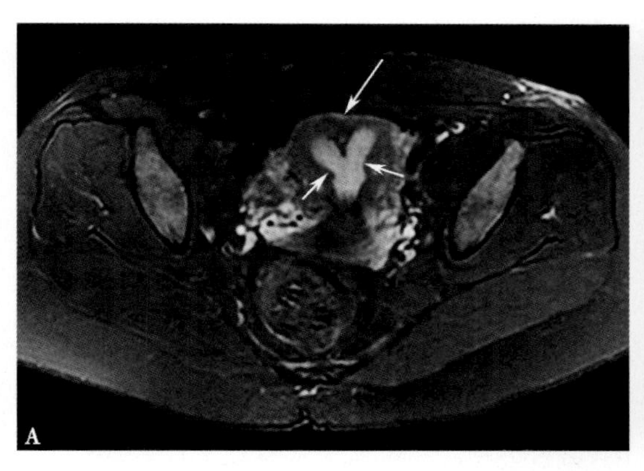

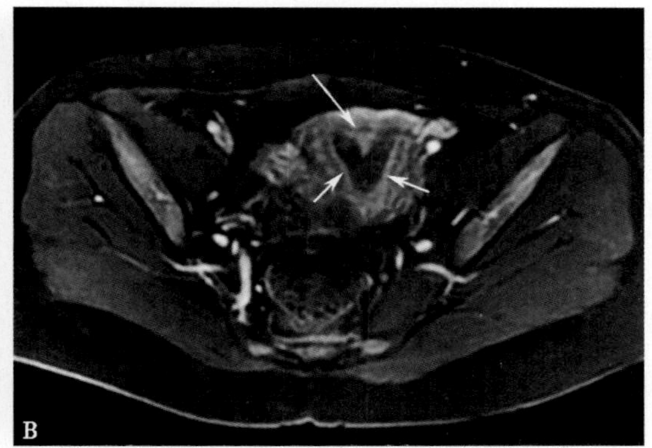

图 3-2-34 不全纵隔子宫

A. 横断面抑脂 T_2WI 及 B. 横断面抑脂增强 T_1WI 示宫底肌层增厚突向宫腔（长箭头），子宫腔呈“Y”形改变（短箭头）

【诊断、鉴别诊断及比较影像学】

纵隔子宫的特点：宫体外形为一个；宫腔内膜可以是完全分开的两个，也可以是部分汇合；宫颈外形为一个，宫颈管一个或两个。纵隔子宫主要依赖 USG 进行诊断，MRI 在诊断此畸形方面也具有一定的优势，CT 不易显示纵隔。关于完全纵隔子宫与双子宫、不全纵隔子宫与双角子宫的鉴别诊断，因其宫腔结构可以完全相同，所以主要看外形结构的差异，即纵隔子宫是一个宫体。

七、弓形子宫

弓形子宫（arcuate uterus）又名鞍状子宫，为宫底部发育不良，宫底中间凹陷，宫底宫壁略凹向宫腔。该病患者绝大多数不影响妊娠，临床一般不予处理。

【影像学表现】

USG：因宫底部轻度融合不全，宫底部宫壁略向宫腔凹陷呈弓状或鞍状而得名，是最轻微的一种子宫畸形。典型的弓形子宫声像图表现为宫底部增宽，宫底宫壁呈弧形或 U 形略内陷，类似鞍状或弓状。不典型的弓形子宫可以只宫底宫壁的内面凹陷，而宫底宫壁的外面可正常或平展（图 3-2-35～图 3-2-37）。经腹部超声检查横切时上下序贯扫描，可显示宫底部的轮廓及结构，经阴道超声横切时（冠状面）可以诊断该病。

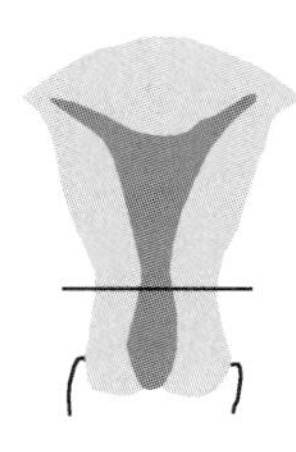

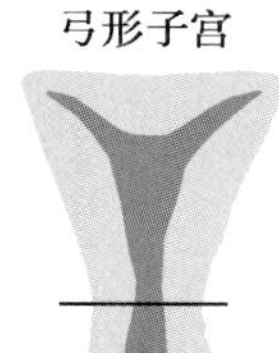

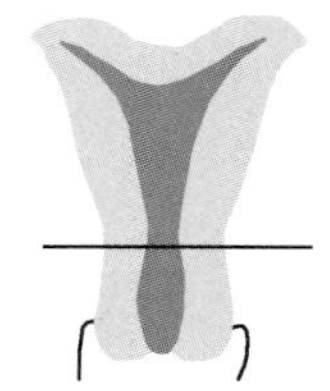

图 3-2-35　各种弓形子宫示意图

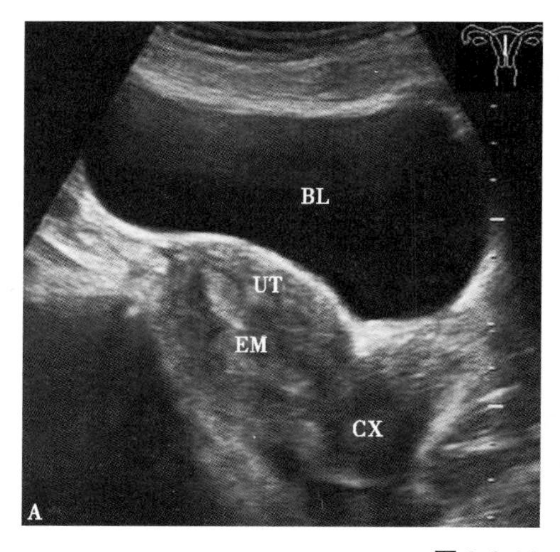

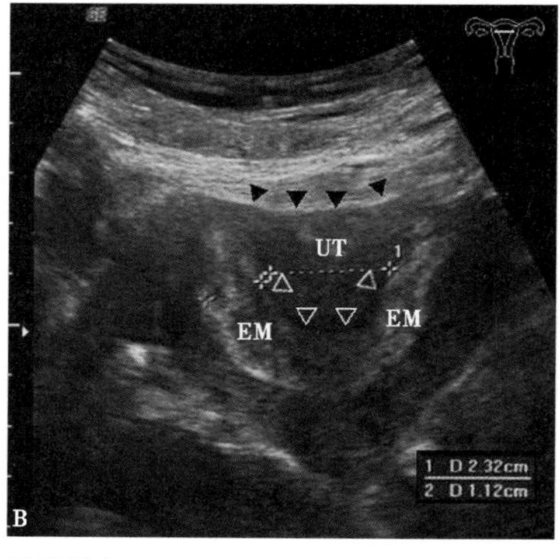

图 3-2-36　弓形子宫

A. TAS 纵切示子宫形态及回声尚正常；B. 宫底部上方 TAS 横切（探头向前下翘压扫查）示宫底宫壁内面呈“U”形内陷（白三角），宫底宫壁外面平展略内陷（黑三角）（BL：膀胱；UT：子宫体；CX：子宫颈；EM：子宫内膜）

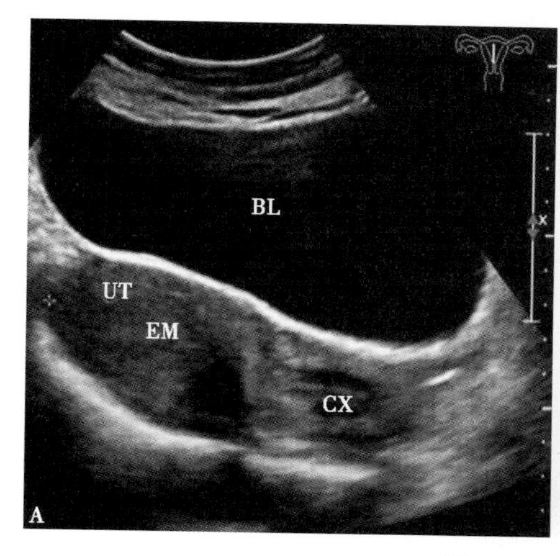

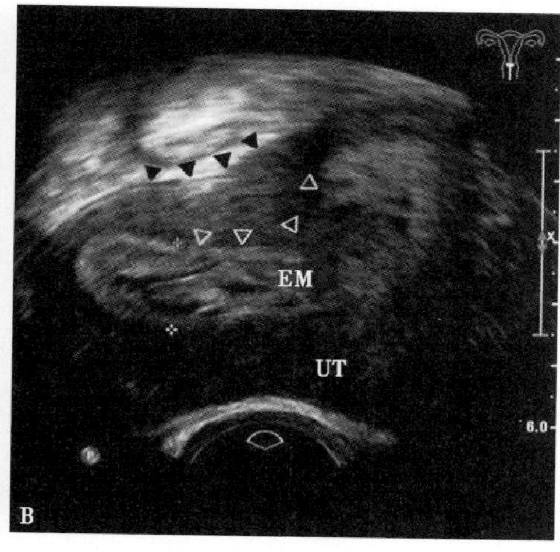

图 3-2-37　弓形子宫

A. TAS 纵切示子宫形态及回声尚正常；B. TVS 横切（冠状面）示宫底宫壁内面呈“U”形内陷（白三角），宫底宫壁外面略内陷（黑三角）（BL：膀胱；UT：子宫体；CX：子宫颈；EM：子宫内膜）

HSG：X 线平片无诊断价值。HSG 显示宫底向宫腔内轻度下陷，宫腔其余部分形态、大小基本正常。

CT 及 MRI：鞍状子宫大小基本正常，宫底部肌层中央区局限性增厚，并向宫腔内轻微突出，形成浅弓状（图 3-2-38）。

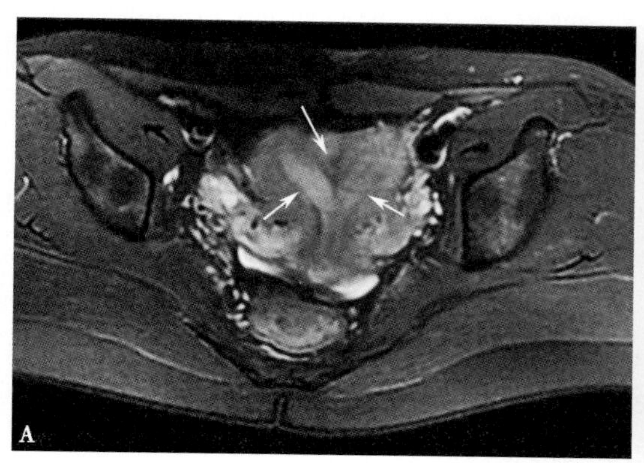

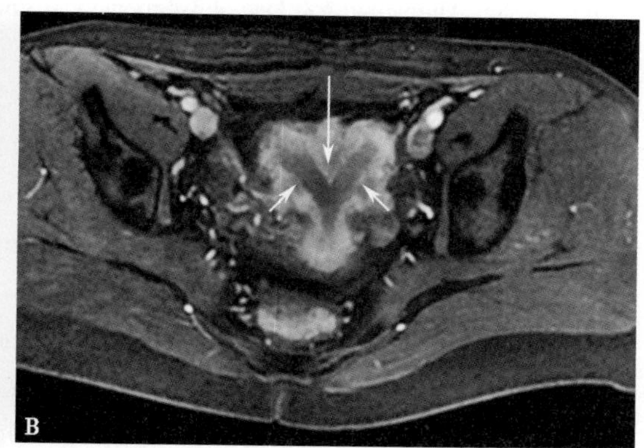

图 3-2-38　弓形子宫（28 岁）

A. 横断面抑脂 T_2WI 及 B. 横断面抑脂增强 T_1WI 示宫底凹陷（长箭头），子宫腔呈“Y”形改变（短箭头）

【诊断、鉴别诊断及比较影像学】

USG 是最常用的诊断手段，MRI 也具有重要诊断价值。弓形子宫需要与不全纵隔子宫进行鉴别，弓形子宫底部凹陷，而后者不出现凹陷，同时可见宫腔内纵隔存在。弓形子宫是最轻微的一种子宫畸形，超声容易漏诊，但因绝大多数不影响妊娠，即使诊断明确，临床一般也不予特殊处理。

（展新凤　于德新）

参考文献

1. 曹泽毅. 中华妇产科学. 北京：人民卫生出版社，2004：1424-1430.
2. 周永昌，郭万学. 超声医学. 北京：科学技术文献出版社. 2006：852-854.
3. 谢红宁，主编. 妇产科超声诊断学. 第5版. 北京：人民卫生出版社，2005：304-306.
4. 林晓文，何晖，胡文，等. 先天性阴道斜隔综合征的超声诊断价值. 中华超声影像学杂志，2005，14(4)：313-314.
5. 石一复，郝敏. 子宫体疾病. 北京：人民军医出版社，2011：504-527.
6. 谢红宁，朱云晓，李丽娟，等. 三维超声成像对特殊类型子宫畸形的诊断研究. 中国超声医学杂志，2006，22(3)：221-223.
7. 林丹玫，吴维瑜，薛慧丰，等. 阴道斜隔综合征21例临床分析. 中国实用妇科与产科杂志，2005，21(11)：683-684.
8. Hinckley MD，Milki AA. Management of uterus didelphys obstructed hemivagina and ipsilateral renal agenesis. J Reprod Med，2003，48(8)：649-651.
9. 郭欢，魏志英. 腹腔镜下切除盲角子宫1例. 中国优生优育，2013，19(4)：355-357.
10. 朱颖，王岳，孙红霞，等. 盆腔3D T_2WI对苗勒管发育异常的诊断价值. 实用放射学杂志，2012，28(12)：1848-1851.
11. Faivre E，Fernandez H，Deffieux X，et al. Accuracy of three-dimensional ultrasonography in differential diagnosis of septate and bicornuate uterus compared with office hysteroscopy and pelvic magnetic resonance imaging. J Minim Invasive Gynecol，2012，19(1)：101-106.
12. Bocca SM，Abuhamad AZ. Use of 3-dimensional sonography to assess uterine anomalies. J Ultrasound Med，2013，32(1)：1-6.
13. 张跃民，任大卫. MRI在先天性无阴道伴功能子宫诊断中的应用. 中国医师杂志，2011，13(1)：117-119.
14. 赵宝忠，夏平，郝敬明. 先天性处女膜或阴道闭锁的MRI诊断. 临床放射学杂志，2006，25(6)：578-580.
15. Ludwin A，Ludwin I，Banas T，et al. Diagnostic accuracy of sonohysterography，hysterosalpingography and diagnostic hysteroscopy in diagnosis of arcuate，septate and bicornuate uterus. J Obstet Gynaecol Res，2011，37(3)：178-186.
16. Salim R，Jurkovic D. Assessing congenital uterine anomalies：the role of three-dimensional ultrasonography. Best Pract Res Clin Obstet Gynaecol，2004，18(1)：29-36.
17. 陈云琴，张吟雪，赵红琴. 阴道斜隔4例报道. 实用妇产科杂志，2004，20(2)：124-124.
18. 许敬华，阿斯卡尔，杨建梅. 超声诊断纵隔子宫合并妊娠9例. 中国超声诊断杂志，2005，6(4)：315-316.
19. 林宜圣，王芳军，鲁琳，等. 22例子宫畸形HSG和MRI对照分析. 中国CT和MRI杂志，2011，9(3)：53-55.
20. 冯武奇，成森. B超诊断不全纵隔子宫、双角子宫32例. 广西医学，2007，29(1)：101-102.
21. 任芸芸，王潇. 经腔内三维超声对纵隔子宫诊断及治疗的应用价值. 中华医学超声杂志(电子版)，2015，12(11)：834-836.
22. 林云，黄水和. 阴道斜隔综合征影像学诊断. 放射学实践，2013，28(5)：555-558.
23. Dueholm M，Lundorf E，Olesen F. Imaging techniques for evaluation of the uterine cavity and endometrium in premenopausal patients before minimally invasive surgery. Obstet Gynecol Surv，2002，57(6)：388-403.

24. Miseljic N，Izetbegovic S，Mehmedbasic S，et al. Congenital anomalies of the uterus and ultrasound diagnostics. Med Arh，2010，64（2）：119-120.

25. Saravelos SH，Cocksedge KA，Li TC. Prevalence and diagnosis of congenital uterine anomalies in women with reproductive failure：a critical appraisal. Hum Reprod Update，2008，14（5）：415-429.

26. Parsanezhad ME，Alborzi S. Hysteroscopic metroplasty of the complete uterine septum，duplicate cervix，and vaginal septum. Fertil Steril，2006，85（5）：1473-1477.

27. Al Kaissi A，Ganger R，Hofstaetter JG，et al. The aetiology behind torticollis and variable spine defects in patients with Müllerian duct/renal aplasia- cervicothoracic somite dysplasia syndrome：3D CT scan analysis. Eur Spine J，2011，20（10）：1720-1727.

28. Demirel F，Kara O，Esen I. Inguinal ovary as a rare diagnostic sign of Mayer- Rokitansky-Küster-Hauser syndrome. J Pediatr Endocrinol Metab，2012，25（3-4）：383-386.

第四章 子宫疾病

第一节 子宫肌瘤

子宫肌瘤（myoma of uterus）是女性生殖系统最常见的良性肿瘤，根据尸体解剖统计子宫肌瘤的发病率约为50%。子宫肌瘤的病因尚不明确，可能与正常肌层细胞突变、性激素、多种生长因子作用等因素有关。

子宫肌瘤主要由不成熟的子宫平滑肌细胞增生而形成，多为球形，周围有一层疏松结缔组织形成的假包膜，表面光滑。肿瘤常多发，大小不等，也可单发。肿瘤切面呈灰白色，质地较韧。镜下显示由皱纹状排列的平滑肌纤维相互交叉组成，呈漩涡状，其间掺有数量不等的纤维结缔组织，肿瘤中心可发生变性、坏死、囊变、钙沉积或出血等。

子宫肌瘤根据其部位不同分为四种类型：①肌壁间肌瘤（intramural myoma）：最为常见，占所有子宫肌瘤的60%～70%，肿瘤位于子宫肌壁内；②浆膜下肌瘤（subserous myoma）：约占20%，较常见，肌瘤向浆膜发展并突出于子宫表面；③黏膜下肌瘤（submucous myoma）：占10%左右，肿瘤向宫腔内生长突入宫腔内；④宫颈肌瘤（cervical myoma）：少见，肌瘤位于子宫颈部位。

子宫肌瘤的临床症状与肌瘤的大小、生长部位、生长速度、有无变性及有无并发症有密切关系。早期多无临床症状。主要症状和体征为：经期经量过多、经期延长、腹部肿块、白带增多、腰酸腹痛、不孕及肿瘤压迫邻近脏器产生的压迫症状，如尿频、便秘等。

【影像学表现】

USG：子宫肌瘤的声像图一般表现为圆形或类圆形的实性低回声团块，边界清晰（由于假包膜的存在），内回声不均质，可见漩涡状或编织状的纹理以及衰减的条状暗带（图4-1-1）。也有少数肌瘤表现为实性偏高回声，均质或不均质（图4-1-2）。较大或多发的子宫肌瘤使子宫体积增大，形态不规则，表面凹凸不平，子宫内膜线可因肌瘤的挤压发生偏移或消失。CDFI示肌瘤内部有稀疏或较丰富的星点状血流信号，其周边有半环状或条点状血流信号（图4-1-3）。子宫肌瘤变性时，其内部回声杂乱，边界可不清晰。囊性变或红色样变时，表现为类囊性或不规则暗区（图4-1-4、图4-1-5）。合并钙化时表现为肌瘤内部单个或多个强光斑，也可表现为肌瘤周边环状强回声（蛋壳样钙化）（图4-1-6）。

子宫肌瘤与肌层的关系不同，其超声声像图表现也存在差异。肌壁间肌瘤表现为肌壁间单个或多个实性低回声结节，多个结节相邻可融合成不规则形的团块。浆膜下肌瘤表现为子宫肌壁表面向外突出（于浆膜下）的实性光团（图4-1-7）。黏膜下肌瘤为宫腔内的低回声结节（图 4-1-8）。浆膜下肌瘤及黏膜下肌瘤与肌层可仅以细蒂相连，也可有较宽的基底面相连。特殊的黏膜下肌瘤其瘤体可达宫颈外口，其特点是细长的蒂自宫颈管和宫腔连于宫壁，CDFI 示低回声细长蒂上有细条状的血流信号（图 4-1-9、图 4-1-10）。

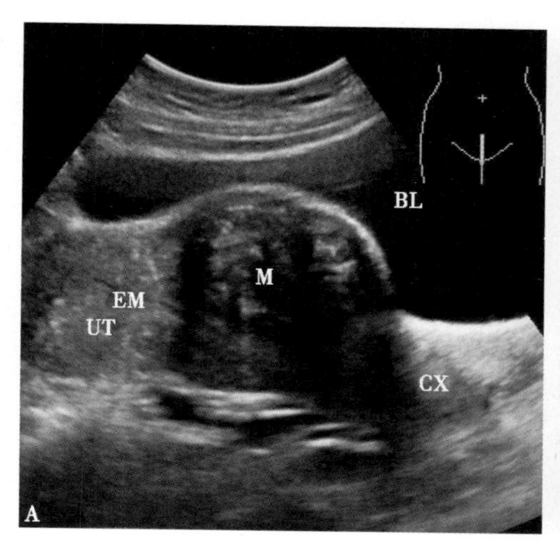

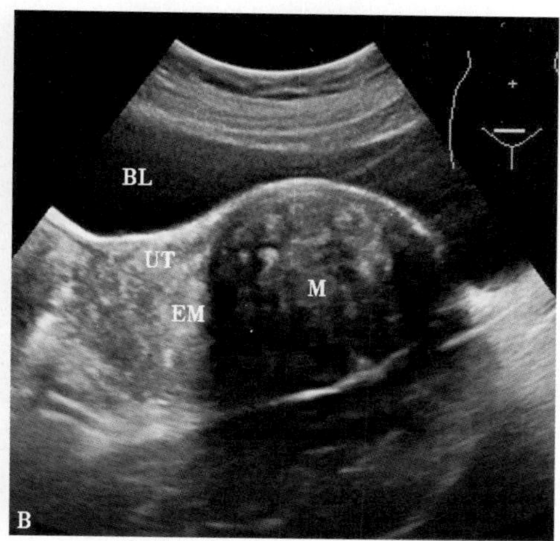

图 4-1-1　子宫肌瘤

A. TAS 纵切及 B. TAS 横切示子宫左前壁肌瘤为椭圆形实性低回声光团，边界清晰，内回声不均质，见漩涡状或编织状的纹理及条状暗带（TAS：经腹部超声检查；BL：膀胱；UT：子宫体；CX：子宫颈；EM：子宫内膜；M：子宫肌瘤）

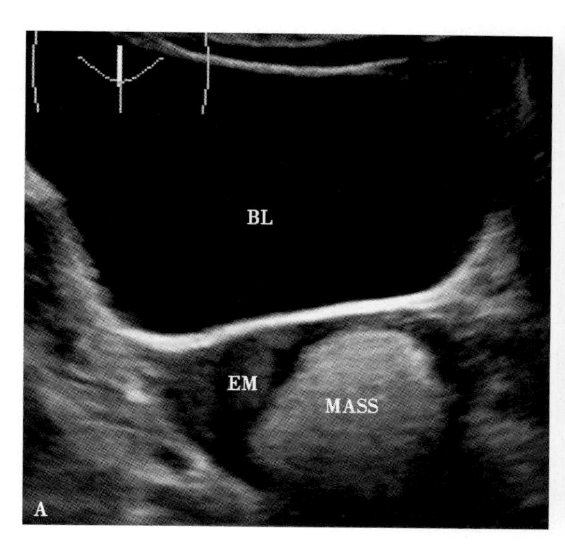

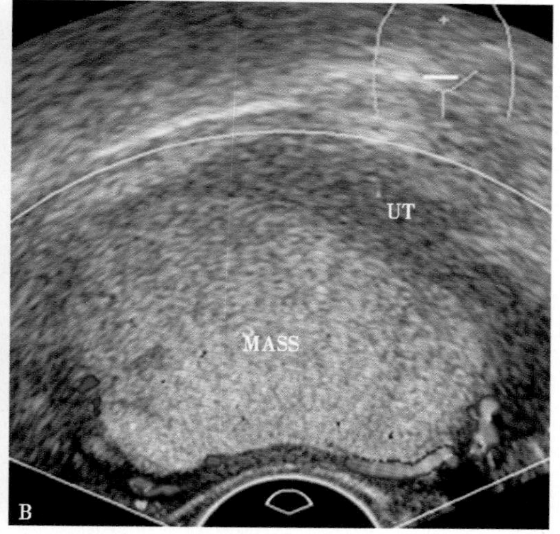

图 4-1-2　子宫肌瘤

A. TAS 纵切示子宫后壁肌瘤为椭圆形实性高回声光团，边界清晰，内回声较均质；B. TVS 横切（冠状面）彩色多普勒示肌瘤边缘有条状血流信号

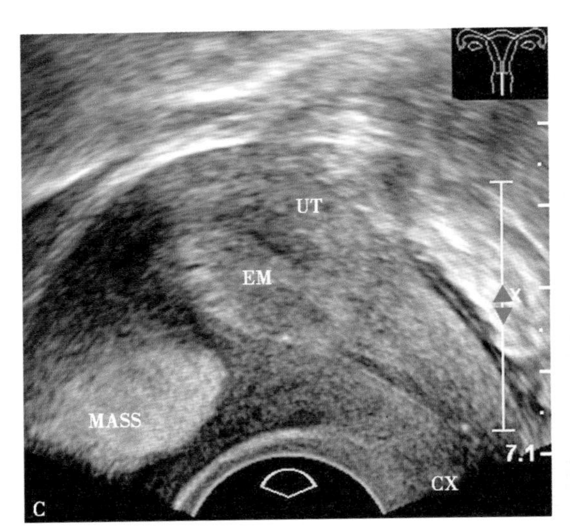

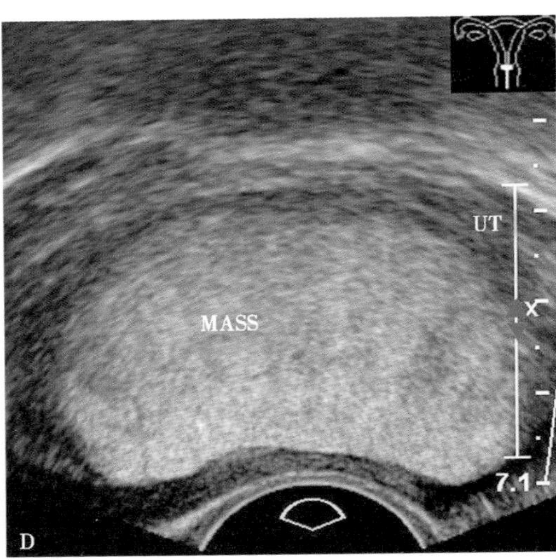

图 4-1-2　子宫肌瘤(续)

C. TVS 纵切示该肌瘤声像图；D. TVS 横切(冠状面)示该肌瘤边界清晰，内回声较均质(TAS：经腹部超声检查；TVS：经阴道超声检查；BL：膀胱；UT：子宫体；CX：子宫颈；EM：子宫内膜；MASS：子宫肌瘤)

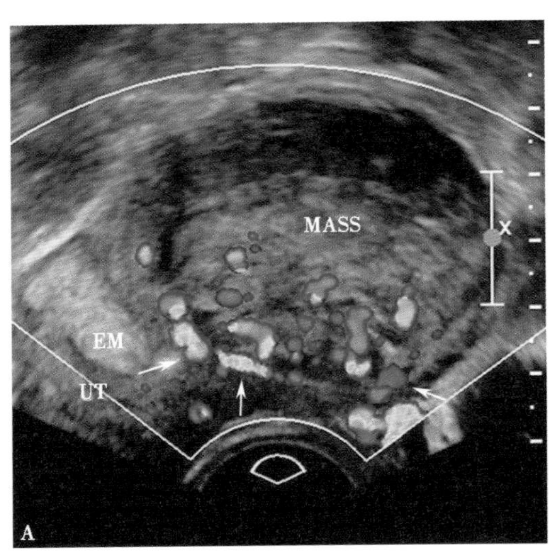

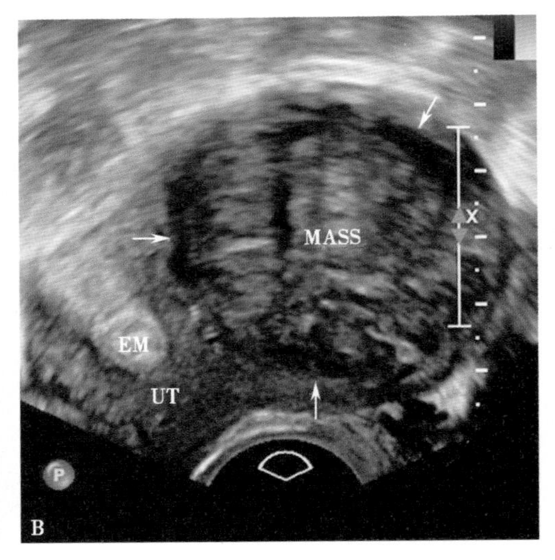

图 4-1-3　子宫肌瘤

A. TVS 斜纵切示子宫左前壁肌瘤为圆形实性低回声包块，肌瘤内部有较多星点状血流信号，箭头示其假包膜上有细条状及点状血流信号；B. TVS 斜纵切示肌瘤内部回声不均质，箭头示其周边假包膜(TVS：经阴道超声检查；UT：子宫体；EM：子宫内膜；MASS：肌瘤)

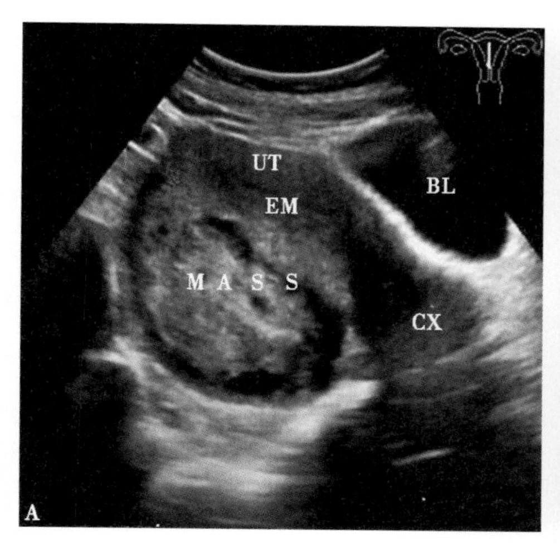

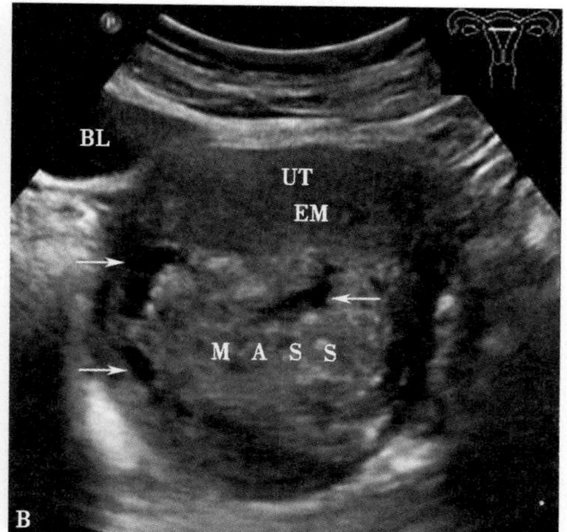

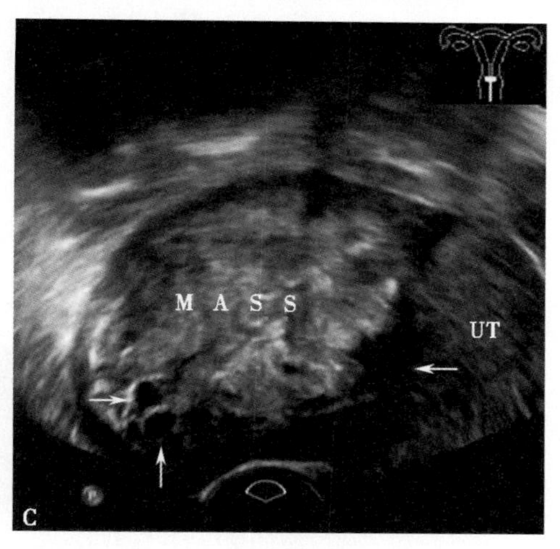

图 4-1-4 子宫肌瘤变性

A. TAS 纵切示子宫后壁肌瘤为椭圆形实性包块，尚有边界，内为非均质高回声；B. TAS 横切及 C. TVS 横切示该肌瘤声像图，箭头示肌瘤内部及边缘多个小的不规则类囊性暗区（TAS：经腹部超声检查；TVS：经阴道超声检查；BL：膀胱；UT：子宫体；CX：子宫颈；EM：子宫内膜；MASS：肌瘤）

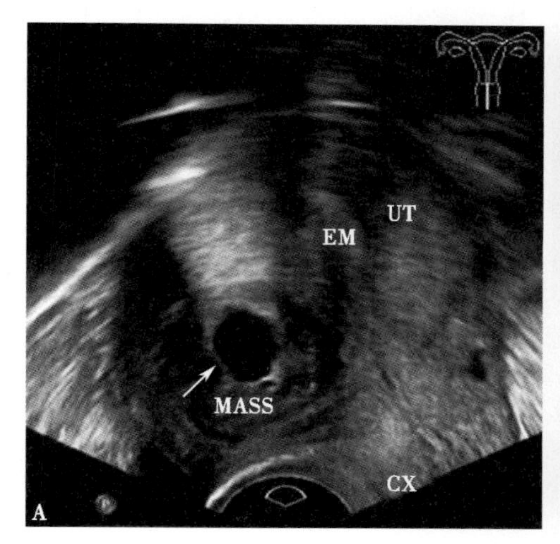

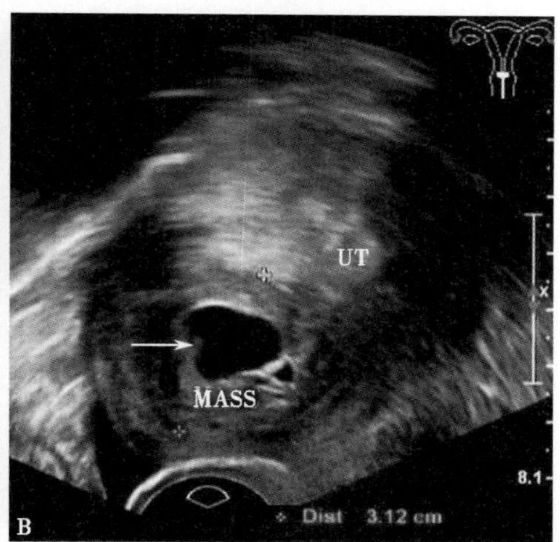

图 4-1-5 子宫肌瘤变性

A、B. TVS 纵切及 TVS 横切示子宫后壁肌瘤变性，周边为不均质的实性低回声，中央为不规则的类囊性暗区（箭头），内透声尚好（TVS：经阴道超声检查；UT：子宫体；CX：子宫颈；EM：子宫内膜；MASS：肌瘤）

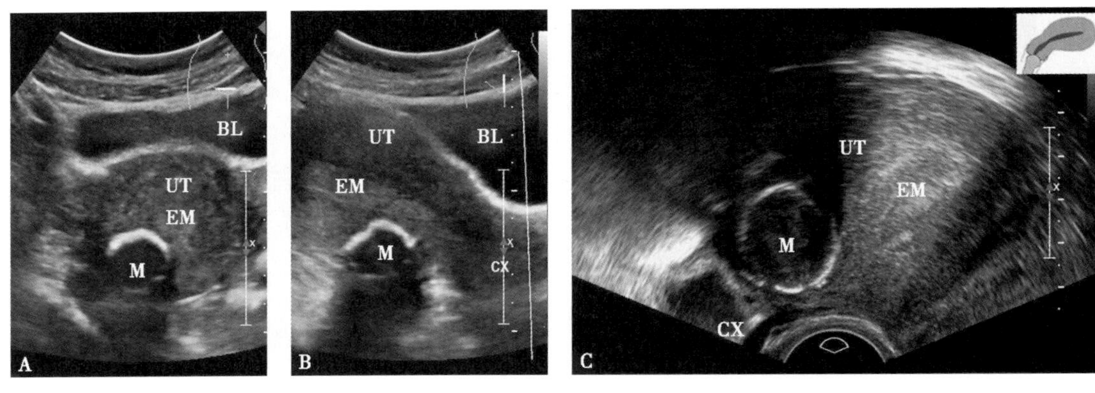

图 4-1-6 子宫肌瘤周边环状钙化

A、B. TAS 横切及纵切示子宫后壁肌壁间肌瘤周边有环状钙化，类似圆形节育器回声；C. TVS 纵切示子宫肌瘤周边环状钙化（TAS：经腹部超声检查；TVS：经阴道超声检查；UT：子宫体；CX：子宫颈；EM：子宫内膜；BL：膀胱；M：子宫肌瘤）

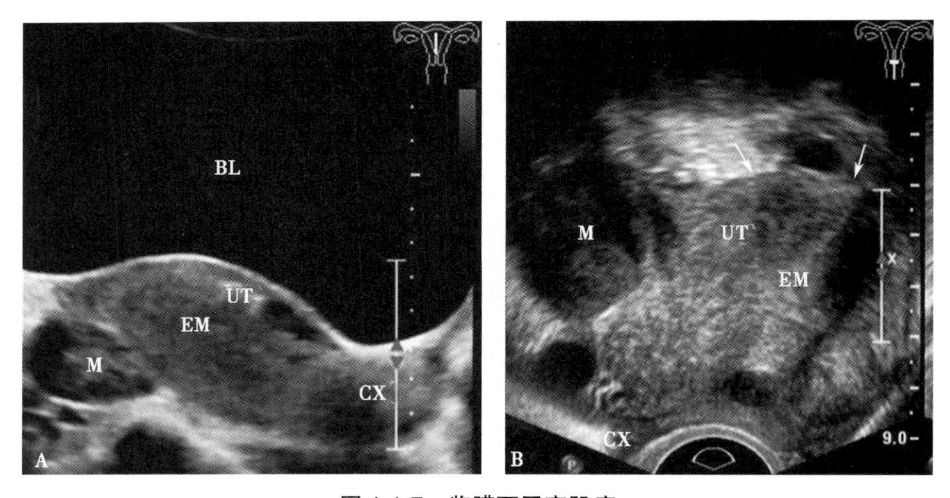

图 4-1-7 浆膜下子宫肌瘤

A. TAS 纵切示子宫后壁浆膜下肌瘤为凸出肌壁外的椭圆形实性低回声，边界清晰；B. TVS 纵切示该肌瘤与肌壁的关系更加清晰（TAS：经腹部超声检查；TVS：经阴道超声检查；UT：子宫体；CX：子宫颈；EM：子宫内膜；BL：膀胱；M：肌瘤）

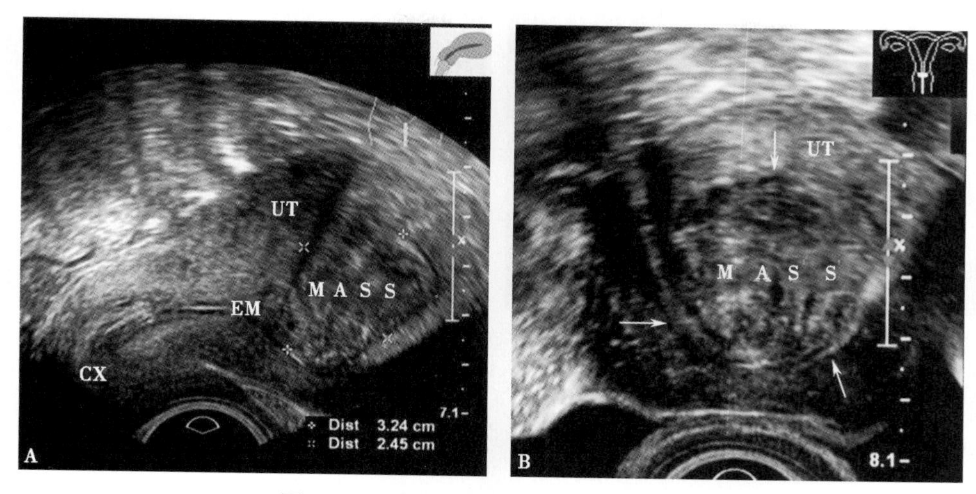

图 4-1-8 黏膜下子宫肌瘤（位于宫腔内）

A. TVS 纵切示黏膜下子宫肌瘤位于宫腔内，边界清晰；B. TVS 横切（冠状面）示该肌瘤边界清晰，内回声不均质（TVS：经阴道超声检查；UT：子宫体；CX：子宫颈；EM：子宫内膜；MASS：肌瘤）

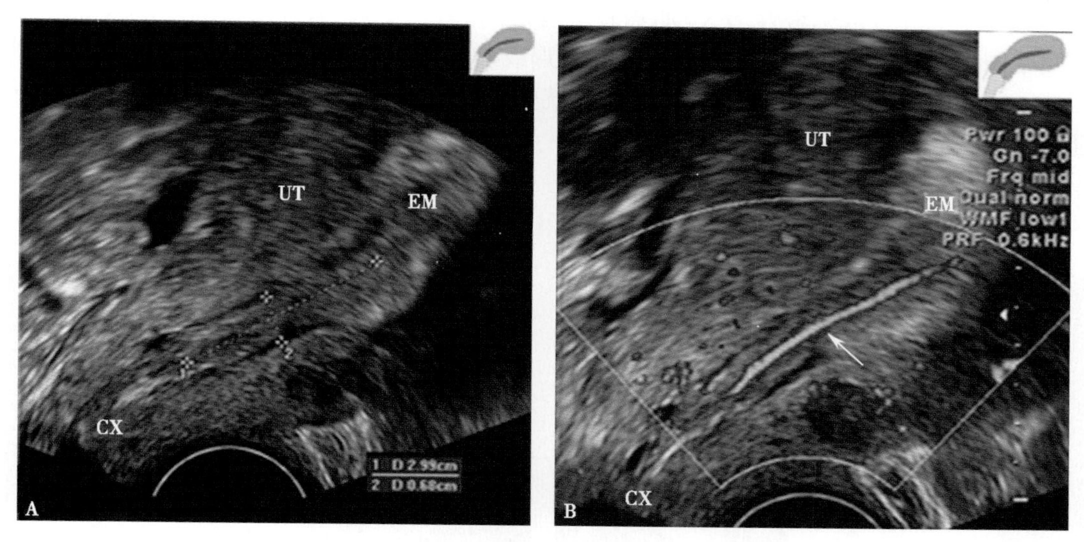

图 4-1-9 黏膜下子宫肌瘤（位于宫腔下段及宫颈管上段）

A. TVS 纵切示黏膜下子宫肌瘤位于宫腔下段及宫颈管上段，呈长条状；B. TVS 纵切，能量多普勒示该黏膜下肌瘤内有细条状血流信号（箭头）（TVS：经阴道超声检查；UT：子宫体；CX：子宫颈；EM：子宫内膜）

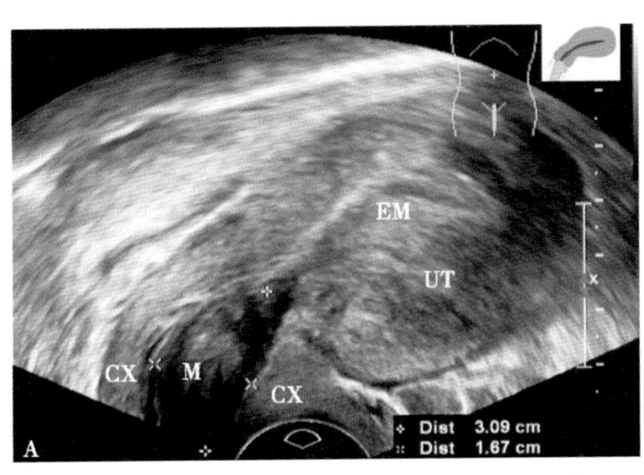

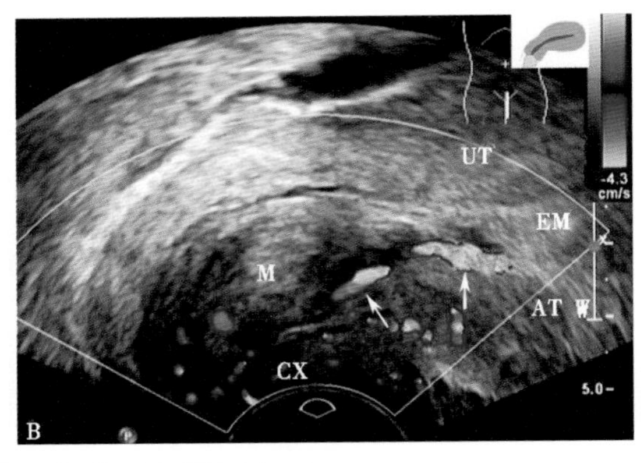

图 4-1-10 黏膜下子宫肌瘤(位于宫颈管内)

A. TVS 纵切示黏膜下子宫肌瘤位于子宫颈管内，边界清晰；B. TVS 纵切，箭头示黏膜下肌瘤内有细条状血流信号，其蒂连于子宫前壁下段（TVS：经阴道超声检查；UT：子宫体；CX：子宫颈；EM：子宫内膜；M：肌瘤；ATW：子宫前壁）

多发子宫肌瘤或肌瘤较大时，必须适度充盈膀胱行经腹超声（TAS）探查，TAS 可全面显示肌瘤的大小、数目以及与宫壁、宫腔的关系。TAS 探测不清时，需结合阴道 B 超（TVS）检查，尤其对黏膜下子宫肌瘤，TVS 能更清晰地显示肌瘤与宫腔及宫颈管的关系，可为临床制订合理治疗方案提供更可靠的依据。

CT：平扫 CT 表现为：①软组织肿块：子宫肌壁内、黏膜下或子宫浆膜下向外突出的类圆形软组织肿块（图 4-1-11、图 4-1-12），病变与正常子宫肌层密度相近或略低，多数密度均匀，病变内出现坏死、变性时密度不均匀，约 10% 肌瘤见钙化。②子宫大小、轮廓的改变：对于子宫呈局灶性或弥漫性增大，肌瘤较大者，子宫外形不规则，呈分叶状。③宫腔改变：宫腔受肿瘤压迫可变形、移位、变小，呈新月形或线形，有时形态不规则。少数宫腔可扩大积液。④相邻组织器官变化：周围肠管或膀胱受压变形。CT 增强扫描显示：多数子宫肌瘤强化明显，强化程度多低于正常子宫肌层（图 4-1-13），强化多较均匀，边缘清楚，可见假包膜。大的子宫肌瘤则因内部出现坏死、变性等可强化不均匀，内部可见斑片状、漩涡状强化区、无强化的坏死囊变区混杂存在（图 4-1-14），有时可见漩涡状或层状结构。

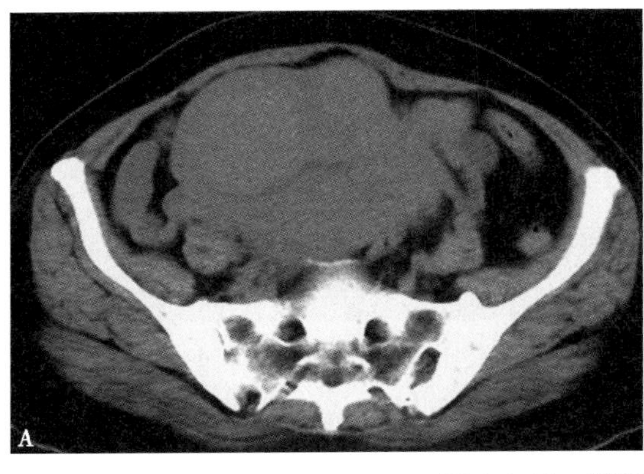

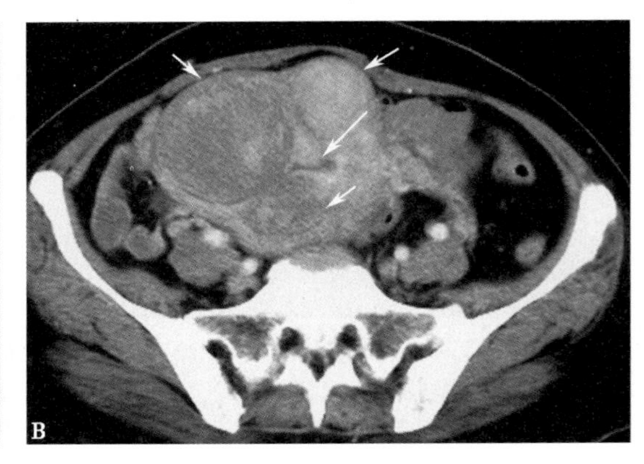

图 4-1-11 子宫肌壁间肌瘤(多发)

A. 平扫 CT 显示子宫增大变形，边缘呈分叶状，内见多发等密度结节；B. 增强 CT 显示子宫壁内多个类圆形肿块（短箭头），边界清晰，强化程度不一。子宫变形，宫腔呈横向条状低密度（长箭头）

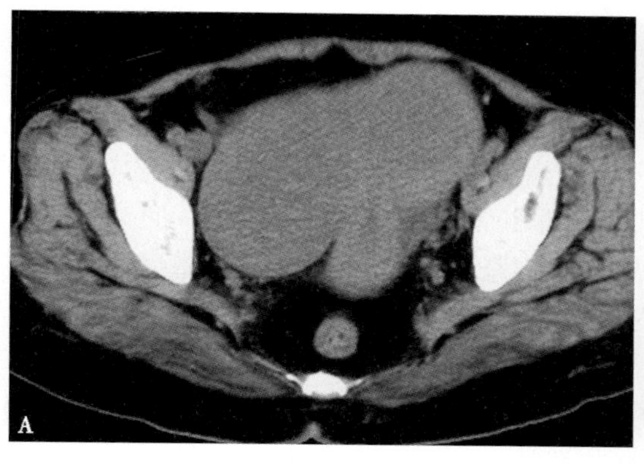
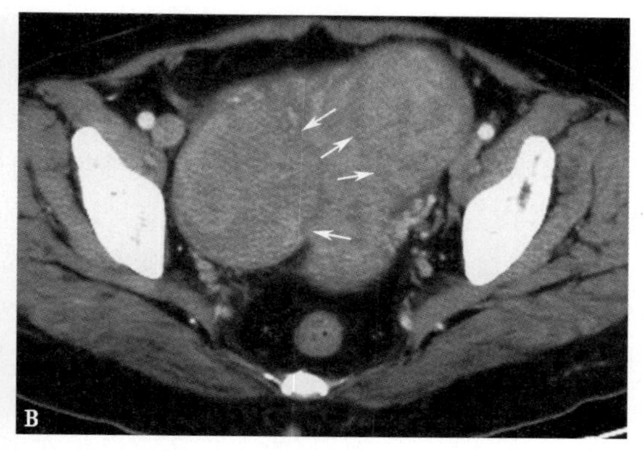

图 4-1-12　子宫浆膜下肌瘤

A. 平扫 CT 显示子宫左右两侧分别见类圆形等低密度肿块；B. 增强 CT 显示两个肿块不均匀中度强化（箭头），边界清晰，宫体受压变形

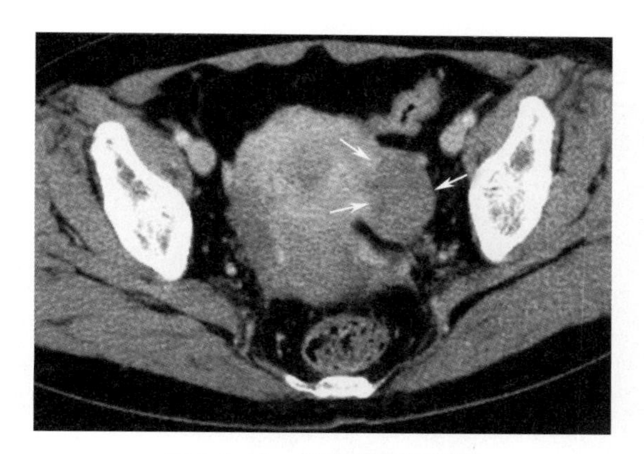

图 4-1-13　子宫浆膜下肌瘤

增强 CT 显示子宫旁左侧外突性肿块（箭头），与宫体宽基底相连，边界清晰，强化程度低于宫体

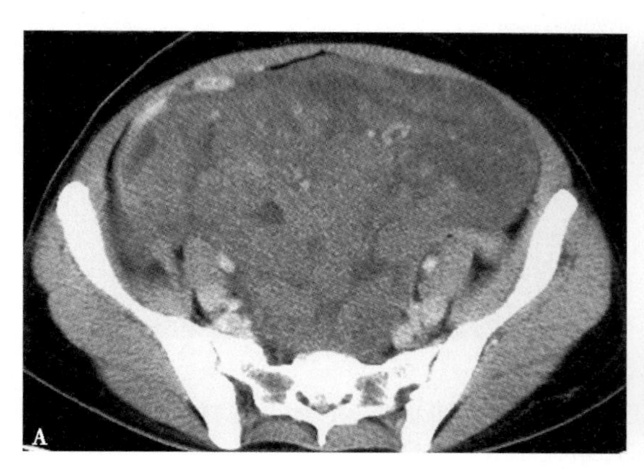
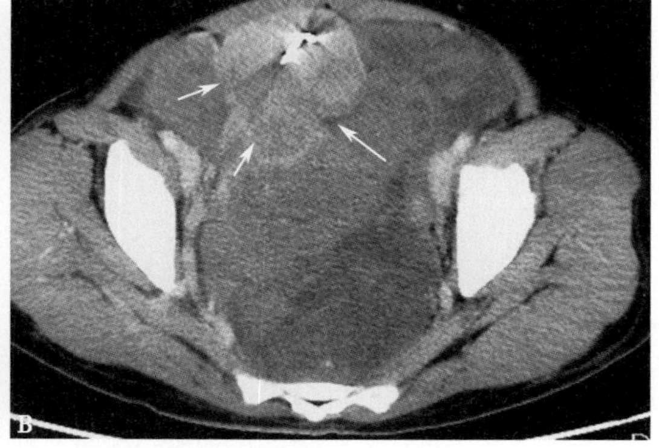

图 4-1-14　巨大子宫浆膜下肌瘤并变性

A、B. 增强 CT 显示盆腔内巨大不均匀强化肿块，变性区呈条状或片状低密度；子宫受压明显前移（箭头），宫腔内见高密度节育器及放射状伪影；周围肠管受压移位

MRI：子宫肌瘤于 T_1WI 表现为类似于子宫肌层的等信号或略低于肌层，与肌层分界欠清（图 4-1-15～图 4-1-17）；少数病变可因脂肪变性呈略高信号。典型肌瘤于 T_2WI 呈明显低信号，边界清楚，与周围子宫肌层信号形成鲜明对比（图 4-1-15、图 4-1-16），部分病变也可呈略高信号（图 4-1-17）；肌瘤继发变性后于 T_2WI 表现不一，可表现为略高信号或高信号（图 4-1-18）；有时周边见 T_2WI 高信号环影，代表扩张的淋巴管、静脉或水肿。肌瘤较大时可合并出血、坏死及囊变，导致病变在各扫描序列呈混杂信号（图 4-1-19）。增强后多数肌瘤为均匀强化，出现透明样变性时，则表现无强化或不均匀轻度强化，发生坏死囊变或出血时，则为周边强化。

此外，部分肌瘤也发生在其他位置，如发生在宫颈（见第五章，宫颈肌瘤），需要与宫颈的其他肿瘤进行鉴别；子宫肌瘤还可发生在子宫阔韧带，较为少见，约占子宫肌瘤的 3%，其影像学表现为宫旁的不规则形软组织肿块，子宫可受压移位，当病变出现囊变坏死时与卵巢肿瘤不易鉴别（图 4-1-20）。

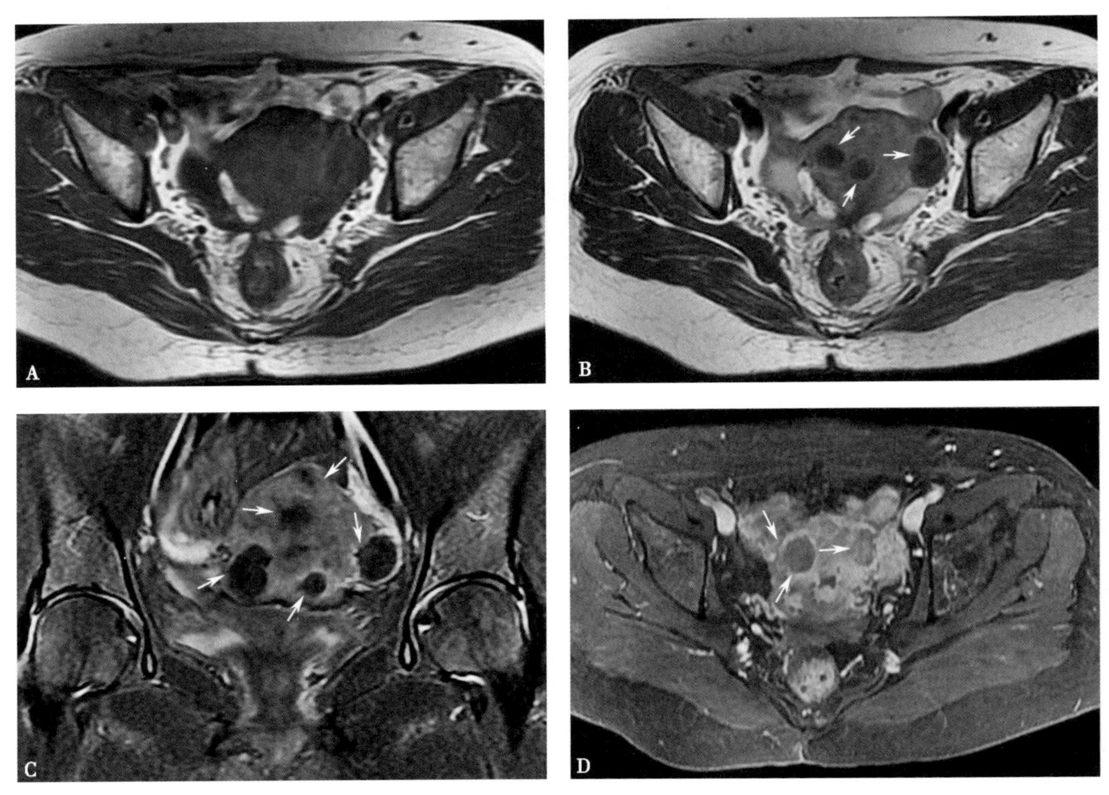

图 4-1-15　子宫肌壁间肌瘤

A. 横断面 T_1WI 示子宫壁内数个等或略低信号结节，边界不清；B. 横断面 T_2WI 及 C. 冠状面抑脂 T_2WI 显示子宫壁内多发低信号结节，边界清晰；D. 横断面抑脂增强 T_1WI，肌瘤强化程度低于正常子宫肌层（箭头：肌瘤）

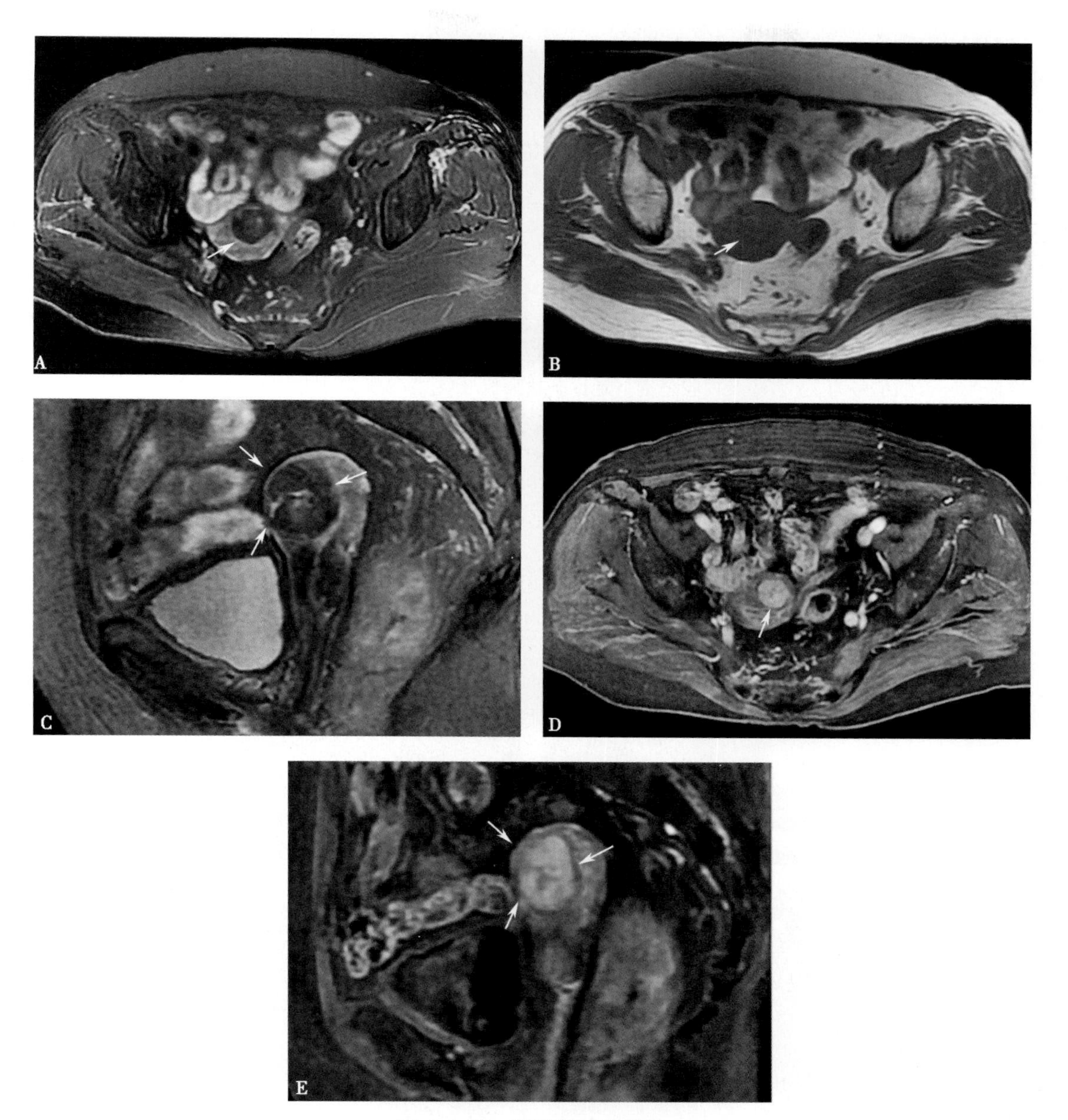

图 4-1-16　子宫肌壁间肌瘤

A. 横断面抑脂 T_2WI 示子宫前壁内低信号结节，边界清晰；B. 横断面 T_1WI，子宫前壁内略低信号结节；C. 矢状面抑脂 T_2WI，子宫前壁混杂信号结节，宫腔受压后移；D. 横断面及 E. 矢状面抑脂增强 T_1WI，肌瘤较均匀明显强化（箭头：肌瘤）

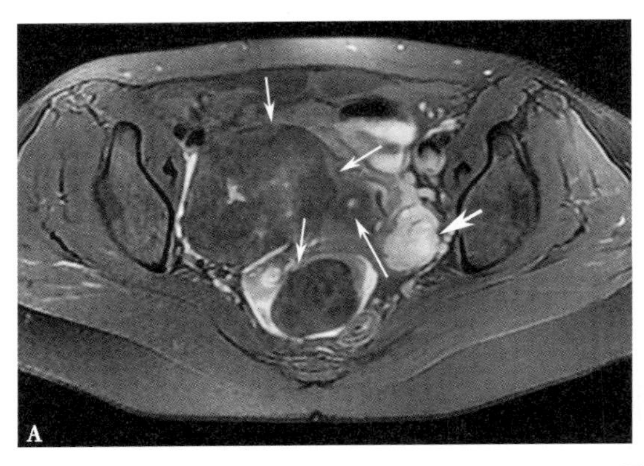

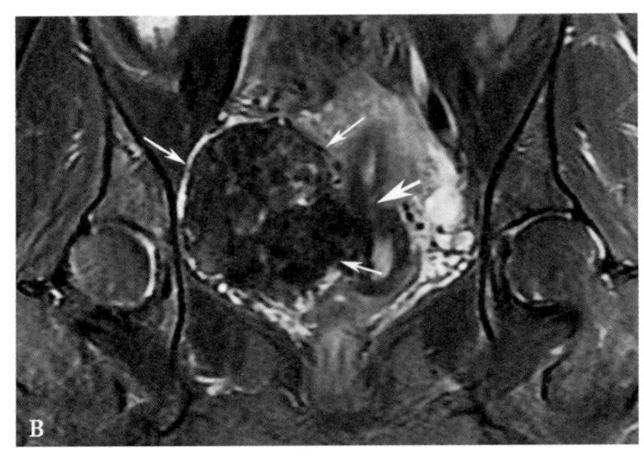

图 4-1-17　子宫浆膜下肌瘤

A. 横断面抑脂 T_2WI，宫颈（长箭头）旁右侧及后方见类圆形等低信号肌瘤（短箭头），内见小片状高信号提示变性宫颈左后方类圆形高信号为卵巢（粗箭头）；B. 冠状面抑脂 T_2WI，子宫旁右侧较大的混杂信号肿块（细箭头），以低信号为主；宫腔及内膜呈上下走行条状高信号（粗箭头）

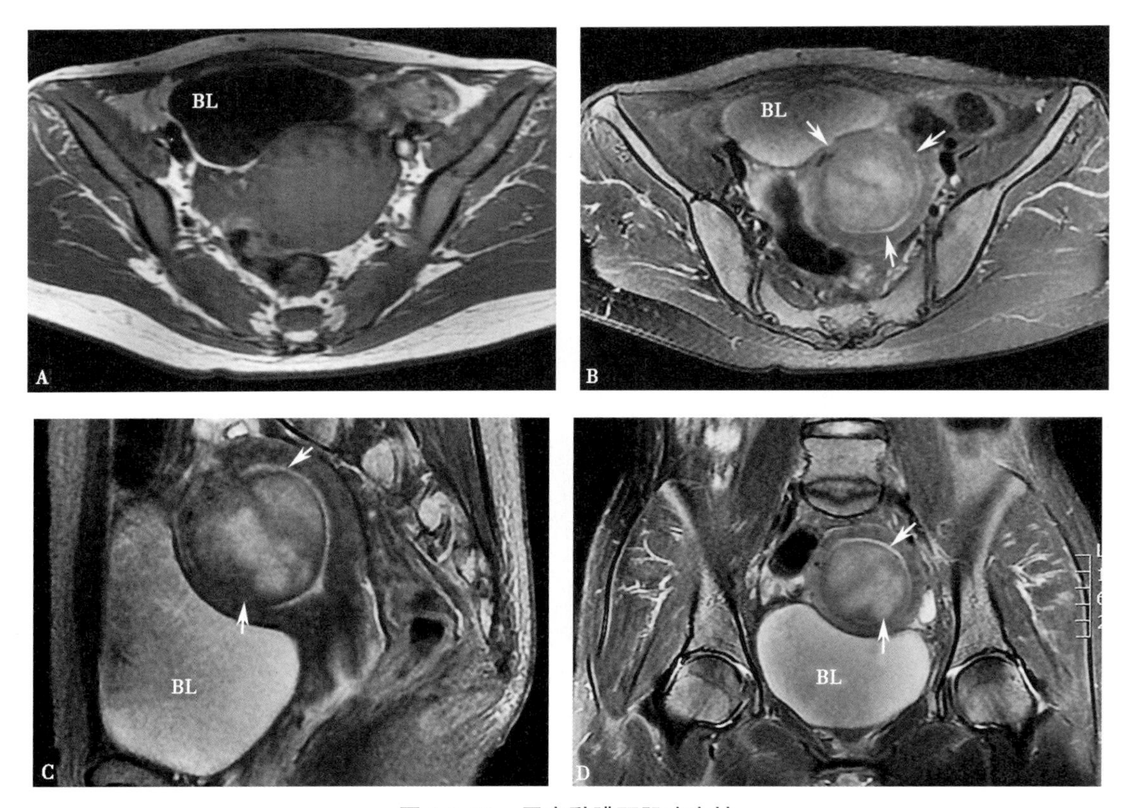

图 4-1-18　子宫黏膜下肌瘤变性

A. T_1WI 示子宫腔内类圆形等信号肿块，边界清晰，信号均匀；B～D. 分别为横断面、矢状面、冠状面抑脂 T_2WI，显示子宫腔内不均匀高低混杂信号肿块（箭头），边缘见低信号包膜环绕，边界清晰（BL：膀胱）

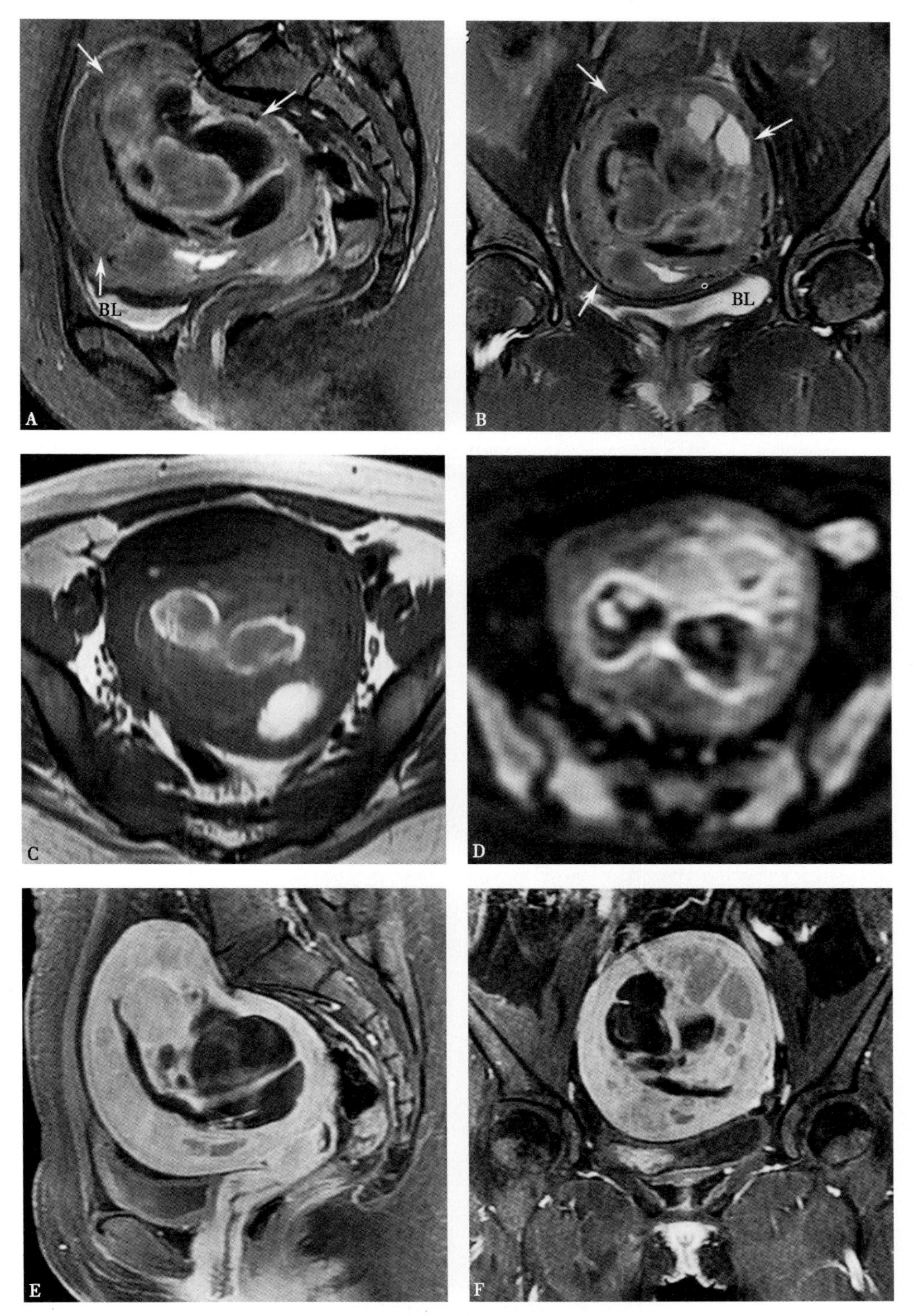

图 4-1-19　子宫肌壁间肌瘤合并囊变、出血

A. 矢状面抑脂 T_2WI 及 B. 冠状面抑脂 T_2WI 显示子宫增大，壁增厚，内见高低混杂信号肿块（箭头）；C. 横断面 T_1WI，显示肿瘤内多发高信号出血灶；D. 横断面 DWI，显示肿瘤内低信号出血灶；E. 矢状面及 F. 冠状面抑脂增强 T_1WI，显示病变强化不均匀（BL：膀胱）

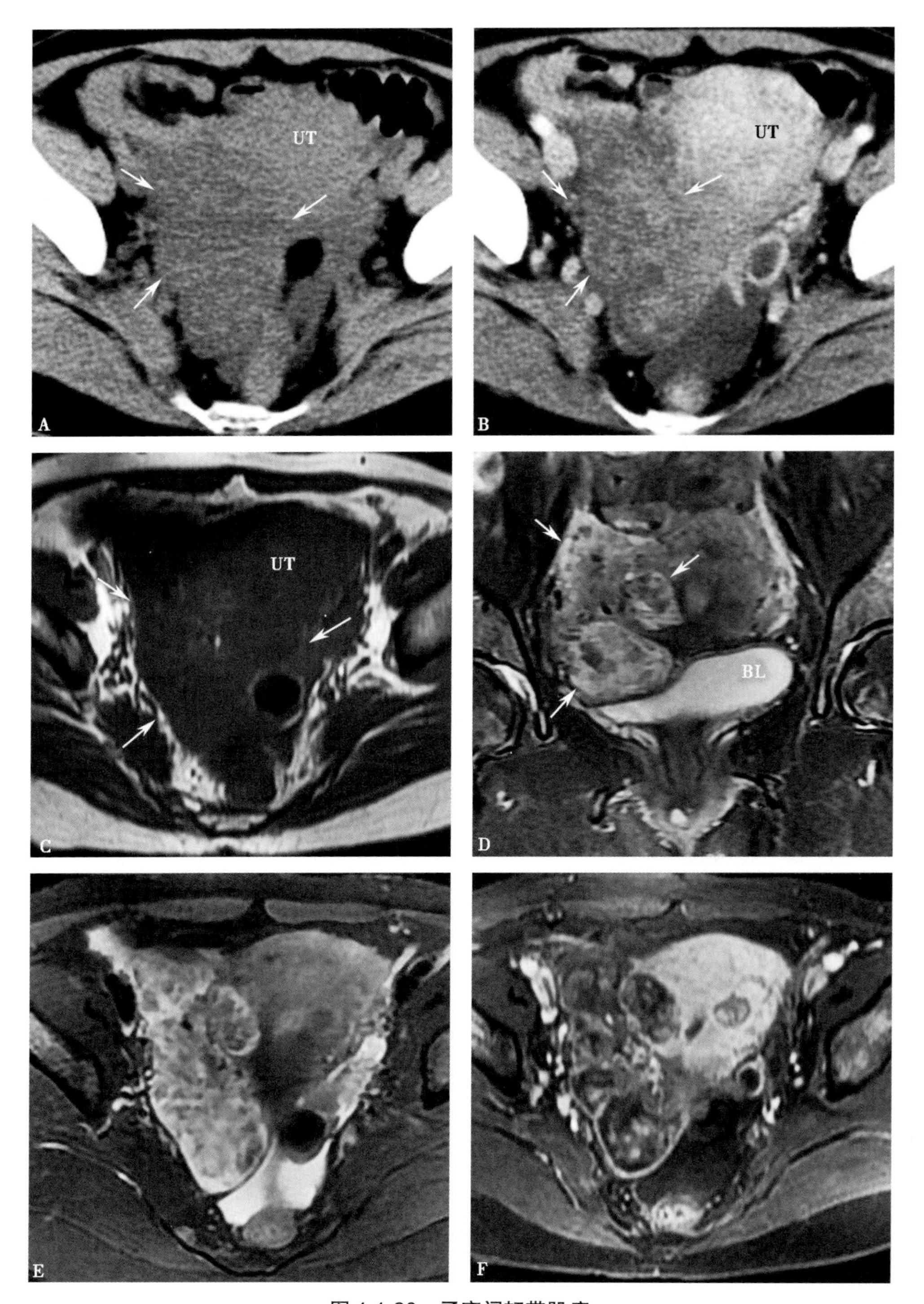

图 4-1-20 子宫阔韧带肌瘤

A. 横断面平扫 CT 显示子宫旁右侧不规则形略低密度软组织肿块，与子宫分界不清；B. 增强 CT，宫旁肿块不均匀强化，强化程度低于宫体；C. 横断面 T_1WI，显示宫旁右侧不规则形等信号肿块；D. 冠状面及 E. 横断面抑脂 T_2WI，子宫旁右侧混杂信号肿块；F. 横断面抑脂增强 T_1WI，宫旁肿块明显不均匀强化；宫体强化明显，内见轻度强化的类圆形小肌瘤（箭头：肿瘤；UT：子宫体；BL：膀胱）

【诊断、鉴别诊断及比较影像学】

子宫肌瘤临床表现无特异性，诊断很大程度上依靠影像学检查。超声是子宫肌瘤的首选检查方法，TAS 联合 TVS 诊断子宫肌瘤不仅敏感性高，而且定位准确。但如肠道气体多、肿瘤巨大、变性等可干扰超声的诊断。CT 较少用于肌瘤的检查，有助于病变的定位及钙化的显示。MRI 是发现和诊断子宫肌瘤最敏感的方法，能检出小至 3mm 的肌瘤。

肌壁间子宫肌瘤在影像学上需要与子宫腺肌病和子宫肉瘤鉴别。当浆膜下肌瘤表现为宫外实性肿块时，应注意与卵巢恶性肿瘤、卵巢子宫内膜异位囊肿相鉴别：①子宫腺肌病：子宫体积增大，形态饱满，宫体呈弥漫性或局限性不对称的肌壁增厚，后壁增厚较常见。超声表现为回声略偏高，没有假包膜，所以病变与正常肌壁逐渐过渡，没有明显的边界。MRI 表现为腺肌病信号不均匀，在低信号的肌层内见散在的、边界模糊的斑点状 T_1WI 和（或）T_2WI 高信号灶。②子宫平滑肌肉瘤：肿瘤多为单发，体积较大，平均直径约为 10cm。T_2WI 呈明显高信号，边界清，不规则；增强扫描呈不均匀明显强化。超声表现为边界不清的低回声光团，内回声高低不均，局部出血坏死可形成不规则暗区；CDFI 示其内血流丰富，动脉频谱为高速低阻型（RI<0.4），也有少数与子宫肌瘤的动脉频谱类同，不易鉴别。

第二节　子宫内膜异位症和子宫腺肌病

子宫内膜异位症和子宫腺肌病是妇科常见病，两者均存在异位子宫内膜这一共同特点，但在发病机制和组织发生学上并不相同，所以两者并非是同一疾病的不同表现形式，实际上是两种不同的疾病。

一、子宫内膜异位症

子宫内膜异位症（endometriosis）是指有功能的子宫内膜组织出现在子宫腔被覆黏膜及宫体肌层（子宫腺肌病）以外的其他部位引起的病变，其发病率为 10%～15%。异位的子宫内膜可以位于全身各部位，但绝大多数位于盆腔内，其中宫骶韧带、子宫直肠陷凹及卵巢为最常见部位，其次为子宫浆膜、输卵管、肠管、泌尿器官、腹壁、肺、肌肉、骨骼、胃及肝脏等，也可见于剖宫产和会阴侧切手术的瘢痕处。异位的子宫内膜侵及卵巢即形成卵巢子宫内膜异位囊肿，又叫巧克力囊肿，详见第七章第一节。

子宫内膜异位症的临床表现多种多样，组织学上虽然是良性的，但却有增生、浸润、转移及复发等恶性行为。其发病机制尚未完全明确，目前关于异位子宫内膜的来源主要有三种学说：种植学说、体腔上皮化生学说和诱导学说，其中种植学说是目前公认最为重要的学说，其播散途径包括经血逆流、淋巴传播、血管播散和医源性种植等。

子宫内膜异位症的主要病理变化为异位种植的子宫内膜随体内性激素水平的变化而发生周期性出血，病灶局部反复出血和缓慢吸收导致周围纤维组织增生、粘连，出现紫褐色斑点或小泡，最后发展为大小不等的实质性瘢痕结节或形成囊肿。镜下可见子宫内膜上皮、内膜腺体或腺样结构、内膜间质及出血。极少数异位子宫内膜可发生不典型增生，甚至癌变。

子宫内膜异位症根据病变部位不同而症状各异，最常见的临床症状为痛经和慢性盆腔痛、月经失调、性交痛、不孕、触及肿块等。如病变累及肠道、泌尿道，或发生其他部位的异位种植时，则在月经期出现疼痛、出血、尿频、便秘、腹泻、咯血等，甚至出现急腹症症状。

盆腔内的子宫内膜异位病灶可使局部增厚，相应部位可扪及触痛性结节或包块，腹壁瘢痕处的子宫内膜异位病灶可在切口瘢痕内触及结节或肿块。

【影像学表现】

USG：除子宫腺肌病和卵巢巧克力囊肿外，盆腔内子宫内膜异位病灶由于肠道气体干扰难以经超声诊断。超声诊断较多的是剖宫产腹壁瘢痕处的子宫内膜异位病灶，多呈不规则形实性结节，单发或多发，边界不清，有的向周围组织浸润性生长呈“蟹足状”，其内回声高低不均，以低回声为主（图 4-2-1～图 4-2-3）。CDFI 示病灶内部血流信号稀少，其周边可探及点状、条状血流信号。

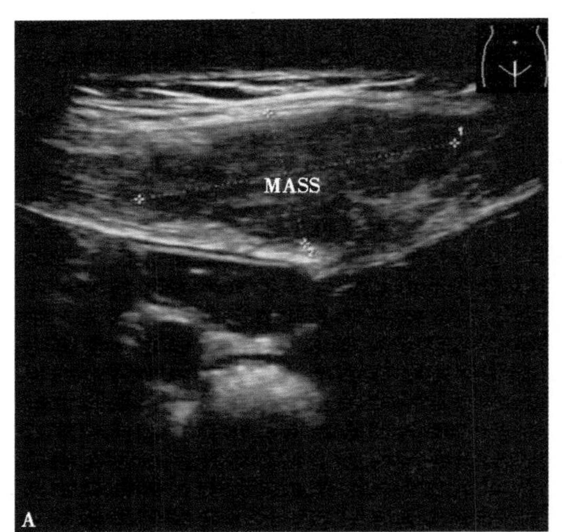

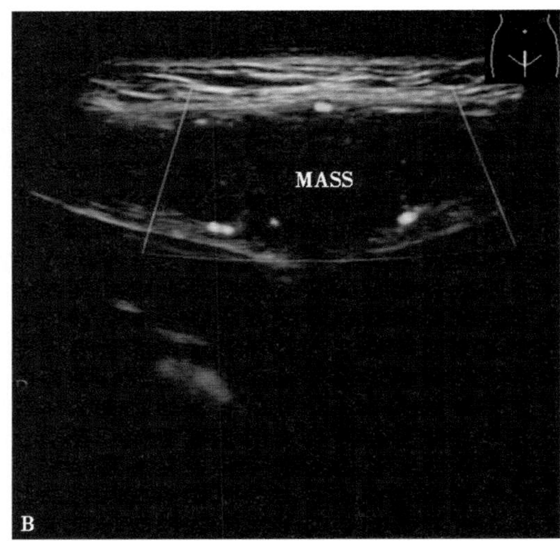

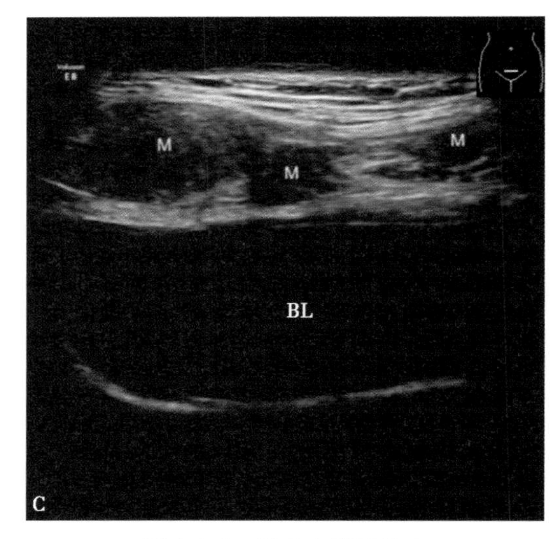

图 4-2-1　子宫内膜异位症

A、C. 经腹部超声横切及纵切，示剖宫产腹壁瘢痕处多发实性低回声结节，形态不规则，边界不清晰，向外浸润性生长，内以低回声为主；B. 腹壁瘢痕处纵切，彩色多普勒示病灶内血流稀少，病灶周边血流较丰富（BL：膀胱；MASS 及 M：病变区）

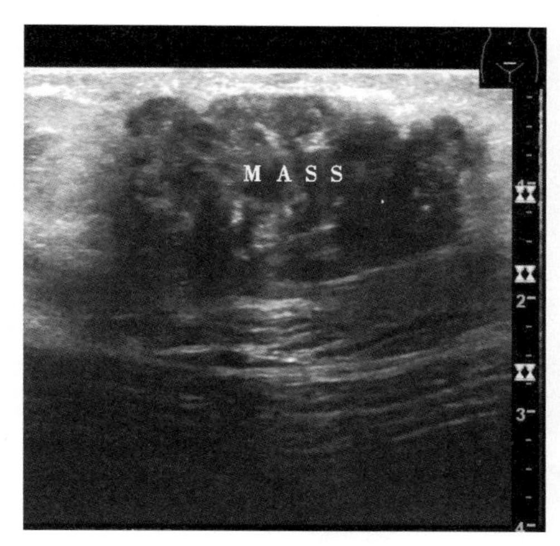

图 4-2-2　子宫内膜异位症

经腹部超声横切，示剖宫产腹壁瘢痕处实性结节，边缘不规整，与周围组织分界不清，内回声高低相间，以低回声为主，有少量条状声衰减带（MASS：病变区）

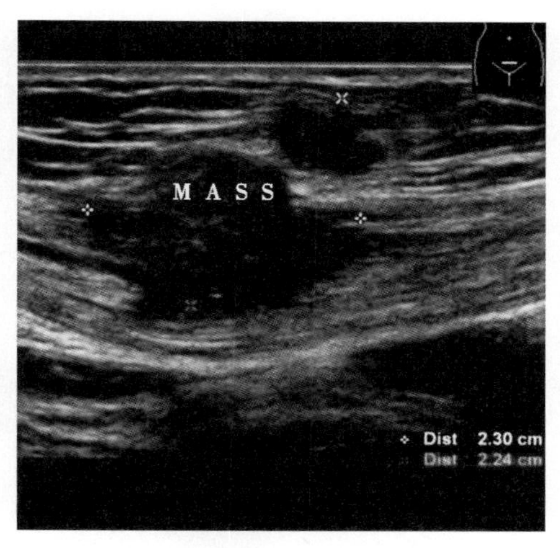

图 4-2-3　子宫内膜异位症

经腹部超声横切，示剖宫产腹壁瘢痕处腹壁内实性结节，形态不规则，向周围浸润性生长，内回声不均质，以低回声为主（MASS：病变区）

CT：根据子宫内膜异位累及组织器官不同，CT 表现各异，如卵巢增大、局部肠壁增厚、腹膜增厚、韧带增厚、邻近结构紊乱和纠集、软组织内不规则形异常密度灶、肺内高密度灶等（图 4-2-4）。多数病变密度不均，边界不清，边缘不整。增强后病变呈均匀或不均匀性强化，形态不规则。子宫内膜异位症的特点是病变在月经期增大，出血呈高密度；病灶于月经期后缩小，密度减低。根据病变的 CT 表现，将其分为实性型、囊性型及囊实性混合型。①实性型：平扫呈片状、结节状、菜花状或不规则形，密度多不均匀，边界不清；增强后中度或明显强化，强化可均匀或不均匀（图 4-2-5）。②囊性型：与子宫及邻近器官组织紧密相连的囊性病变，CT 值 30～50HU，多发生于卵巢。当囊内出现血块时，表现为局灶性高密度灶，该征象较为特异，也可为等、低混杂密度。当囊内反复出血，内容物渗出后反复包裹，可在大囊外再形成子囊，呈现较为典型的“卫星囊”征象。增强后囊壁及分隔呈轻、中度强化，呈环形或蜂窝状强化特点。③囊实性混合型：病变呈囊实性改变，密度不均匀，形态常不规则，边界不清；增强后实性部分及边缘强化明显，囊性部分则无强化。

MRI：①实性型：病变常呈 T_1WI 低信号，T_2WI 高信号，边界不清，信号不均，增强后明显强化（图 4-2-6、图 4-2-7）。②囊性型：因病变周期性出血，新旧出血病灶混合存在，T_1WI 及 T_2WI 均为高信号或均为低信号，有时 T_1WI 呈高信号、T_2WI 呈低信号。囊液信号多均匀一致，有时可出现上、下分层信号不一致的液 - 液平面，有时因血块位置不同而出现信号不均匀，增强后囊壁可呈环形强化。③囊实性混合型：病变可呈哑铃形或椭圆形，信号混杂，边界多不清晰，增强后呈不均匀强化（图 4-2-8）。

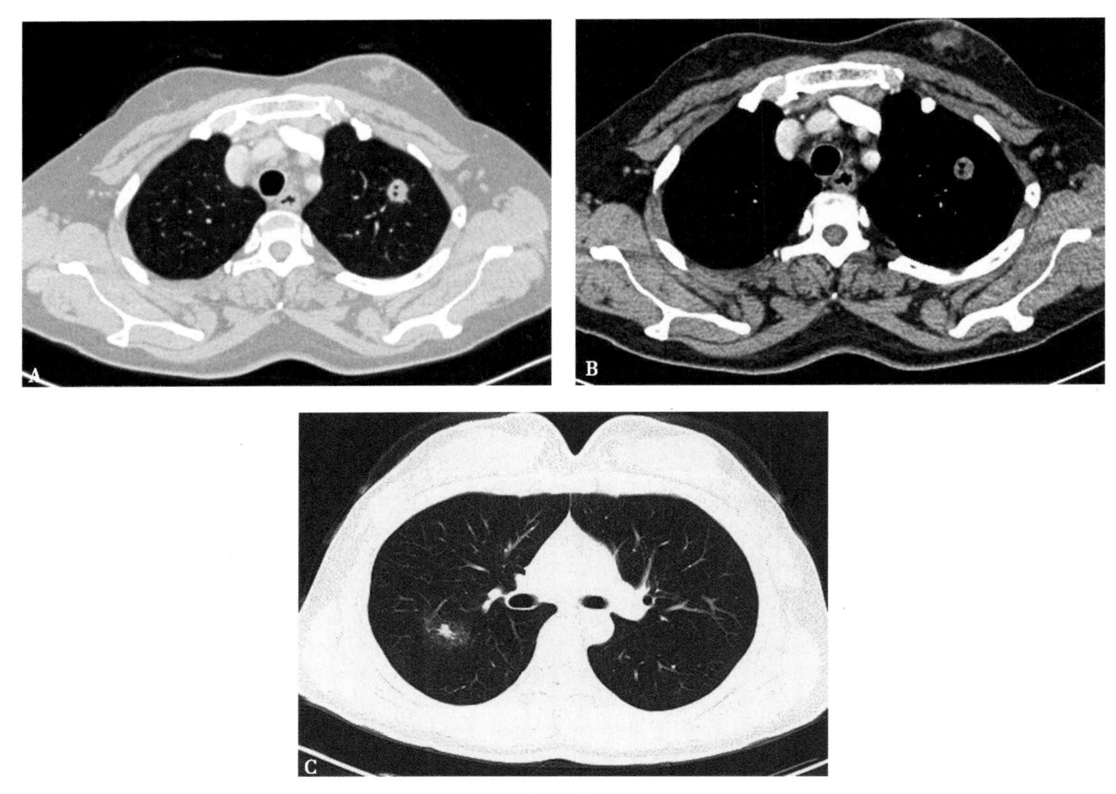

图 4-2-4　子宫内膜异位症（双肺）

27 岁，经期反复咯血 3 年。A、B. 胸部 CT 肺窗及纵隔窗显示左肺上叶厚壁空洞病变，边界清晰；C. CT 肺窗显示右肺上叶病变，中心密度高，周边呈磨玻璃样密度

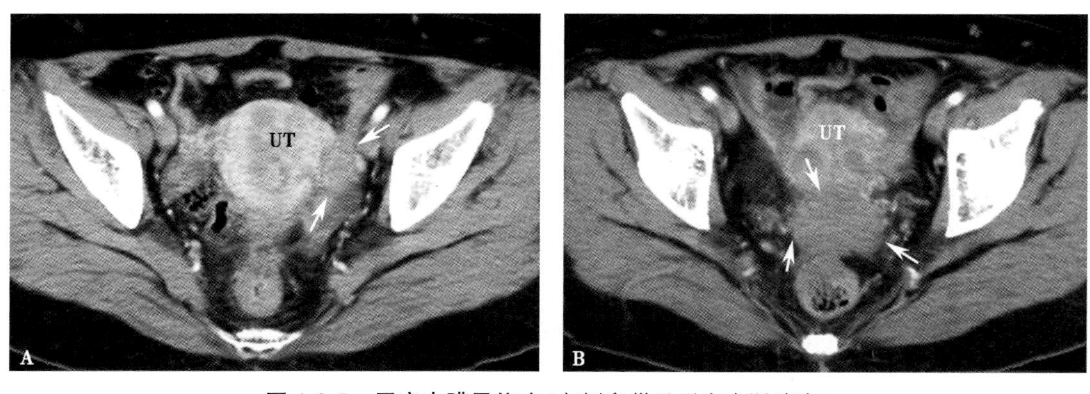

图 4-2-5　子宫内膜异位症（左侧卵巢及子宫直肠陷窝）

A. 增强 CT 示子宫壁强化不均匀；左侧卵巢增大（箭头），边界不清，强化不均匀；B. 增强 CT 示子宫强化不均匀，子宫直肠陷窝内见软组织密度灶（箭头），强化较均匀，与子宫后壁分界不清（UT：子宫体）

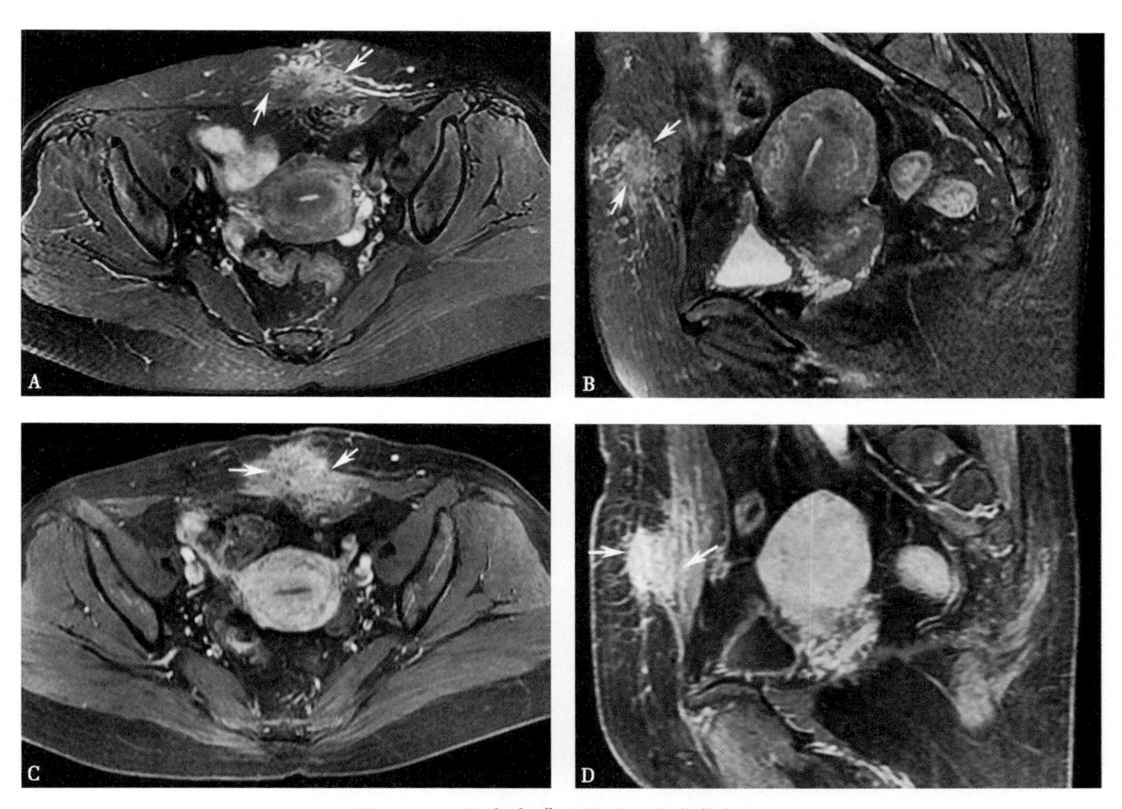

图 4-2-6　子宫内膜异位症（腹壁瘢痕处）

A. 横断面及 B. 矢状面抑脂 T_2WI，示剖宫产腹壁瘢痕处不规则形高信号实性结节，边界不清；C. 横断面及 D. 矢状面抑脂增强 T_1WI，显示病变不均匀明显强化（箭头：病变区）

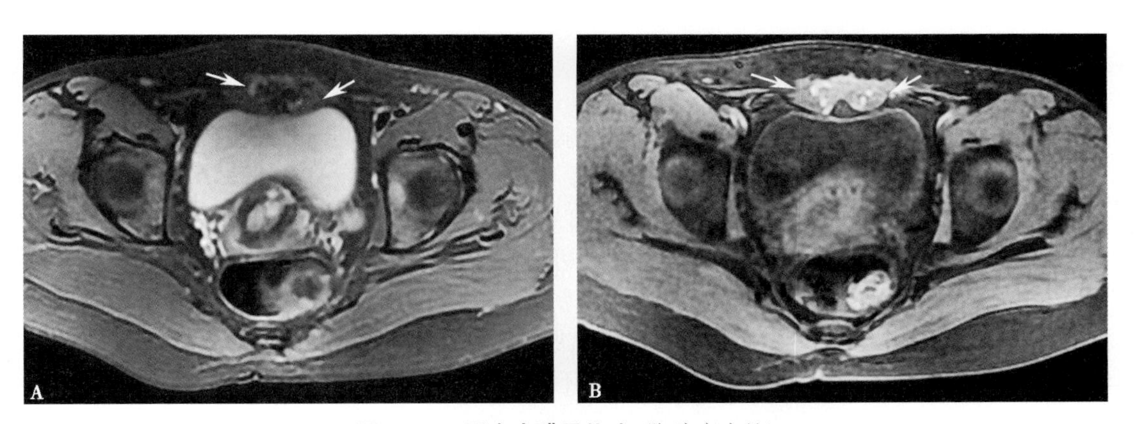

图 4-2-7　子宫内膜异位症（腹壁瘢痕处）

A. 横断面抑脂 T_2WI，示剖宫产腹壁瘢痕处腹直肌内混杂信号，低信号提示含铁血黄素沉积，有陈旧出血；B. 横断面抑脂 T_1WI 显示病变内点片状高信号，提示亚急性出血

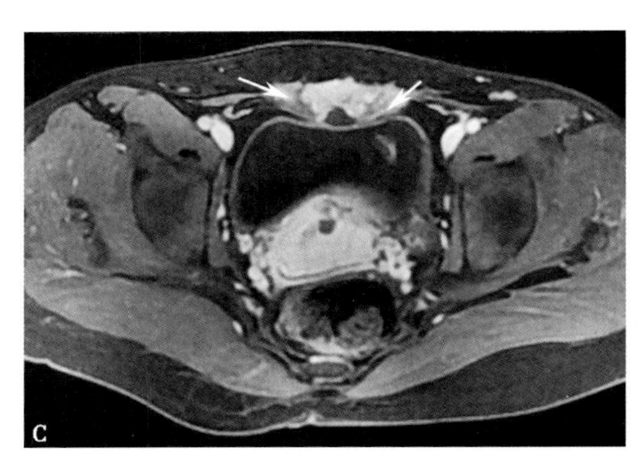

图 4-2-7　子宫内膜异位症（腹壁瘢痕处）（续）
C. 横断面抑脂增强 T_1WI 显示病变呈延迟强化（箭头：病变区）

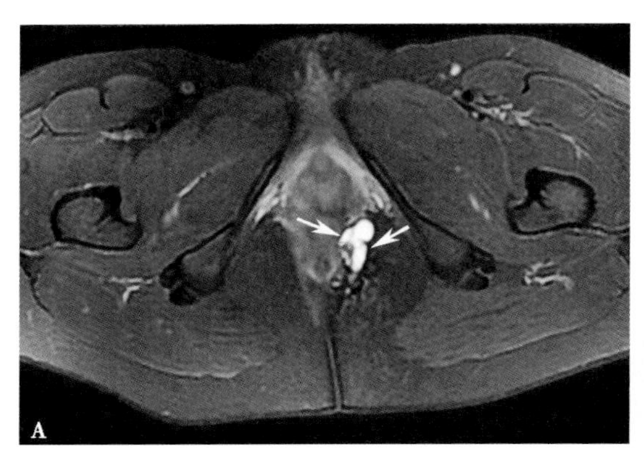

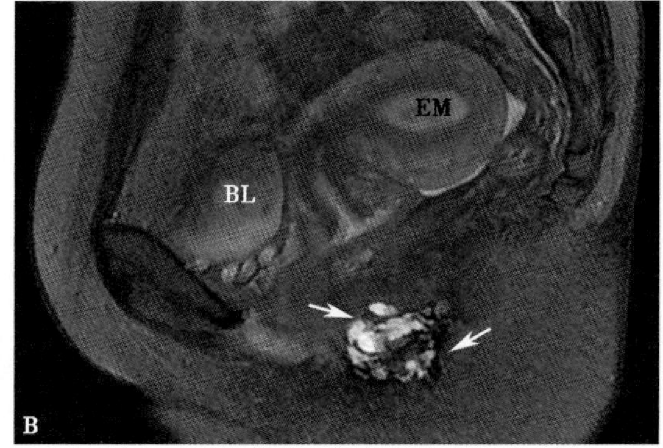

图 4-2-8　子宫内膜异位（会阴部）
A. 横断面及 B. 矢状面抑脂 T_2WI，显示会阴区偏左后方高低混杂信号病变（箭头），边界不清，形态不规则；内部低信号提示含铁血黄素沉积（BL：膀胱；EM：子宫内膜）

【诊断、鉴别诊断及比较影像学】

子宫内膜异位症的典型临床表现为痛经、慢性盆腔痛、病变在月经期增大等。腹壁瘢痕处子宫内膜异位症大多有剖宫产或盆腔疾病手术史。超声诊断子宫内膜异位症缺乏特异性。CT 检查是诊断子宫内膜异位症的常用手段，平扫显示病变密度较高，增强扫描明显强化是其特点。MRI 可显示不同时期出血的信号特点，增强扫描明显强化，在子宫内膜异位症诊断中具有较高价值。影像学诊断需要密切结合临床表现。

盆腔内子宫内膜异位症诊断时要注意与浆膜下子宫肌瘤、卵巢的单纯性囊肿、囊腺瘤、囊腺癌及卵巢输卵管脓肿鉴别。浆膜下子宫肌瘤多为广基底与宫体相连，子宫外形改变，较大的肌瘤可因缺血、坏死或囊性变而出现不规则形的 CT 密度减低区。卵巢单纯囊肿境界清楚、边缘光滑锐利、呈均匀水样密度或信号。卵巢囊腺瘤和囊腺癌可见间隔和实质成分，表现为单房或多房，囊内充满液体，CT 及 MRI 增强后囊壁、间隔和突起部分强化。输卵管脓肿多继发于急性盆腔感染，临床感染症状明显；CT 呈液性低密度，有时伴有更低密度的气体；MRI DWI 序列呈高信号，增强后脓肿壁呈不均匀性强化。

二、子宫腺肌病

子宫腺肌病（adenomyosis）是子宫内膜腺体和间质侵入子宫肌层形成弥漫性或局限性的病变。子宫腺肌病多发生于 40 岁以上的经产妇，近年来呈逐渐年轻化趋势。该病病因至今不明，可能的原因是由于子宫缺乏黏膜下层，因此子宫内膜的基底层细胞增生、侵袭到子宫肌层，并伴以周围的肌层细胞代偿性肥大增生而形成病变。

病理学表现子宫均匀性或不均匀性增大，呈球形或局限性外突，累及子宫后壁更多见。子宫肌层内病变弥漫性分布，多与子宫正常平滑肌组织界限不清，宫壁肌层明显增厚、变硬，肌层中可见粗厚的肌纤维束和微囊腔，腔中偶见陈旧血液。镜检可见子宫肌层内呈岛状分布的子宫内膜腺体与间质。分弥漫型及局灶型，前者多见，其特点是子宫内膜组织（腺体和间质）分散于整个子宫肌肉组织内（后壁多见）；后者为局限增厚、变形的子宫内膜嵌入子宫肌层中。

子宫腺肌病临床表现：30 岁以上的经产妇出现经期延长、月经量增多、逐年加重的进行性痛经，临床应考虑到子宫腺肌病。另有约 35% 的患者无明显症状。妇科检查发现子宫呈均匀性增大或有局限性结节隆起，质硬有压痛，经期时压痛尤为明显。

【影像学表现】

USG：子宫腺肌病的声像图表现为子宫体积增大，形态饱满，病变处回声较正常肌层略偏高，但两者逐渐过渡，无明显分界。也有部分患者病变处肌层内散在单个或多个小的低回声或无回声区（积血小囊）（图 4-2-9）。弥漫型表现为宫体弥漫性增大呈球形（三径之和常大于 15cm），回声略偏低；宫颈回声尚正常；子宫内膜线居中，与宫壁分界欠清晰（图 4-2-10）。局灶型表现为子宫壁局限性增厚，回声不均质（图 4-2-11、图 4-2-12），多位于后壁肌层，子宫内膜线移位、弯曲。当局部肌层受到子宫内膜成分集中侵入时，表现为局限性的不均质略偏低回声（图 4-2-13），局部膨隆饱满，张力较大，与周围正常肌层分界欠清晰。经阴道超声检查较腹部超声能进一步明确病变处肌层与正常肌层的逐渐过渡，更好地区分子宫肌瘤与子宫腺肌病，更清晰地显示子宫内膜的变化。CDFI 示病变处肌层血供可正常或较丰富，表现为点、条状彩色血流信号，周边无明显环状、半环状血流包绕，其动脉频谱 RI>0.5。

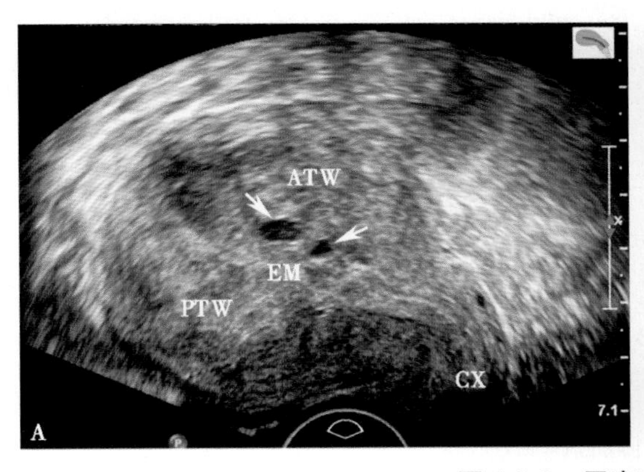

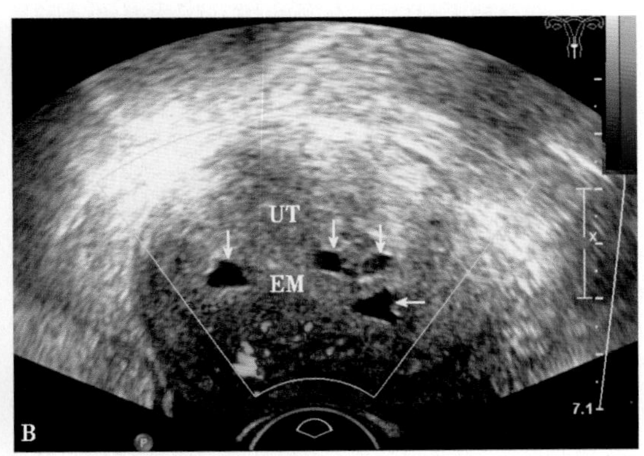

图 4-2-9　子宫腺肌病（弥漫型）

A、B. TVS 纵切及横切示子宫体饱满呈球形，前壁及后壁均明显增厚，前壁内探及数个积血小囊（箭头）（TVS：经阴道超声检查；UT：子宫体；CX：子宫颈；EM：子宫内膜；ATW：子宫前壁；PTW：子宫后壁）

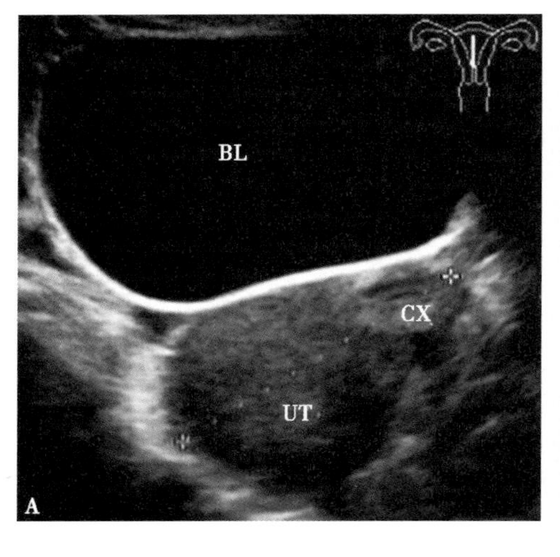

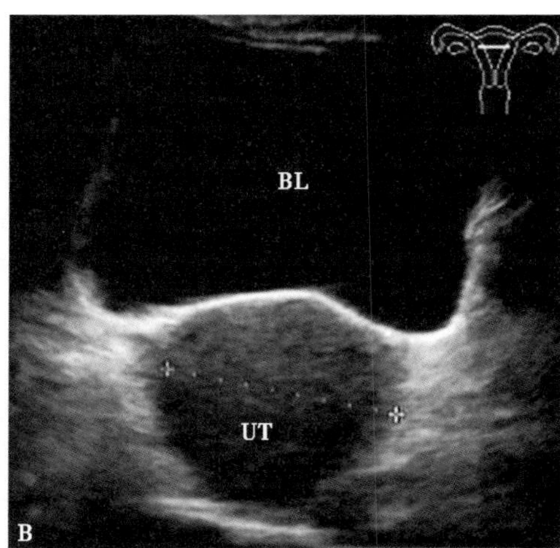

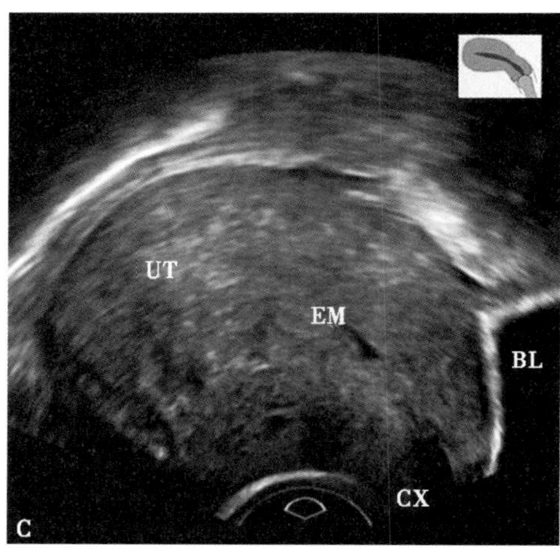

图 4-2-10 子宫腺肌病(弥漫型)
A、B. TAS 横切及纵切示子宫壁弥漫性增厚，回声偏低不均质，与正常宫颈有明显分界，与内膜分界不清晰；C. TVS 纵切示子宫内膜显像不清，与腺肌病宫壁无明显分界(TAS：经腹部超声检查；TVS：经阴道超声检查；BL：膀胱；UT：子宫体；CX：子宫颈；EM：子宫内膜)

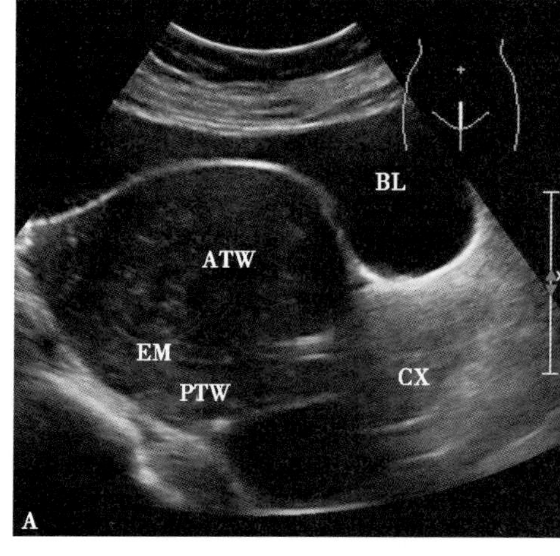

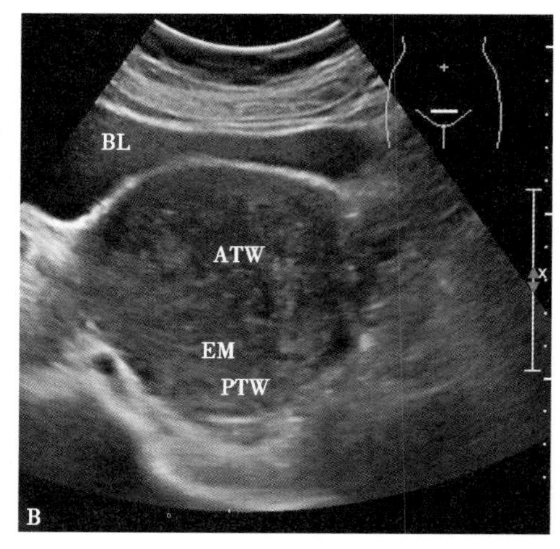

图 4-2-11 子宫腺肌病(局灶型)
A. TAS 纵切示子宫前壁肌层明显增厚，回声偏低，不均质，子宫后壁肌层厚度及回声尚正常；B. TAS 横切示子宫前壁明显增厚，与正常肌层分界不清(TAS：经腹部超声检查；UT：子宫体；CX：子宫颈；EM：子宫内膜；BL：膀胱；ATW：子宫前壁；PTW：子宫后壁)

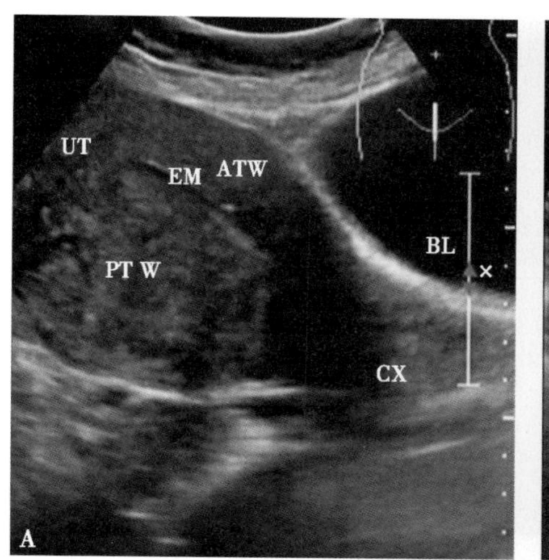

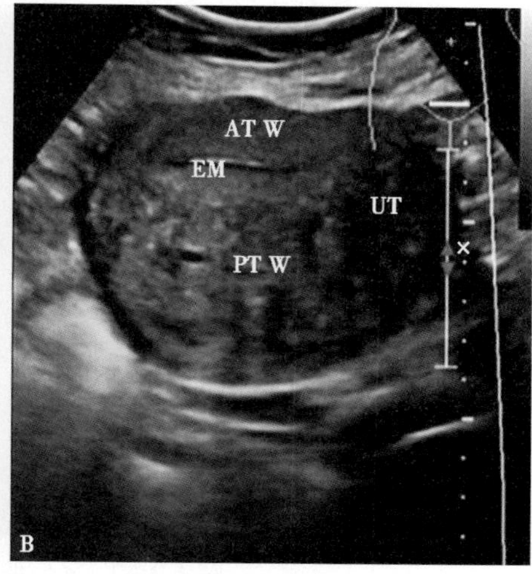

图 4-2-12　子宫腺肌病（局灶型）

A. TAS 纵切示子宫后壁肌层明显增厚，回声偏低，不均质，子宫前壁肌层厚度及回声尚正常；B. TAS 横切示子宫后壁明显增厚，与正常肌层分界欠清（TAS：经腹部超声检查；UT：子宫体；CX：子宫颈；EM：子宫内膜；BL：膀胱；ATW：子宫前壁；PTW：子宫后壁）

CT：由于 CT 对软组织的分辨率有限，在显示子宫腺肌病的有无及鉴别诊断上敏感度不及 MRI。CT 表现为：子宫体弥漫均匀性增大或局部外突，子宫壁呈弥漫性增厚或局部增厚，病变的宫壁呈等密度或略低密度，内见大小不等的稍低密度区，与周围结构分界不清，多不伴有钙化。病变为局灶型呈等密度时，平扫 CT 可不显示。增强扫描后病变区强化不均匀，与明显强化的正常宫壁相比，病变区表现为斑点状或不均匀地图样低强化区，边界不清（图 4-2-14、图 4-2-15）。部分病变因出血、囊变而密度不均匀，有时与子宫肌瘤鉴别困难。因 CT 软组织分辨率较低，对小病灶显示不满意。

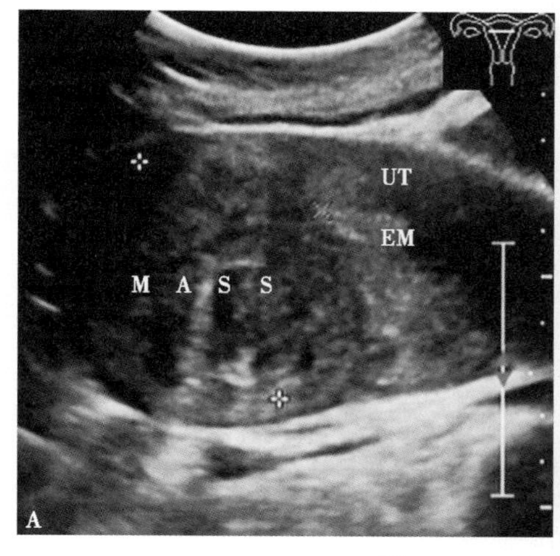

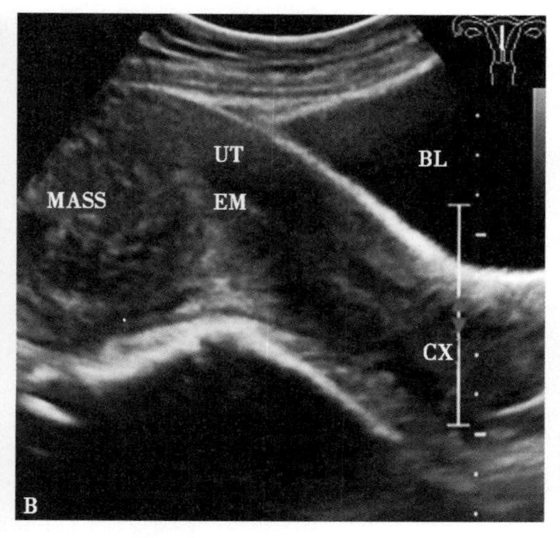

图 4-2-13　子宫腺肌病（局灶型）

A、B. TAS 横切及纵切示子宫后壁及宫底明显增厚，回声不均质，与正常宫壁似有分界

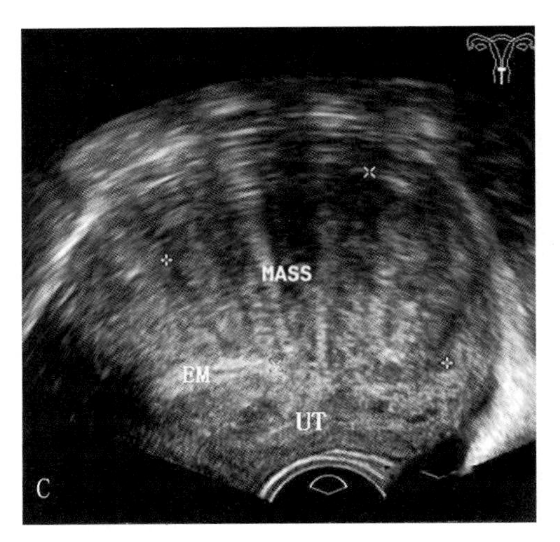

图 4-2-13　子宫腺肌病（局灶型）（续）

C. TVS 横切示病变与周围宫壁分界不清，内回声不均质（TAS：经腹部超声检查；TVS：经阴道超声检查；BL：膀胱；UT：子宫体；CX：子宫颈；EM：子宫内膜；MASS：病变区）

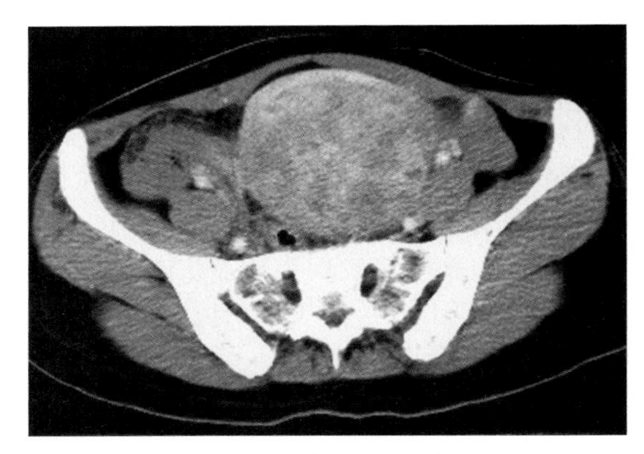

图 4-2-14　子宫腺肌病（弥漫型）

增强 CT 显示子宫弥漫性增大，肌壁广泛增厚，呈不均匀强化

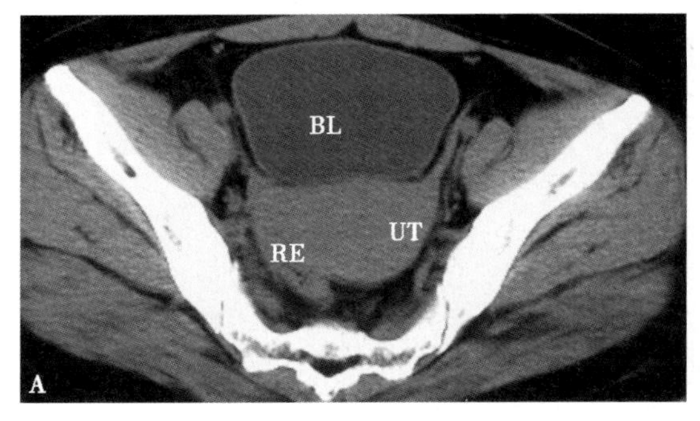

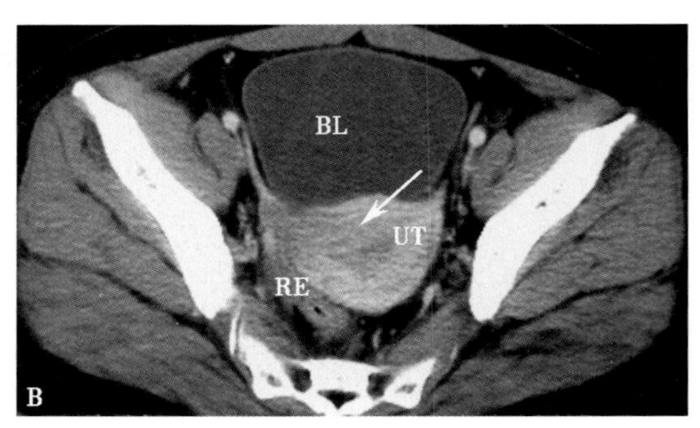

图 4-2-15　子宫腺肌病（局灶型）

A. 平扫 CT 显示子宫呈等密度，未见病变显示；B. 增强 CT 显示子宫体偏右侧见片状低密度，边界不清，强化程度略低于正常子宫肌层（箭头：病变区；BL：膀胱；UT：子宫体；RE：直肠）

MRI：①弥漫型：子宫体积弥漫性增大；宫壁弥漫性增厚，子宫内膜结构扭曲、变形；结合带均匀或不均匀增厚，大于 1.2cm，以子宫后壁明显，增厚的结合带与内膜和外肌层之间界限不清；病灶与周围组织边界不清。T_2WI 示宫壁内散在斑点状高信号，即“飘雪征”（图 4-2-16、图 4-2-17）。增强扫描病灶强化程度与结合带相近。常合并子宫肌瘤或子宫颈、盆腔子宫内膜异位症。②局灶型：子宫壁局限性增厚，后壁多见。结合带增厚，T_2WI 表现为肌层内与结合带信号强度相近的低信号肿块，呈卵圆形或类圆形，边界模糊，与周围肌层分界不清，无明显包膜。子宫内膜受压移位，肌壁间见微小囊样 T_2WI 高信号。部分病变合并出血时见 T_1WI 及 T_2WI 高信号（图 4-2-18），合并囊变则表现为 T_1WI 低信号、T_2WI 液性高信号。增强扫描病变强化程度与结合带类似，呈不均匀强化（图 4-2-19）。

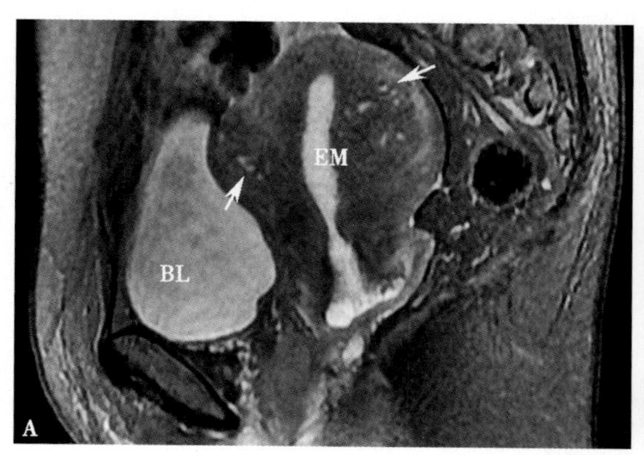

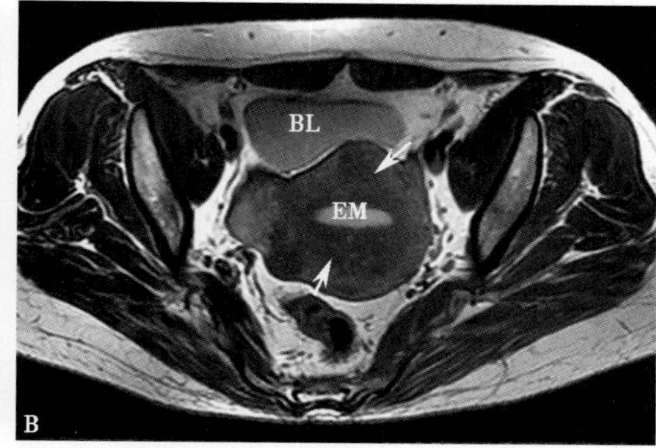

图 4-2-16　子宫腺肌病（弥漫型）

A. MRI 矢状面抑脂 T_2WI 及 B. 横断面 T_2WI 显示子宫体积增大，子宫壁明显增厚，肌层内见散在点状高信号，呈“飘雪征”（箭头：病变区；BL：膀胱；EM：子宫内膜）

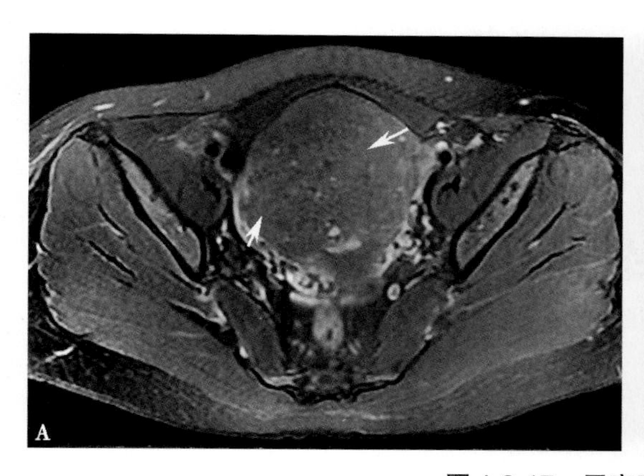

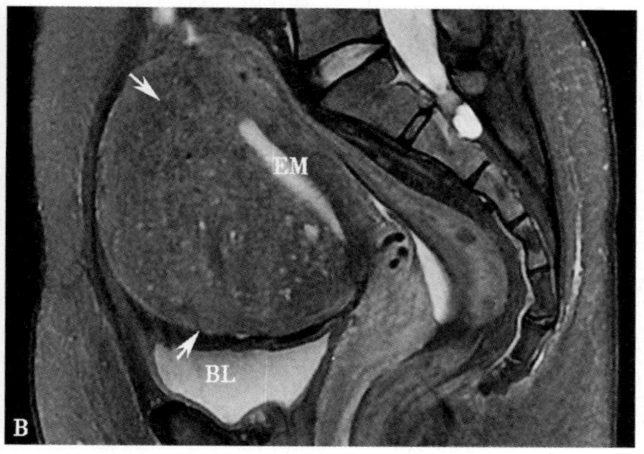

图 4-2-17　子宫腺肌病（弥漫型）

A. 横断面抑脂 T_2WI 及 B. 冠状面抑脂 T_2WI 显示子宫体积增大。子宫前壁明显增厚，散在多发斑点状高信号，呈“飘雪征”；邻近结合带与内膜、外肌层之间界限不清；宫腔受压后移；子宫后壁未见异常（箭头：病变区；BL：膀胱；EM：子宫内膜）

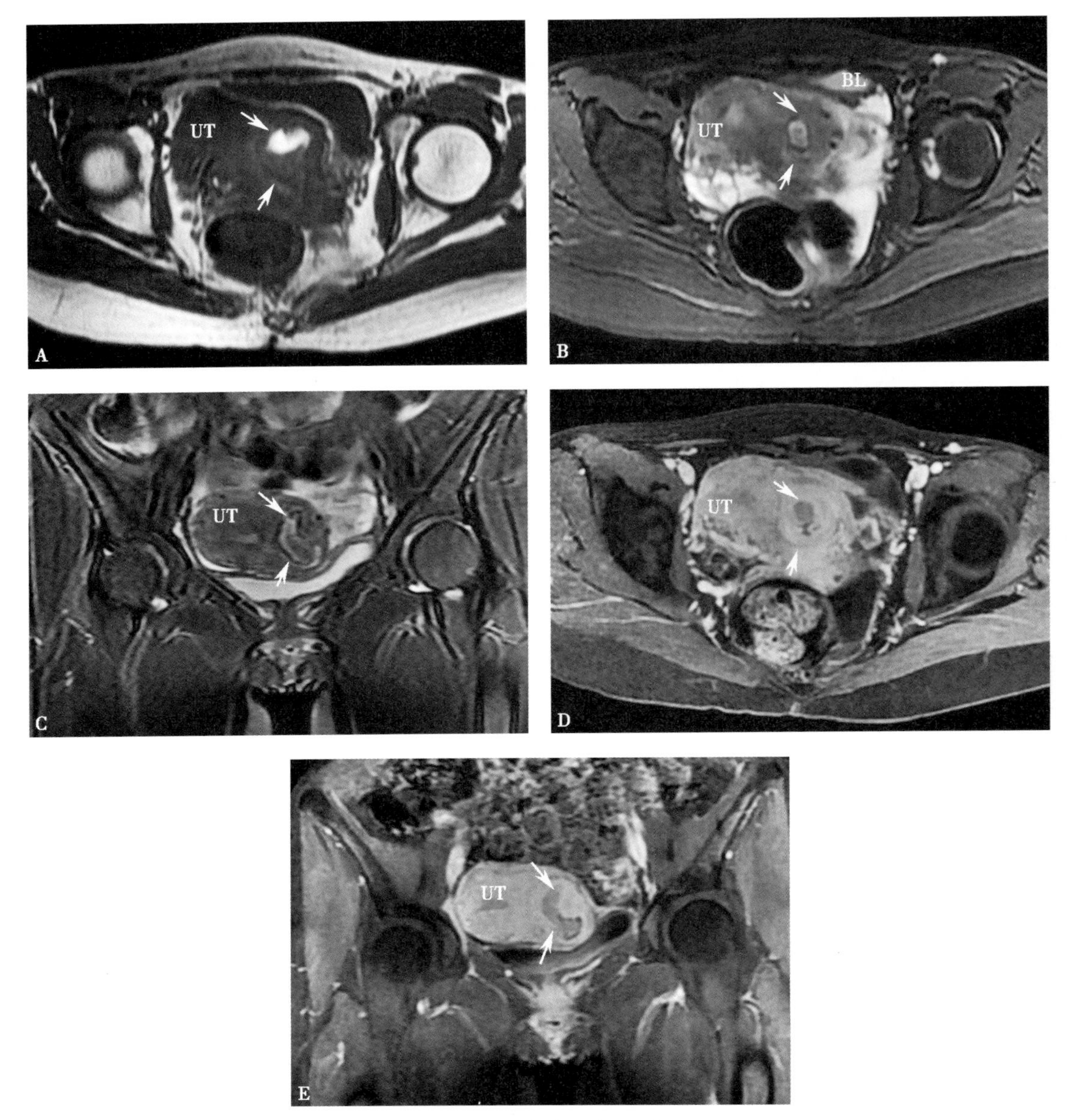

图 4-2-18　子宫腺肌病（局灶型）

A. 横断面 T_1WI 显示子宫体积增大，子宫左前壁内见高信号，提示出血；B. 横断面及 C. 冠状面抑脂 T_2WI 显示子宫左前壁增厚，内见不均匀高低混杂信号，提示亚急性期及陈旧出血；D. 横断面及 E. 冠状面抑脂增强 T_1WI 显示子宫左侧壁内病变中度强化，边界清晰，病变中心出血区无强化（箭头：病变区；BL：膀胱；UT：子宫体）

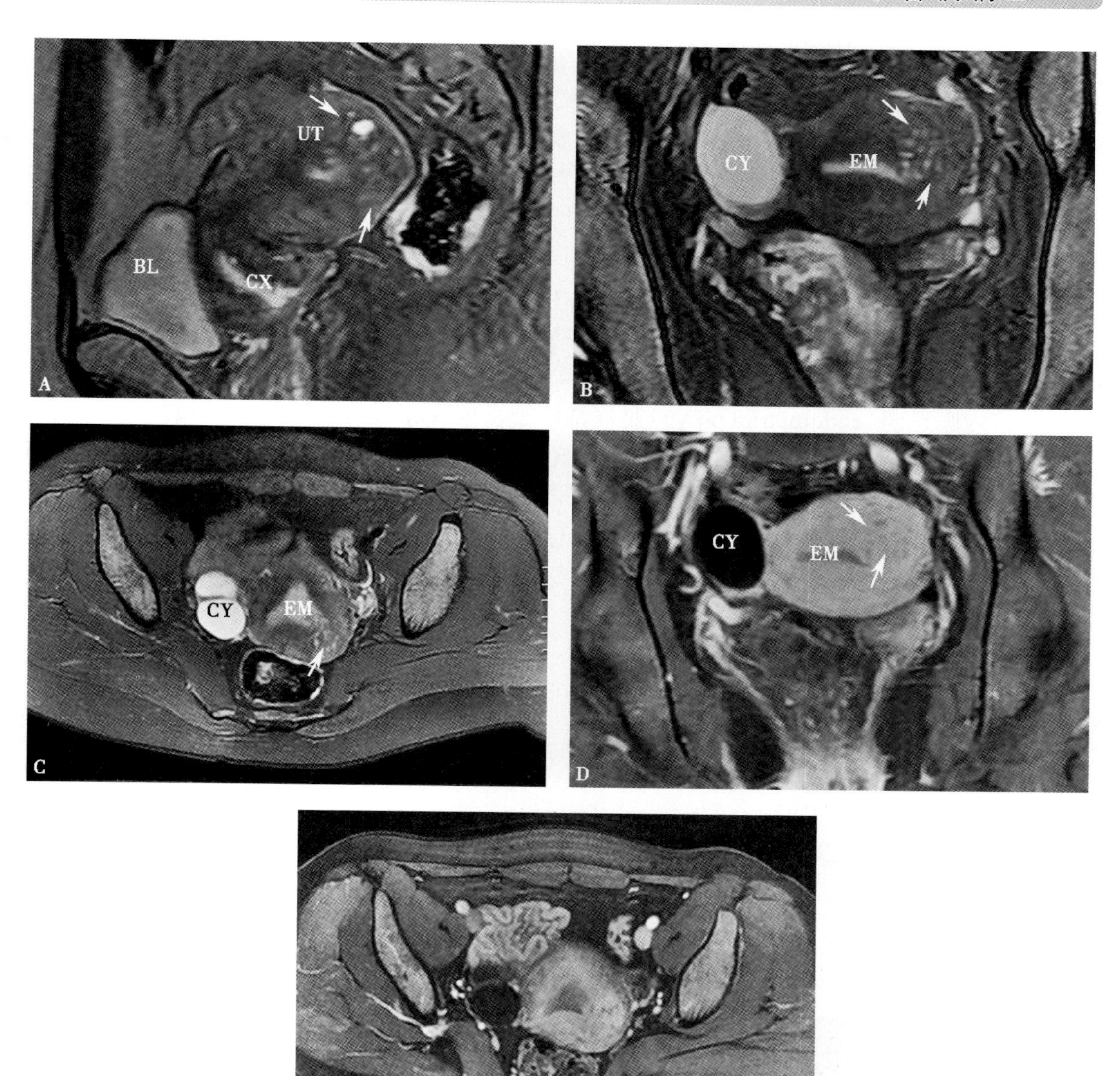

图 4-2-19 子宫腺肌病（局灶型）

A～C. 矢状面、冠状面及横断面抑脂 T_2WI 显示子宫后位，子宫体积增大，左后壁内见散在高信号，右侧卵巢见囊肿；D～E. 冠状面及横断面抑脂增强 T_1WI 显示病变不均匀强化，与正常子宫肌层分界不清（箭头：病变区；BL：膀胱；UT：子宫体；CX：子宫颈；CY：卵巢囊肿；EM：子宫内膜）

【诊断、鉴别诊断及比较影像学】

子宫腺肌病的诊断主要依靠临床表现与超声检查，典型临床症状为 30 岁以上的经产妇出现经期延长、月经量增多、逐年加重的进行性痛经，患者多有流产史或分娩史。

超声图像上，子宫腺肌病表现为子宫体积增大，形态饱满，病变处回声较正常肌层略偏高，和正常肌层分界不清。子宫腺肌病主要需与子宫肌瘤鉴别，子宫肌瘤内部回声较腺肌病回声低，且有漩涡状、编织状的纹理，其周边有假包膜，所以与正常肌层有清晰的分界，周边有环绕的血流信号。另外要与单纯的子宫肥大症相鉴别，后者也表现为子宫均匀性增大，但肌层回声尚正常，无痛经等临床症状，不需要治疗。

超声是诊断子宫腺肌病首选的影像学检查方法。阴道超声的敏感性约为 80%，特异性约为 74%，较腹部超声检查准确性高。CT 对子宫腺肌病诊断意义不大。MRI 对软组织分辨率高，诊断子宫腺肌病的特异性优于阴道超声。确诊需要组织病理学检查。

第三节　子宫内膜息肉

子宫内膜息肉（endometrial polyp）是局部的子宫内膜腺体、间质以及伴随的血管过度增生并突向子宫腔，是女性常见的良性病变。该病可发生于青春期后任何年龄，但多见于 35 岁以上的女性。通常与炎症刺激、雌激素水平过高、病原体感染等因素有关。子宫内膜息肉可单发、多发，直径一般小于 1cm，极少数息肉较大，甚至充满整个宫腔。也有少数息肉的蒂较长，甚至会自行脱落。当病变较小时多无症状，当体积较大或多发时常表现为月经不调、白带异常及不规则出血等。

【影像学表现】

USG：声像图特征为宫腔内实性均质高回声光团（图 4-3-1、图 4-3-2），呈圆形、椭圆形或细条状，与正常内膜组织分界清晰，其前缘可显示亮线状高回声。CDFI 示病变内有星点状血流信号（图 4-3-3），动脉频谱为中等阻力（RI > 0.4）。少数息肉内部可有囊性变，表现为单个或多个小的囊性结构。

CT：CT 平扫难以发现病灶，增强扫描时局部内膜可见中度或轻度强化，与正常子宫内膜一致，鉴别困难。

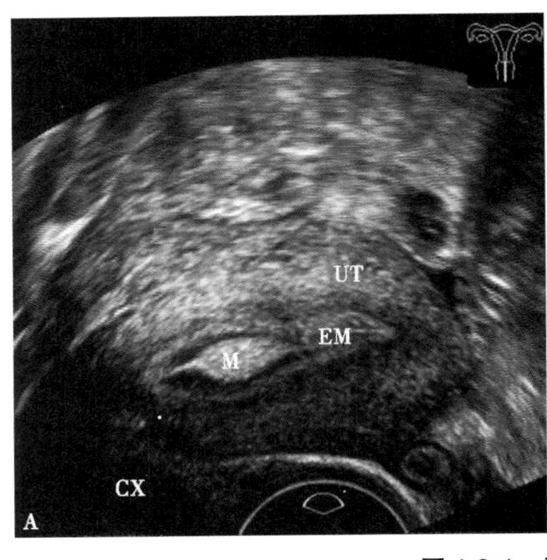

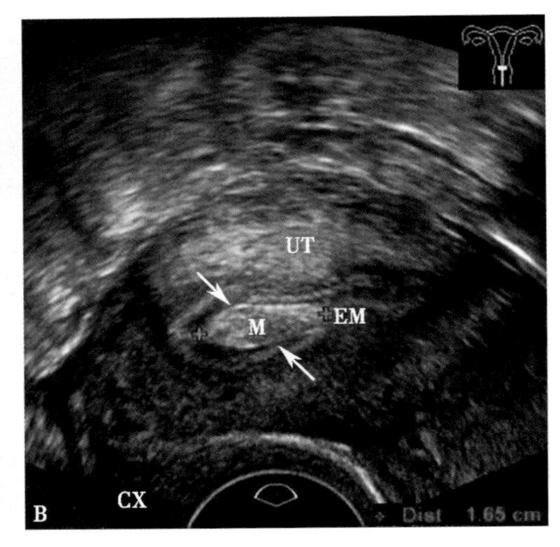

图 4-3-1　子宫内膜息肉

A、B. TVS 纵切示子宫内膜息肉为长条状实性均质高回声，边界清晰，箭头示息肉有清晰的包膜（TVS：经阴道超声检查；UT：子宫体；CX：子宫颈；EM：子宫内膜；M：息肉）

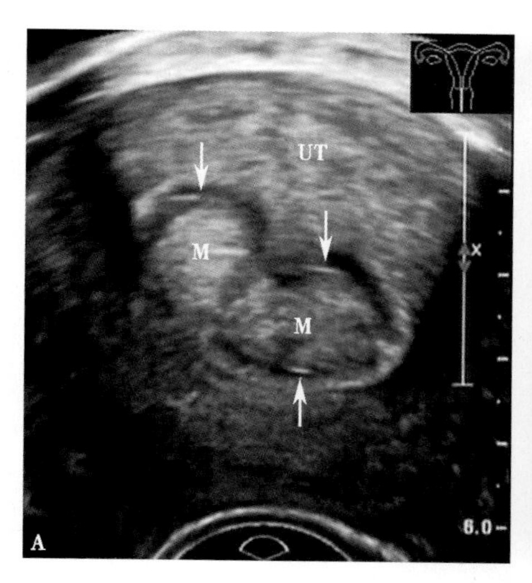

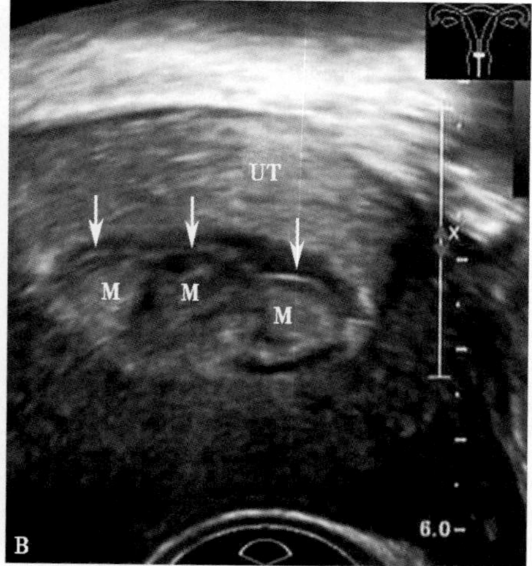

图 4-3-2 子宫内膜多发息肉

A、B. TVS 示宫腔内多发息肉，为实性高回声，边界清晰（箭头示息肉的包膜为细线样结构）（TVS：经阴道超声检查；UT：子宫体；M：息肉）

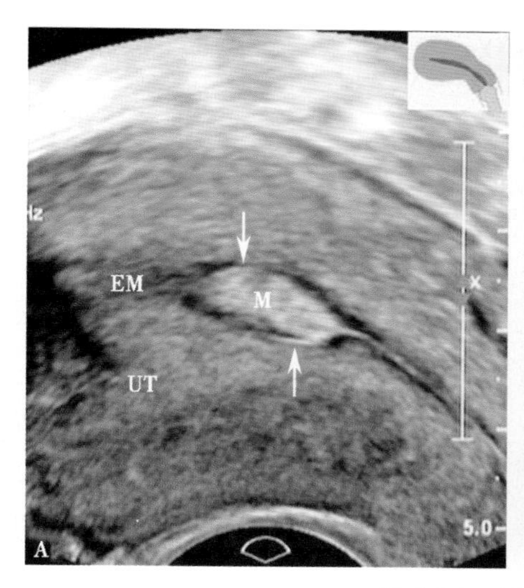

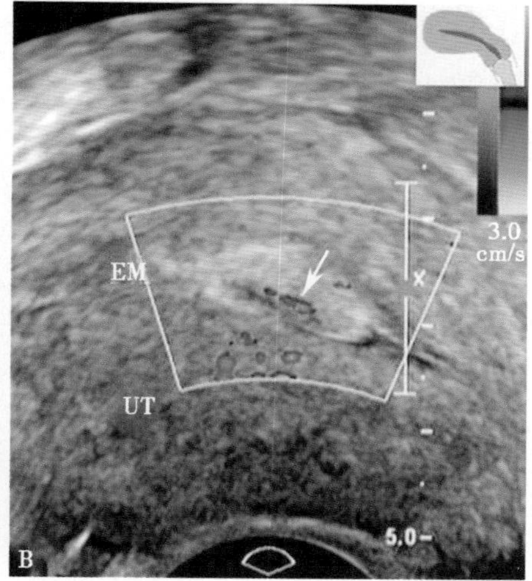

图 4-3-3 子宫内膜息肉

A. TVS 纵切示子宫内膜息肉，为实性均质高回声光团，边界清晰（箭头示息肉的包膜）；B. 彩色多普勒示息肉内探及星条状血流信号（箭头）（TVS：经阴道超声检查；UT：子宫体；EM：子宫内膜；CX：子宫颈）

MRI：当息肉体积较小时，MRI 可不显示。息肉体积较大时，MRI 显示宫腔内类圆形结节，如有蒂可呈长条形。边界清楚，形态规则，信号均匀或不均匀，多呈等 T_1WI、略高 T_2WI 信号。部分息肉内见 T_2WI 低信号纤维核，有时见 T_2WI 更高信号囊变区。当合并出血时，信号混杂。增强扫描病变表现为宫腔内乳头状强化结节，呈渐进性强化（图 4-3-4）。

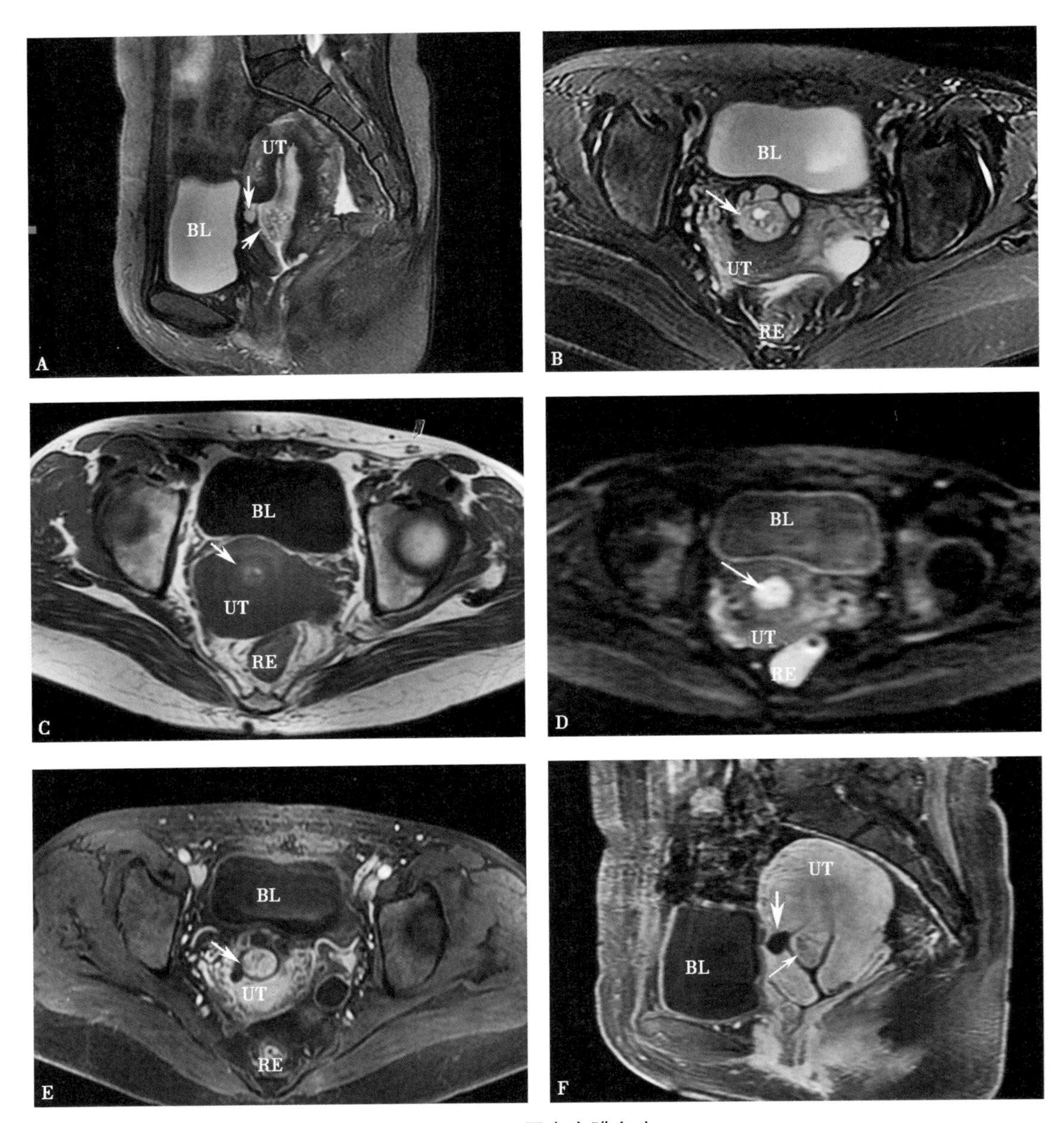

图 4-3-4 子宫内膜息肉

A. 矢状面抑脂 T_2WI 显示宫腔内息肉（短箭头），呈卵圆形实性结节，边界光滑清晰；其前方高信号为剖宫产后囊腔形成（长箭头）；B. 横断面抑脂 T_2WI 显示息肉呈高信号（箭头），病变中心囊变区呈点状更高信号；息肉前方见 3 个高信号囊腔；C. T_1WI 示息肉呈等高信号，其中的高信号提示合并出血；D. DWI 示病变呈高信号；E. 横断面抑脂增强 T_1WI 显示病变强化明显；F. 矢状面抑脂增强 T_1WI 显示病变边缘与正常肌层强化程度相似（短箭头），其前方囊腔无强化（长箭头）（BL：膀胱；UT：子宫体；RE：直肠）

【诊断、鉴别诊断及比较影像学】

子宫内膜息肉的影像学诊断依赖于超声检查，尤其是经阴道超声检查。经腹部超声检查容易漏诊，对于经腹部超声探查子宫内膜回声不均质或局部回声偏高的患者，均需经阴道超声进一步探查。子宫内膜息肉表现为正常内膜中出现圆形、椭圆形或细条状的均质偏高回声光团，与内膜分界清晰。经阴道超声可发现小于5mm的内膜息肉，对内膜息肉的诊断准确率可达90%以上，但对小于3mm的内膜息肉，难以准确诊断。

子宫内膜息肉需与黏膜下子宫肌瘤鉴别，两者均边界清晰、有包膜，但内膜息肉为均质偏高回声；黏膜下子宫肌瘤回声偏低、不均质、内有漩涡状或编织状回声、高低相间的纹理及后方回声衰减的暗带。另外，子宫内膜息肉需与子宫内膜增生鉴别，后者表现为整个宫腔内膜均匀增厚，回声增强，多数失去正常三线征结构，其内见密集的小的囊性结构（直径1～5mm）。子宫内膜息肉囊性变时要与宫内早孕鉴别，后者小囊位于正常内膜的前层或后层，囊壁较厚，周边有正常滋养细胞增殖形成的高回声圈，仔细询问病史，结合尿或血β-HCG检查不难鉴别。

子宫内膜息肉MRI表现特异性不强，CT检查则多不能显示病变。

第四节 子宫内膜癌

子宫内膜癌（endometrial carcinoma）又称子宫体癌，是发生于子宫内膜的上皮性恶性肿瘤，好发于围绝经期和绝经后女性。近年来，子宫内膜癌发病率逐渐升高，是死亡率为第三位的妇科恶性肿瘤（仅次于卵巢癌和宫颈癌）。发病原因尚不明确，可能与无孕激素拮抗的雌激素长期作用、癌基因或抑癌基因突变有关。

子宫内膜癌病理类型多为腺癌，其他少见类型包括腺癌伴鳞状上皮化生（腺棘癌）、腺鳞癌、浆液性癌、透明细胞癌等。早期患者可无明显症状，随着病变发展可出现不规则阴道流血、阴道排液、疼痛、下腹部包块及贫血等症状。为了更好地选择治疗方式及判断愈后，需要进行分期，目前国际广泛认同的是国际妇产科协会（FIGO）2009年的分期标准。

子宫内膜癌2009年FIGO分期：

Ⅰ 肿瘤局限于子宫体

Ⅰa 无肌层浸润

Ⅰb 肿瘤浸润深度＜1/2肌层

Ⅰc 肿瘤浸润深度≥1/2肌层

Ⅱ 肿瘤侵犯宫颈间质，但无宫体外蔓延

Ⅲ 肿瘤局部和（或）区域扩散

Ⅲa 肿瘤累及浆膜层和（或）附件

Ⅲb 阴道和（或）宫旁受累

Ⅲc 盆腔淋巴结和（或）腹主动脉旁淋巴结转移

Ⅲc1 盆腔淋巴结阳性

Ⅲc2 腹主动脉旁淋巴结阳性和（或）盆腔淋巴结阳性

Ⅳ 肿瘤侵及膀胱和（或）直肠黏膜，和（或）远处转移

Ⅳa 肿瘤侵及膀胱或直肠黏膜

Ⅳb 远处转移，包括腹腔内和（或）腹股沟淋巴结转移

【影像学表现】

USG：子宫内膜癌早期声像图无特殊表现，或仅见内膜轻度增厚（图4-4-1），或局部内膜回声偏低、偏高及不均质，CDFI亦无特殊异常。中、晚期子宫内膜癌超声表现为子宫不

同程度增大，外形尚规则或形态饱满；子宫内膜非均匀性增厚或失去内膜的固有形态，表现为宫腔内高低不均回声的实性团块，多数以低回声为主，内可有液化坏死形成的不规则暗区；内膜癌浸润肌层时，与肌层分界不清，受累肌层回声偏低；宫腔内有积液（积血）或积脓时，可见内膜边缘呈虫蚀状，不规则的无回声或低弱回声区，内充满点状或絮状物。CDFI示子宫内膜癌周边或内部血流较丰富，可见斑点状、条状血流信号，动脉频谱呈高速低阻型（RI＜0.4）或高、低阻血流共存（图 4-4-2～图 4-4-5）。

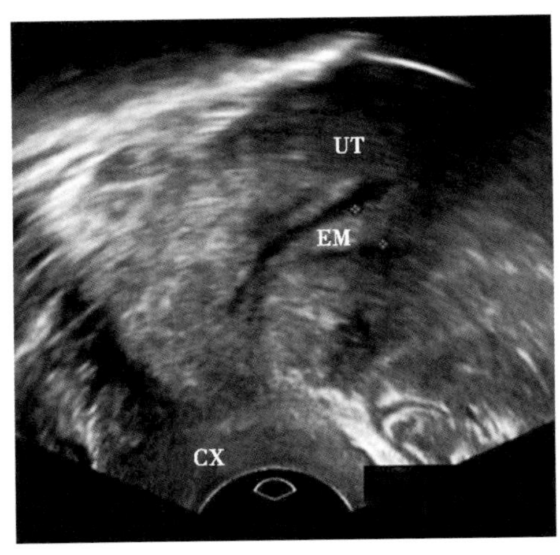

图 4-4-1 子宫内膜癌

TVS 纵切示子宫内膜前层（0.662cm）较后层明显增厚，回声不均质；宫腔内少量积液（TVS：经阴道超声检查；UT：子宫体；CX：子宫颈；EM：子宫内膜）

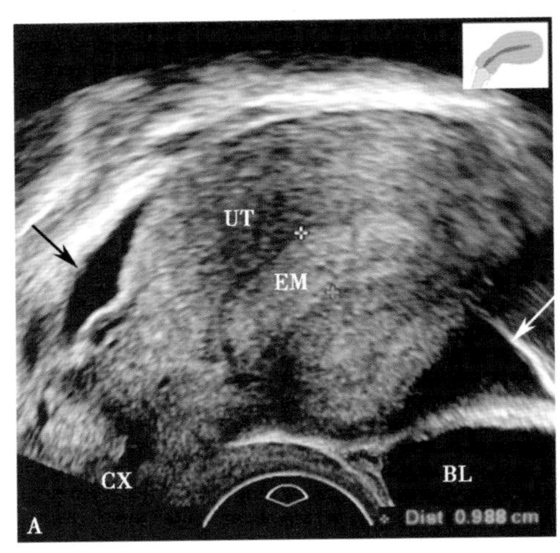

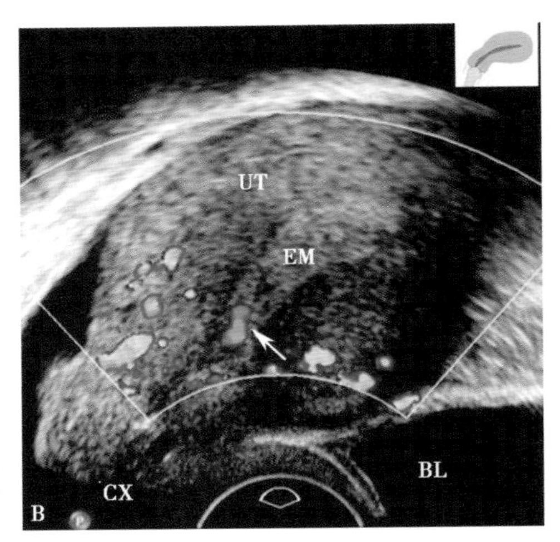

图 4-4-2 子宫内膜癌

A. TVS 纵切示子宫内膜边界尚清，内回声弥漫性偏高，失去正常的三线征结构（箭头示子宫周围少量积液）；B. TVS 纵切，彩色血流图示内膜下段有粗大血流信号（箭头）（TVS：经阴道超声检查；BL：膀胱；UT：子宫体；CX：子宫颈；EM：子宫内膜）

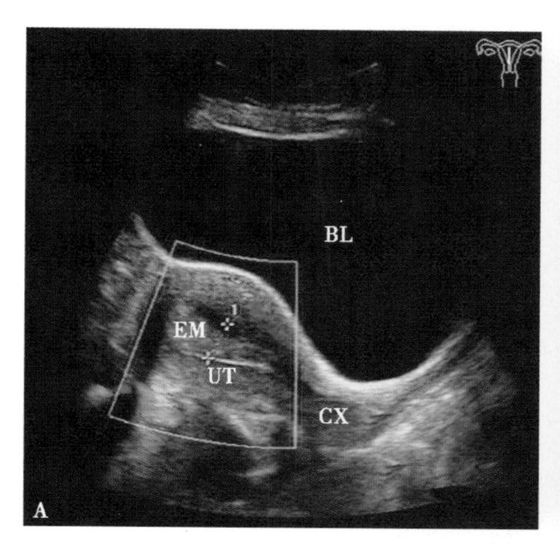

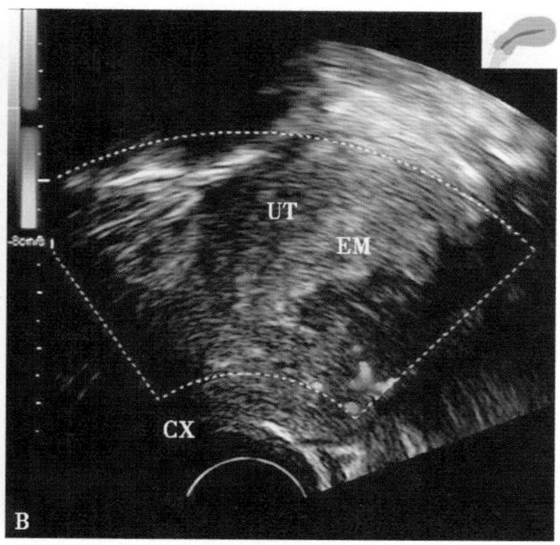

图 4-4-3 子宫内膜癌

A. TAS 纵切示子宫内膜增厚，回声弥漫性偏高，失去正常的结构层次，内无明显血流信号；B. TVS 纵切示内膜回声弥漫性偏高，边缘不规整，边缘有稀疏血流信号（TAS：经腹部超声检查；TVS：经阴道超声检查；BL：膀胱；UT：子宫体；CX：子宫颈；EM：子宫内膜）

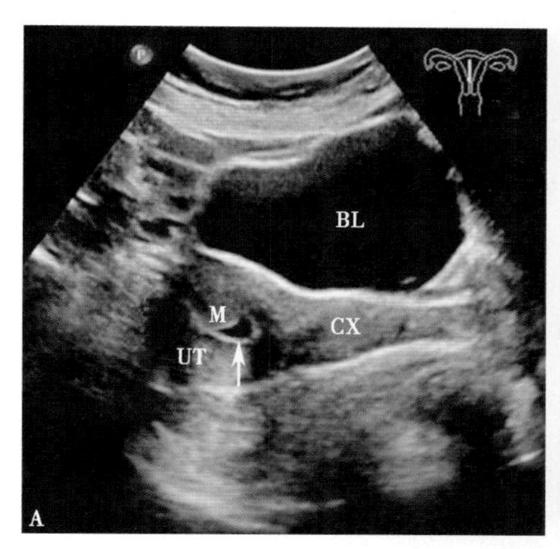

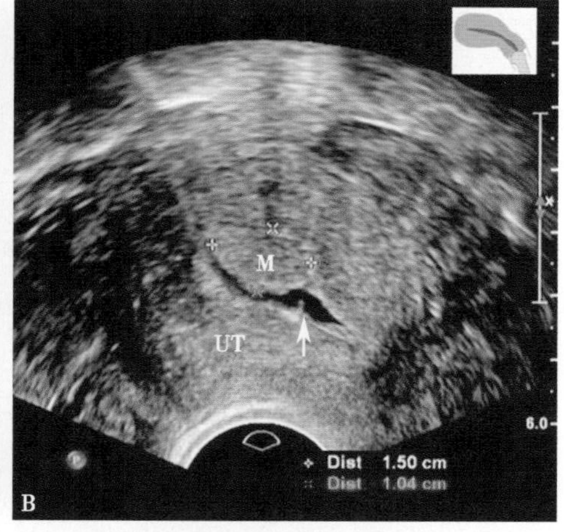

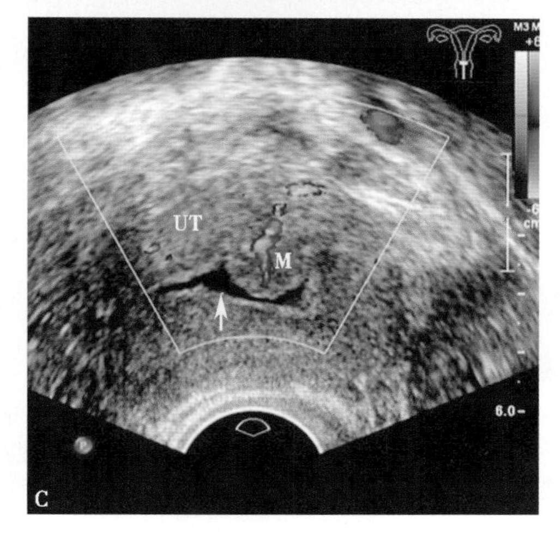

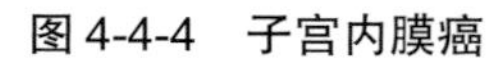

图 4-4-4 子宫内膜癌

A、B. TAS 及 TVS 纵切示子宫腔内探及少量积液（箭头）及实性团块（M）；C. TVS 横切，彩色多普勒示细条状血流信号自宫壁伸入宫腔内（TAS：经腹部超声检查；TVS：经阴道超声检查；BL：膀胱；UT：子宫体；CX：子宫颈；M：宫腔内团块）

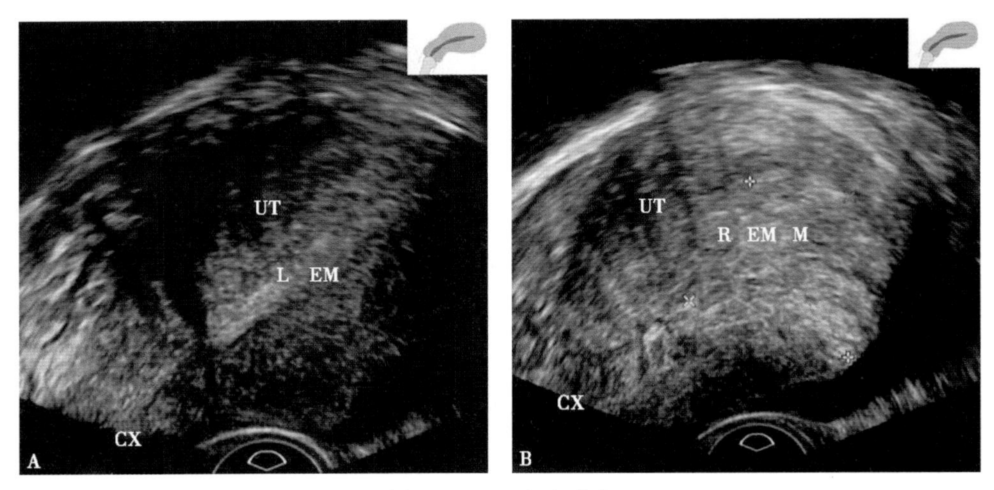

图 4-4-5 子宫内膜癌

A. TVS 纵切示左侧宫腔内膜回声及形态基本正常；B. TVS 纵切示右侧宫腔内膜呈团块样增厚，与宫壁分界不清，内回声弥漫性偏高不均质（TVS：经阴道超声检查；UT：子宫体；CX：子宫颈；L EM：左侧子宫内膜；R EM M：右侧内膜病变）

CT：①早期子宫内膜癌，CT 平扫不易发现病变，增强扫描见强化程度低于邻近正常肌层的结节，边界多不清楚。②宫腔扩大，内见软组织密度灶，密度低于正常肌层；病变呈结节状或菜花状，大的病变填充整个宫腔，形态不规则。增强后病变强化程度低于正常子宫肌层（图 4-4-6）。③病变侵犯邻近肌层时，受侵肌层变薄，轻度强化（图 4-4-7）。④宫腔积液、积血，宫壁厚薄不一。⑤宫颈、卵巢等邻近组织器官受侵时体积增大，呈不均匀强化，还可见脏器转移及淋巴结的转移等（图 4-4-8）。

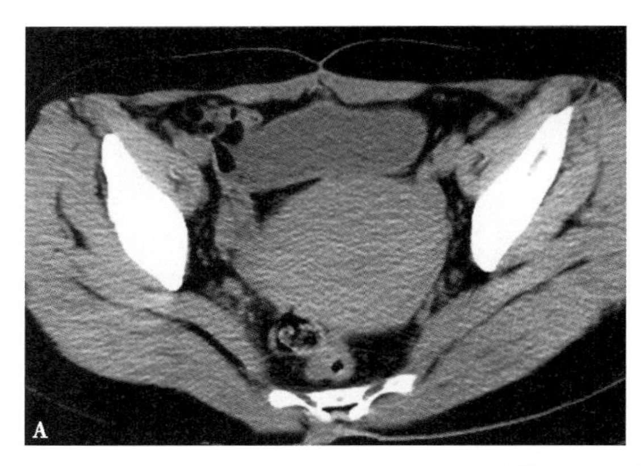

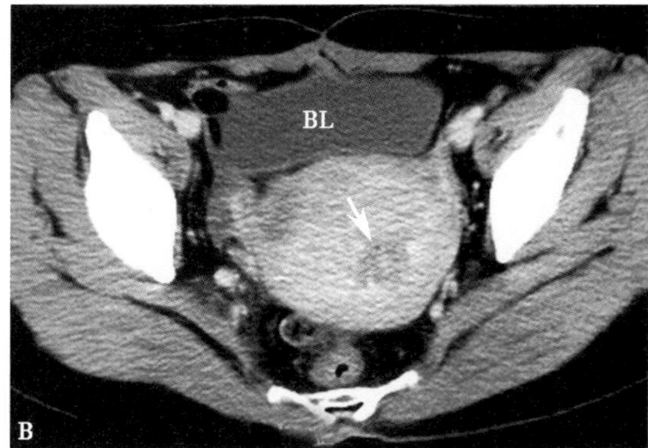

图 4-4-6 子宫内膜癌

A. 平扫 CT 显示子宫体积增大，密度均匀，病变未见显示；B. 增强 CT 显示宫腔左后方不规则形病灶（箭头），强化程度低于正常子宫肌层（BL：膀胱）

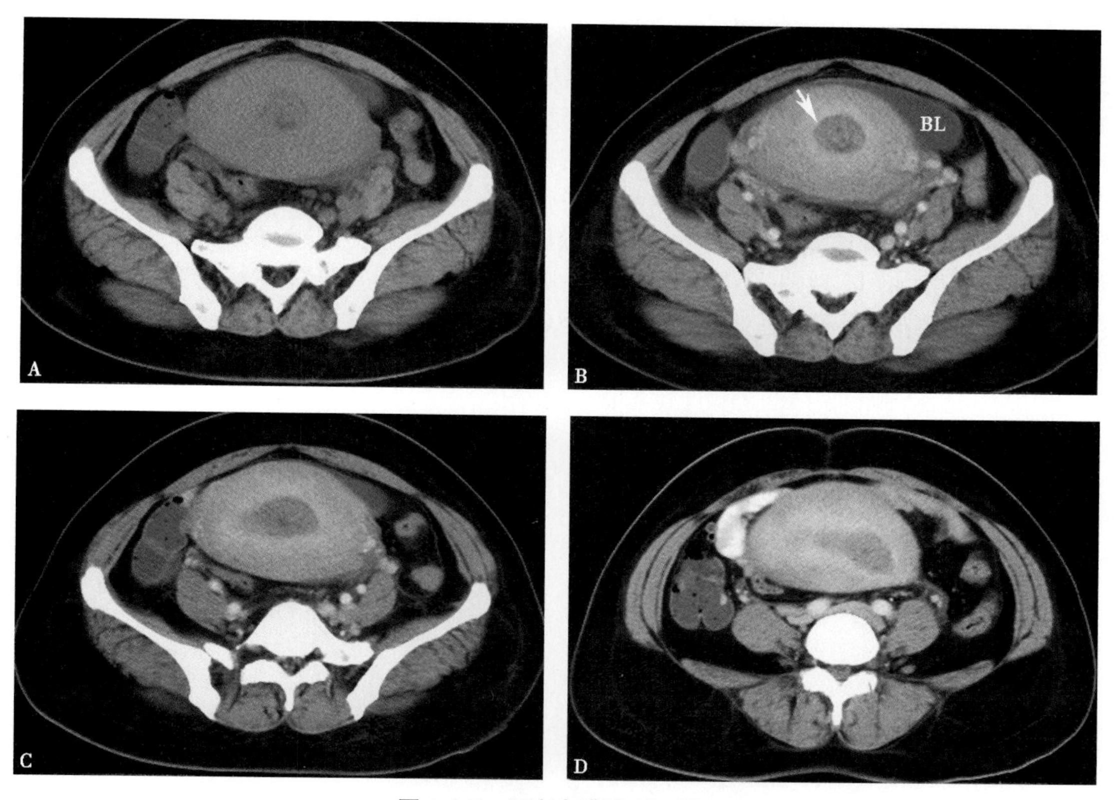

图 4-4-7　子宫内膜癌（Ⅰb 期）

A. 平扫 CT 示子宫体积增大，宫腔扩大，内见等低密度灶；B～D. 增强 CT 不同层面显示宫腔内病变轻度强化（箭头），并侵犯肌层（BL：膀胱）

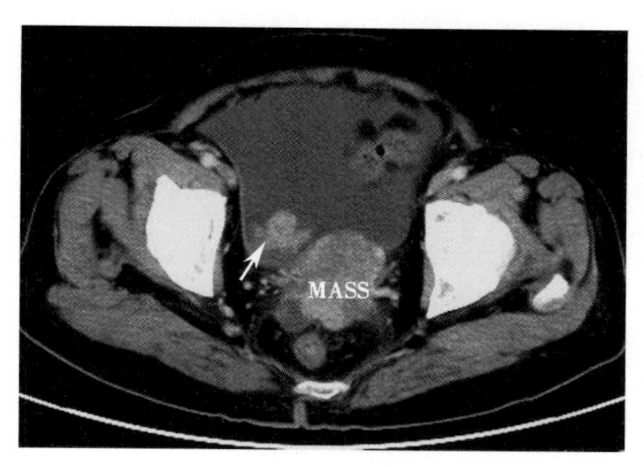

图 4-4-8　子宫内膜癌盆腔转移（Ⅲb 期）

增强 CT 示子宫体积不规则形增大，强化不均匀；子宫右前方盆腔内见不均匀强化的转移瘤（箭头），盆腔大量积液（MASS：子宫内膜癌）

MRI：①子宫内膜增厚：内膜弥漫性或局限性不规则增厚，绝经前内膜厚度超过 10mm，绝经后超过 3mm；②宫腔内肿物：宫腔内见息肉样或肿块样病变，T_1WI 呈等或略低信号，T_2WI 呈高信号，DWI 弥散受限。肿块较小时边界清晰，较大时往往边界不清、信号不均匀；增强后肿瘤呈不均匀轻度强化；宫腔受压变窄、变形并出现积液或积血（图 4-4-9）；③结合带信号异常：T_2WI 示结合带信号增高，边界不清，可中断或消失；动态增强示子宫内膜与肌层之间的强化带部分或完全中断；④侵犯浅深肌层：当肿瘤侵犯肌壁，肌层与结合带分界模糊，增强的肌层内见不规则、不均匀强化的肿块（图 4-4-10）；⑤子宫增大变形、宫颈或阴道受侵、邻近组织结构受侵及远处淋巴结转移等（图 4-4-11、图 4-4-12）。

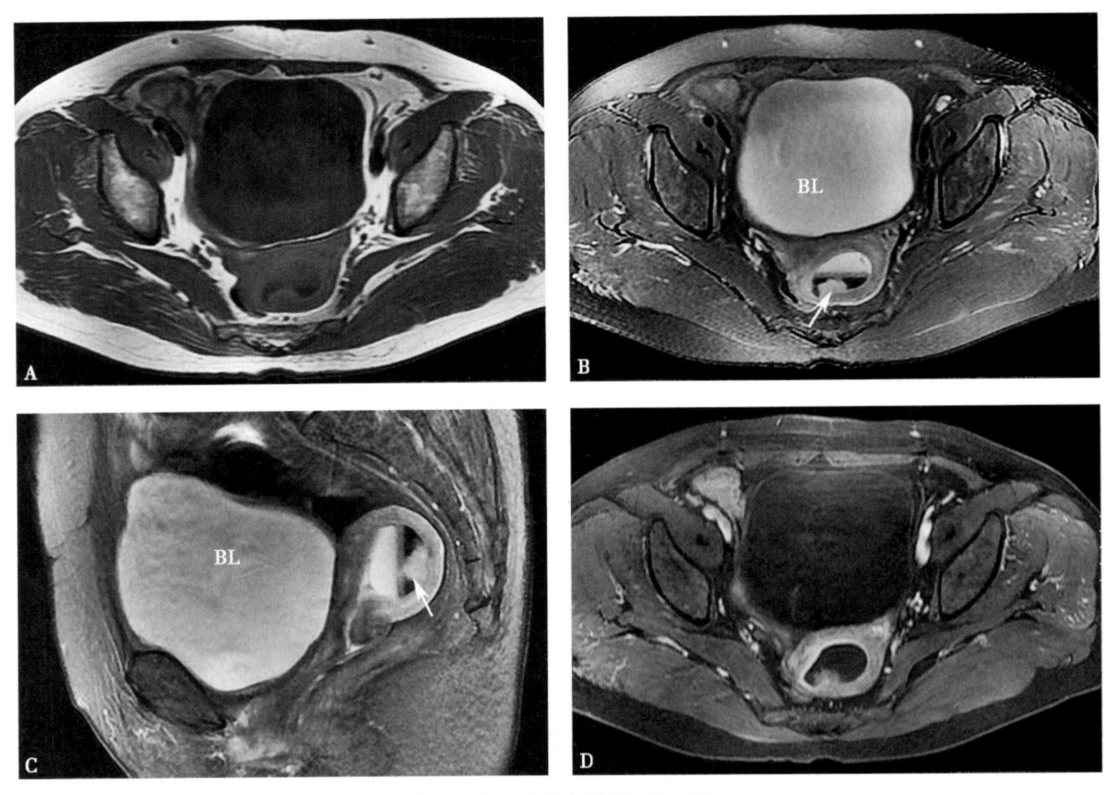

图 4-4-9　子宫内膜癌（Ⅰa 期）

A. 横断面 T_1WI 示宫腔积液呈低信号，子宫后壁见向腔内突出的不规则结节；B. 横断面及 C. 矢状面抑脂 T_2WI 示扩大的宫腔内见液 - 液平面，下层呈低信号（陈旧出血）；后壁见突向腔内的高信号结节（箭头），表面不规则，病变侵犯黏膜为主；D. 横断面抑脂增强 T_1WI 显示病变强化明显（箭头：肿瘤；BL：膀胱）

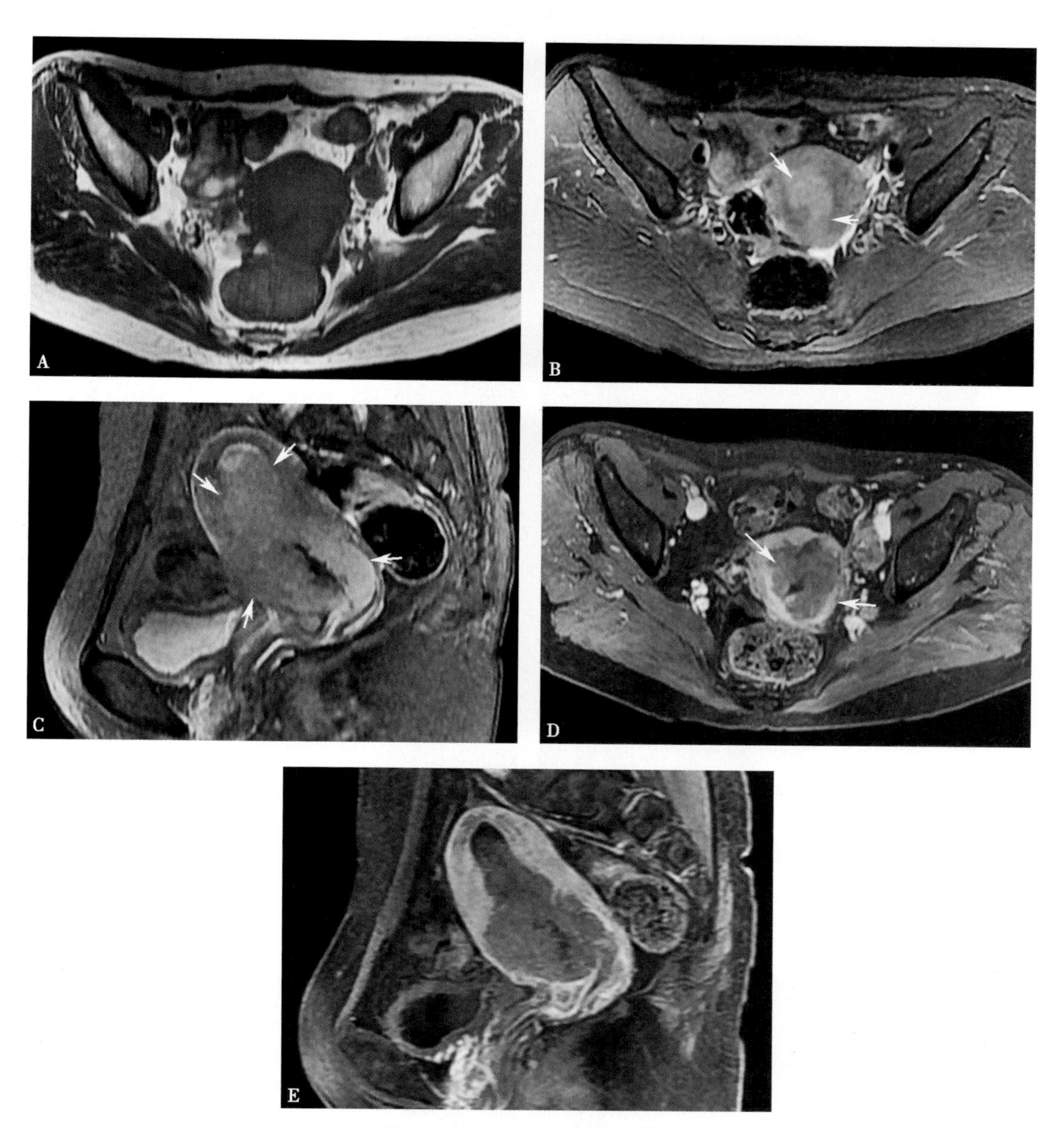

图 4-4-10 子宫内膜癌（Ⅱ期）

A. 横断面 T_1WI，子宫呈等信号，未显示病变；B. 横断面抑脂 T_2WI，子宫内膜不规则增厚，呈高信号，病变并侵犯子宫后壁结合带及深肌层；C. 矢状面抑脂 T_2WI，子宫内膜弥漫性不规则增厚，边界不清，并侵犯肌层，宫腔变小；D. 横断面抑脂增强 T_1WI，宫腔内不规则形肿块轻度强化，边缘不整；E. 矢状面抑脂增强 T_1WI 显示肿瘤充满宫腔并侵犯肌层及宫颈（箭头：肿瘤）

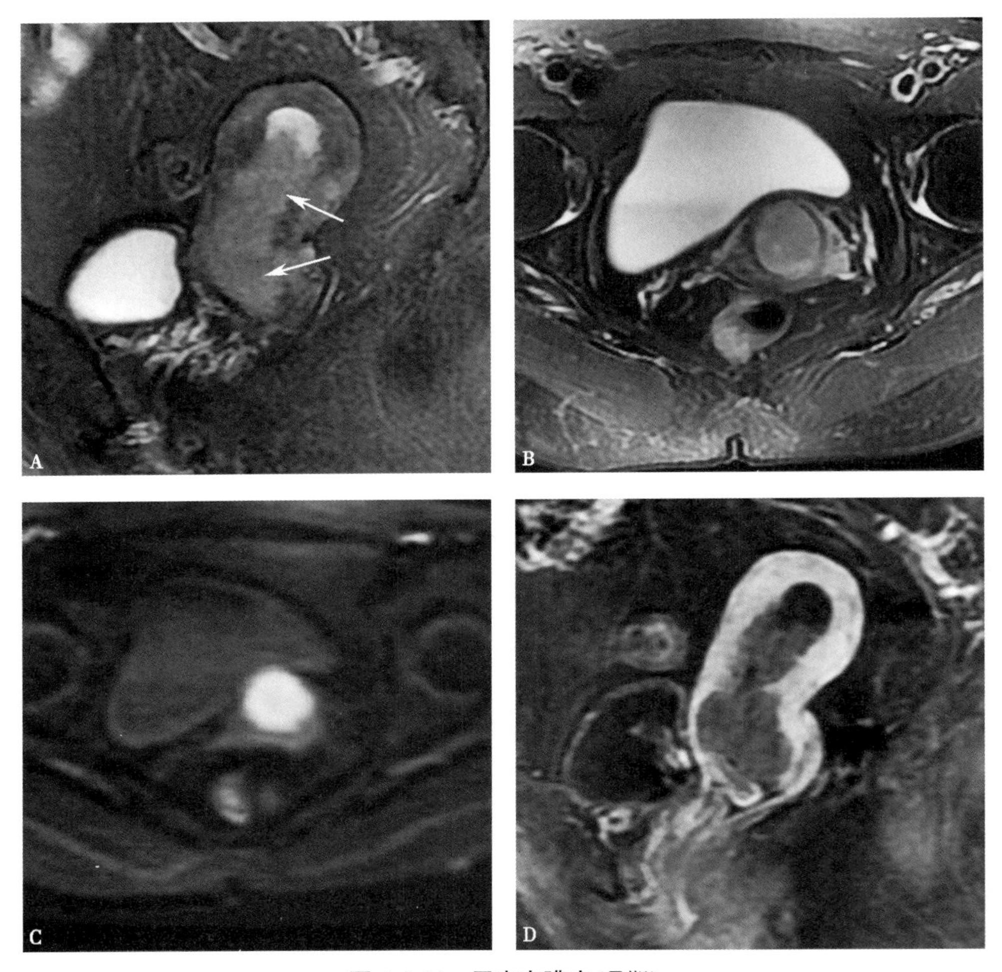

图 4-4-11 子宫内膜癌（Ⅱ期）

A. 矢状面抑脂 T_2WI，子宫腔内肿瘤侵及肌层及宫颈（箭头）；B. 横断面抑脂 T_2WI 及 C. DWI，显示侵犯宫颈的肿块呈高信号；D. 增强 T_1WI 显示子宫内病变较大，侵及肌层及宫颈，呈轻度强化

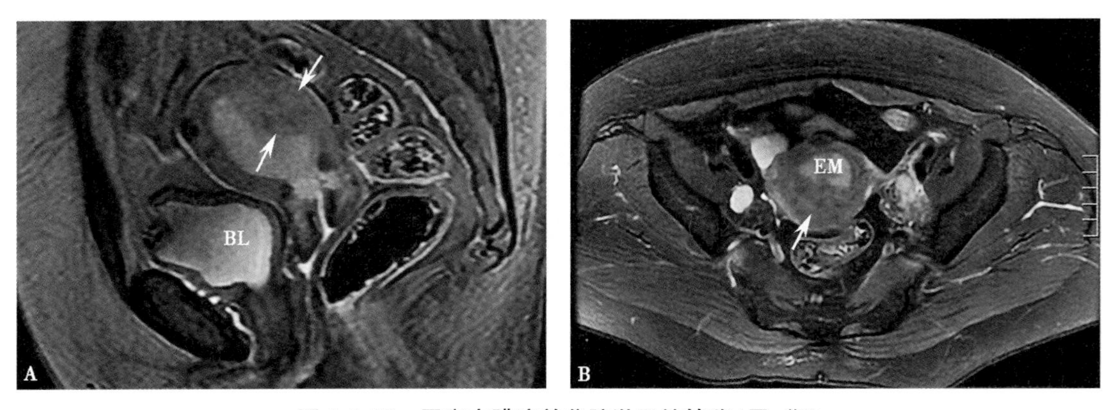

图 4-4-12 子宫内膜癌并盆腔淋巴结转移（Ⅲc 期）

A. 矢状面及 B. 横断面抑脂 T_2WI，子宫后壁不规则增厚，信号不均（箭头）

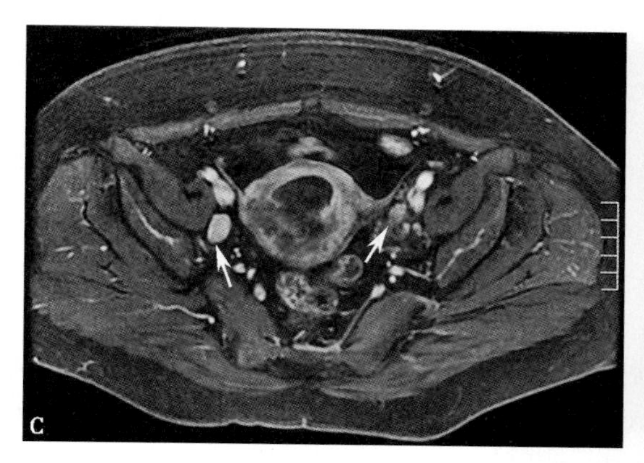

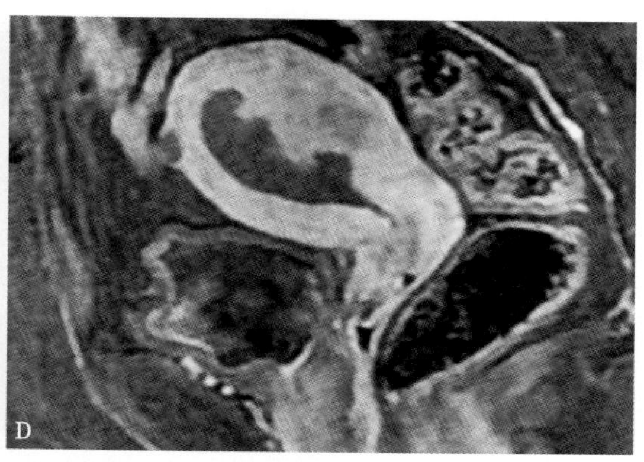

图 4-4-12　子宫内膜癌并盆腔淋巴结转移（Ⅲc 期）（续）

C. 横断面抑脂增强 T_1WI 显示子宫后壁病变较大，侵及肌层，呈不均匀轻度强化；宫旁两侧髂外动脉及静脉后方分别见强化的肿大淋巴结（箭头）；D. 矢状面抑脂增强 T_1WI 显示子宫后壁病变强化，病变向宫腔内突出；子宫前壁另见低信号小肌瘤

MRI 对于子宫内膜癌的分期有助于临床治疗方案的选择及判断预后等。通常将结合带是否完整作为判断肌层有无受侵的观察标准，T_2WI 显示结合带较为清楚，T_1WI 增强对结合带的显示更加准确。正常时结合带表现为环绕内膜的 T_2WI 低信号带，受侵时结合带出现信号及形态的改变、局部显示不清或消失；对于部分绝经后患者，其子宫萎缩，结合带显示不清，此时应结合宫壁内缘是否毛糙、局部肌层的改变以及临床病史等情况来综合分析。

【诊断、鉴别诊断及比较影像学】

超声是初步筛查子宫内膜癌的常规检查方法，诊断符合率约为 80%，但多数子宫内膜癌早期的超声声像图无特征性改变，容易漏诊。中、晚期子宫内膜癌超声表现为子宫增大、子宫内膜非均匀性增厚或失去正常形态、宫腔内见高低不均回声的低回声实性团块、团块内可伴有不规则形暗区，病变与肌层分界不清等。

子宫内膜癌的超声声像图应与黏膜下肌瘤、内膜息肉及子宫内膜增生相鉴别：①黏膜下肌瘤：也表现为宫腔内的实性低回声光团，但边界清晰，有肌瘤的特征性改变，且多数能观察到内膜被突破的破口及其周围正常内膜；②内膜息肉：回声均质偏高，有“宫腔分离征”，其前缘有亮线样高回声；③子宫内膜增生症：为内膜均匀性增厚，内可见针尖样、米粒及绿豆样大小的囊。CDFI 显示以上三种疾病均为良性病变，血流信号均没有子宫内膜癌丰富，多数动脉频谱 RI>0.4。子宫内膜癌还需与子宫肉瘤相鉴别，多数子宫肉瘤发生于肌层，少数发生于内膜的子宫内膜间质肉瘤则与子宫内膜癌难以通过影像学手段鉴别。

CT 由于无法区分内膜与肌层结合带的解剖结构，对肌层浸润深度的评估价值有限，但在确定盆腔淋巴结及远处转移方面有重要价值。MRI 可较清晰地显示病变，表现为子宫内膜增厚、宫腔内肿块、结合带 T_2WI 高信号、不均匀强化等，并且可以显示浸润范围、转移等改变，因此可较准确地评估肿瘤分期。子宫内膜癌的确诊依赖于分段诊断性刮宫或子宫内膜活检。

第五节　子 宫 肉 瘤

子宫肉瘤（sarcoma of uterus）是女性生殖系统罕见的高度恶性肿瘤，起源于中胚层，可来自子宫平滑肌、结缔组织、内膜基质、血管或肌瘤，亦可来自中胚层的各种衍生成分，如骨、软骨、脂肪、横纹肌等。子宫肉瘤病因不明，占子宫恶性肿瘤的2%～5%，好发于50岁左右。子宫肉瘤可发生于子宫各个部位，发生于宫体部的概率远大于宫颈部。

子宫肉瘤的组织类型较为复杂，美国妇科肿瘤学组（GOG）将其分为：①间质肿瘤（mesenchymal tumor），包括子宫平滑肌肉瘤（leiomyosarcoma）和子宫内膜间质肉瘤（endometrial stromal sarcoma）；②上皮间质混合瘤（mixed epithelial-stromal tumor），包括腺肉瘤（adenosarcoma）、癌肉瘤（carcinosarcoma）、恶性米勒管混合瘤（malignant mixed mullerian tumor）；③其他类型的肉瘤。我国平滑肌肉瘤多见，约占子宫肉瘤的45%，病变呈弥漫性生长，与子宫肌层无明显界限，肿瘤易转移。

子宫肉瘤的临床症状主要包括阴道异常出血、下腹部包块、腹痛、阴道分泌物增多等。查体子宫明显增大，呈多结节状，质软。

【影像学表现】

USG：超声是子宫肉瘤的首选筛查方法，但并无特异性。子宫肉瘤较小时，其声像图表现为宫壁或宫腔的单发（少数为多发）实性包块，边界不清，回声高低不均，可有少量的低弱回声或无回声。子宫肉瘤较大时其声像图特征为形态不规则或分叶状的实性或囊实性包块，与周围肌层分界不清，回声高低不均，可伴有液化或呈疏松的蜂窝状、网格状改变。CDFI示包块内部及周边有丰富的血流信号，血流方向紊乱，形态不规则，并且具有特征性的镶嵌样彩色血流（图4-5-1、图4-5-2）。包块内的动脉为高速低阻型血流频谱，阻力指数（RI）为0.45～0.5。

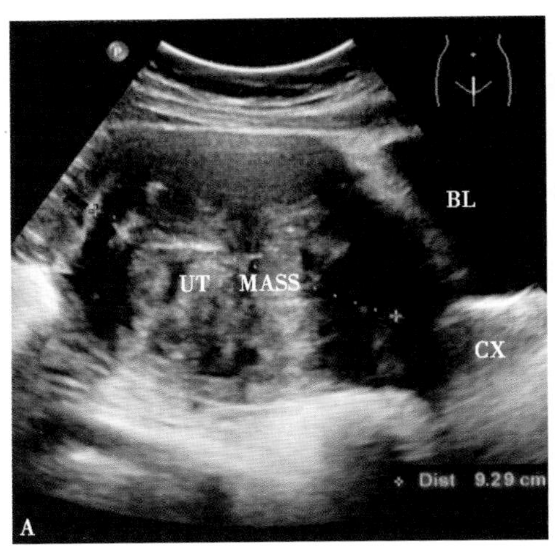

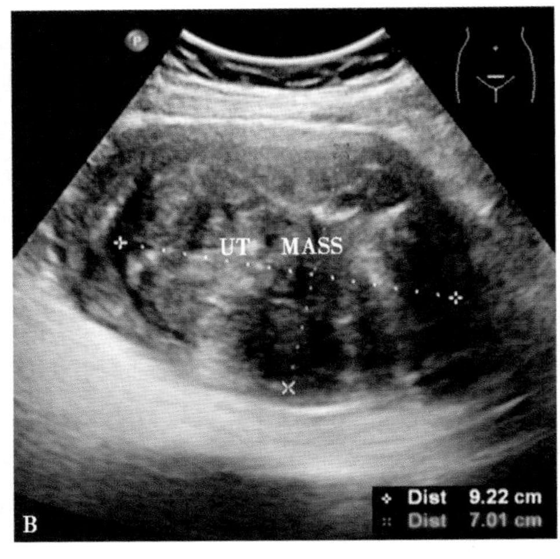

图4-5-1　子宫肉瘤

A、B．TAS纵切及横切示宫体中央显示较大的实性不均质包块，边界欠清晰，内回声高低不均，子宫内膜显示不清

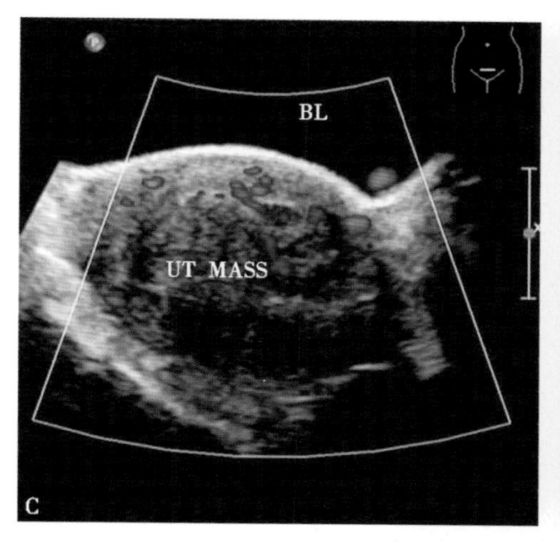

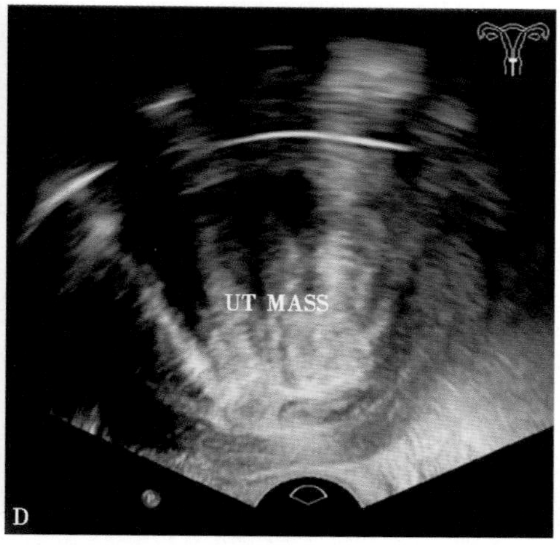

图 4-5-1 子宫肉瘤(续)
C. TAS 横切示包块边界不清晰,能量多普勒示包块内探及较丰富的条状血流信号;D. TVS 横切示包块内回声高低不均,子宫内膜显示不清晰(BL:膀胱;UT:子宫;CX:子宫颈;MASS:包块)

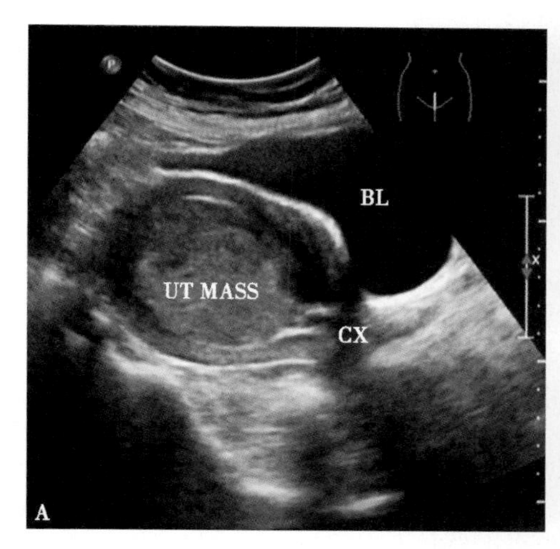

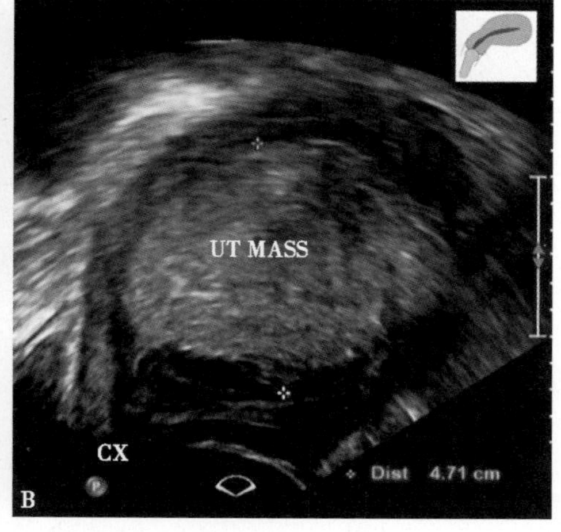

图 4-5-2 子宫肉瘤
A. TAS 纵切示宫体中央较大的实性高回声包块,局部与正常宫壁分界不清,子宫内膜显示不清;B. TVS 纵切示包块内大部分为高回声的实性光团,边缘小部分为低回声,子宫内膜显示不清(BL:膀胱;UT:子宫;CX:子宫颈;MASS:包块)

CT:平扫 CT 显示子宫形态正常或局限性增大,子宫肌壁内或宫腔内出现类圆形或不规则形软组织密度肿块,呈等、低密度(图 4-5-3)。病变较小时密度较均匀局限于子宫轮廓内,肿瘤较大时密度混杂并突出子宫轮廓外。病变常伴出血、坏死,出血表现为高密度,囊变坏死区呈低密度,肿瘤可伴有钙化。增强扫描病变呈早期不均匀明显强化,界限不清,后期可持续强化。此外,子宫外的转移灶有助于本病的诊断(图 4-5-4、图 4-5-5)。

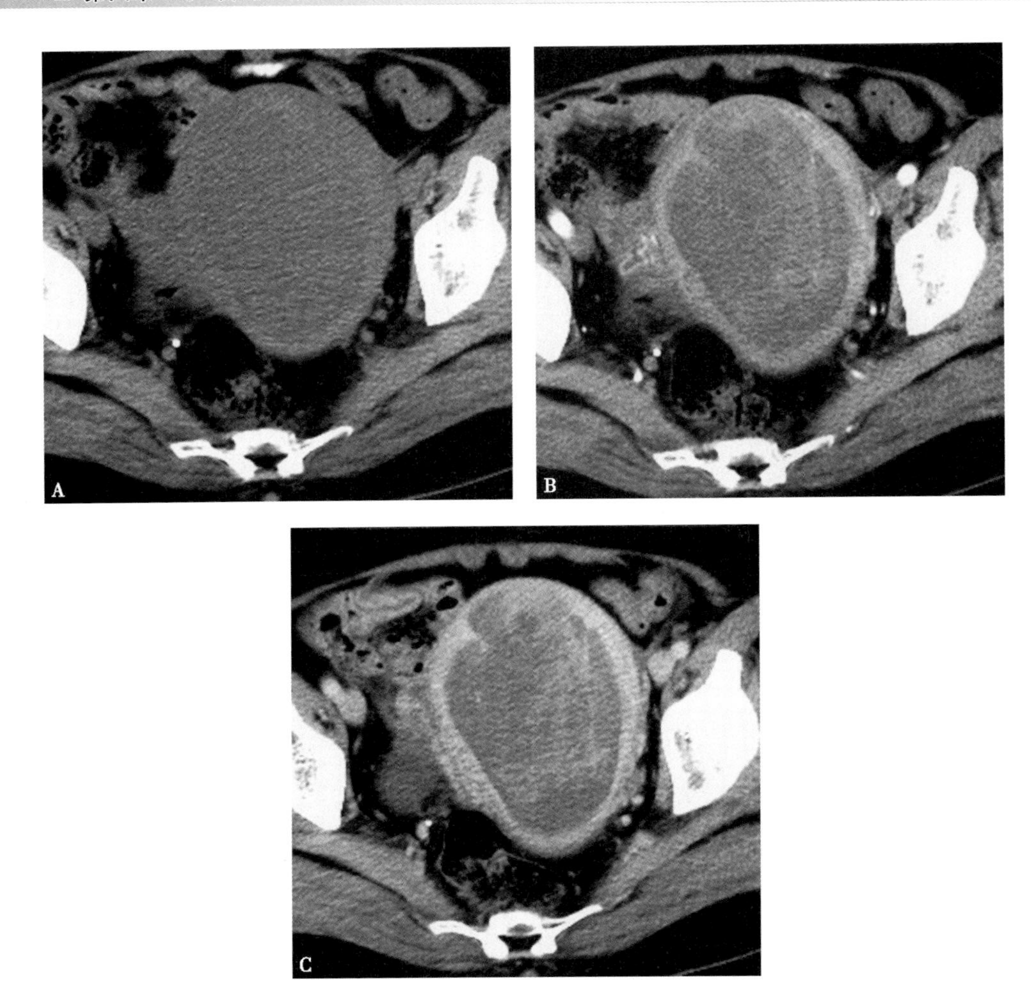

图 4-5-3 子宫平滑肌肉瘤

A. 平扫 CT 显示子宫增大，宫腔内肿块呈略低密度；B. 增强 CT 动脉期及 C. 静脉期，显示宫腔内软组织肿块呈不均匀逐渐强化

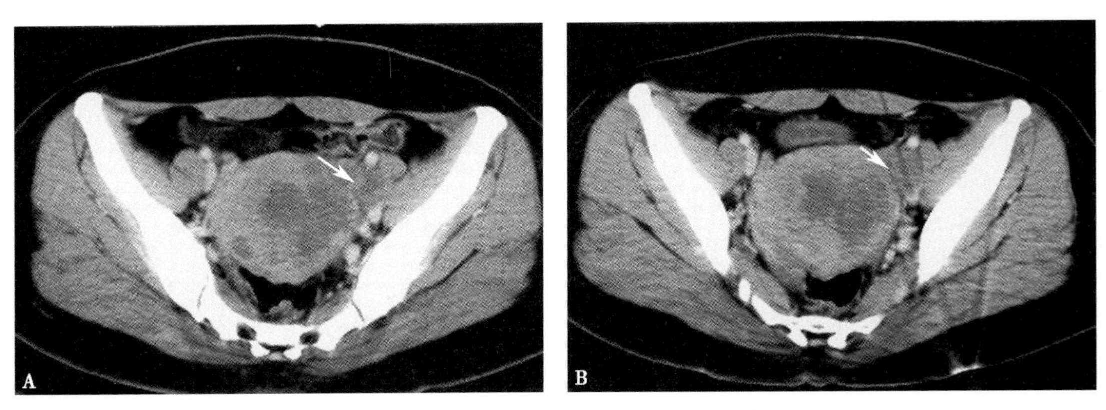

图 4-5-4 子宫平滑肌肉瘤并盆腔淋巴结转移

A. 及 B. 增强 CT 显示子宫肌壁内及宫腔内多发不规则形低密度软组织肿块，呈不均匀强化，强化程度低于正常子宫肌层，边界不清；邻近左侧见转移盆腔肿大淋巴结（箭头），位于髂外动脉与静脉之间

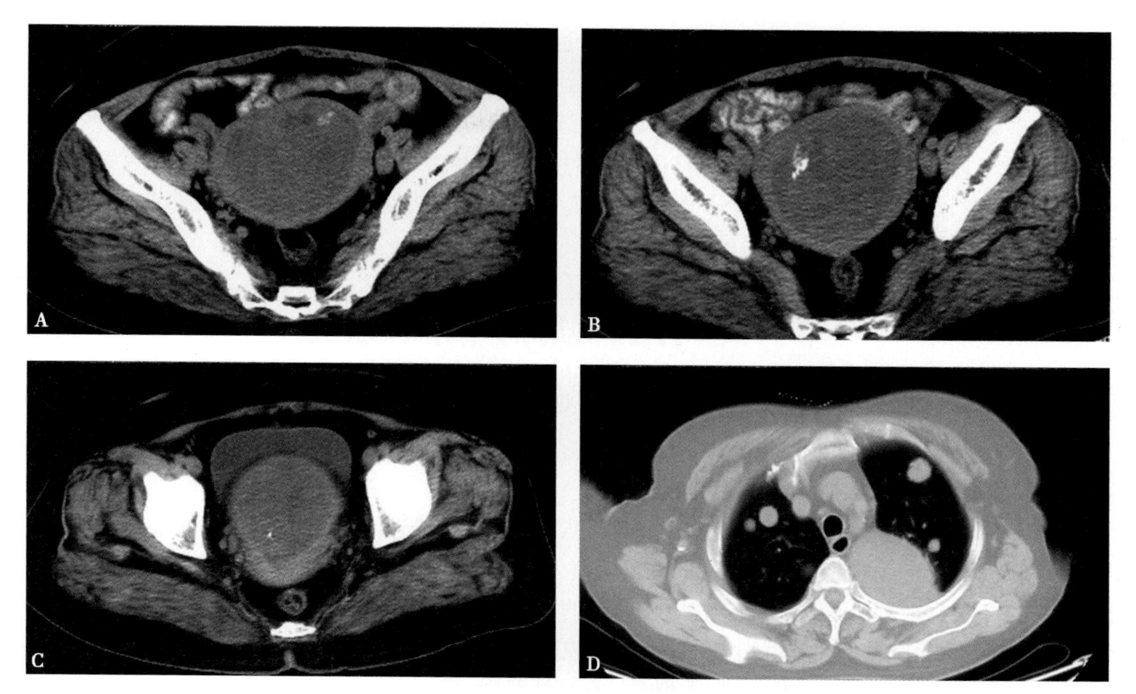

图 4-5-5　子宫腺肉瘤并双肺转移瘤

A～C. 平扫 CT 显示子宫腔扩大，内见不均匀低密度软组织肿块，病变内散在钙化灶；D. 胸部 CT 肺窗示双肺多发转移瘤

MRI：平滑肌肉瘤：肿块多位于子宫肌层内或自肌层向外突出，T_1WI 病变为中等或略低信号，出血时可呈高信号；T_2WI 呈稍高或中等信号，病变内易出现囊变坏死，致信号不均匀，病变与子宫分界不清。Gd-DTPA 增强扫描病变呈不均匀明显强化，强化程度高于子宫肌瘤。

内膜间质肉瘤：①多数病变位于宫腔内，肿瘤最大径多超过 5cm，肿块可呈实性、囊性或囊实性，有时可见壁结节或肌层内小结节，肿块边缘多模糊，形态不规则，结合带和子宫肌层受宫腔内肿块压迫变薄，甚至中断。②肿块于 T_1WI 呈等信号或混杂信号，T_2WI 呈不均匀高信号，DWI 弥散受限呈明显高信号。肿块伴出血、坏死时，信号混杂。③增强扫描示肿块的实性部分、壁结节、囊性病变的边缘和囊间隔不均匀明显强化，强化程度多高于正常肌层。

【诊断、鉴别诊断及比较影像学】

超声、CT 和 MRI 均可显示子宫肉瘤内部结构、边缘情况以及血流等，均有助于诊断，超声可作为首选筛查的影像检查技术。MRI 因软组织分辨力更高，可区分不同性质的病理改变，是子宫肉瘤最佳的检查方法。确诊主要依靠病理学结果。

子宫肉瘤往往体积较大，形态不规则，边界模糊，回声、密度及信号均表现混杂，CT 及 MRI 增强扫描呈不均匀明显强化。子宫肉瘤需与子宫内膜癌、子宫肌瘤及子宫内膜息肉相鉴别：①子宫内膜癌：起源于子宫内膜，弥漫累及内膜或形成局灶性不规则肿块。肿块主要位于宫腔内，呈等 T_1、稍长 T_2 信号，增强后呈不均匀轻度强化。②子宫肌瘤：一般形态规则，呈圆形或椭圆形，边界清晰；子宫肌瘤的结构多以实性为主，呈漩涡状的低回声或中低回声结构；彩色血流呈周边性分布，以点条状规则血流为主。变性的子宫肌瘤 MRI 表现与肌瘤的变性类型有关：囊性变及黏液样变时，肌瘤内可见片状长 T_2 信号；肌瘤红色样变，则于肌瘤内见短 T_1 信号；肌瘤黏液样变明显时，往往与黏液性子宫平滑肌肉瘤难于鉴别。子宫肉瘤多以囊实性为主，呈蜂窝状回声；血流较丰富，形态不规则，可以呈湖泊或镶嵌样血流。③子宫内膜息肉：超声表现为宫腔内实性均质高回声光团，呈圆形、椭圆形或细条状，边界清晰，息肉内有星点状血流信号。MRI T_2WI 示息肉边缘光滑，部分病变内见低信号纤维核，增强扫描呈渐进性强化。

第六节　子宫静脉内平滑肌瘤病

子宫静脉内平滑肌瘤病（uterine intravenous leiomyomatosis）指临床有明确子宫肌瘤史或子宫肌瘤切除史，平滑肌瘤向脉管内延伸，首先在小静脉及中静脉内生长，再向大静脉内蔓延，甚至达右心腔及肺动脉。

根据病变累及的范围，临床分为子宫及宫旁病变期、盆腔静脉期、下腔静脉期、心腔受阻期：①子宫及宫旁病变期：病变局限于子宫及宫旁组织；②盆腔静脉期：病变蔓延至宫旁静脉丛、髂内静脉或卵巢静脉，阻塞髂静脉时可造成盆腔静脉淤血及下肢静脉回流障碍；③下腔静脉期：肿瘤沿着髂静脉延伸进入下腔静脉，肿瘤体积较小时，无下腔静脉阻塞的表现；肿瘤体积增大后，可出现下腔静脉回流障碍表现；④心腔受阻期：肿瘤侵入右心房，部分阻塞三尖瓣口，可发生类似右心功能不全的体循环淤血表现，如肝大、腹水、尿少、水肿等；若阻塞严重可发生晕厥或突然死亡；若造成肺动脉严重阻塞也可猝死。

组织病理学上，子宫静脉内平滑肌瘤病为良性病变，但其生长方式类似恶性肿瘤，具有沿血管腔扩展的独特生物学行为，可经髂静脉或卵巢静脉蔓延扩展至下腔静脉，甚至可长入右心房或右心室，具有潜在的致命性。

【影像学表现】

USG：①子宫及宫旁病变期：病变局限于子宫及宫旁组织，类似于多发性子宫肌瘤。声像图示子宫不规则形增大，子宫肌壁及宫旁探及多发的低回声肿块或条索状肿物，边界欠清晰或彼此融合，回声较均质，肿块较小时可探及部分正常肌壁；随着肿瘤的迅速增多、增大，子宫轮廓及正常肌壁探测不清。②盆腔静脉期：声像图示宫旁血管迂曲扩张，内径 >0.7cm，血流缓慢。仔细探查髂静脉内可见类似血栓样的条状或指状实性肿物充填。③下腔静脉期：声像图示下腔静脉内长条状实性肿物，表面光滑，可长达数十厘米，粗细不等，常游离于血管腔内，随血流方向摆动，也可有小蒂附于血管壁上（图 4-6-1）。④心腔受阻期：超声心动图示自下腔静脉延伸出的实性肿物突入右心房或阻塞三尖瓣口，甚至进一步突入右心室阻塞肺动脉。经食管超声可以较清楚地显示肿瘤由下腔静脉延伸入右心房的情况，可以帮助与其他肿瘤、黏液瘤等进行鉴别。

CT：子宫内较大的孤立性肌瘤或多发肌瘤，部分无肌瘤但有确切的子宫肌瘤手术史。宫旁静脉丛、卵巢静脉、髂静脉扩张，密度增高，增强后静脉腔内见条形、不规则形或线样低密度充盈缺损。病变可局限于盆腔内静脉，也可上行至下腔静脉直至右心腔，甚至到达肺动脉。病变也可进入肾静脉、肝静脉，导致肾脏及肝脏循环障碍改变。病变的范围、大小、形态根据病程的长短而表现各异。如下腔静脉阻塞严重，腹盆腔内见迂曲扩张的侧支静脉显影。如果静脉血管内病变与子宫肌瘤肿块相连，有助于本病的诊断（图 4-6-1）。

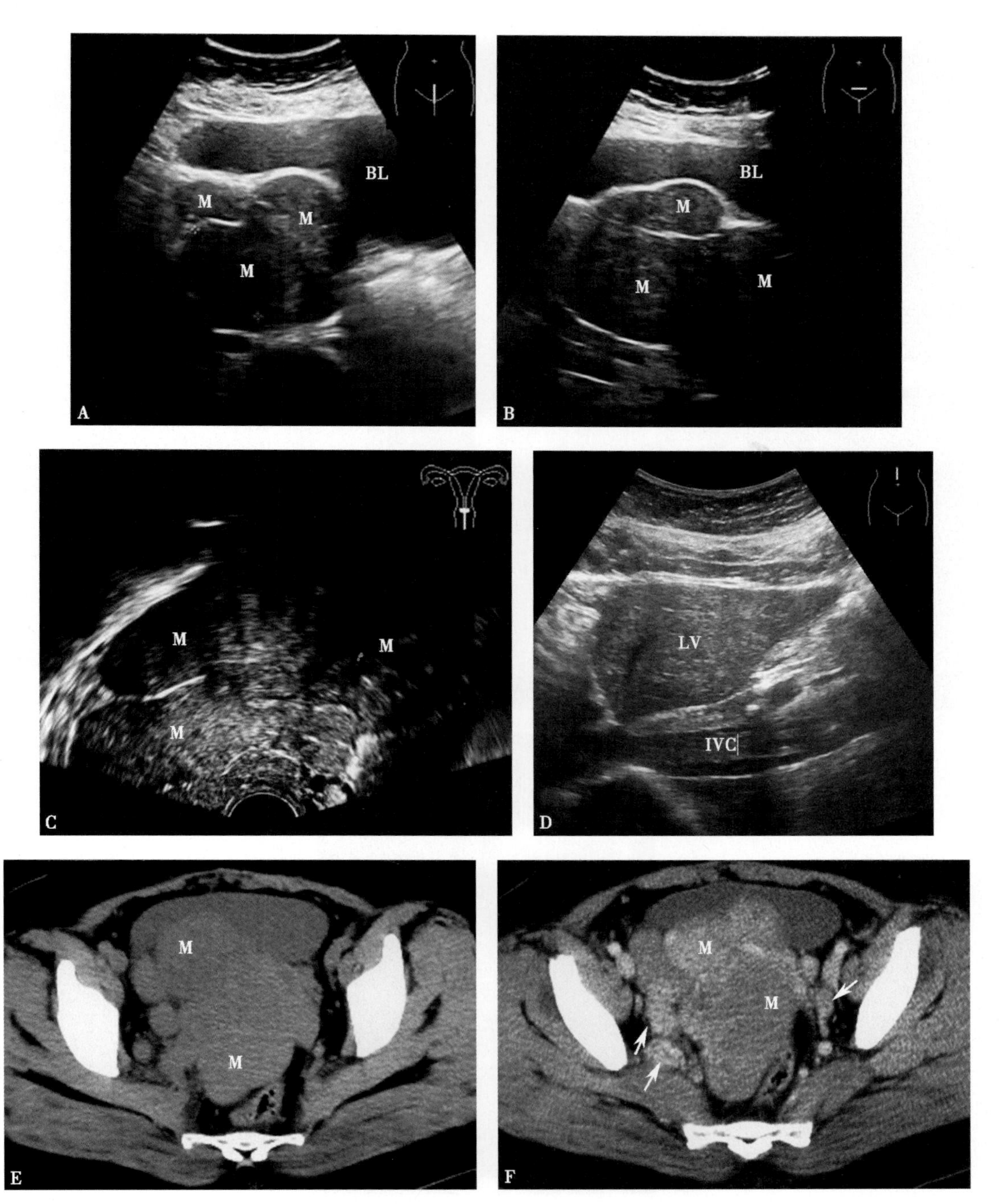

图 4-6-1　静脉内平滑肌瘤病

A、B. TAS 纵切及横切示盆腔内探测不到子宫轮廓及结构，只显示多个大小不等的实性低回声光团，类似子宫肌瘤，但彼此融合，无明显分界；C. TVS 纵切示盆腔内实性包块形态不规则，但边界尚清，内回声弥漫性偏低；D. 中上腹部 TAS 纵切示肝后方下腔静脉内有条状实性物充填；E. 平扫 CT 显示子宫不规则增大，边缘见多发外突性等密度肌瘤（M）；F. 增强 CT 显示子宫多发肌瘤（M）呈均匀明显强化，盆腔静脉扩张强化（箭头）

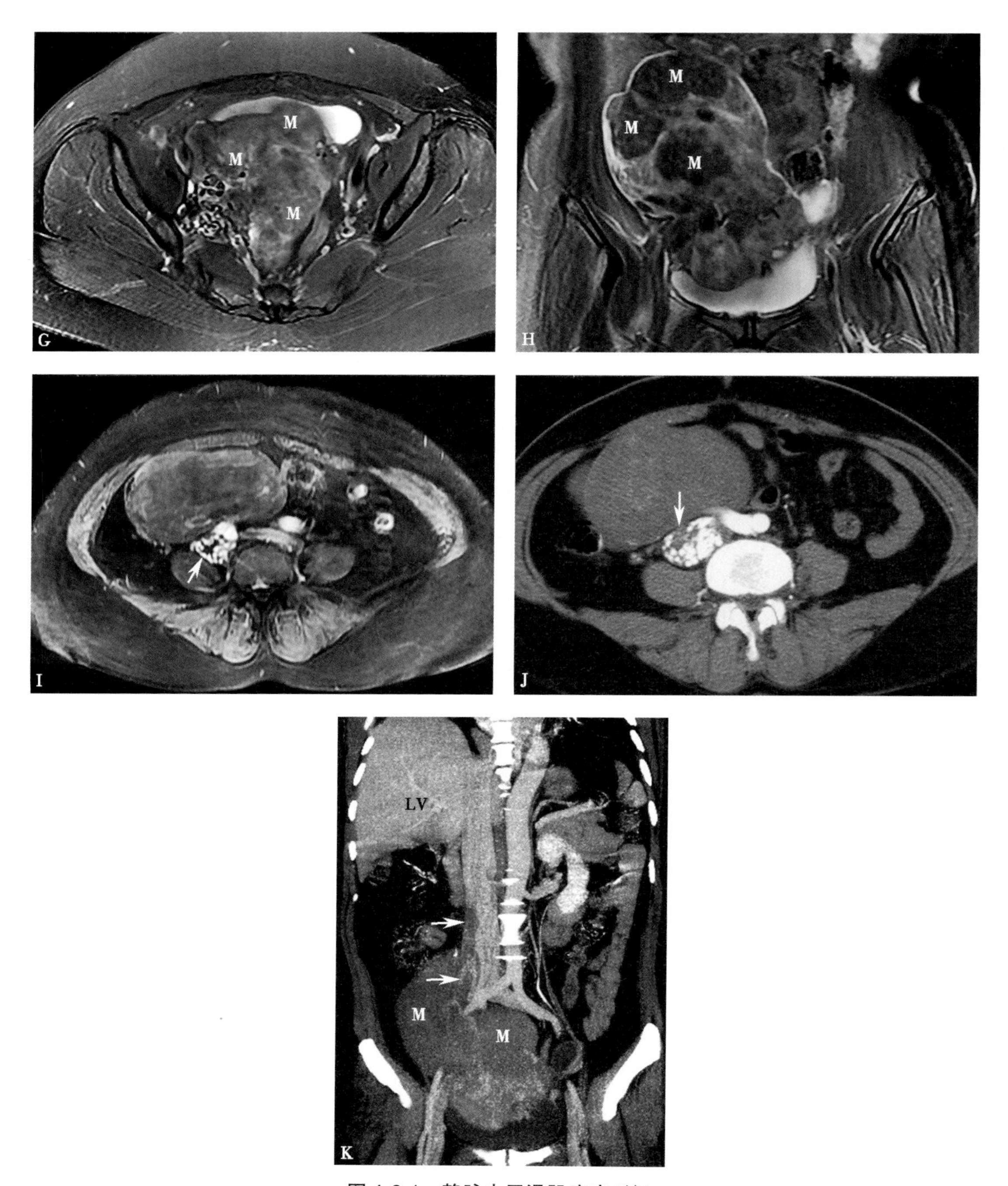

图 4-6-1　静脉内平滑肌瘤病（续）

G. 横断面抑脂 T_2WI 显示子宫多发肌瘤呈等低信号（M），子宫旁右侧见多发不均匀流空信号血管；H. 冠状面抑脂 T_2WI 显示增大的子宫及多发低信号的肌瘤（M）；I. 横断面抑脂增强 T_1WI 及 J. 增强 CT，显示下腔静脉增宽，呈不均匀异常强化，内见不规则充盈缺损；K. CT MIP 重组图像显示下腔静脉增粗，内见纵行条形或线样充盈缺损（箭头），并与下方子宫平滑肌瘤（M）相连（BL：膀胱；LV：肝脏；IVC：下腔静脉；M：盆腔内多发实性肿块）

MRI：子宫单发或多发的子宫肌瘤，或有子宫肌瘤手术史。子宫邻近静脉迂曲扩张，形态不一，T_1WI 为与肌肉类似或呈轻微增高的信号，T_2WI 呈高信号；增强后子宫邻近静脉、髂静脉、下腔静脉内甚至右心内出现形态不同的充盈缺损，强化程度与子宫肌瘤类似，病变多为条带状或线样，与静脉长轴平行（图 4-6-1）。如病变较大、静脉管腔狭窄或闭塞，则周围见多发迂曲扩张的侧支血管。病情较重时可合并腹水。

【诊断、鉴别诊断及比较影像学】

子宫静脉内平滑肌瘤病缺乏特殊的临床表现，腹腔、盆腔超声检查、超声心动图、CT、MRI、下腔静脉和右心房造影等检查有助于明确肿瘤大小、范围、循环梗阻程度的评估以及手术方式的选择。腹腔、盆腔超声检查可以初步判断肿瘤的大小、形态及扩展范围、与子宫及卵巢的关系，以及是否侵及到髂静脉或下腔静脉等。超声心动图可以明确右心腔是否有肿物、肿物的位置、与三尖瓣口和肺动脉的关系，以及心动周期中肿物的位移、大小和运动状态。经食管超声可以较清楚地显示肿瘤由下腔静脉长入右心房的情况，与其他肿瘤、黏液瘤等进行鉴别。MRI 在病变处于子宫及宫旁病变期时，对于病变定性较超声或 CT 更有优势。CT 及 MRI 可以显示髂静脉、下腔静脉内病变的位置、大小、阻塞范围，CT 优于 MRI。经股静脉下腔静脉造影可以明确肿物的大小、长度及循环受阻的程度，并可提供一个完整和连续的影像。

子宫静脉内平滑肌瘤病呈多发团块状、分叶状或索条状，边界不清或彼此融合，内回声偏低，较均质，生长较迅速，很快侵及脉管系统，血管内病变表现为连续的长条状肿物。本病需与子宫肌瘤或肉瘤、右心腔肿瘤、下腔静脉癌栓等疾病相鉴别：①子宫肌瘤：边界清晰，内回声不均质，有漩涡状或编织状的纹理及衰减的暗带，一般生长缓慢，不会侵及脉管；②子宫肉瘤：实性或囊实性包块，形态不规则或分叶状，与周围肌壁分界不清晰，内回声高低不均，可伴有液化或呈疏松的蜂窝状、网格状改变；出现血管和心腔转移时，转移病灶为单个或多发低回声肿块，呈跳跃性和局灶性；③右心腔肿瘤：如黏液瘤、纤维瘤、横纹肌瘤等，病变局限于心脏，下腔静脉内无肿瘤；④下腔静脉癌栓：多来源于原发性肝癌或肾癌，伴有肝静脉或肾静脉癌栓形成。

（于德新 展新凤 马祥兴）

参考文献

1. 游珊珊，谭莉，刘真真，等. 腹壁子宫内膜异位症的超声特征分析. 中华超声影像学杂志，2013，22（4）：333-336.
2. 王芳，陆菁菁，冯逢，等. 子宫内膜异位症的磁共振表现. 中国医学科学院学报，2009，31（3）：374-377.
3. 雷杰，韩志国，杜斌，等. MRI 在子宫腺肌病的诊断价值. 中国 CT 和 MRI 杂志，2005，3（3）：49-50.
4. 傅云峰，林俊. 影像学检查鉴别诊断子宫占位性病变的临床价值. 中国实用妇科与产科杂志，2008，24（3）：169-172.
5. 王庆国，严福华，周梅玲，等. 子宫内膜良、恶性息肉样病变的 MR 表现与临床病理对照分析. 中华放射学杂志，2008，42（11）：1187-1191.
6. 张丹，李燕东，翟林，等. 子宫内膜癌与子宫内膜增生过长病变超声与病理对比分析. 中华医学超声杂志（电子版），2012，9（11）：8-12.
7. 杨萌，姜玉新，戴晴. 超声对子宫肉瘤与子宫肌瘤鉴别诊断的临床应用价值. 中华超声影像学杂志，

2008，17(2)：144-147.

8. Brocker KA，Alt CD，Eichbaum M，et al. Imaging of female pelvic malignancies regarding MRI，CT，and PET/CT：part 1. Strahlenther Onkol，2011，187(10)：611-618.
9. Wu TI，Yen TC，Lai CH. Clinical presentation and diagnosis of uterine sarcoma，including imaging. Best Pract Res Clin Obstet Gynaecol，2011，25(6)：681-689.
10. Bell DJ，Pannu HK. Radiological assessment of gynecologic malignancies. Obstet Gynecol Clin North Am，2011，38(1)：45-68.
11. Sohaib SA，Verma H，Attygalle AD，et al. Imaging of uterine malignancies. Semin Ultrasound CT MR，2010，31(5)：377-387.
12. Opolskiene G，Sladkevicius P，Jokubkiene L，et al. Three-dimensional ultrasound imaging for discrimination between benign and malignant endometrium in women with postmenopausal bleeding and sonographic endometrial thickness of at least 4.5mm. Ultrasound Obstet Gynecol，2010，35(1)：94-102.
13. Ilias D. Vascular smooth muscle tumors：review of the literature. Int J Surg，2008，6(2)：157-163.
14. Guerriero S，Spiga S，Ajossa S，et al. Role of imaging in the management of endometriosis. Minerva Ginecol，2013，65(2)：143-166.
15. Dallaudière B，Salut C，Hummel V，et al. MRI atlas of ectopic endometriosis. Diagn Interv Imaging，2013，94(3)：263-280.
16. Behr SC，Courtier JL，Qayyum A. Imaging of müllerian duct anomalies. Radio Graphics，2012，32(6)：E233-E250.
17. Koninckx PR，Ussia A，Adamyan L，et al. Deep endometriosis：definition，diagnosis and treatment. Fertil Steril，2012，98(3)：564-571.
18. Levy G，Dehaene A，Laurent N，et al. An update on adenomyosis. Diagn Interv Imaging，2013，94(1)：3-25.
19. Griffin Y，Sudigali V，Jacques A. Radiology of benign disorders of menstruation. Semin Ultrasound CT MR，2010，31(5)：414-432.
20. Tirumani SH，Ojili V，Shanbhogue AK，et al. Current concepts in the imaging of uterine sarcoma. Abdom Imaging，2013，38(2)：397-411.
21. Bodner K，Bodner-Adler B，Wierrani F，et al. Intravenous leiomyomatosis of the uterus. Anticancer Res，2002，22(3)：1881-1883.
22. 潘莹，孙莉，常才. 超声诊断子宫静脉内平滑肌瘤病的结果分析. 中华超声影像学杂志，2004，13(12)：913-915.

第五章 子宫颈疾病

第一节 宫颈囊肿

宫颈炎为妇科常见疾病，多发生于生育年龄的女性。分急性和慢性两种类型。宫颈囊肿（cervical cyst）和宫颈糜烂、宫颈息肉、宫颈管内膜炎一样，同是慢性宫颈炎的一种，为良性潴留性囊肿，是由于新生的鳞状上皮堵塞分泌黏液的宫颈管腺体所致。单纯宫颈囊肿一般无明显症状，无需特殊处理。多见于宫颈炎或多产的患者。常多发，直径多小于2cm。

【影像学表现】

USG：宫颈囊肿表现为宫颈单发或多发圆形囊性无回声结构，边界清晰，囊壁薄而光整，囊内透声好或显示密集的光点，后方回声增强。CDFI显示宫颈内部或囊肿周边血流信号正常（图5-1-1、图5-1-2）。

CT：宫颈囊肿表现为宫颈单发或多发类圆形低密度灶，边界清楚或欠清晰，增强扫描无强化（图5-1-3）。

MRI：宫颈囊肿表现为宫颈单发或多发类圆形病变，边界清楚。T_1WI信号多变，多呈等信号，也可呈低信号，含蛋白成分较高时呈高信号。T_2WI呈高信号。增强扫描无强化（图5-1-4）。

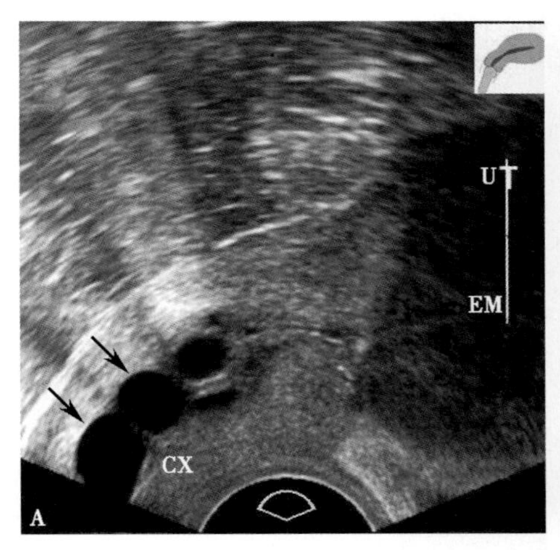

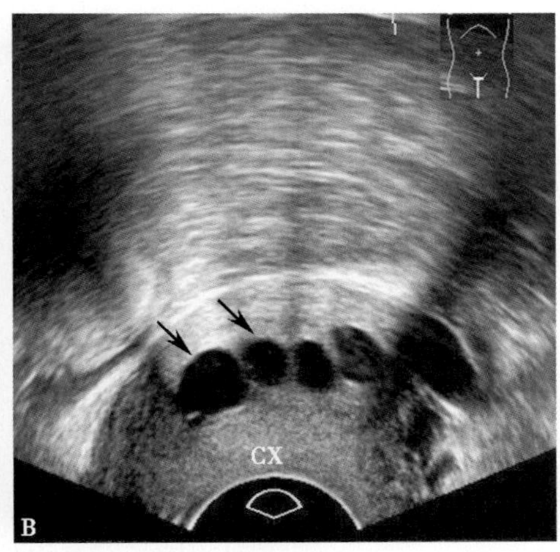

图5-1-1 宫颈囊肿

A. TVS纵切示宫颈多发囊肿（箭头），囊壁光整，内透声好；B. TVS横切示宫颈多发囊肿（箭头）（TVS：经阴道超声检查；UT：子宫体；CX：子宫颈；EM：子宫内膜）

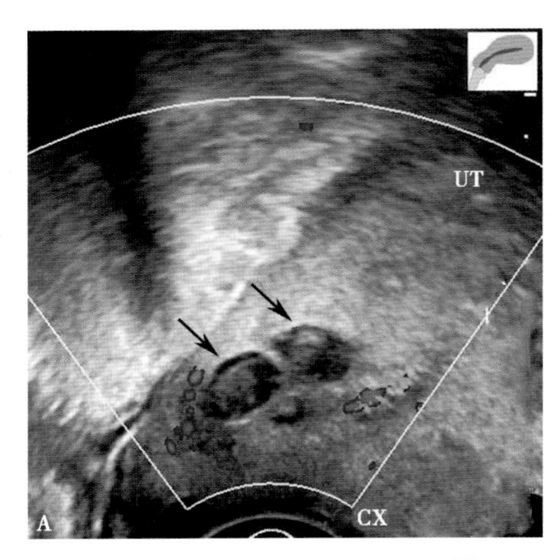

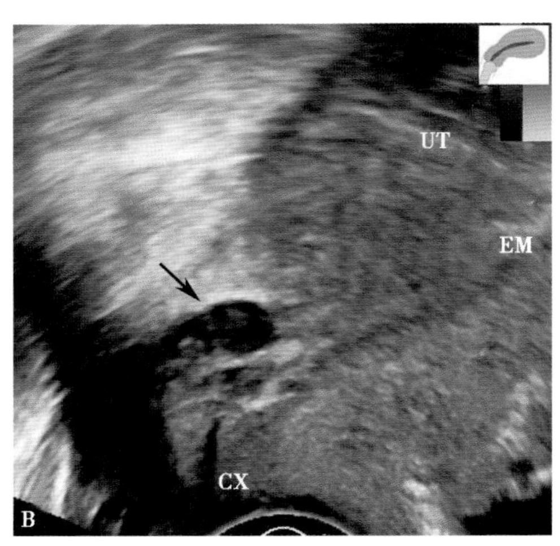

图 5-1-2　宫颈囊肿

A、B. TVS 纵切示宫颈囊肿（箭头），囊内探及点状絮状回声，透声差，彩色多普勒示囊内无血流信号（TVS：经阴道超声检查；UT：子宫体；CX：子宫颈；EM：子宫内膜）

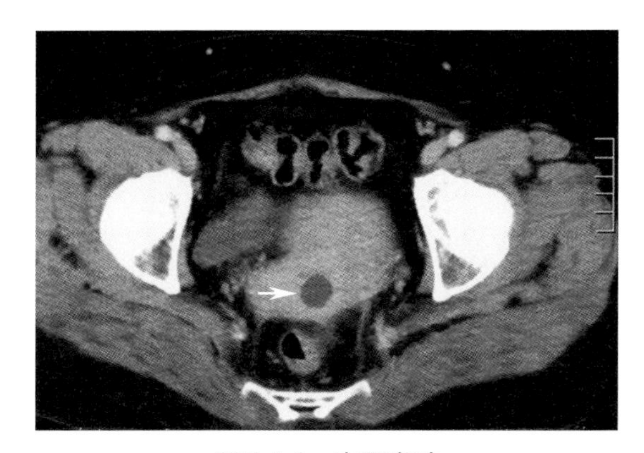

图 5-1-3　宫颈囊肿

增强 CT 显示宫颈区小圆形低密度灶，边界清楚，无强化（箭头）

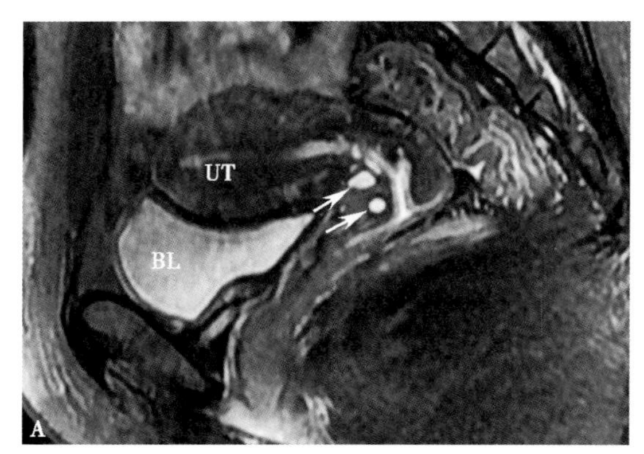

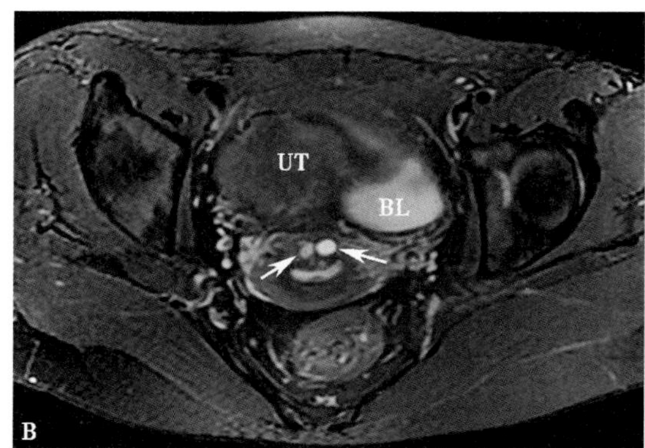

图 5-1-4　宫颈囊肿

A. MRI 矢状面抑脂 T_2WI 及 B. 横断面抑脂 T_2WI 显示宫颈前壁两个小圆形 T_2WI 高信号，边界清楚（箭头）

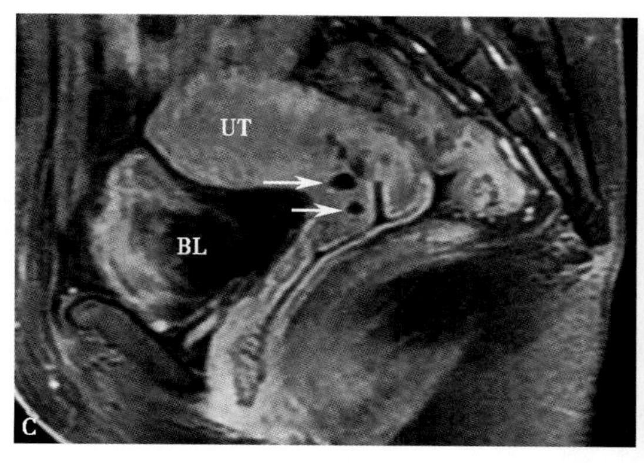

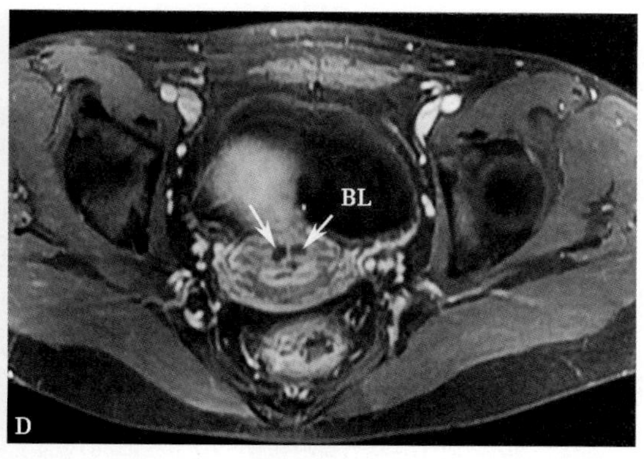

图 5-1-4 宫颈囊肿(续)

C. Gd-T_1WI 增强矢状面及 D. 横断面图像显示宫颈区两个小圆形 T_1WI 低信号，边界清楚，无强化（箭头）（BL：膀胱；UT：子宫）

【诊断、鉴别诊断及比较影像学】

影像学诊断主要依赖于超声检查。宫颈囊肿要与宫颈妊娠鉴别。宫颈妊娠时有停经史或不规则阴道流血史，早期声像图表现为宫颈中央的囊性无回声结构，但由于周围绒毛的生长，表现为囊壁增厚回声增强，即周边有强光晕，囊壁周边血流丰富。若囊内出现卵黄囊或胎芽、原始心管搏动则可明确诊断。所以当患者有停经史或不规则阴道流血，化验尿或血 β-HCG 显示妊娠，但宫腔内及宫旁均未探及妊娠声像图时，应注意仔细探查宫颈，鉴别宫颈囊肿与宫颈妊娠。

第二节 宫 颈 肌 瘤

由于子宫颈间质内含极少量平滑肌，原发的宫颈平滑肌瘤（cervical leiomyoma）并不常见。宫体肌瘤与宫颈肌瘤之比为 12∶1。宫颈肌瘤多单发，多发生在宫颈后唇，也有发生在前唇或侧方者。多位于宫颈壁内或向外突出或悬垂入阴道内。常无症状，也可出现阴道流血或分泌物增多，病变较大时可出现邻近脏器的压迫症状。

【影像学表现】

USG：宫颈肥大，形态失常，内可见低回声或等回声或中高回声结节，边界清晰，肌瘤较大时内也可呈现编织状或漩涡状回声高低相间的纹理，宫颈管可因肌瘤压迫变形、移位或显示不清。CDFI 显示结节内见星点状血流信号，结节周边见星条状血流信号（图 5-2-1～图 5-2-4）。

CT：宫颈肌瘤呈类圆形等或略低密度，平扫边界不清。增强扫描病变强化程度多低于正常宫颈，病变显示较平扫时清晰。宫颈肌瘤较小时 CT 显示不清，较大时宫颈轮廓增大，病变向外突出，压迫邻近脏器。

MRI：同子宫肌瘤一样，宫颈肌瘤多表现为 T_1WI 等或略低信号，T_2WI 低或等信号，DWI 呈略高信号，病变边界清楚。肌瘤继发变性后 MRI 信号多变。增强扫描多数肌瘤为均匀强化，继发变性后强化程度不均匀（图 5-2-5～图 5-2-7）。

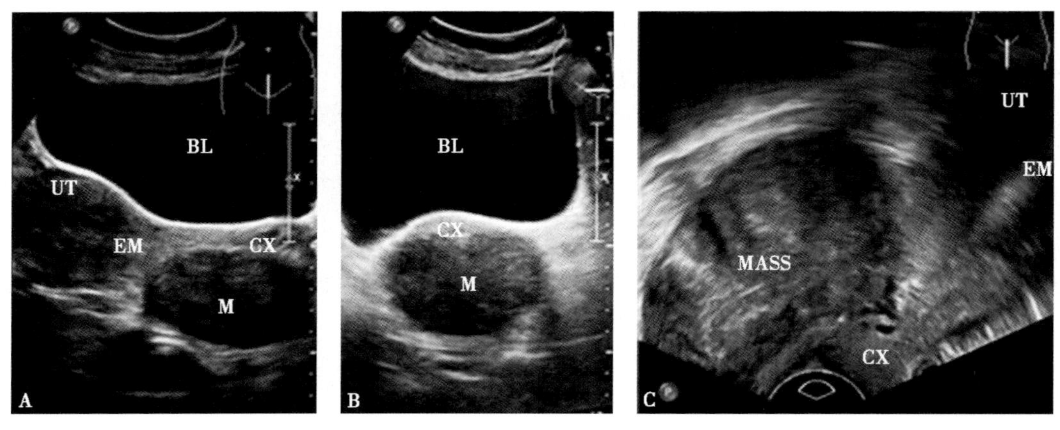

图 5-2-1　宫颈肌瘤

A. TAS 纵切示宫颈后壁肌瘤，边界清晰，内为不均质低回声，宫颈前壁尚正常；B. TAS 横切示宫颈肌瘤；C. TVS 纵切示宫颈肌瘤内回声不均质，有漩涡状或编织状的纹理及条状暗带（TAS：经腹部超声检查；TVS：经阴道超声检查；BL：膀胱；UT：子宫体；CX：子宫颈；EM：子宫内膜；M：肌瘤）

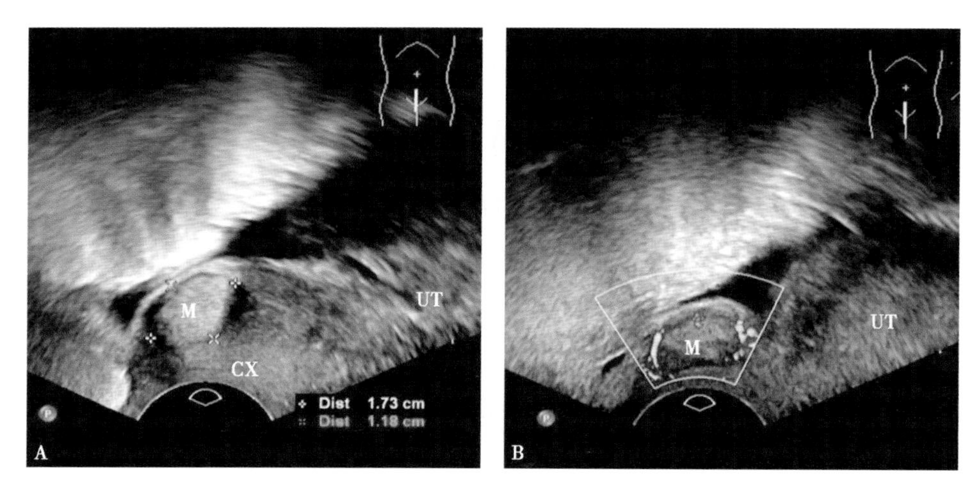

图 5-2-2　宫颈肌瘤

A. TVS 纵切示宫颈后壁肌瘤，边界清晰，内回声均质略偏高；B. TVS 纵切，能量多普勒示宫颈肌瘤周边有条状、点状血流信号（TVS：经阴道超声检查；UT：子宫体；CX：子宫颈；M：肌瘤）

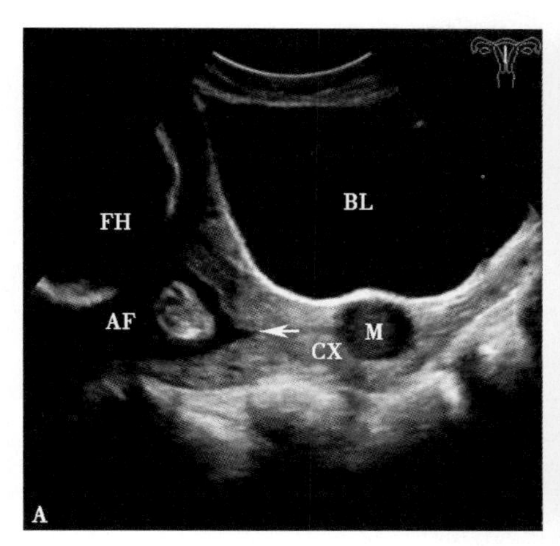

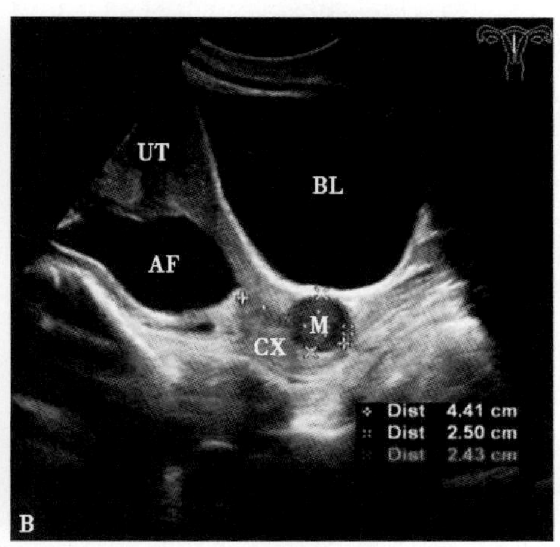

图 5-2-3　宫颈肌瘤

A、B. 妊娠 18 周，耻骨联合上 TAS 纵切示宫颈前壁肌瘤，边界清晰，内为均质低回声，箭头示宫颈内口（TAS：经腹部超声检查；BL：膀胱；AF：羊水；FH：胎头；CX：子宫颈；M：肌瘤）

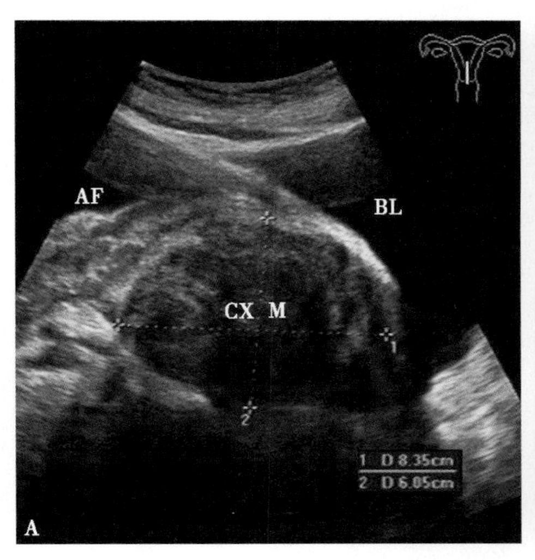

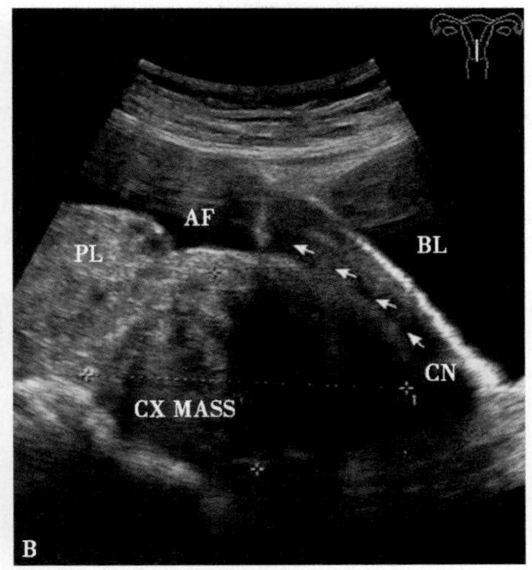

图 5-2-4　宫颈肌瘤

A. 妊娠 20 周，耻骨联合上 TAS 斜纵切示宫颈后壁较大肌瘤，边界尚清，内回声不均质；B. 耻骨联合上 TAS 纵切示宫颈后壁肌瘤与宫颈管及胎盘的关系（TAS：经腹部超声检查；BL：膀胱；AF：羊水；PL：胎盘；CX：子宫颈；CN：子宫颈管；M 或 MASS：肌瘤）

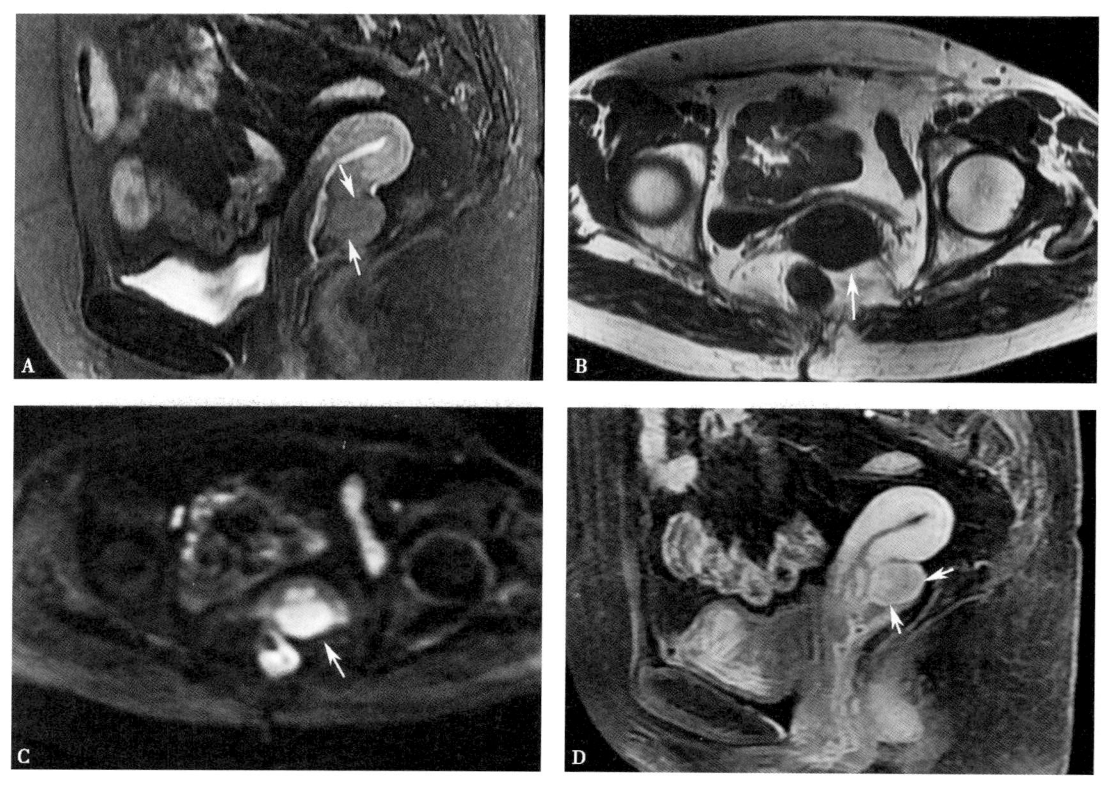

图 5-2-5 宫颈肌瘤

A. MRI 矢状面抑脂 T_2WI 图像显示宫颈后部类圆形肿块，边界清楚（箭头）；B. T_1WI 呈等信号；C. DWI 图像病灶呈高信号（箭头）；D. 增强 T_1WI 矢状面显示病灶均匀强化（箭头）

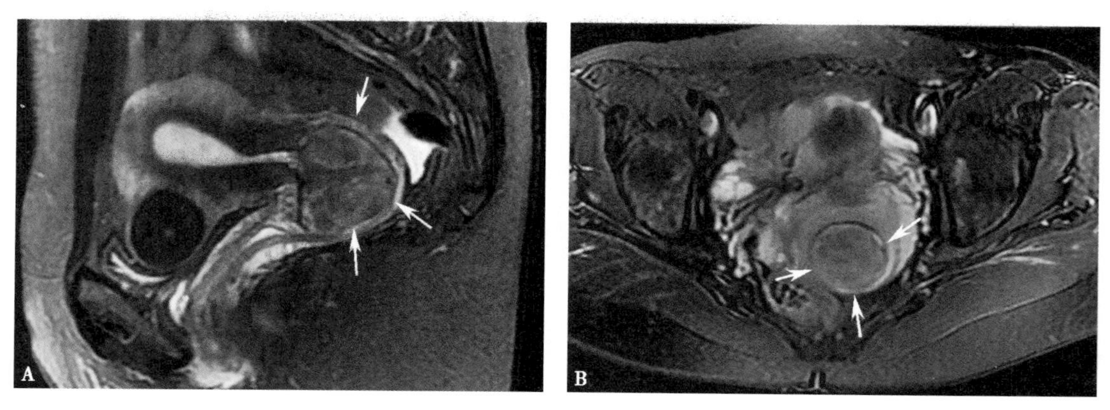

图 5-2-6 宫颈肌瘤

A. 矢状面抑脂 T_2WI 及 B. 横断面抑脂 T_2WI，显示宫颈后部类圆形肿块（箭头），边界清楚，信号不均匀

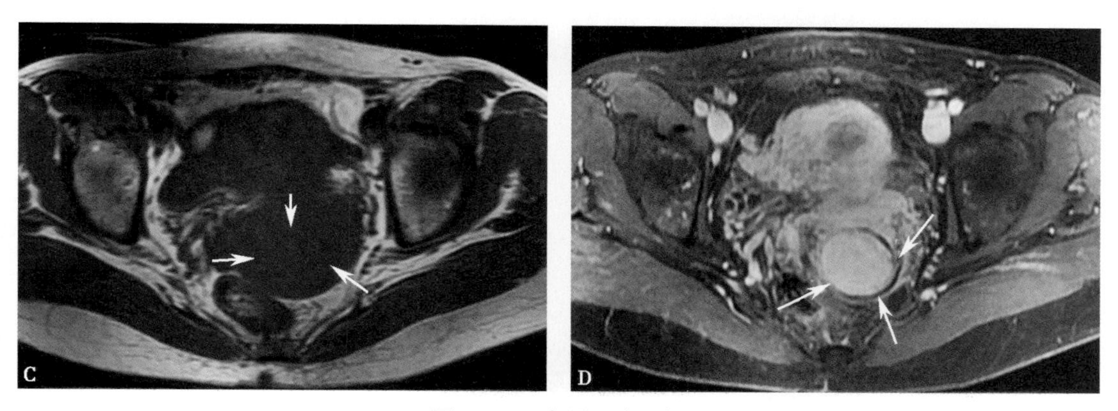

图 5-2-6　宫颈肌瘤（续）

C. 横断面 T_1WI，肿瘤呈等信号（箭头）；D. 横断面增强 T_1WI 显示病灶均匀强化（箭头）

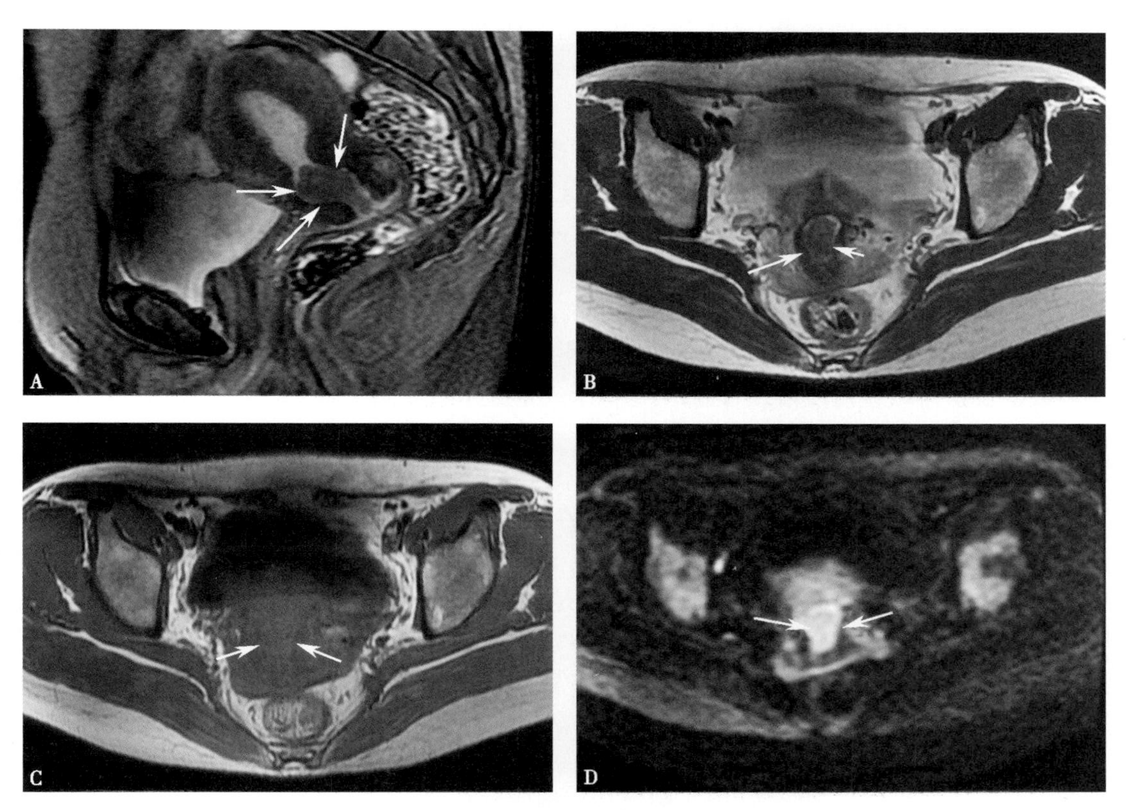

图 5-2-7　宫颈黏膜下肌瘤

A. MRI 矢状面抑脂 T_2WI、B. 横断面 T_2WI 及 C. 横断面 T_1WI，显示宫颈管内肿块（箭头），边界清楚；D. 横断面 DWI 示病变呈高信号（箭头）

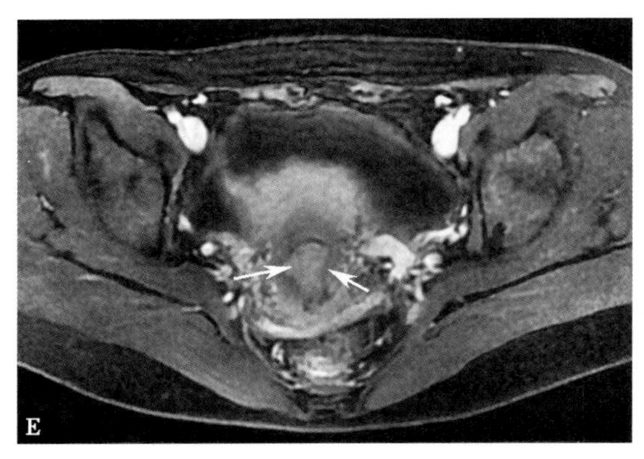

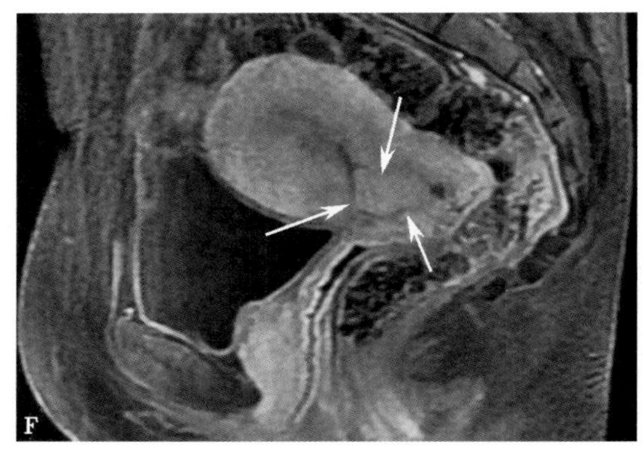

图 5-2-7 宫颈黏膜下肌瘤(续)

E. 横断面抑脂增强 T_1WI 及 F. 矢状面增强 T_1WI 显示病灶均匀强化(箭头)

【诊断、鉴别诊断及比较影像学】

超声是诊断宫颈肌瘤的首选方法，>1cm 的宫颈肌瘤经腹部超声即能诊断，<1cm 的宫颈肌瘤需要经阴道超声诊断。CT 很少用于宫颈肌瘤的诊断。MRI 因为可以多方位、多序列显示病变，对宫颈肌瘤的检出率较高，可作为超声的补充检查方法，适用于超声不易确定的宫颈肌瘤诊断。

超声图像上较小的宫颈肌瘤需要与宫颈囊肿鉴别，前者为实性，内有细小星点状血流信号；后者为囊性，内部无血流信号。但部分宫颈囊肿内黏液呈密集的点状回声，类似实性，而小宫颈肌瘤内血流信号不明显，需注意两者的鉴别诊断。由于宫颈管较紧，宫颈肌瘤多数位于宫颈肌壁间或向外突出，很少位于宫颈管内；位于宫颈管内的多数是宫颈息肉或子宫黏膜下肌瘤突入宫颈管内，前者回声偏高，后者可探及瘤蒂。另外，宫颈肌瘤需与宫颈癌鉴别，宫颈肌瘤多数位于宫颈肌壁间或向外突出，边界清晰，内有星点状血流信号。宫颈癌多数首发于宫颈管内或宫颈管外口，逐渐向外侵犯，回声偏低而无明显边界，病变内血流较丰富(RI<0.4)。

第三节 子宫颈癌

子宫颈癌(carcinoma of uterine cervix)是发生于宫颈的上皮性恶性肿瘤，居女性恶性肿瘤的首位，占女性生殖系统恶性肿瘤的 58%～93%。平均发病年龄为 50 岁，20 岁以下罕见。宫颈癌多发生于鳞状上皮和柱状上皮交界的移行区，常见的病理类型包括鳞癌(约 70%)、腺癌(约 20%)、腺鳞癌(约 10%)等。宫颈癌临床分期标准明确，直接蔓延和淋巴转移是宫颈癌最常见的扩散和转移方式。患者早期多无症状，或仅有类似宫颈炎症状。中晚期宫颈癌多表现为不规则阴道出血、阴道分泌物增多和疼痛。

宫颈癌的临床分期已经有 70 余年的历史，历经数次修改完善。目前国际上统一使用的分期标准是 2009 年国际妇产科联盟(FIGO)修订的。具体分期如下：

Ⅰ期：肿瘤严格局限于子宫颈(扩展至宫体将被忽略)

Ⅰa 期：镜下浸润癌。间质浸润深度≤5mm，宽度≤7mm

Ⅰa_1 期：间质浸润深度≤3mm，宽度≤7mm

Ⅰa_2 期：间质浸润深度＞3mm，且≤5mm，宽度≤7mm

Ⅰb 期：肉眼可见病灶局限于宫颈，或临床前病灶大于＞Ⅰa_2 期

Ⅰb_1 期：肉眼可见病灶最大径线≤4cm

Ⅰb_2 期：肉眼可见病灶最大径线＞4cm

Ⅱ期：肿瘤超越宫颈，但未达骨盆壁或未达阴道下 1/3

Ⅱa 期：无宫旁浸润

Ⅱa_1 期：肉眼可见病灶最大径线≤4cm

Ⅱa_2 期：肉眼可见病灶最大径线＞4cm

Ⅱb 期：有宫旁浸润

Ⅲ期：肿瘤扩展到骨盆壁和（或）累及阴道下 1/3 和（或）引起肾盂积水或肾脏无功能

Ⅲa 期：肿瘤累及阴道下 1/3，没有扩展到骨盆壁

Ⅲb 期：肿瘤扩展到骨盆壁和（或）引起肾盂积水或肾脏无功能

Ⅳ期：肿瘤播散超出真骨盆或（活检证实）侵犯膀胱黏膜或直肠黏膜；泡状水肿不能分为Ⅳ期

Ⅳa 期：肿瘤播散至邻近器官

Ⅳb 期：肿瘤播散至远处器官

【影像学表现】

USG：子宫颈癌早期病变小，声像图无明显异常。中期经 TVS 检查可见宫颈管或宫颈外口周围回声偏低，边界不清晰，内血流信号正常或较丰富。晚期宫颈癌表现为宫颈增大，外形不规则，失去正常的结构层次，宫颈内见不规则形、不均质包块，边界不清晰，内以低回声为主，可有光斑，后方回声衰减。宫颈阻塞时，可出现宫腔积液或积脓。包块向上侵及宫壁，向外侵及宫旁组织。CDFI 宫颈肿瘤内见星点状血流信号（图 5-3-1～图 5-3-4）。

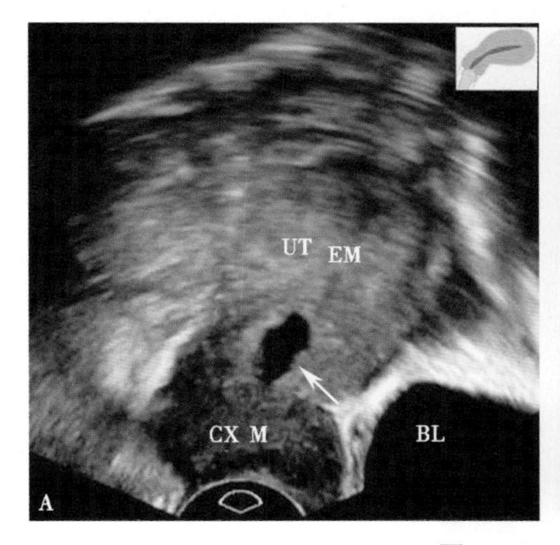

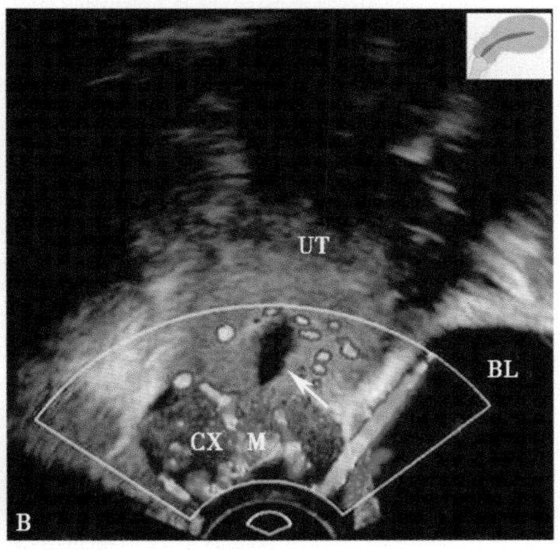

图 5-3-1　子宫颈癌

A. TVS 纵切示子宫颈失去正常的结构层次，宫颈部显示不均质低回声团块，其上方宫腔内有少量积液（箭头）；B. TVS 纵切，彩色多普勒显示宫颈部包块内血流较丰富（TVS：经阴道超声检查；UT：子宫体；CX M：宫颈部包块；EM：子宫内膜；BL：膀胱）

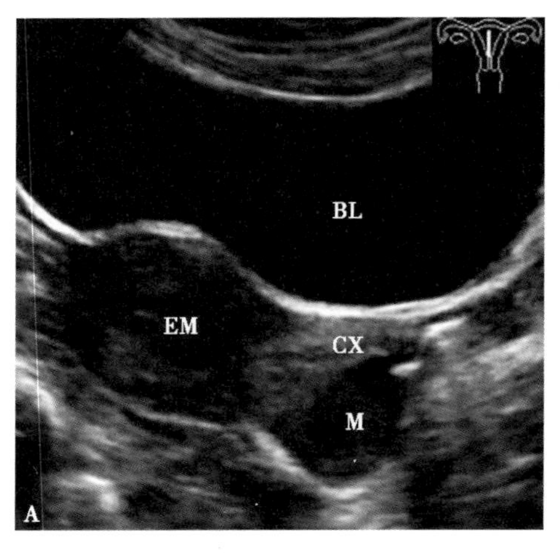

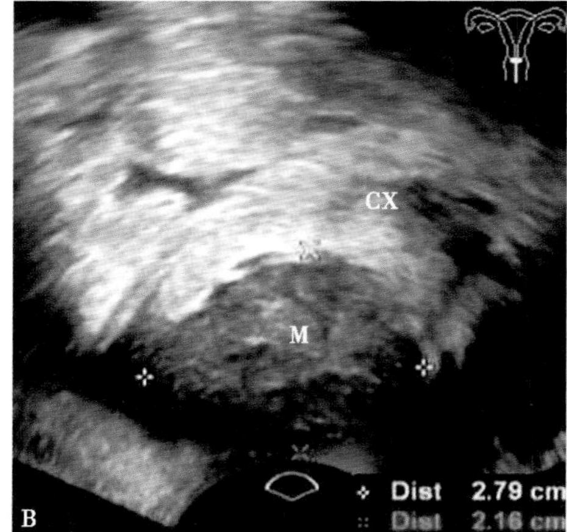

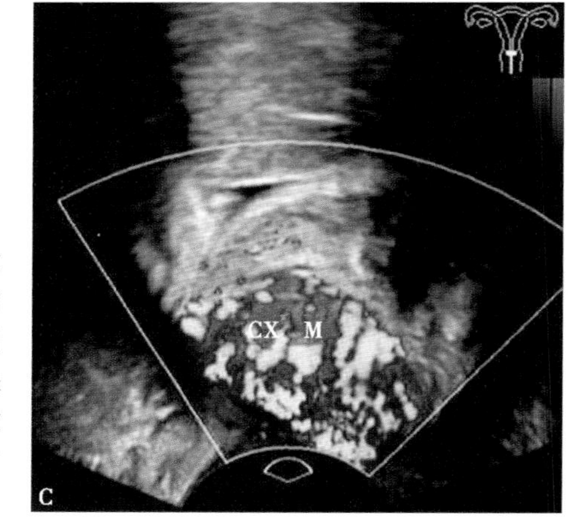

图 5-3-2 子宫颈癌

A. TAS 纵切示子宫颈后壁低回声包块，宫颈管及宫颈前壁尚正常；B. TVS 横切示宫颈后壁包块边界不规整，内为不均质低回声；C. TVS 横切，能量多普勒示宫颈部包块内有丰富的血流信号（TAS：经腹部超声检查；UT：子宫体；CX：子宫颈；EM：子宫内膜；BL：膀胱；M：肿瘤）

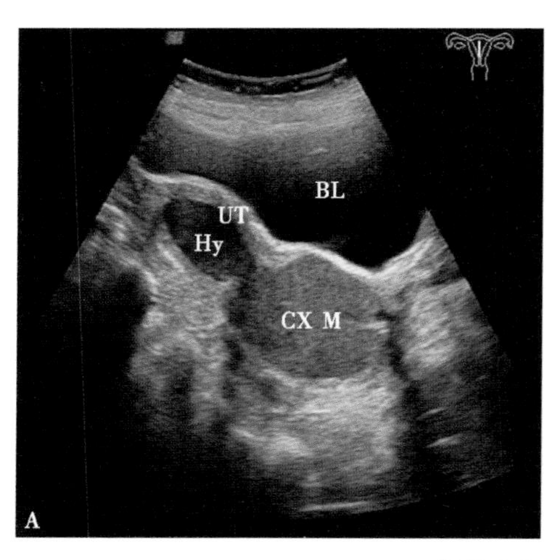

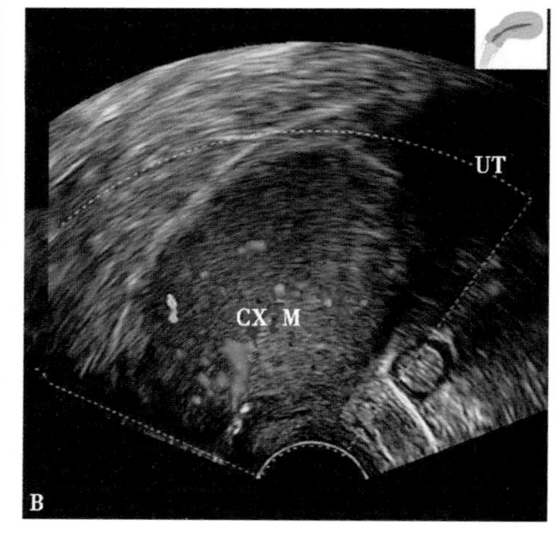

图 5-3-3 子宫颈癌

A. TAS 纵切示宫颈部包块呈较均质低回声，几乎侵及整个宫颈，宫颈部几乎探测不到正常结构及回声；宫腔内有较多的液性暗区（Hy）；B. TVS 纵切，彩色多普勒示宫颈部包块内血流较丰富（TAS：经腹部超声检查；TVS：经阴道超声检查；UT：子宫体；CX M：子宫颈包块；EM：子宫内膜；BL：膀胱）

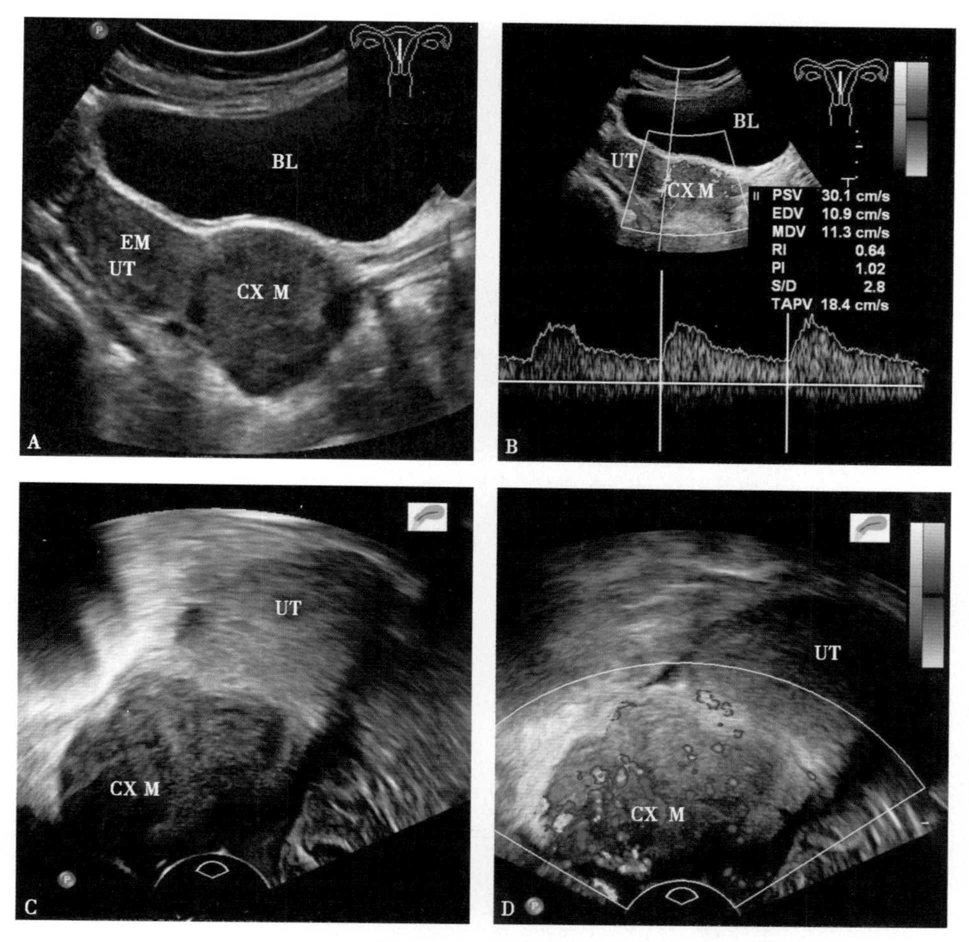

图 5-3-4　子宫颈癌

A. TAS 纵切示宫颈增大，失去正常结构层次，显示团块样实性低回声，与宫体正常肌层似有分界；B. TAS 纵切，彩色频谱多普勒示宫颈部团块的动脉血流，阻力指数 0.64；C. TVS 纵切示宫颈失去正常的结构层次，显示实性低回声团块，形态不规则，与宫体部正常肌层回声截然不同；D. TVS 纵切，彩色多普勒示宫颈部团块内血流丰富（TAS：经腹部超声检查；TVS：经阴道超声检查；BL：膀胱；UT：子宫体；CX M：子宫颈包块；EM：子宫内膜）

CT：宫颈癌早期，病变呈等密度，宫颈大小正常，CT 无法显示。随病变进展，宫颈增大，并出现软组织肿块，呈等或低密度，或呈高低混杂密度，边缘不清。较大肿块中心可发生缺血坏死呈低密度。增强扫描肿块多呈不均匀强化（图 5-3-5、图 5-3-6）。部分病灶由于坏死或之前行宫颈活检，肿块内可含有气体。CT 可显示宫颈癌继发的宫腔积液，呈低密度。

宫颈癌晚期可侵犯子宫、宫旁组织、阴道，并可累及膀胱、输尿管、直肠，向两侧可扩散至盆壁。阴道侵犯表现为阴道前后穹隆消失，阴道壁增厚。宫旁侵犯表现为宫颈边缘模糊，宫旁脂肪层消失，密度增高，并出现软组织肿块，但需与宫旁炎症鉴别。肿瘤侵及盆壁可表现为梨状肌和闭孔内肌增大，局部见软组织肿块，髂血管被包绕，管腔变窄，盆壁骨质破坏。膀胱和直肠侵犯表现为两者与宫颈间脂肪层消失，膀胱或直肠壁出现结节样增厚、腔内肿块，有时可见宫颈与膀胱、直肠间内瘘形成，子宫腔内出现气体密度（图 5-3-7）。

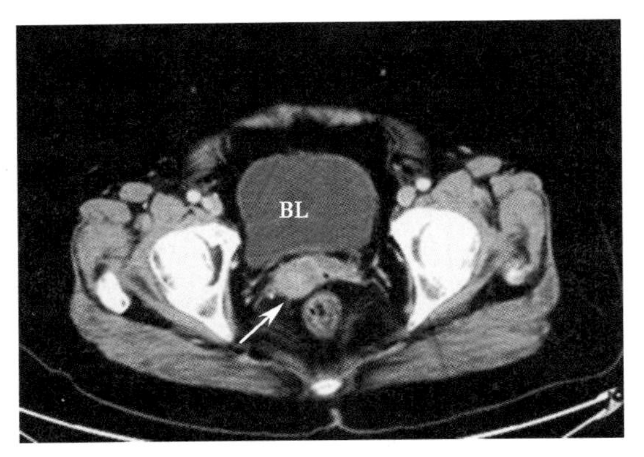

图 5-3-5 子宫颈癌（Ⅰb_1期）

增强 CT 显示宫颈体积略增大，见不规则软组织肿块，边界不清，不均匀强化（箭头），直径 < 4cm（BL：膀胱）

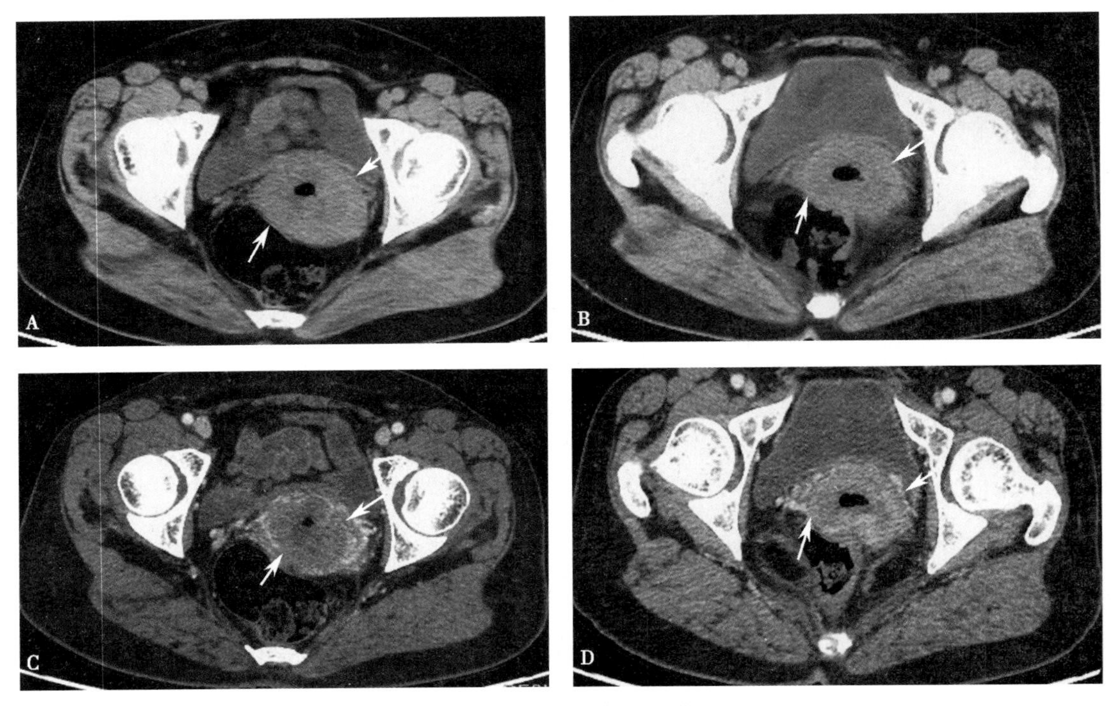

图 5-3-6 子宫颈癌（Ⅰb_2期）

A、B．平扫 CT 及 C、D．增强 CT，显示宫颈体积明显增大，平扫呈略低密度肿块，增强扫描呈不均匀强化（箭头），直径 > 4cm

盆腔内淋巴结转移多见，血性转移少见。闭孔淋巴结是宫颈癌最早和最常见的转移部位，其次是髂淋巴结（图 5-3-8）。淋巴结增大、伴有中心低密度或坏死、边缘分叶毛刺及环状强化是 CT 判断宫颈癌盆腔淋巴结转移有意义的指标。有学者经过研究表明，以淋巴结横断面短径≥1cm 作为淋巴结阳性的诊断标准，MRI 判断淋巴结转移的敏感性和准确性分别为 52.4%、93.8%。中心液化坏死对淋巴结转移的诊断敏感性和准确性分别为 12.5%、66.7%。

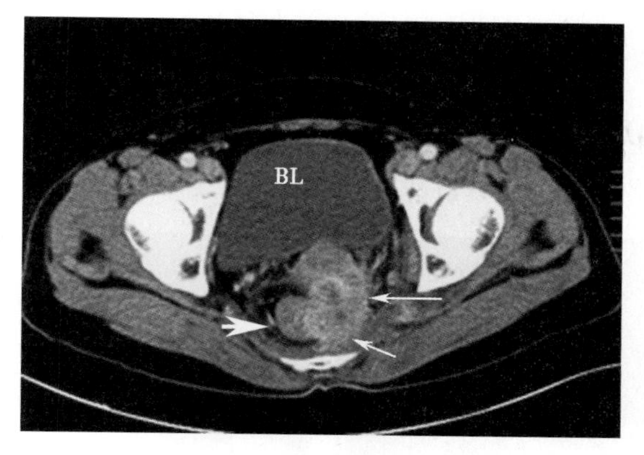

图 5-3-7　子宫颈癌（Ⅳ期）

增强 CT 显示宫颈体积增大，局部见不规则形软组织肿块（长细箭头），边界不清，不均匀强化，病变侵及子宫、宫旁脂肪组织（短细箭头）及直肠（短粗箭头）（BL：膀胱）

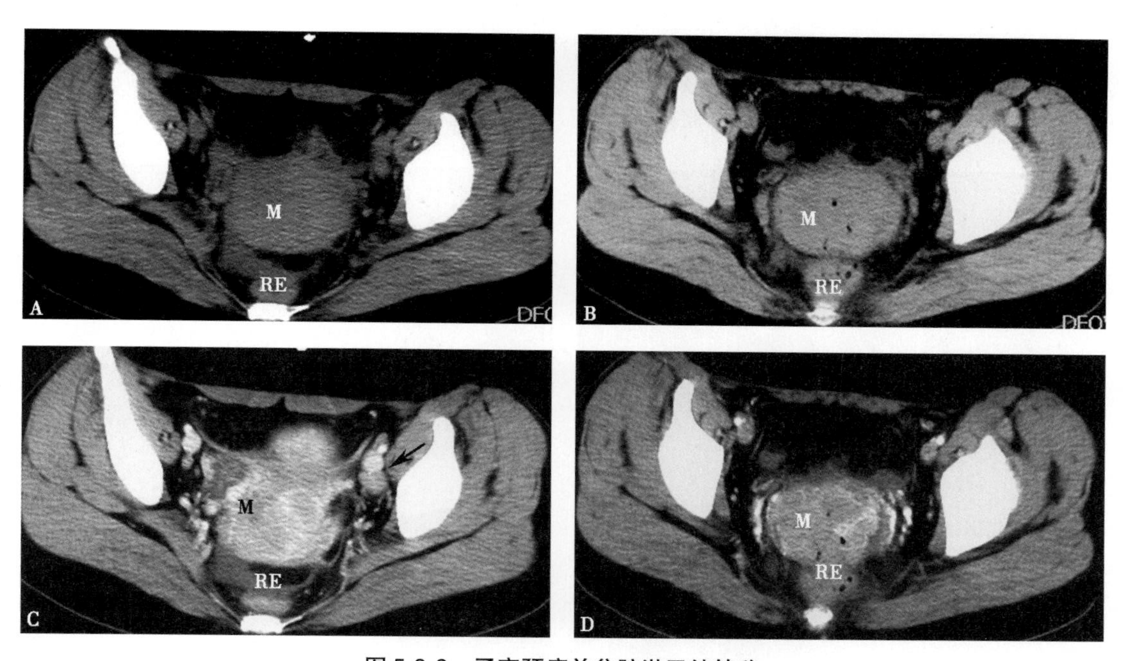

图 5-3-8　子宫颈癌并盆腔淋巴结转移

A、B. 平扫 CT 及 C、D. 增强 CT，显示宫颈肿瘤，平扫呈软组织密度，增强扫描呈不均匀强化；左侧髂外静脉后方肿大淋巴结（箭头）（M：肿瘤；RE：直肠）

宫颈癌术后复发表现为盆腔软组织肿块，对于子宫切除术后的患者，复发多位于阴道穹隆的上部。

CT 对宫颈癌分期总的准确率为 58%～88%，对Ⅱb～Ⅳ期的诊断准确率约为 92%。CT 能够检出≥Ⅰb_1 期的宫颈癌，并给出较正确的侵犯深度，对于 <Ⅰb 期的宫颈癌不必做 CT 检查。CT 多期增强、薄层扫描以及多平面重组等技术的综合应用可提高阴道及宫旁侵犯的诊断准确率。

MRI：形态学表现与 CT 相似，表现为宫颈增大，其正常解剖结构层次模糊、中断，见类圆形或不规则形肿块。T_1WI 呈稍低或等信号，T_2WI 呈略高信号，增强扫描呈不均匀轻度强化（图 5-3-9、图 5-3-10）。MRI 易于诊断肿块是否合并坏死和出血。宫颈癌于 T_2WI 序列呈高信号，与正常宫颈基质的低信号及宫旁脂肪的明显高信号形成良好的对比，故 T_2WI 序列

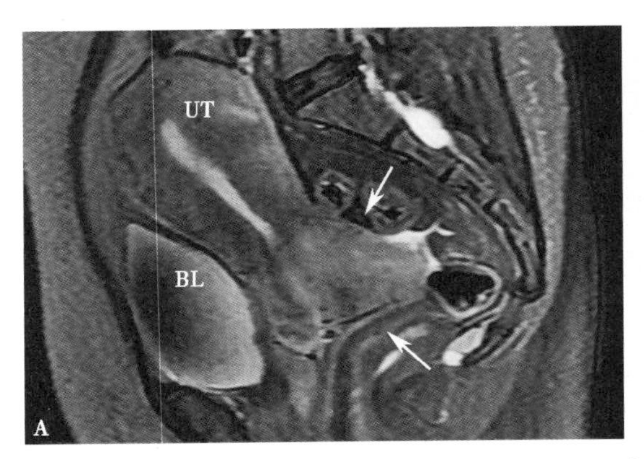

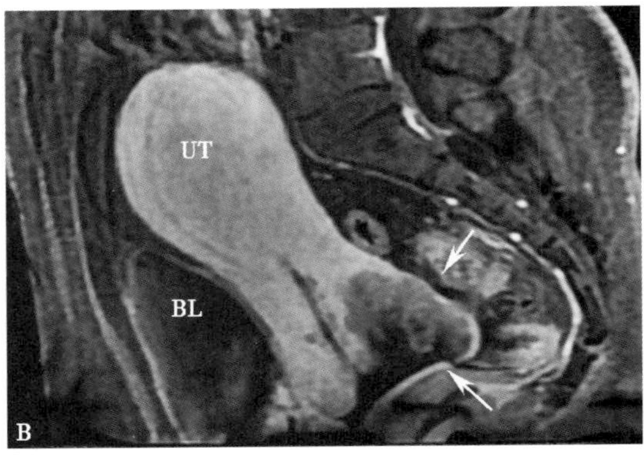

图 5-3-9　子宫颈癌（Ⅱa_2 期）

A. 矢状面抑脂 T_2WI 显示宫颈不规则形软组织肿块，边界不清（箭头）；B. 矢状面增强 T_1WI 示病灶不均匀强化，病变累及阴道后穹隆（箭头）（BL：膀胱；UT：子宫体）

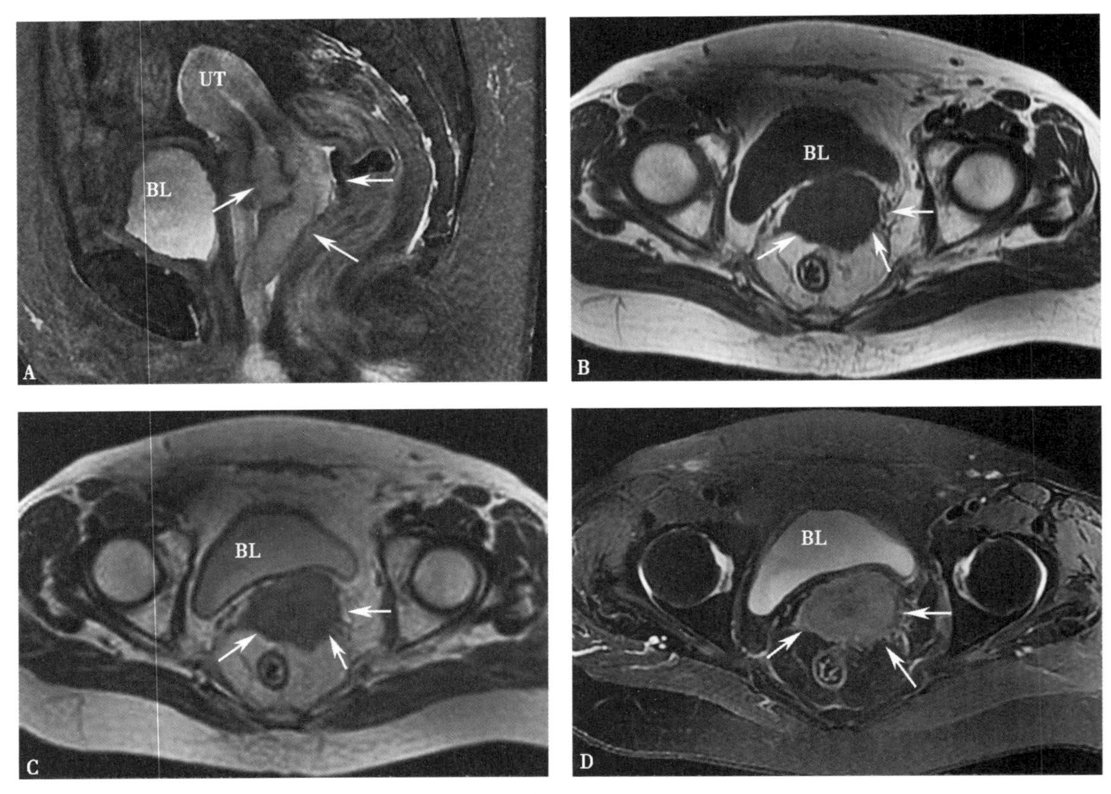

图 5-3-10　子宫颈癌（Ⅲa 期）

A. MRI 矢状面抑脂 T_2WI、B. 横断面 T_1WI、C. 横断面 T_2WI 及 D. 横断面抑脂 T_2WI，显示宫颈体积增大，见不规则形软组织肿块，边界不清，病变累及阴道下 1/3

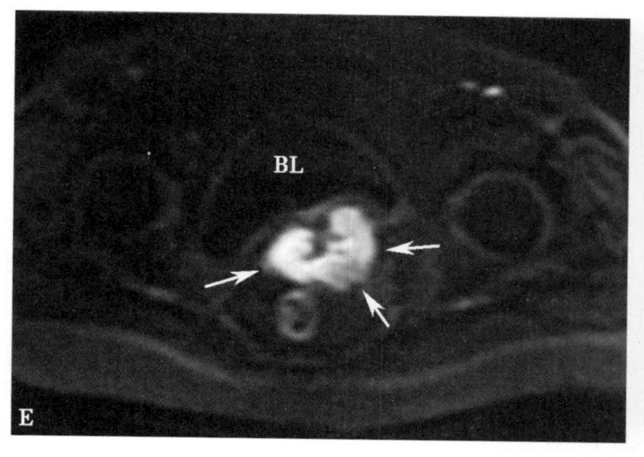

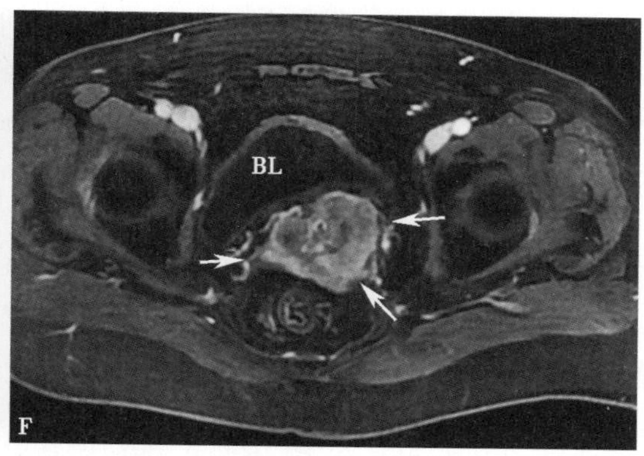

图 5-3-10　子宫颈癌（Ⅲa 期）（续）
E. 横断面 DWI 显示病灶呈高信号；F. 横断面增强 T_1WI 显示病灶不均匀强化（箭头：肿瘤；BL：膀胱；UT：子宫体）

对于宫颈癌分期具有重要价值。病变侵及宫旁或盆腔内脏器时，表现为局部脏器壁增厚，脂肪界面消失，并见不规则肿块。文献报道宫颈癌在 DWI 序列显示的 ADC 值明显低于正常宫颈组织。

MRI 具有多方位成像及对软组织高分辨率等优势，可以清晰显示肿瘤组织侵犯范围及深度，MRI 对宫颈癌分期的准确率为 81%～92%，明显优于临床，应作为宫颈癌术前分期的常规检查方法。但 MRI 难以诊断Ⅰa 期宫颈癌。

【诊断、鉴别诊断及比较影像学】

宫颈癌临床症状无特异性，确诊主要依靠宫颈刮片细胞学检查或宫颈活检。影像学检查的主要目的在于了解宫颈癌浸润、转移情况和术前分期。Ⅱ期以上的宫颈癌由于浸润范围已超出宫颈，影像学诊断并不困难。但Ⅰ期宫颈癌临床上需与宫颈炎、宫颈糜烂相鉴别。

对于宫颈癌的诊断，超声为首选的影像学检查方法，可对大部分晚期宫颈癌作出正确诊断。经阴道超声检查可检出部分中期宫颈癌。多层螺旋 CT 薄层扫描及多平面重组因具有较高的空间分辨率及各向同性的特点，可多方位显示病变形态及其与周围结构的关系，在显示淋巴结转移及病变周围脂肪组织浸润方面具有优势。MRI 由于具有较高的软组织分辨力和多方位、多序列成像等特点，在评价肿瘤浸润深度、判断宫旁侵犯及淋巴结转移等方面优于 CT，在判断宫颈癌术后、放疗后复发方面具有超声和 CT 不能比拟的优越性。

宫颈癌需与宫颈肌瘤鉴别。宫颈癌多首发于宫颈管内口或宫颈管外口，边界不清，向外侵犯周围脂肪组织，回声偏低而无明显边界，病变内血流较丰富（RI<0.4）；密度或信号不均匀，DWI 序列显示病变呈高信号；CT 及 MRI 增强扫描呈不均匀明显强化。宫颈肌瘤多数位于宫颈肌壁间或向外突出，边界清晰，密度或信号均匀，DWI 序列显示等信号或略高信号；CT 及 MRI 增强扫描呈均匀中度强化；内有星点状血流信号。

（张晓明　展新凤）

参考文献

1. 曹泽毅. 中华妇产科学. 北京：人民卫生出版社，2004：2010-2076.
2. 谢红宁. 妇产科超声诊断学. 北京：人民卫生出版社，2005：244-250.

3. 肖汀，张新玲. 超声弹性成像在宫颈疾病中的应用进展. 中华超声影像学杂志，2015，24(7)：636-638.
4. 费何，陈亚萍，隋龙. 超声造影对宫颈上皮内瘤变的诊断价值初探讨. 生殖医学杂志，2016，25(1)：67-69.
5. Thomas A. Imaging of the cervix using sonoelastography. Ultrasound Dbstet Gynecol，2006，28(3)：356-357.
6. Sun LT，Ning CP，Liu Y，et al. Is transvaginal elastography useful in pre-operative diagnosis of cervical cancer? Eur J Radiol，2012，81(8)：888-892.
7. Su Y，DU L，Wu Yv，et al. Evaluation of cervical cancer detection with acoustic radiation force impulse ultrasound imaging. Exp Ther Med，2013，5(6)：1715-1719.
8. Thomas A，Kumrnel S，Gemeinhardt O，et al. Real-time sonoelastography of the cervix：tissue elasticity of the normal and abnormal cervix. Acad Radiol，2007，14(2)：193-200.
9. 魏珊，邹红玲，陈历排，等. B超及不同方法检测不同分期宫颈癌患者宫颈大小与生存率的关系. 实用妇产科杂志，2012，28(3)：209-210.
10. 刘爽. 三维能量多普勒超声成像技术在早期宫颈癌血管检测中的应用. 实用妇科内分泌杂志(电子版)，2015，2(9)：43-44.
11. 邱书珺，陆晓兰，蒋小平，等. 16层螺旋CT在宫颈癌临床分期中的价值. 实用放射学杂志，2010，26(7)：990-992.
12. 戴景蕊，张洵，蒋玲霞，等. CT扫描对早期宫颈癌的诊断价值. 中华肿瘤杂志，2006，28(2)：151-154.
13. 吴红珍. MRI在宫颈癌中的临床应用价值及研究进展. 国外医学临床放射学分册，2007，30(5)：338-340.
14. 江新青，谢琦，梁长虹. 宫颈癌的MRI诊断与分期研究. 中华放射学杂志，2002，36(7)：621-625.
15. 温宏武，孙晓梅，刘喆，等. 子宫颈癌盆腔淋巴结转移规律及其临床意义. 中国实用妇科与产科杂志，2007，23(4)：281-283.
16. 王毅，叶伟军，任玉峰，等. LAVA增强技术对判断宫颈癌淋巴结转移的临床价值. 实用癌症杂志，2012，27(4)：369-372.
17. Katherine Downey，Nandita M. deSouza. Imaging cervical cancer：recent advances and future directions. Current Opinion in Oncology，2011，23(5)：519-525.
18. Harriet C，Thoeny，Rosemarie Forstner，et al. Genitourinary applications of diffusion-weighted MR imaging in the Pelvis. Radiology，2012，263(2)：326-342.
19. Mocarska Agnieszka，Starosławska Elżbieta，Kieszko Dariusz，et al. Usefulness of magnetic resonance in evaluation of cervical cancer progression. Ginekol Pol，2012，83(2)：122-127.
20. Evis Sala，Andrea Rockall，Deepa Rangarajan，et al. The role of dynamic contrast-enhanced and diffusion weighted magnetic resonance imaging in the female pelvis. European Journal of Radiology，2010，76(3)：367-385.

第六章 滋养细胞疾病

滋养细胞疾病(trophoblastic disease)是一组源于胎盘滋养细胞的疾病，根据组织学将其分为葡萄胎、侵蚀性葡萄胎、绒毛膜癌(简称绒癌)。因绝大部分继发于妊娠，故又称妊娠滋养细胞疾病(gestational trophoblastic disease)。非妊娠性绒癌少见，不在本章讨论范围。这几种疾病之间存在一定联系，葡萄胎可能延续发展，经侵蚀性葡萄胎至绒癌。此组疾病发生于生育期，约 80% 发生于 40 岁以下，发病年龄高峰为 25～29 岁。<20 岁及>40 岁女性妊娠时，易有受精缺陷，更易患妊娠滋养细胞疾病。

第一节 葡 萄 胎

葡萄胎(hydatidiform mole)因妊娠后胎盘绒毛滋养细胞增生、间质水肿，而形成大小不一的水泡，水泡间借蒂相连成串，形如葡萄而名之，也称水泡样胎块，是一种良性的绒毛病变。可发生于生育期任何年龄，多数发生在 21～40 岁，偶见于绝经期。围绝经期的患者由于月经周期的紊乱，葡萄胎的临床症状多不典型，易被忽视。

葡萄胎分为完全性和不完全性：①完全性葡萄胎：胎盘绒毛全部受累，无胎儿及其附属物，宫腔内充满较圆的囊泡；②部分性葡萄胎：仅部分胎盘绒毛发生水泡状变性，宫腔内有存活或已死的胚胎。

葡萄胎的确切病因尚不明了，一般认为与营养障碍(特别是叶酸缺乏)、感染(尤其是病毒感染)、遗传、内分泌失调、孕卵缺损和免疫功能障碍等因素有关。>40 岁或<20 岁的女性发病率显著升高。前次妊娠有葡萄胎史也是高危因素。

临床表现为停经后阴道流血、腹痛和妊娠中毒症状等。妇科检查发现子宫异常增大、变软。也有少数子宫和停经月份符合或小于停经月份者，可能有两种原因：①绒毛水泡退变呈萎缩状，停止发展，形成稽留性葡萄胎。②部分水泡状胎块已排出，使子宫体缩小，形成葡萄胎不全流产。血清人绒毛膜促性腺激素(HCG)明显升高。

【影像学表现】

USG：①子宫增大，多大于停经月份。②典型葡萄胎：宫腔内充满低到中等强度、大小不等的光点，其间夹杂很多小暗区，直径 2～10mm，似蜂窝状是葡萄胎主要的超声所见(图 6-1-1、图 6-1-2)。③不典型葡萄胎：宫内充满不均质的密集光点、并见因宫腔出血形成的片状或不规则边缘模糊的无回声暗区。深压探头在暗区外见少许类似蜂窝状的小圆形液性暗区，放松探头(轻压)小圆形暗区消失(图 6-1-3、图 6-1-4)。④部分性葡萄胎合并妊娠：宫腔大部分充满较密集光点，其间夹杂不规则小液性暗区。异常胎盘与正常结构胎盘所占比例不定，但有一定分界（图 6-1-5）。并显示胎儿肢体及羊膜腔，胎儿可为活胎或死胎。⑤葡萄胎合并黄素囊肿：葡萄胎合并黄素囊肿发生率较高，占 25%～60%。子宫旁常见双侧或单侧、大小不等、多房的囊性包块，少数黄素囊肿呈单房囊肿（图 6-1-6）。⑥ CDFI：完全性葡萄胎显示子宫动脉呈低阻高流速改变，但在部分性葡萄胎患者中子宫血流改变有时不明显。宫腔内的“蜂窝状”回声中无血流，是良性葡萄胎和恶性妊娠滋养细胞肿瘤的重要区别点（图 6-1-7、图 6-1-8）。

CT：葡萄胎表现为子宫体积增大，子宫腔扩大，宫腔内见多发小圆形囊样低密度灶，并聚集成团状，子宫壁厚薄不均，增强扫描囊样病变分隔见强化（图 6-1-9）。

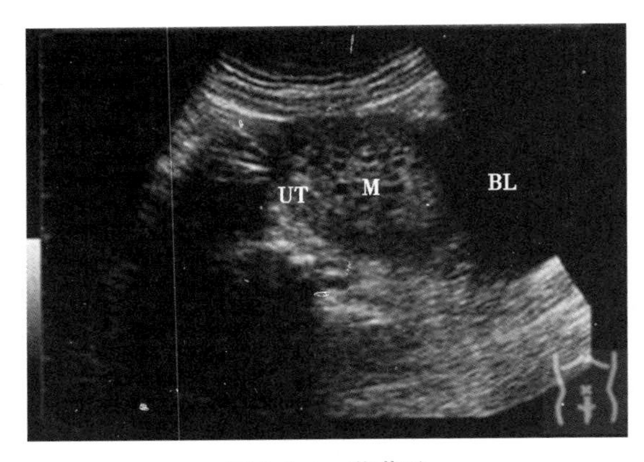

图 6-1-1 葡萄胎

TAS 横切示宫腔内充满中等强度、大小不等的光点，其间夹杂很多小暗区，似“蜂窝”状（TAS：经腹部超声；BL：膀胱；UT：宫体；M：肿瘤）

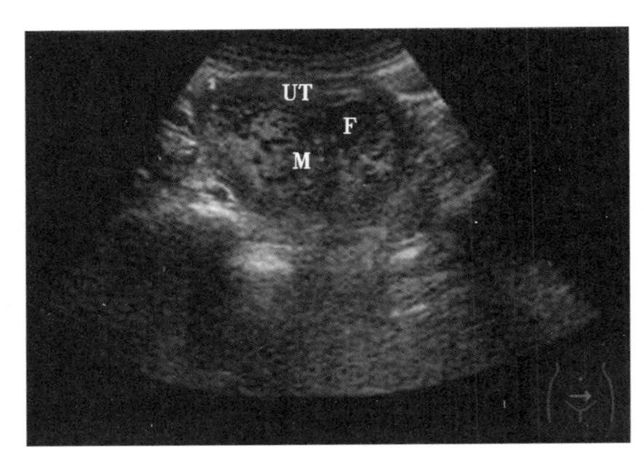

图 6-1-2 葡萄胎

TAS 横切示葡萄胎呈“蜂窝”状，前方可见因宫腔出血形成的片状无回声暗区（F）（TAS：经腹部超声；UT：宫体；M：肿瘤）

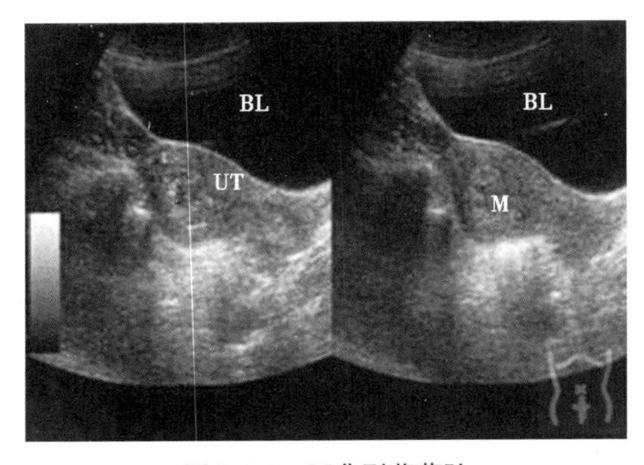

图 6-1-3 不典型葡萄胎

TAS 横切示宫腔内充满密集光点，内可见因宫腔出血形成的片状无回声（TAS：经腹部超声；BL：膀胱；UT：宫体；M：肿瘤）

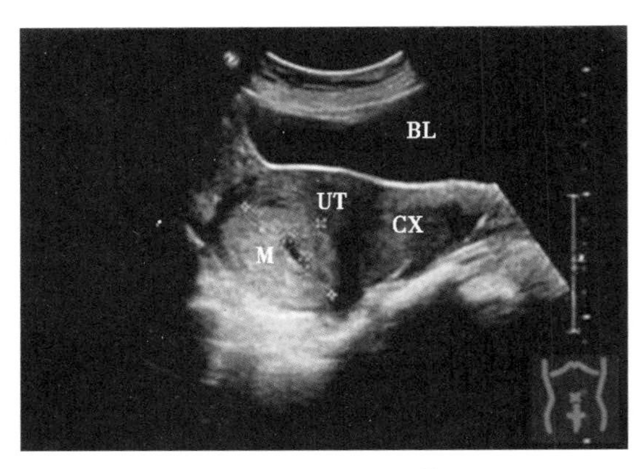

图 6-1-4 不典型葡萄胎

TAS 横切示宫腔内充满团状高回声，内可见条状无回声（TAS：经腹部超声；BL：膀胱；UT：宫体；M：肿瘤；CX：宫颈）

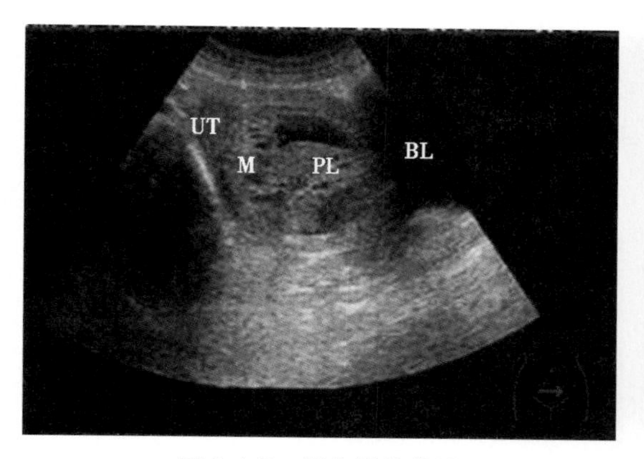

图 6-1-5　部分性葡萄胎

TAS 横切示宫腔后方一部分为“蜂窝”状结构，其下方显示部分正常胎盘（PL），前方可见片状无回声（TAS：经腹部超声；BL：膀胱；UT：宫体；M：肿瘤）

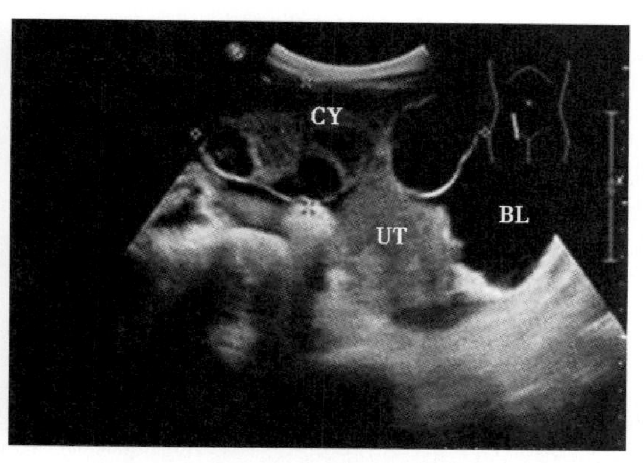

图 6-1-6　右侧卵巢多房黄素囊肿

葡萄胎清宫术后，TBS 横切示右侧附件区见多房囊性包块，房腔大小不等（TAS：经腹部超声；BL：膀胱；UT：宫体；CY：囊肿）

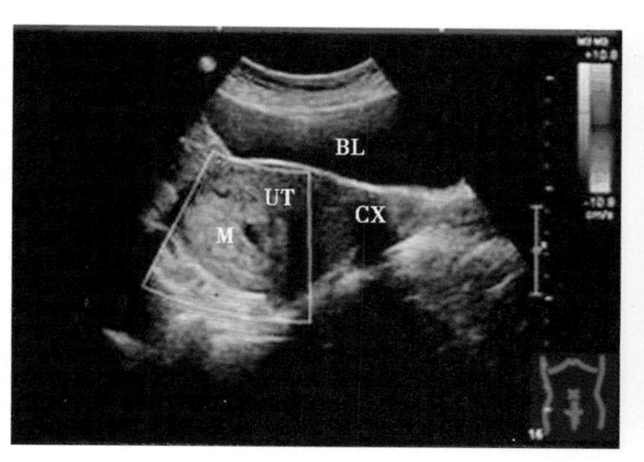

图 6-1-7　葡萄胎未见血流

TAS 横切示不典型葡萄胎，宫腔内的团状高回声内未探及血流信号（TAS：经腹部超声；BL：膀胱；UT：宫体；CX：宫颈；M：肿瘤）

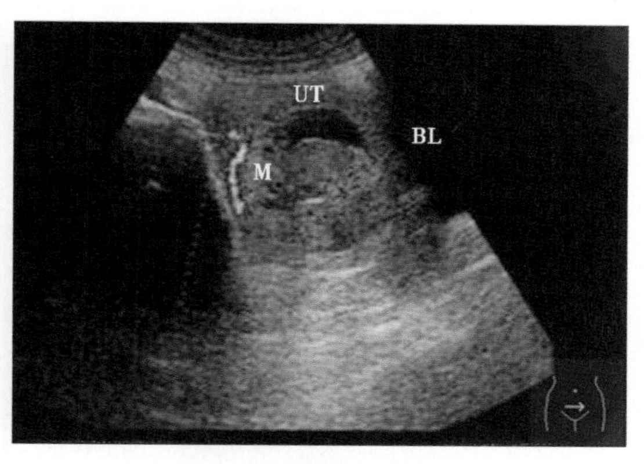

图 6-1-8　葡萄胎未见血流

TAS 横切示部分性葡萄胎，宫腔内“蜂窝”状结构内未探及血流信号（TAS：经腹部超声；BL：膀胱；UT：宫体；M：肿瘤）

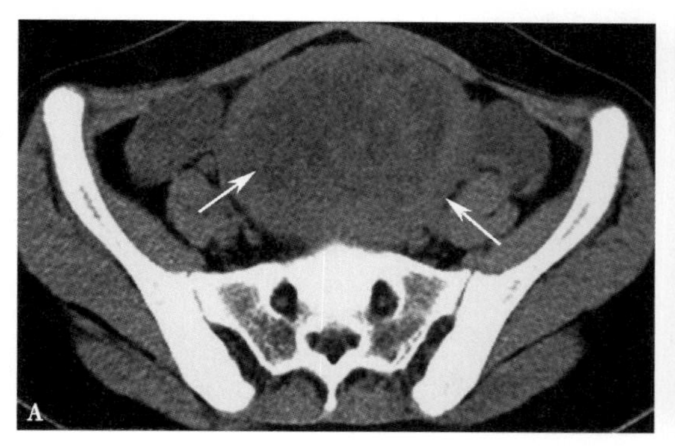

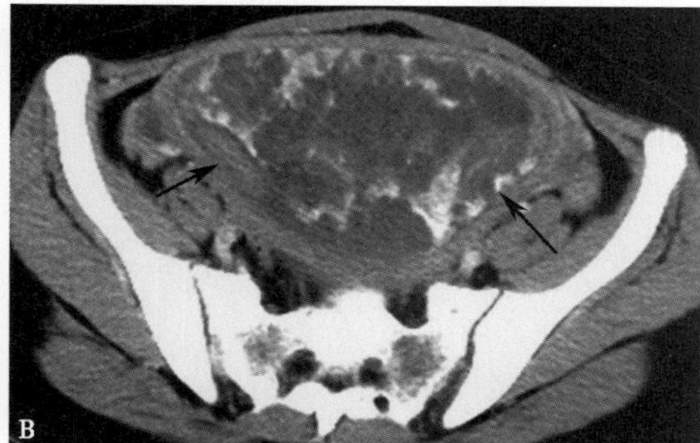

图 6-1-9　葡萄胎

A. 平扫 CT 及 B. 增强 CT 显示子宫增大，宫腔扩大，内见多发小囊样低密度灶，病变内分隔强化，囊性病变不强化（箭头所示为葡萄胎）

MRI：子宫体积增大，子宫腔扩大，内见多发 T_1WI 低信号、T_2WI 高信号的小囊样病变及较均匀纤细分隔，呈典型蜂窝状或葡萄状，病变包膜完整，子宫内膜信号连续，肌层受压变薄。DWI 显示肿块内蜂窝状或葡萄状结构呈低信号。增强扫描纤细分隔均匀强化，囊性部分无强化（图 6-1-10、图 6-1-11）。

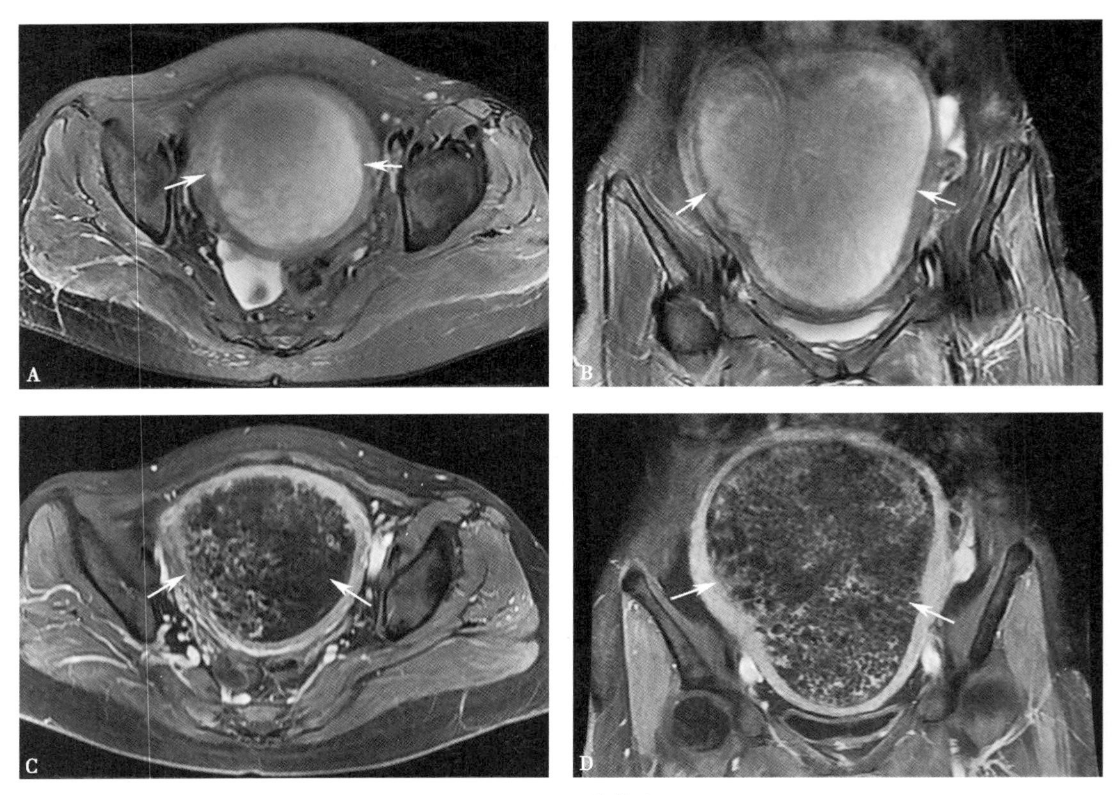

图 6-1-10　葡萄胎

A. 横断面及 B. 冠状面抑脂 T_2WI 显示子宫体积增大，宫腔扩大，内见多发小囊样 T_2WI 高信号（箭头）；C. 横断面及 D. 冠状面抑脂增强 T_1WI 显示囊性病变不强化，病变内分隔强化（箭头），较平扫图像显示清晰

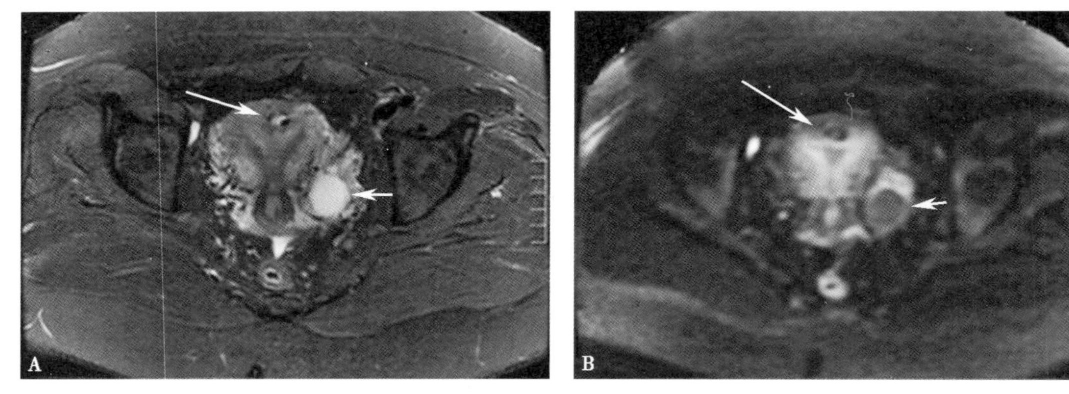

图 6-1-11　部分性葡萄胎

A. 横断面抑脂 T_2WI 显示子宫底部多发小囊样 T_2WI 高信号（长细箭头），左侧卵巢见高信号的黄素囊肿（短细箭头）；B. 横断面 DWI 显示宫底及卵巢病灶均呈低信号，提示无弥散受限（箭头）

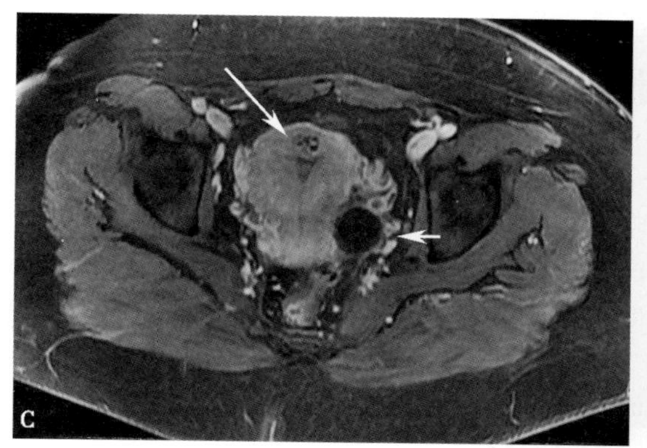

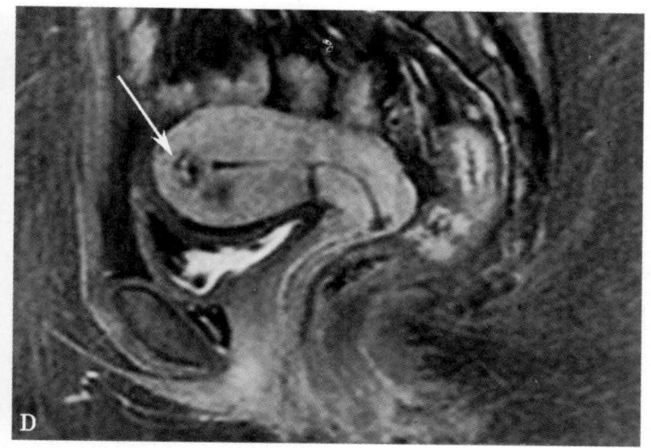

图 6-1-11 部分性葡萄胎（续）

C. 横断面及 D. 矢状面抑脂增强 T_1WI 示宫底病灶呈低信号，病变内分隔强化，囊性病变不强化（长细箭头）；左侧卵巢内囊肿无强化（短细箭头）

【诊断、鉴别诊断及比较影像学】

USG 是诊断葡萄胎的最佳影像学检查方法。MRI 也可清晰显示葡萄状多发囊性信号，但费用较高。CT 显示多发囊性低密度，不及 USG、MRI 清晰。

超声检查葡萄胎需要与下列疾病鉴别：①过期流产：约 30% 过期流产患者的胎盘绒毛组织发生水泡样变，与部分性葡萄胎声像图上极为相似，且两者均有停经史及阴道不规则出血，有时难以鉴别。胎盘水泡样变是一种胎盘的退行性改变，超声显示胎盘绒毛内“水泡样”回声，较为稀疏，常偏向宫腔一侧，宫腔内也常见杂乱回声或停止发育的胚胎。CDFI 对于鉴别两者有重要意义，胎盘水泡样退行性变超声显示“水泡样”组织及其旁可见较为丰富的血流，部分性葡萄胎肌层及宫腔组织内无明显血流或仅见稀疏星点状血流。另外，结合血清 HCG 结果，有助于鉴别。葡萄胎血清 HCG 显著升高，过期流产血清 HCG 升高程度较低。确诊需要病理检查。②子宫内膜重度增生：子宫内膜重度增生时宫腔占位明显，但宫壁无明显变薄或侵袭（图 6-1-12），蜂窝状结构分布相对均匀，其中有丰富的血流。较大的葡萄胎常致宫壁明显变薄，侵袭宫壁时蜂窝状结构边界不清晰，周围及中间均可见不规则片状积血；血流分布常位于蜂窝状结构的周边，中央血流较少。

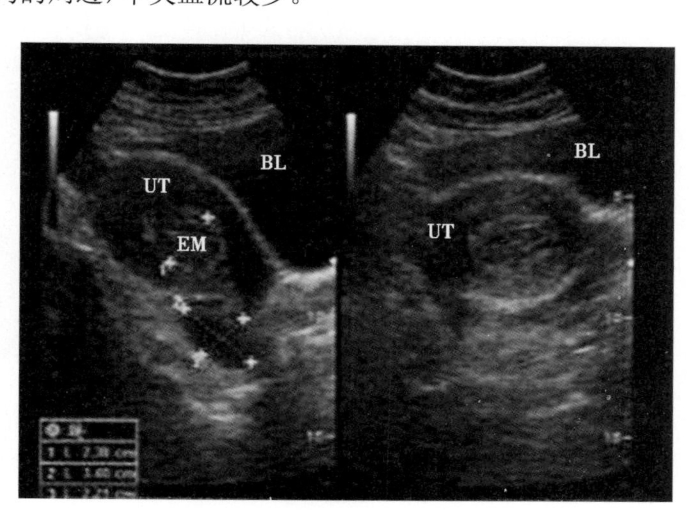

图 6-1-12 子宫内膜重度增生

TAS 横切及纵切示子宫内膜明显增厚，呈“蜂窝”状，宫壁无明显变薄（TAS：经腹部超声；BL：膀胱；UT：宫体；EM：子宫内膜）

第二节　侵蚀性葡萄胎及绒毛膜癌

侵蚀性葡萄胎（invasive hydatidiform mole）和绒毛膜癌（choriocarcinoma）均属滋养细胞肿瘤，均能侵犯子宫肌层产生破坏行为或有转移。两者的临床表现、诊断方法、处理措施以及影像学表现基本相同。继发于葡萄胎一年以内的妊娠滋养细胞肿瘤大多为侵蚀性葡萄胎；继发于葡萄胎一年以上和继发于流产、异位妊娠、足月产后的妊娠滋养细胞肿瘤多为绒毛膜癌。

组织学上，侵蚀性葡萄胎必须存在绒毛或已退化的绒毛组织，同时发现子宫肌层有浸润或子宫外转移。绒毛膜癌镜检见到成团的滋养细胞，有明显的核分裂，见不到绒毛，同时有子宫肌层浸润或子宫外转移。

患者多有停经史、先前妊娠或流产病史。不全流产时残留绒毛变性增生可形成葡萄胎。临床表现为不规则阴道流血、下腹部不适或盆腔包块。转移多见，侵蚀性葡萄胎的转移率约为60%，绒癌的转移率约为71%。肺为最常见的转移部位，因此侵蚀性葡萄胎和绒癌患者应常规行肺部CT检查。转移亦可发生于宫旁、阴道、颅脑等。血清HCG测定是诊断恶性滋养细胞疾病的重要手段，表现为妊娠后持续不降，或阴性后又转阳性，呈现高滴度。

【影像学表现】

USG：临床病史是超声诊断时重要的参考指标，侵蚀性葡萄胎和绒毛膜癌在超声表现上较为类似：①葡萄胎组织超出宫腔范围向肌层浸润，子宫正常大或不同程度增大，形态可不规则，病灶部位局部隆起。②子宫肌层光点粗糙或宫腔内杂乱回声，见到1个或数个边缘不整的光团，为不规则的低回声、海绵状和蜂窝状回声，无明显边界，海绵状和蜂窝状回声内可见缓慢流动液体，呈“千疮百孔”状；浆膜下可见管道状暗区环绕子宫，称“子宫裂隙”（图6-2-1、图6-2-2）。③子宫旁病变：癌瘤穿透肌层侵犯宫旁组织时，子宫结构难辨，外形不规则，宫旁受侵犯之血管极度扩张，呈蜂窝状、管道状液性暗区，宫旁组织出血坏死时在子

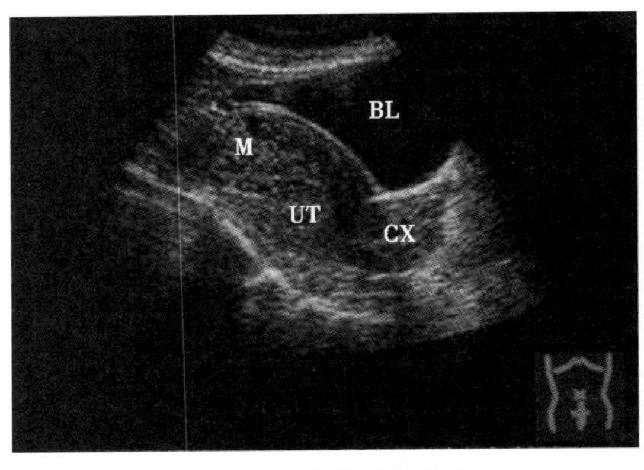

图6-2-1　侵蚀性葡萄胎

TAS横切示葡萄胎清宫后宫底部宫腔及宫底部肌层可见“蜂窝”状结构（TAS：经腹部超声；BL：膀胱；UT：宫体；CX：宫颈；M：肿瘤）

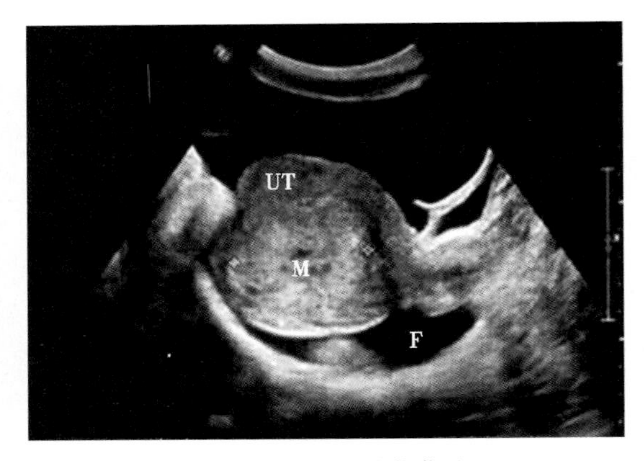

图6-2-2　侵蚀性葡萄胎

TAS横切示宫腔内充满海绵状团状高回声，子宫后壁肌层明显变薄，与团块分界不清（TAS：经腹部超声；UT：宫体；F：盆腔积液；M：肿瘤）

宫侧壁形成不规则低回声包块，彩色多普勒超声显示宫旁不规则液性暗区为局部血管受侵而异常扩张。④卵巢改变：卵巢在 HCG 刺激下，可发生卵巢黄素化囊肿。囊肿双侧多见，中等大小（5cm 左右），圆形或椭圆形，囊壁薄，见分隔，囊内液清。⑤ CDFI：病灶内血流信号极其丰富，呈枯树枝状或湖泊状，血流红蓝相间，色彩斑斓（图 6-2-3）。多数阻力指数极低（图 6-2-4），为 0.2～0.4。极低阻力的动脉性频谱和动静脉瘘频谱超声检查时可出现呈蜂鸣状声音，频谱包络线毛刺状，是血管受到滋养细胞肿瘤侵蚀后的特征性改变。

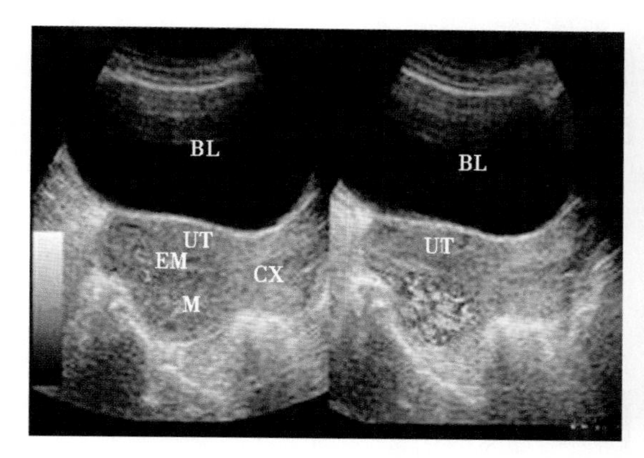

图 6-2-3　侵蚀性葡萄胎

葡萄胎清宫后 3 个月。TAS 横切及 CDFI，后壁肌层局部隆起，光点增粗，血流信号极其丰富，呈湖泊状（TAS：经腹部超声；BL：膀胱；UT：宫体；CX：宫颈；EM：子宫内膜；M：肿瘤）

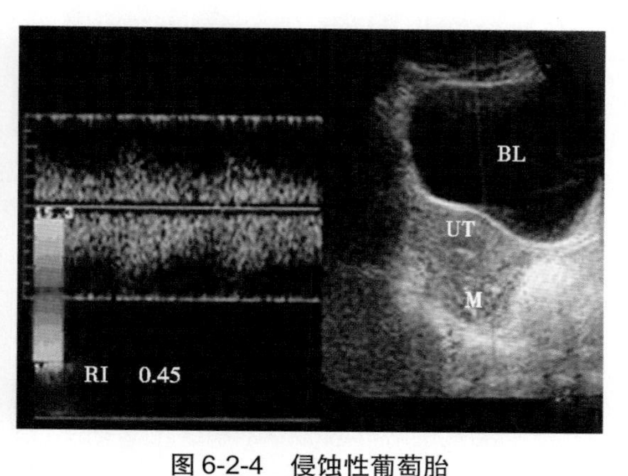

图 6-2-4　侵蚀性葡萄胎

TAS 横切示 CDFI 侵蚀性葡萄胎病灶内呈低阻血流（TAS：经腹部超声；BL：膀胱；UT：宫体；M：肿瘤）

CT：子宫体积增大，宫腔内见多发大小不等囊样低密度灶，其间见厚薄不均分隔及等密度软组织。子宫肌层不规则增厚且厚薄不均，其内亦可见囊样低密度灶，此为子宫肌层受侵的可靠征象。囊泡间隔及等密度软组织灶明显强化，间隔上可见向囊泡内突出强化的小结节，囊泡内液性低密度区无强化。绒癌病变内可见出血、坏死。病变内及宫旁见多发迂曲扩张血管，明显强化。双侧卵巢可见黄素囊肿。

CT 更多地用于发现远处转移，以对绒癌进行准确分期。常见转移部位为肺、阴道、肝脏、胃肠道、肾脏和脑，卵巢转移少见。其中肺转移占 50%～70%，为最常见的转移部位。转移病灶多表现为富血供的结节或肿块，常伴有出血（图 6-2-5）。

MRI：子宫体积增大，见包膜不完整的软组织肿块，呈团块状、蜂窝状或葡萄状，病灶内见大小不一的 T_1WI 低信号、T_2WI 高信号小囊及大量杂乱的等 T_1、等 T_2 信号的分隔。子宫内膜信号不连续，结合带消失或不连续，病变侵犯子宫肌层，与子宫肌层分界不清。病变周围子宫腔内、肌层及子宫周围见大量增粗、迂曲的血管流空信号（图 6-2-6、图 6-2-7）。宫腔及肌层内可见斑点状、条片状异常信号出血灶。DWI 显示病变呈高信号。增强扫描病变内分隔及实性部分强化，病变内及周围迂曲血管明显强化。病变可突破浆膜层侵犯宫旁，伴盆腔内肿块形成，单侧或双侧附件出现实性或囊性肿块。一般为血行转移，很少出现盆腔及腹股沟淋巴结转移，此为与子宫内其他恶性肿瘤鉴别点之一。

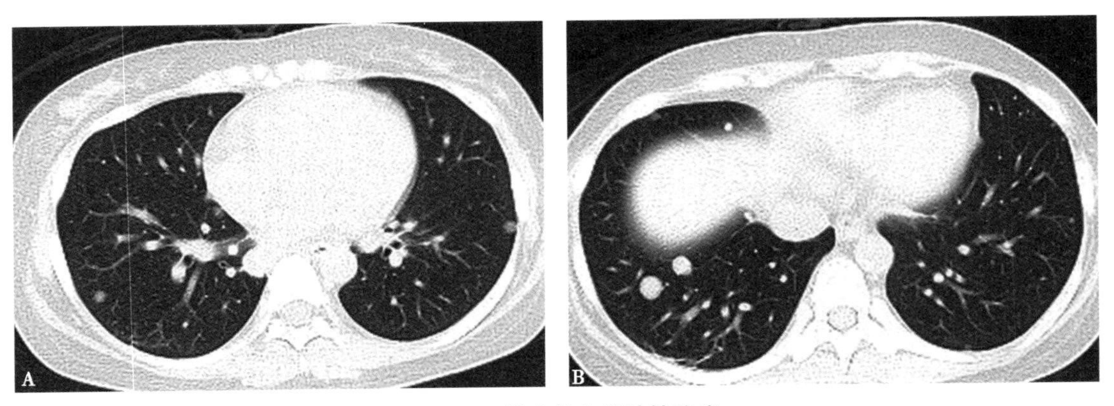

图 6-2-5　绒癌并多发肺转移瘤

A、B. 胸部平扫CT肺窗显示双肺多发大小不等类圆形结节影，边界清楚

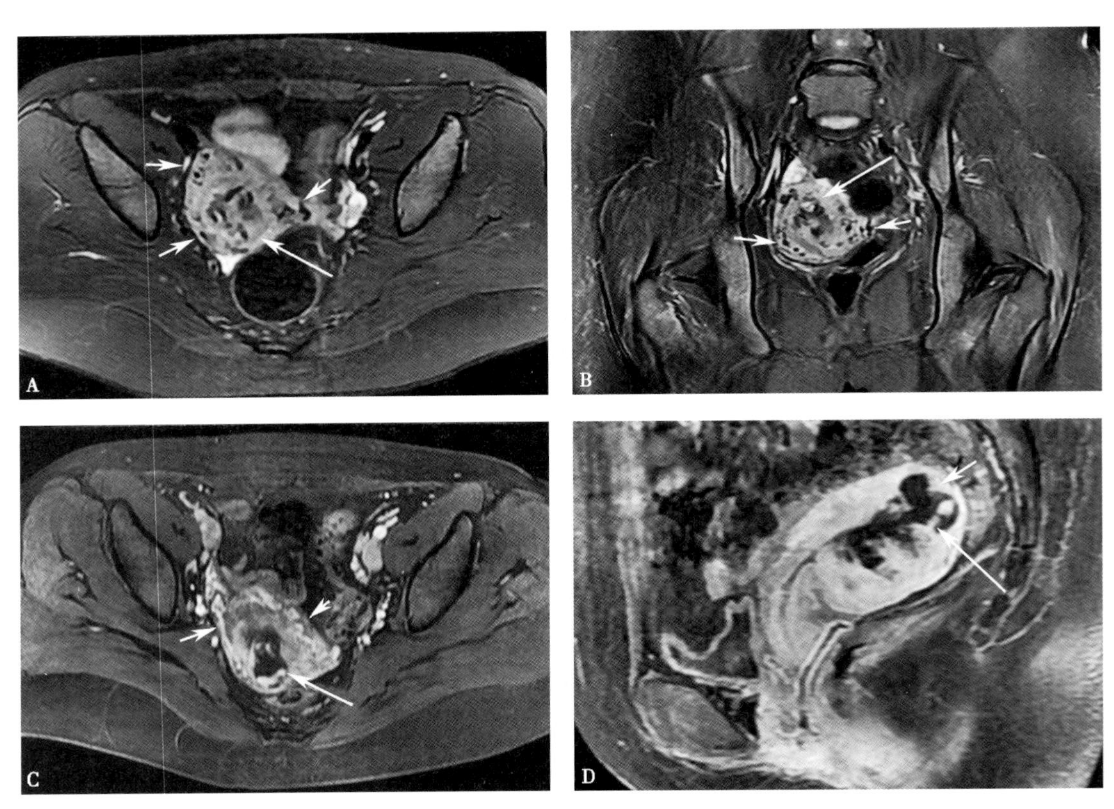

图 6-2-6　侵蚀性葡萄胎

A. 横断面及 B. 冠状面抑脂 T_2WI 显示子宫体积增大，内见不规则形囊实性肿块，边界不清（长细箭头），子宫内膜及结合带消失，肌层及宫旁见流空血管（短细箭头）；C. 横断面及 D. 矢状面抑脂增强 T_1WI 示病灶囊性部分无强化（长细箭头），少数实性部分强化，肌层及宫旁血管强化（短细箭头）

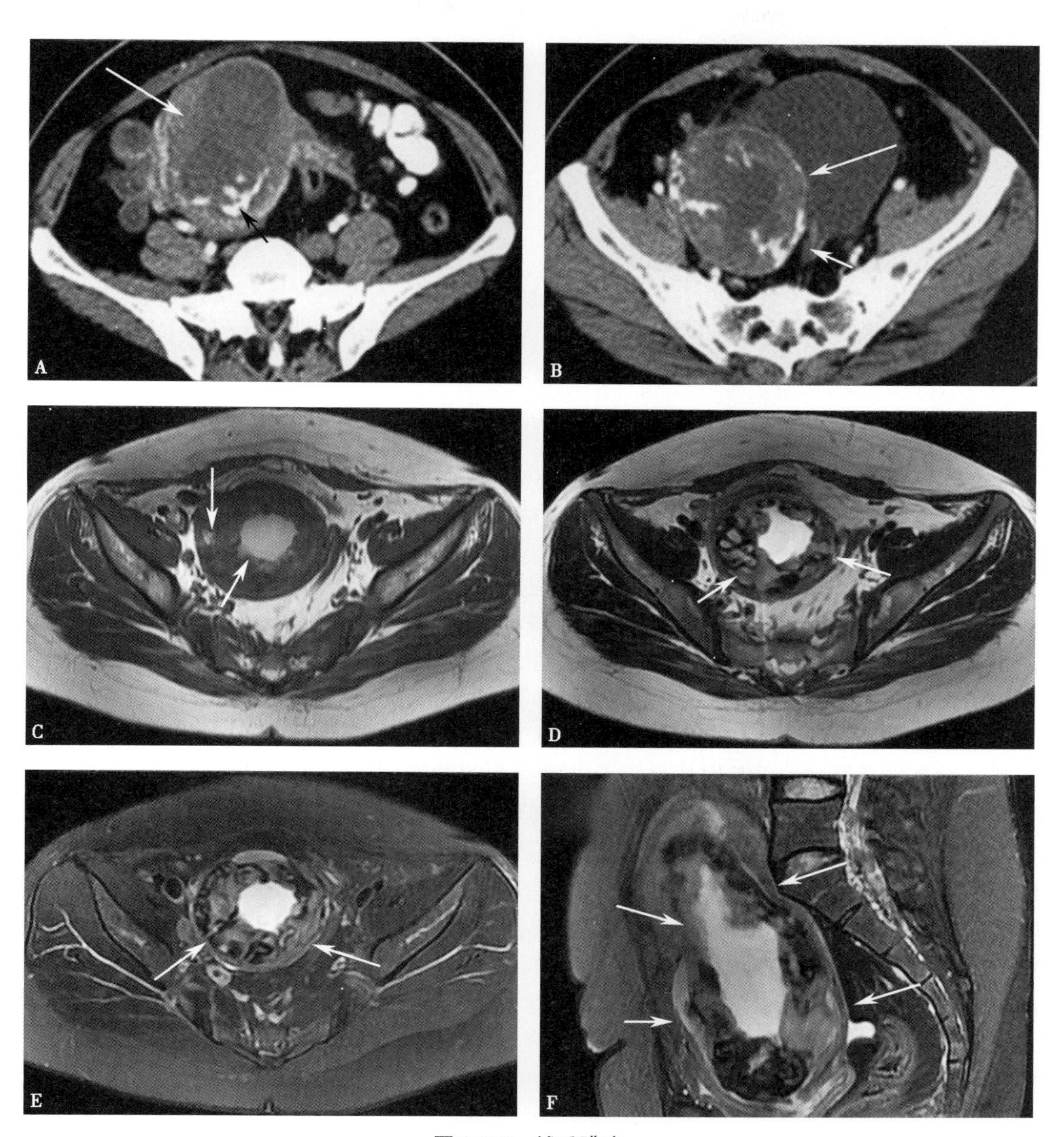

图 6-2-7　绒毛膜癌

A. 及 B. 增强 CT 显示子宫体积增大，内见不规则囊实性肿块（长细箭头），肿块内多发条状高密度灶为迂曲扩张的血管（短细箭头）；C. 横断面 T_1WI 示宫腔内及右侧宫壁肌层高信号，提示出血；D. 横断面 T_2WI、E. 横断面及 F. 矢状面抑脂 T_2WI 显示子宫体积明显增大，子宫内膜及结合带消失，肌层内见广泛不规则形高低混杂信号病变（箭头），边界不清。病变内、肌层及宫旁的低信号提示多发流空血管

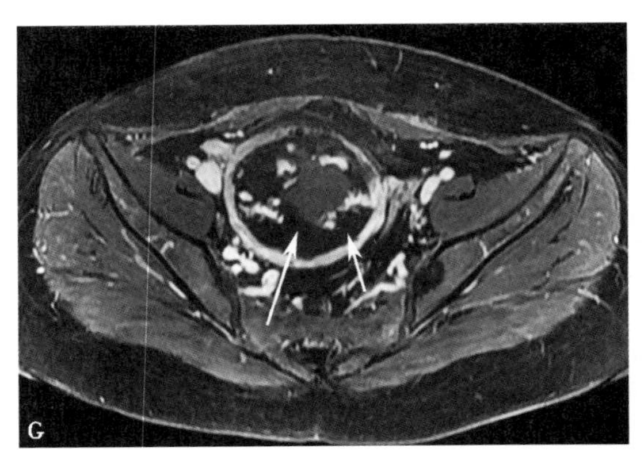

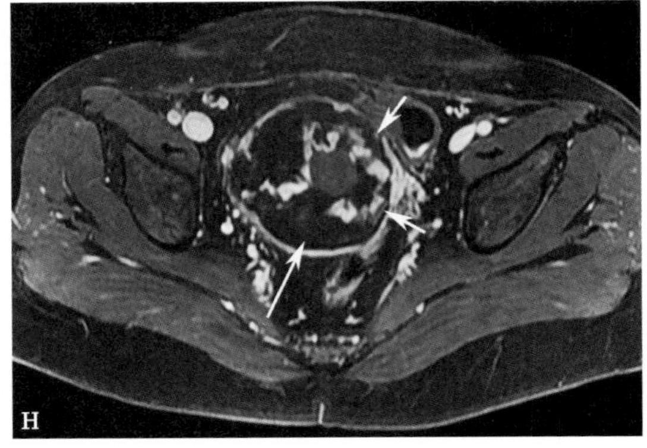

图 6-2-7　绒毛膜癌（续）

G. 及 H. 横断面抑脂增强 T_1WI 示病变内及宫旁见明显强化的迂曲血管样结构及非强化区（箭头）

【诊断、鉴别诊断及比较影像学】

侵蚀性葡萄胎和绒毛膜癌的影像表现较为类似，临床病史及实验室检查是影像诊断时重要的参考指标。USG 是首选影像学检查方法，MRI 应用于不典型疾病诊断，CT 多用于转移瘤的检查，尤其是肺转移瘤的诊断。

影像学诊断需与下列疾病鉴别：①不全流产胎盘绒毛过度植入：由于胎盘植入到肌层，绒毛着床部位的肌层回声不均，显示局灶性丰富的血流信号，可记录到低阻力的滋养层周围血流频谱以及静脉性频谱，但找不到动静脉瘘性频谱，结合有正常妊娠病史，HCG 不高可帮助诊断，再次清宫后复查病灶消失。②局灶性子宫腺肌病：超声显示肌层病灶处回声不均，但肌层内仅见星点状血流，血流频谱为子宫动脉性频谱，呈中等阻力，血、尿 HCG 值正常。③良性葡萄胎：两者均是起源于滋养细胞的肿物，均表现子宫明显增大，宫腔内可见多发囊状液性暗区或囊性密度 / 信号影。但良性葡萄胎病变与宫壁界限清楚，病变局限于宫腔内，无子宫肌层受侵，增强扫描因病变内血管少，仅轻度强化。④子宫黏膜下平滑肌瘤：两者均表现为子宫腔内肿物，CT 显示子宫肌瘤有囊变者表现为低、等混杂密度，但肌瘤较小时，子宫可无明显增大且平滑肌瘤多边界清晰，无肌层受侵。⑤子宫内膜癌：两者均表现为子宫内低、等混杂密度或 T_1WI 低信号、T_2WI 高信号病变，都有子宫明显增大及子宫肌层受侵。但侵袭性葡萄胎多见于育龄女性，多继发于良性葡萄胎，病变增强程度高于正常子宫肌层；子宫内膜癌多发生于绝经期以后的高龄女性，以子宫内膜不均匀增厚所表现出的子宫内膜信号不规则、不连续和肿瘤向深部侵犯的异常信号为主，增强后病变强化程度低于周围子宫肌层。

（张晓明　潘秋丽）

参 考 文 献

1. 谢红宁. 妇产科超声诊断学. 北京：人民卫生出版社，2005：222-224.
2. 曹泽毅. 中华妇产科学. 北京：人民卫生出版社，2004：2272-2299.
3. 王位，薛丹. 彩色多普勒超声和 HCG 在妊娠滋养细胞疾病诊断中的应用. 临床超声医学杂志，2013，15（1）：45-47.

4. IM Shih. Gestational trophoblastic neoplasia—pathogenesis and potential therapeutic targets. Lancet Oncology，2007，8（7）：642-650.
5. G Yan，Y Yuan，Y Liu，et al. Metastasia lesion of gestation trophoblastic tumor in abdominopelvic cavity diagnosed by sonographic and doppler imaging. Open Journal of Clinical Diagnostics，2015，5（1）：24-31.
6. LH Lin，LS Bernardes，EA Hase，et al. Is Doppler ultrasound useful for evaluating gestational trophoblastic disease? Clinics，2015，70（12）：810-815.
7. E. Araujo Júnior，S.Y. Sun，F.F. Campanharo，et al. Diagnosis of ovarian metastasis from gestational trophoblastic neoplasia by 3D power doppler ultrasound and dynamic contrast-enhanced magnetic resonance imaging：case report. Case Rep Oncol，2012，5（2）：359-366.
8. 丁榕. 3.0TMRI对妊娠滋养细胞疾病的诊断. 实用放射学杂志，2013，29（3）：429-432.
9. Yasuhiro Maruoka，Koichiro Abe，Shingo Baba，et al. A case of pulmonary choriocarcinoma metastasis with unusual FDG-PET and CT findings：correlation with pathology. Ann Nucl Med，2012，26（10）：835-839.
10. Mayumi Takeuchi，Kenji Matsuzaki，Hisanori Uehara，et al. Pathologies of the uterine endometrial cavity：usual and unusual manifestations and pitfalls on magnetic resonance imaging. Eur Radiol，2005，15（11）：2244-2255.
11. Kimia Khalatbari Kani，Jean H. Lee，Manjiri Dighe，et al. Gestatational trophoblastic disease：multimodality imaging assessment with special emphasis on spectrum of abnormalities and value of imaging in staging and management of disease. Curr Probl Diagn Radiol，2012，41（1）：1-10.

第七章
卵巢疾病

第一节　卵巢非赘生性囊肿

卵巢非赘生性囊肿（non- neoplastic cyst）是位于卵巢的一种特殊类型的囊性结构，指外观貌似肿瘤而实质并非肿瘤的一类良性病变，多是由卵巢功能性改变而引起的潴留性囊肿，是一类组织学相似的附件囊泡状病变。非赘生性囊肿为育龄女性卵巢增大的常见原因，主要包括卵泡囊肿、卵巢冠囊肿、黄体囊肿、巧克力囊肿、多囊卵巢综合征、黄素囊肿等。

卵巢非赘生性囊肿具有相似的影像学表现，其诊断与鉴别诊断主要依赖于超声检查并密切结合临床病史，CT 及 MRI 可以较好地显示病变的位置、形态、内部出血以及周围结构的改变。

一、卵泡囊肿

卵泡囊肿（follicular cyst）为卵泡成熟后不破裂或发生闭锁、卵泡内液体潴留而形成。卵泡囊肿呈水泡样突出于卵巢表面，囊壁菲薄，内壁光滑，囊液清亮透明，淡黄色，直径常不超过 4cm，偶可达 7～8cm。一般无任何症状和体征，多数在 4～6 周内逐渐吸收或自行破裂。较大囊肿偶可发生扭转或破裂，出现腹痛或腹膜炎症状。

【影像学表现】

USG：表现为宫旁附件区的囊性肿物，壁薄而光整，内为无回声，透声好，大小一般不超过 4cm。囊肿较小时其一侧周边可见部分正常卵巢结构（图 7-1-1、图 7-1-2），囊肿较大时难以扫查到正常卵巢结构，不能判断来源和性质，仅提示为单纯性囊肿。多数患者月经后超声复查，卵泡囊肿会消失。囊肿合并扭转时常合并囊内出血，回声不均匀。若囊肿破裂，可出现腹痛，腹腔内可见液体回声。

CT：显示为卵巢内圆形或卵圆形均匀水样密度病变，边缘光滑、壁薄不能显示，增强扫描囊壁及囊液无强化（图 7-1-3）。卵巢有时不能显示。

MRI：平扫表现为卵巢内圆形或卵圆形病变，呈均匀明显长 T_1、长 T_2 液体信号，边缘光滑锐利、壁薄多不显示。增强扫描病变无强化。MRI 图像可以较好显示卵巢结构及卵巢内较小卵泡，在显示囊肿与卵巢关系方面具有优势。

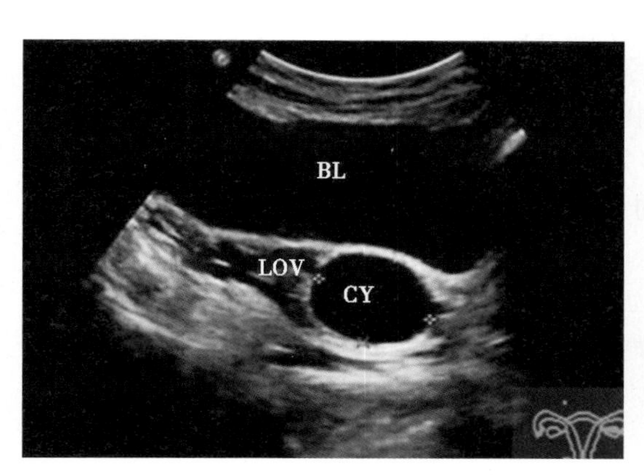

图 7-1-1 左侧卵泡囊肿

经腹部超声检查，左侧盆腔横切示左侧卵巢卵泡囊肿，囊壁光整，内透声好；囊肿旁见部分正常卵巢结构（BL：膀胱；LOV：左卵巢；CY：卵泡囊肿）

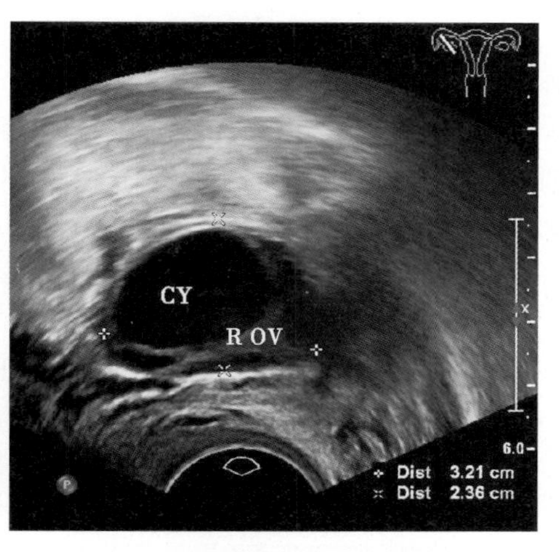

图 7-1-2 右侧卵泡囊肿

经阴道超声检查示右侧卵巢卵泡囊肿，囊壁光整，内透声好；囊肿旁见部分正常卵巢结构（ROV：右卵巢；CY：卵泡囊肿）

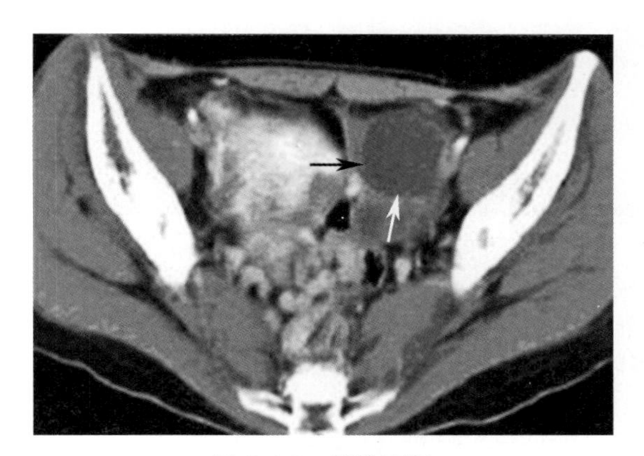

图 7-1-3 卵泡囊肿

增强 CT 示左侧卵巢囊性病变，囊壁薄，囊腔呈均匀水样密度（箭头）

【诊断、鉴别诊断及比较影像学】

育龄期女性的卵巢单纯性囊肿绝大多数是卵泡囊肿，超声不难诊断，CT 及 MRI 较少应用于卵泡囊肿的检查。如果患者系首次检查出卵巢囊肿，应在月经后复查超声，绝大多数卵泡囊肿会自行消失，即便是直径大于 5cm 的卵泡囊肿，也可以消失。

卵泡囊肿需与卵巢冠囊肿、巧克力囊肿、皮样囊肿等鉴别：①卵巢冠囊肿：位于同侧卵巢旁，与卵巢无明显关联或与卵巢贴近但有分界，经后一般不会消失；②卵巢巧克力囊肿：同样位于卵巢内，但囊腔内探及密集的光点，透声差；囊肿会随月经次数的增加逐渐增大；临床症状表现为痛经并呈渐进性加重；③皮样囊肿：即成熟囊性畸胎瘤，因其成分复杂，囊腔内含有脂质、牙齿、骨骼等，其影像学表现具有特征性，不难鉴别；如果仅仅表现为囊壁由多胚层组织构成，则较难鉴别。

二、卵巢冠囊肿

卵巢冠囊肿(parovarian cyst)又称为卵巢旁囊肿、输卵管旁囊肿、阔韧带囊肿，是发生在卵巢附属器的囊肿，为女性非生殖器官囊性肿物中最常见的一种，占附件囊性病变的10%～20%，分为有蒂及无蒂两种类型。30～40岁多发。卵巢冠囊肿是在胚胎发育过程中残留下来的中肾管或副中肾管上皮细胞分裂而形成的囊肿。常无临床症状。

【影像学表现】

USG：位于附件区的囊性结构，绝大多数为单房性，呈圆形或卵圆形，形态规则，边界清晰，内壁光滑，直径为0.5～17cm。卵巢冠囊肿旁可探及完整的同侧卵巢结构，两者有一定距离或两者贴近但有明确分界，以此与卵巢来源的囊肿鉴别(图7-1-4)。

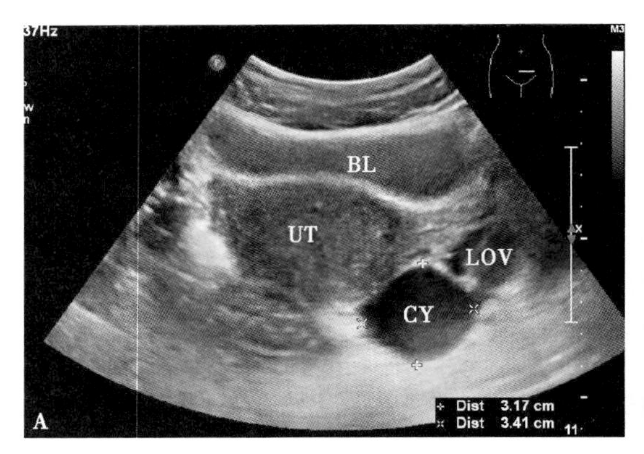

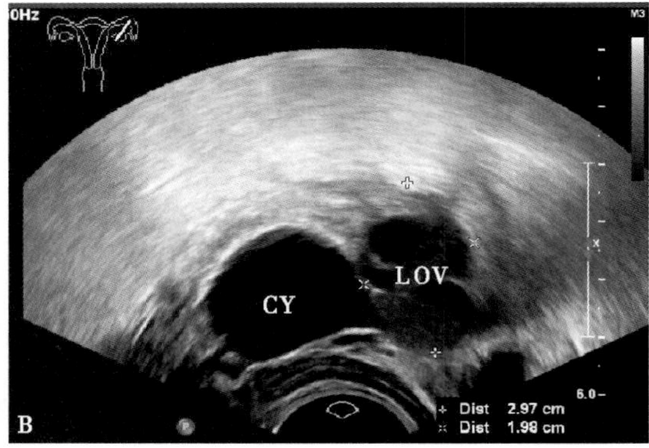

图7-1-4 左侧卵巢冠囊肿

A. 经腹部超声检查，左侧盆腔横切示左卵巢与囊肿，两者详细关系不清；B. 经阴道超声检查显示完整左卵巢，其旁囊肿位于卵巢外，囊壁光整，内透声好，与左卵巢轻微贴近，但分界清晰(BL：膀胱；UT：子宫；LOV：左卵巢；CY：卵巢冠囊肿)

CT：显示附件区均匀水样密度病变，壁薄，呈圆形或卵圆形，边界光滑清晰。

MRI：囊肿呈明显长T_1、长T_2液体信号，边缘光滑锐利、囊壁薄多不显示；增强扫描囊肿无强化。卵巢冠囊肿与卵泡囊肿表现类似，MRI显示病变位于卵巢旁。

【诊断、鉴别诊断及比较影像学】

卵巢冠囊肿的特点是囊肿位于卵巢旁而非卵巢内，囊肿呈圆形或卵圆形、边缘光滑锐利、囊壁薄，无临床症状。影像诊断时应注意观察卵巢回声或信号。USG是最佳检查方法，多数是在其他疾病检查时或常规查体时偶然发现。CT及MRI较少应用于此病诊断。

卵巢冠囊肿需与卵泡囊肿、炎性囊肿、巧克力囊肿鉴别：①卵泡囊肿：位于卵巢内，而卵巢冠囊肿位于卵巢旁，仔细分辨囊肿是位于卵巢内还是卵巢旁，是两者的主要鉴别点。②炎性囊肿：是由于输卵管炎症波及卵巢，两者相互粘连，输卵管峡部梗阻，其伞端又与卵巢的卵泡穿通，使炎性渗液积聚在输卵管壶腹部及卵泡腔内形成炎性囊肿；或输卵管卵巢脓肿，脓液吸收液化而形成炎性囊肿。炎性囊肿的囊壁较卵巢冠囊肿壁厚，不规则，边缘模糊。临床多有发热、腹痛等病史。③卵巢巧克力囊肿：位于卵巢内的囊性结构，囊壁稍厚，超声示囊腔内探及密集光点，透声差；随月经次数的增多囊肿会逐渐增大。MRI典型表现

为囊液呈短 T_1、长或短 T_2 信号，信号强度可不均匀，囊肿边缘模糊，常与邻近结构分界不清。临床伴有痛经病史，并渐进性加重。

三、黄体囊肿

卵巢黄体是在促黄体生成素等作用下，成熟卵泡排卵后卵泡液流出，颗粒层细胞及卵泡膜细胞等大量增生肥大而成。正常的成熟黄体为直径 2～3cm 的囊性结构。正常黄体在排卵后 9～10 天开始萎缩，一般寿命为 12～16 天，8～10 周后细胞变性、组织纤维化而形成白体。若黄体持续存在或腔内积液增多，则可致黄体囊肿（corpus luteum cyst）；若排卵后卵泡壁不能及时闭合，可有血液流入卵泡腔或黄体腔内，如此形成的黄体囊肿实质为黄体血肿，在此一并描述。黄体囊肿多为单侧，直径一般不超过 4cm，偶尔可达 10cm。黄体囊肿也可见于妊娠早期，一般在妊娠 2～3 个月消失。由于黄体内层毛细血管十分丰富，血管黄体化期间功能不全易致出血，继而引起自发性黄体破裂或在外力（如剧烈活动、性生活等）作用下导致黄体破裂，为妇科常见的急腹症之一（详见第十一章）。

【影像学表现】

USG：正常黄体可有 4 种声像图表现：厚壁囊肿型、薄壁囊肿型、类实性均质回声型、类实性非均质回声型，黄体周边可见环状或半环状血流信号（图 7-1-5）。当黄体大于 2～3cm 时，就形成黄体囊肿或血肿。多数情况下，黄体囊肿囊壁光整，囊液清亮，囊内透声好（图 7-1-6）。黄体血肿因囊内液体产生的速度快慢及存在时间长短不同，其声像图表现复杂

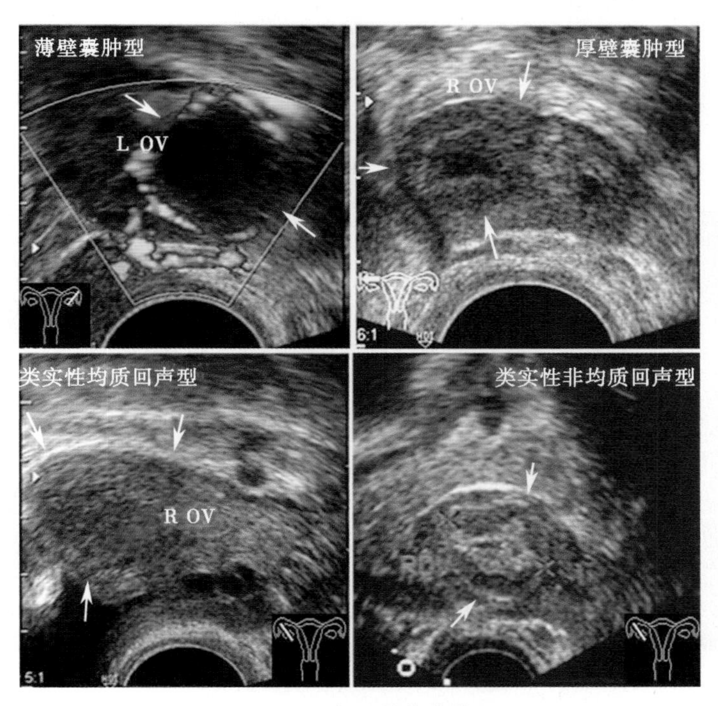

图 7-1-5　各种黄体声像图

经阴道超声检查示黄体（箭头）的 4 种声像图表现，黄体周边有环状或半环状血流信号（LOV：左卵巢；ROV：右卵巢）

多样，可呈囊性、类囊实性、类实性三种类型。CDFI 显示多数囊肿周边见典型的环状或半环状血流信号，黄体血流一般在排卵后 1～2 天出现，频谱为低阻血流。

黄体血肿演变过程：黄体血肿早期，囊内出血较多时，表现为卵巢内近圆形囊肿，囊壁厚，内壁粗糙，囊内回声表现多样化，有时呈杂乱不均质低回声，有时呈不均质的类实性回声。早期血流流速较高，可达 20cm/s，舒张期血流阻力较低。黄体血肿中期，黄体血肿内血液凝固，部分吸收，囊壁变薄，内壁光滑，囊内回声减低，呈粗网状、细网状结构，有时囊内还可见密集的点状回声（图 7-1-7～图 7-1-9）。黄体血肿晚期，血液逐渐吸收，囊肿变小，通常直径为 2.5～3cm，CDFI 显示其周围有环状或半环状血流信号。当血液完全吸收后形成黄体囊肿，囊壁变得光滑，囊内为无回声，透声好，与卵巢其他囊肿难以区分。

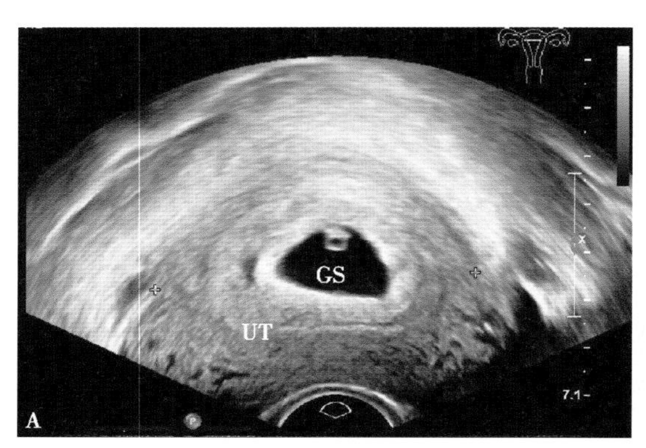

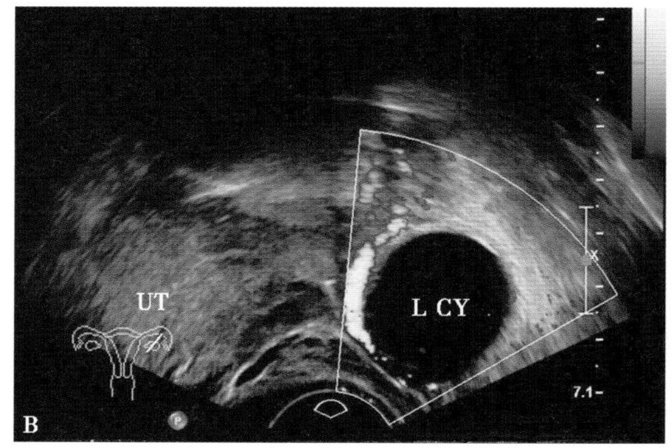

图 7-1-6 早孕，左卵巢黄体囊肿

A. TVS 子宫体横切示宫腔内妊娠囊（41 天）；B. TVS 示左卵巢黄体囊肿呈圆形，囊壁光整，内透声好，能量图示其边缘可见半环状血流信号（TVS：经阴道超声检查；UT：子宫；GS：妊娠囊；LCY：左卵巢黄体囊肿）

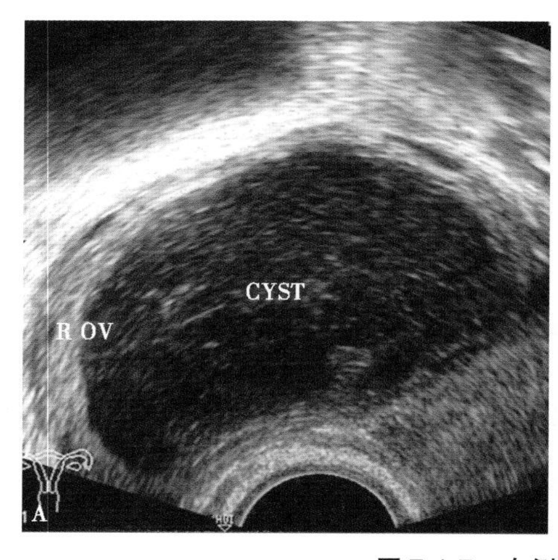

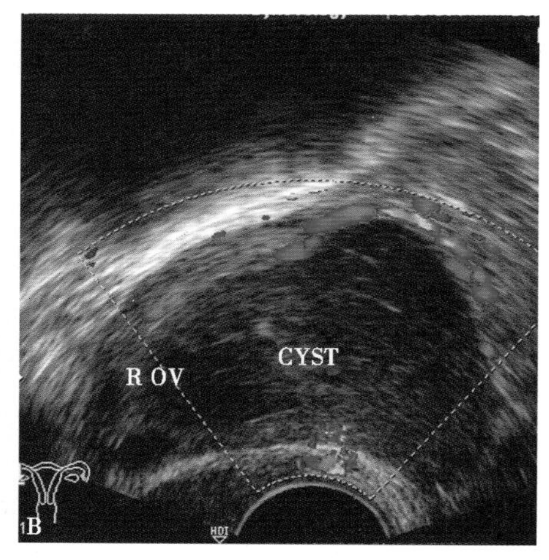

图 7-1-7 右侧卵巢黄体血肿

A. TVS 示右侧卵巢黄体血肿呈椭圆形，囊壁毛糙，囊内见密集点状、细丝状回声，透声差；B. TVS 彩色血流图示黄体血肿边缘见半环状血流信号（TVS：经阴道超声检查；ROV：右卵巢；CYST：黄体囊肿）

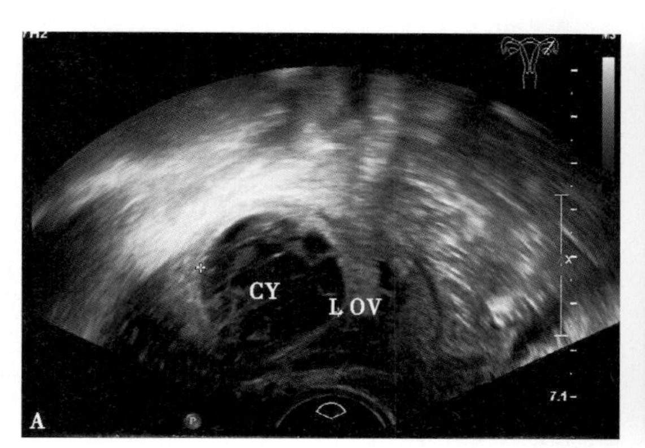

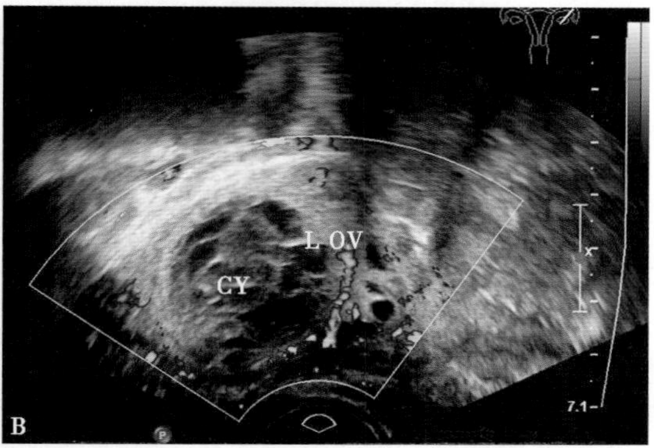

图 7-1-8 左侧卵巢黄体血肿

A. TVS 示左侧卵巢黄体血肿呈圆形，囊内见点状、粗网状回声，透声差；B. TVS 能量图示黄体囊肿边缘探及半环状血流信号（TVS：经阴道超声检查；LOV：左卵巢；CY：黄体血肿）

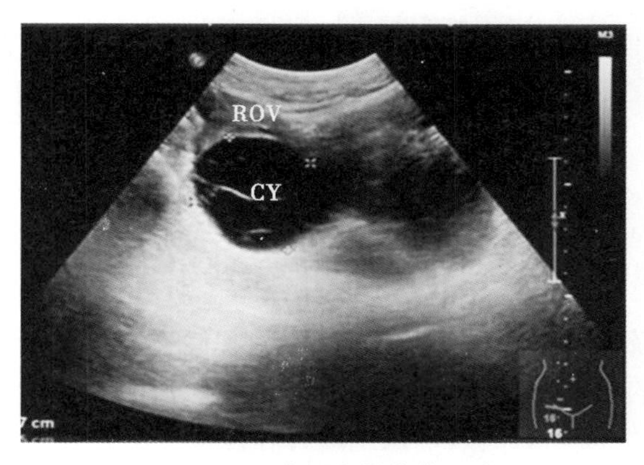

图 7-1-9 右侧卵巢黄体血肿

经腹部超声检查，右侧盆腔横切示右侧卵巢黄体囊肿，内部见细丝状结构，其上缘探及部分正常卵巢结构（ROV：右卵巢；CY：黄体囊肿）

CT：单纯的卵巢黄体囊肿在 CT 平扫时显示为附件区单房囊性水样密度病灶，部分为混杂密度，边界清晰，CT 值为 −10～60HU，壁稍增厚 2～3mm。排卵后 2～4 天囊肿壁黄体化伴随新生血管形成，因此 CT 增强扫描显示囊肿壁有明显强化。

MRI：黄体囊肿呈圆形或卵圆形，呈水样信号，囊壁较卵泡囊肿壁稍厚，壁光滑或因为壁塌陷形成锯齿样改变（图 7-1-10）。增强扫描显示囊壁强化。

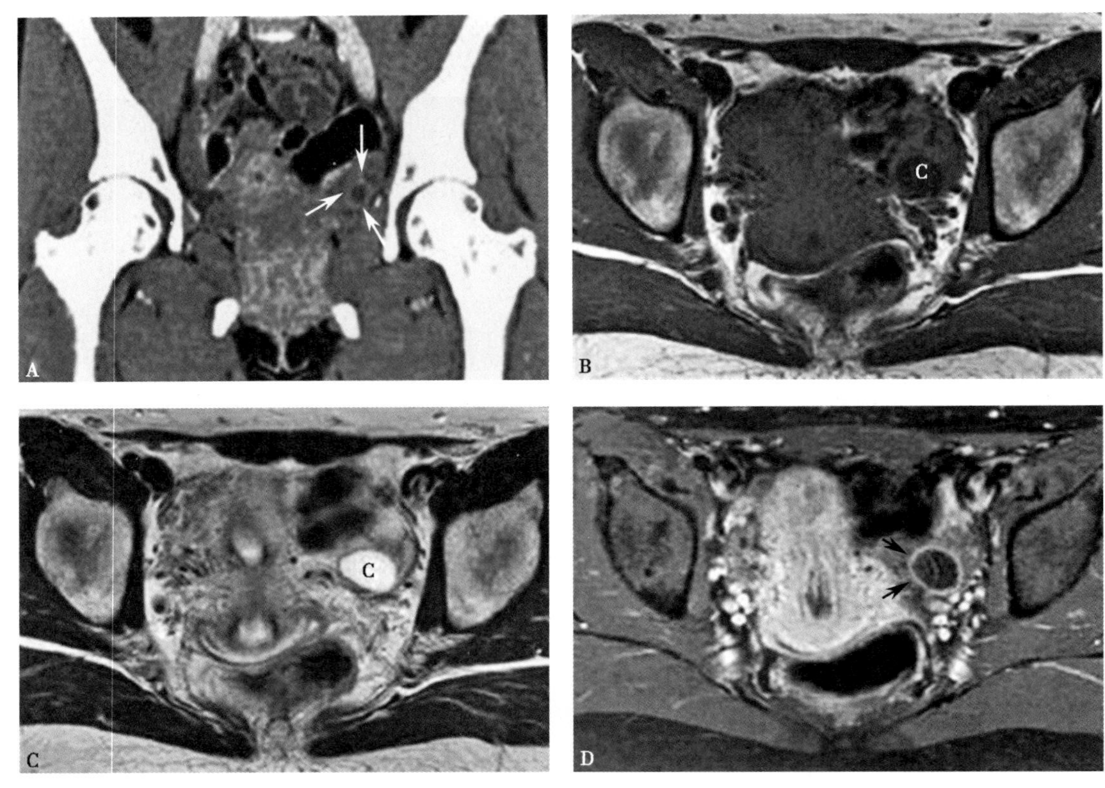

图 7-1-10 黄体囊肿

A. 增强 CT 冠状面重组图像显示：左侧卵巢小圆形囊肿，壁厚，囊壁均匀强化（箭头）；B. MRI 横断面 T_1WI 显示囊壁呈等信号，囊液呈均匀低信号；C. 横断面 T_2WI 显示囊肿壁呈略低信号，囊液呈均匀高信号；D. 横断面抑脂增强 T_1WI 示囊壁均匀明显强化，囊液无强化（箭头）（C：黄体囊肿）

【诊断、鉴别诊断及比较影像学】

黄体囊肿或血肿的影像学表现多样且多变，一般会在下次月经过后很快吸收消失，较慢者也会在 2～3 个月经周期后消失。超声是首选检查方法并且易于随访。CT、MRI 多数是在检查其他妇科疾病时偶然发现黄体囊肿。

超声图像上，黄体囊肿需与卵巢的卵泡囊肿、巧克力囊肿、乳头状囊腺瘤、异位妊娠等疾病相鉴别：①卵泡囊肿：卵泡囊肿和黄体囊肿均与月经周期关系密切，前者为卵泡成熟后不排卵、卵泡腔内液体潴留而形成，后者为排卵后黄体腔内积液或积血所致，两者均可于月经后吸收消退。②巧克力囊肿：为子宫内膜的异位灶反复出血形成，多有痛经史。声像图为单囊或多囊，囊内多伴有陈旧性出血形成的光点，透声差；月经过后不消失，甚至可能随月经次数的增多呈渐进性增大。黄体囊肿或血肿多为单侧、单囊，声像图表现多样且多变，可于月经后吸收消退；多数无临床症状。③乳头状囊腺瘤：黄体囊肿血凝块附着于囊壁时与单房乳头状囊腺瘤较为相似，但后者乳头常为多发、回声强，如出现血流或钙化小体则更支持强回声为乳头的诊断。黄体的附壁血凝块可随体位变化而移动。④异位妊娠：未破裂型输卵管妊娠呈“面包圈”状或“环状”，与厚壁囊肿型黄体声像图类似，其鉴别要点是妊娠黄体位于卵巢内，而输卵管妊娠的孕囊位于卵巢外，经阴道超声检查腹部加压时输卵管妊娠与卵巢之间出现“相对运动征”。

四、卵巢巧克力囊肿

卵巢巧克力囊肿(chocolate cyst)为妇科常见疾病，好发年龄为30～45岁，约1/3患者发生在双侧。子宫内膜异位灶因反复出血形成囊肿，囊肿内陈旧性血液为暗褐色黏糊状，似巧克力液体，因此称巧克力囊肿。可单发或多发，大小不一，因囊内反复出血张力增大，囊内液常外渗引起周边炎性反应和组织纤维化，导致卵巢和囊肿固定在盆腔内，与周围组织粘连不能活动。当囊腔内积血过多、压力过高时，可发生囊肿自发性破裂，囊内积血部分流出后压力降低，囊壁破口常可自行愈合。

卵巢巧克力囊肿主要临床症状为经期下腹部、腰骶部疼痛，呈渐进性加重，月经周期规律但经期延长。巧克力囊肿破裂时可出现突发性腹部剧痛，伴腹膜刺激症状。当囊肿较大时，双合诊可在盆腔内触及囊性包块，较固定。

【影像学表现】

USG：巧克力囊肿根据月经周期、病程长短不同而分为不同类型。按囊的数目分为单囊型与多囊型：①单囊型：呈圆形液性暗区，边界较清晰，壁稍厚，囊内可见少许光点(图7-1-11)；②多囊型：囊肿大小不等，呈多个圆形液性暗区，内见粗细不等的分隔，囊壁较厚，内壁欠规整(图7-1-12)。按囊内回声不同分为均匀光点型与光点团块混杂型：①囊内均匀光点型：囊壁增厚，囊内为液性暗区，其内充满均匀细小光点，部分光点可沉积于囊的后部，与其上部的无回声明显不同，呈“分层”征(图7-1-13)；②囊内光点团块混杂型：囊内充满细密光点及血块形成的絮状偏高回声团块，时间久了血块可固缩成碎片状或斑片状的高回声(图7-1-14)。

CDFI：巧克力囊肿囊壁上可见到少许血流信号，可记录到中等阻力、低速血流频谱。无论囊内回声如何，囊内均无血流信号。囊肿内有分隔见于两种情况，一是多囊型巧克力囊肿内的囊间隔，其隔上可有条状或分支状血流信号；二是单囊型巧克力囊肿内由于组织机化、纤维素沉积所形成的不全分隔时，其隔上无血流信号。

经阴道超声检查能更清晰地探测到囊内光点的细密或粗大、稀疏或密集、囊壁及分隔上血流信号的有无等，有助于明确诊断。

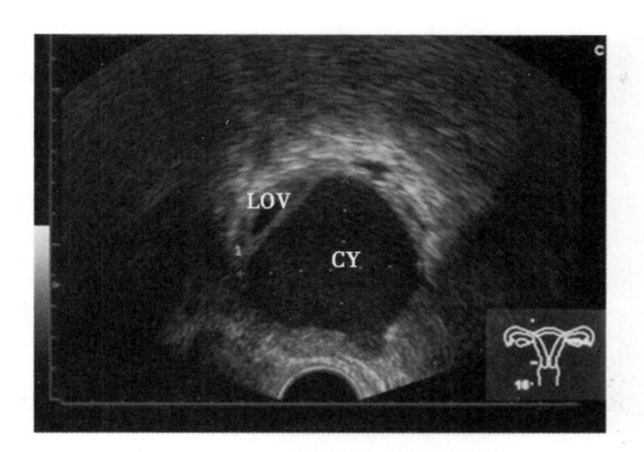

图7-1-11 左侧卵巢巧克力囊肿

经阴道超声检查，左侧盆腔斜切示左卵巢单囊型巧克力囊肿，呈圆形，内充满均匀细小光点，囊肿一侧见部分正常卵巢组织(LOV：左卵巢；CY：巧克力囊肿)

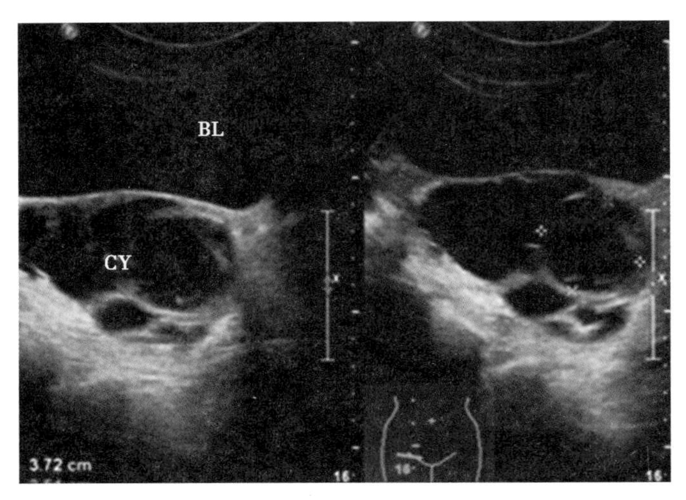

图 7-1-12　右侧卵巢巧克力囊肿

经腹部超声检查，右侧盆腔横切示右卵巢巧克力囊肿呈多囊改变，见多个类圆形液性暗区，内见粗细不等的分隔，囊壁较厚，内壁欠规整（BL：膀胱；CY：巧克力囊肿）

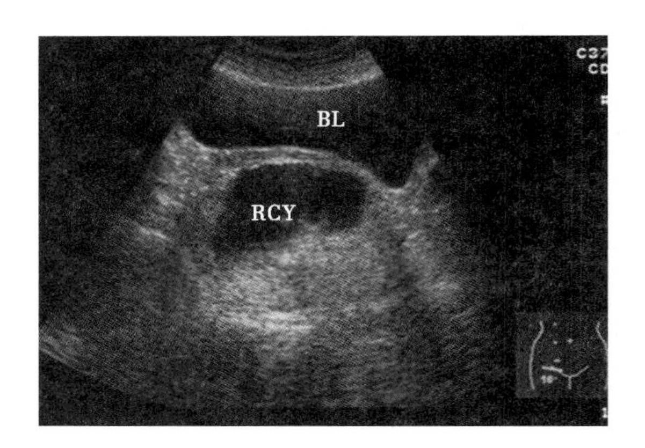

图 7-1-13　右侧卵巢巧克力囊肿

经腹部超声检查，右侧盆腔横切示右侧卵巢巧克力囊肿，囊内底部光点堆积呈偏高回声，上方为明显的无回声，呈“分层”征（BL：膀胱；RCY：右卵巢巧克力囊肿）

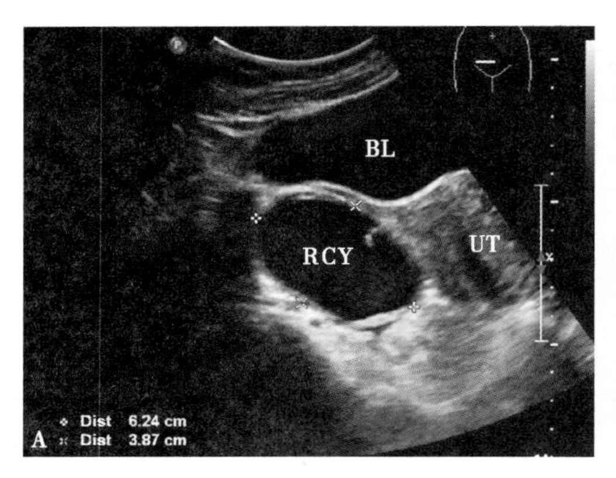

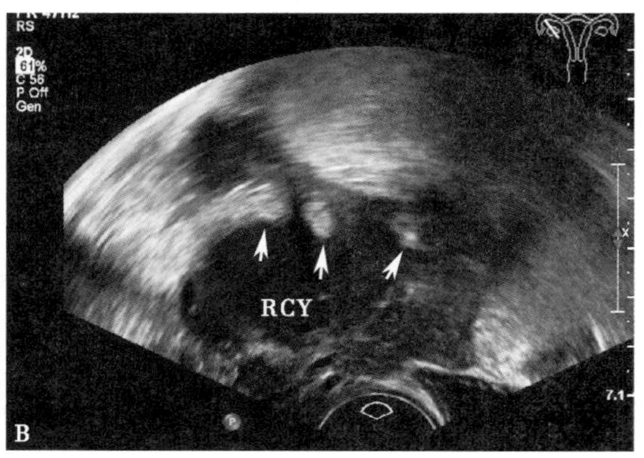

图 7-1-14　右侧卵巢巧克力囊肿

A．经腹部超声检查，右侧盆腔横切示卵巢巧克力囊肿，囊内探及密集粗大的光点及少量偏高回声；B．经阴道超声检查示巧克力囊肿呈“光点团块混杂型”，囊内充满密集粗大的光点，囊肿边缘见碎片状或斑片状高回声（箭头）（BL：膀胱；RCY：右卵巢巧克力囊肿；UT：子宫体）

CT：CT 显示巧克力囊肿可为单囊或多囊。即使病变呈囊实性也以囊性为主。多房及分隔常见。病变多数形态规则，密度比其他囊肿高，CT 值多在 25～35HU，密度较均匀。囊肿密度与囊内血液蛋白含量高低有关，当囊肿内以陈旧出血为主时，蛋白含量低，其密度较低；以新鲜出血为主时，含蛋白成分较多，囊肿密度较高。大囊外可有多个囊肿聚集即“卫星囊”，为卵巢巧克力囊肿的特征性表现之一。囊壁厚度多不均匀，囊内壁光滑，无结节。因巧克力囊肿周围大都伴有程度不等的纤维组织增生和粘连，部分囊肿边界不清。增强扫描示囊壁及囊间隔均匀强化（图 7-1-15、图 7-1-16）。

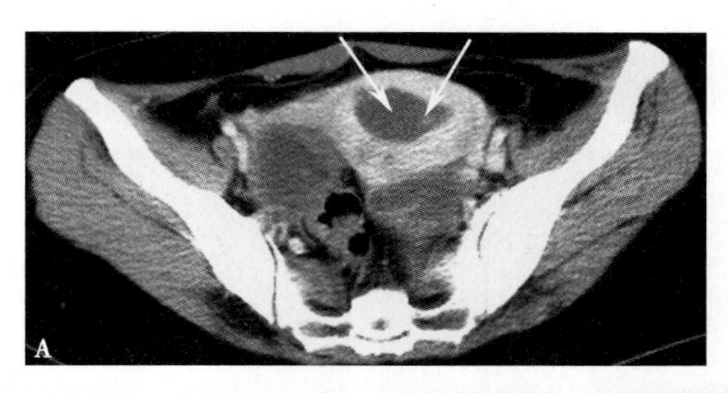

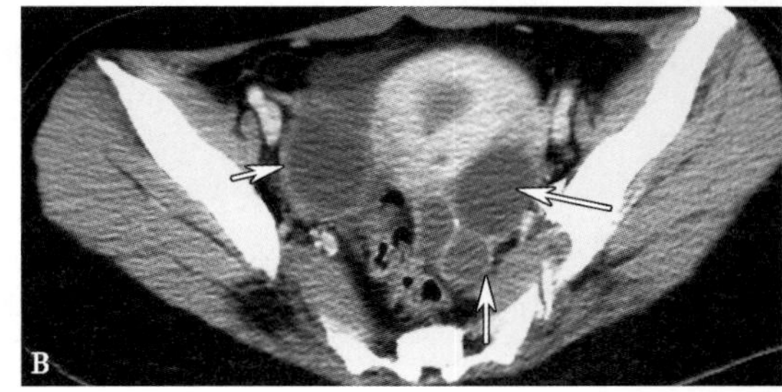

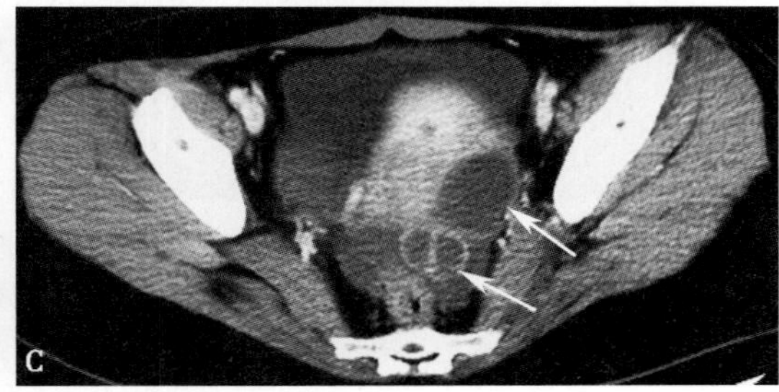

图 7-1-15 双侧卵巢及盆腔巧克力囊肿

A. 增强 CT 显示宫腔扩大、积液（箭头），子宫肌层均匀明显强化；A～C. 示子宫旁右后方单发囊肿，囊壁较厚，厚薄欠均匀；宫旁左后方多发囊肿，大囊后方见数个小囊，囊壁较薄，均匀强化（箭头）

MRI：囊肿可单发或多发、单囊或多囊，圆形或卵圆形，囊肿周围边界不清。巧克力囊肿在 MRI 图像上的信号表现随出血期龄而不同，表现复杂。典型表现为囊液于 T_1WI、T_2WI 均为高信号，是由于囊液内高铁血红蛋白缩短 T_1、延长 T_2 时间所致（图 7-1-17、图 7-1-18）。另有部分病变呈混杂信号。囊液呈 T_1WI、T_2WI 高信号，抑脂序列仍表现为高信号，此征象有助于与畸胎类肿瘤鉴别。由于囊肿内或囊腔之间出血的时期不同，囊液成分因而不同，因此 T_2WI 显示囊肿信号呈现多样性。部分囊肿内见液 - 液平面或者出现短 T_2 阴影沉积，原因是由于陈旧出血的含铁血黄素比重相对较高而沉积在病变后部形成层状改变，短 T_2 阴影的深浅程度也从轻度信号减低到信号完全缺失而多变。增强扫描示囊壁及囊间隔均匀强化，囊壁及房间隔较厚。

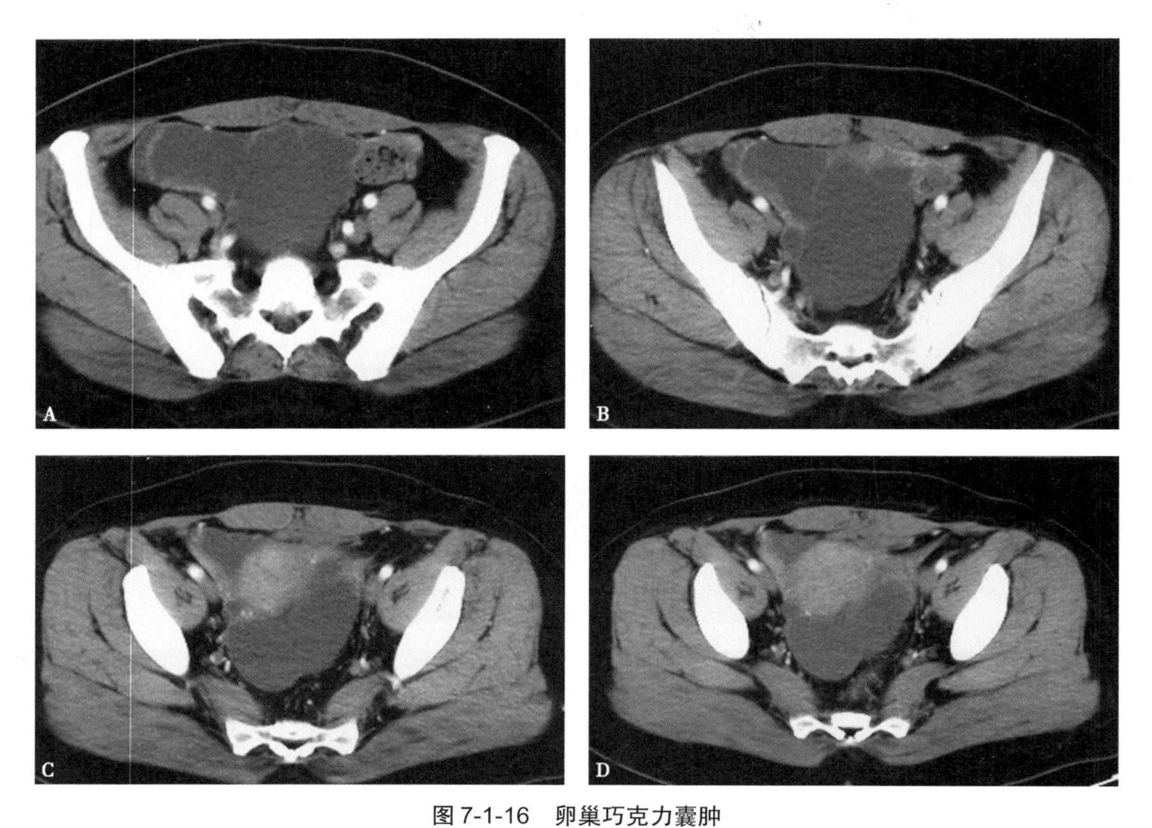

图 7-1-16 卵巢巧克力囊肿

A～D. 自上而下不同层面增强 CT，显示盆腔内多发囊性低密度病灶，内见纤细分隔，囊壁及间隔轻度强化；子宫位于囊肿前方

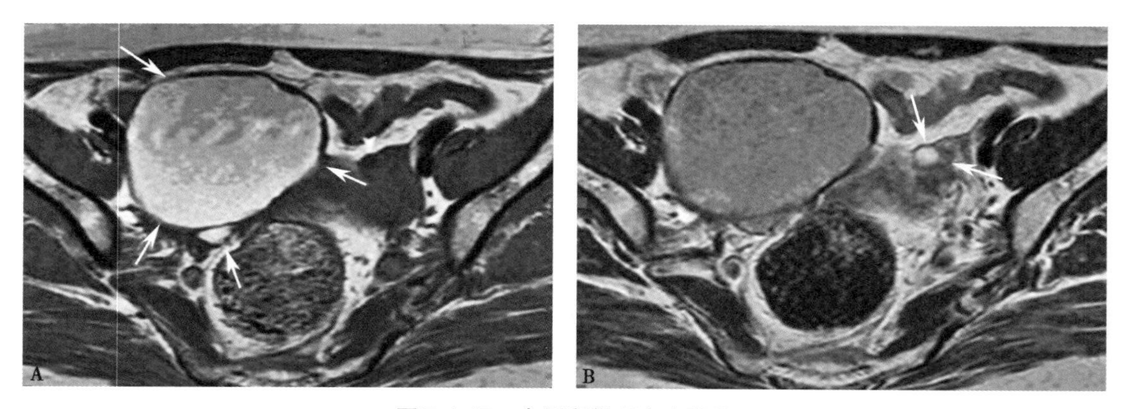

图 7-1-17 右侧卵巢巧克力囊肿

A. 横断面 T_1WI 示右侧卵巢巧克力囊肿呈高信号，大囊后见小囊（箭头）；B. 横断面 T_2WI 示囊肿呈略高信号；左侧卵巢 T_1WI 低信号及 T_2WI 高信号（箭头）为卵泡

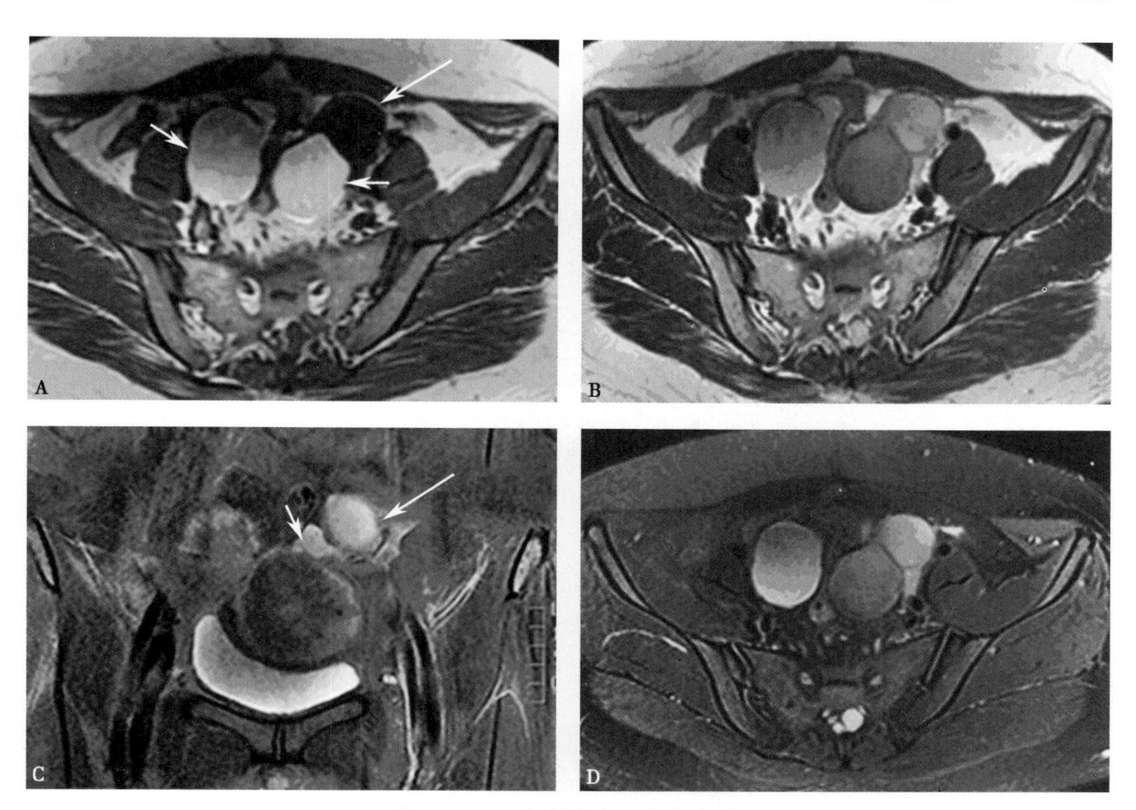

图 7-1-18　卵巢多发巧克力囊肿

A. 横断面 T_1WI 显示盆腔内多发类圆形囊性改变，两个呈高信号（短箭头），一个呈低信号（长箭头）；B. 横断面；C. 冠状面及 D. 横断面抑脂 T_2WI 显示多发病变均呈高信号

【诊断、鉴别诊断及比较影像学】

巧克力囊肿的影像学表现多种多样。囊肿可单发或多发、单囊或多囊，圆形或椭圆形，囊肿边缘不规则。超声是常规检查方法，并且便于随访经期前后囊肿大小的变化，声像图表现为囊内细小密集光点堆积，随密度增加，可表现为混合回声。CT 呈囊性密度，密度较高，边界不清。囊肿在 MRI 的信号特点有特征性，典型表现为 T_1WI、T_2WI、抑脂序列均为高信号以及 T_2WI 显示囊肿后部短 T_2 阴影沉积，MRI 是诊断巧克力囊肿最佳的影像学检查方法。巧克力囊肿于月经期由于异位的子宫内膜出血而变大，月经后因经血吸收而缩小，动态观察其大小的变化有助于诊断。影像学表现结合痛经病史，巧克力囊肿不难诊断。

巧克力囊肿在影像学上需要与下列疾病相鉴别：①卵泡囊肿或卵巢冠囊肿：与巧克力囊肿相比较，此两种囊肿的囊壁更加清晰、均匀；囊液于 USG 为无回声的液性暗区；CT 呈较均匀更低密度；MRI 呈现典型长 T_1 明显低信号、长 T_2 明显高信号特点；无临床症状。②成熟囊性畸胎瘤：多数畸胎瘤的影像学表现具有典型特征性，如 USG 表现为“面团征”“瀑布征”“脂液分层征”等；CT 图像上畸胎瘤内脂肪成分呈极低密度，牙齿及钙化灶为明显高密度；MRI 显示畸胎瘤内的脂肪组织在 T_1WI、T_2WI 序列上均呈高信号，而在抑脂序列上信号减低。USG 较难鉴别巧克力囊肿与少数纯囊性畸胎瘤，MRI 可有助于两者的鉴别。③卵巢上皮性囊腺瘤：影像学表现为囊壁薄、光滑、边界清晰，单房或多房，形态规则，房间隔纤细。巧克力囊肿的囊壁及间隔较厚，边界模糊，MRI 的信号表现更具特点。结合临床有无逐渐加重的痛经病史，有助于诊断。④浆膜下子宫肌瘤：为子宫旁的实性低回声或等回声包块，多数与子宫壁关系密切，包块边界清晰，周边及内部可探及星条状血流信号。巧克力囊肿为附件区的囊性包块，多数与宫壁有清晰分界，囊壁或分隔上可有少量星条状血流信号，其内部无血流信号。经阴道超声检查很容易鉴别两者，CT 及 MRI 多数情况下也可以鉴别。

五、多囊卵巢综合征

多囊卵巢综合征（polycystic ovarian syndrome，PCOS）又称 Stein-Leventhal 综合征，是以长期无排卵和高雄激素血症为主要特征的内分泌紊乱性疾病，其病因可能与下丘脑 - 垂体 - 卵巢轴的调节功能紊乱有关，是卵巢持续无排卵的最终结局。发病率占育龄期女性的 3%～6%。月经稀发或闭经、不孕、多毛和肥胖等为主要表现，双侧卵巢呈多囊性增大改变。

2003 年鹿特丹会议对 PCOS 的诊断达成的共识，首次纳入了多囊卵巢综合征的超声影像学标准：超声检查在月经周期或黄体酮撤退后出血的 3～5 天进行，显示一侧或双侧卵巢均有≥12 个、直径 2～9mm 的小卵泡，和（或）卵巢体积增大（每侧 > 10ml）。

【影像学表现】

USG：①双侧卵巢增大，可为正常的 2～3 倍，最大径线可达 50mm；②卵巢皮质层内见多个小卵泡暗区，直径 2～9mm，很少超过 10mm，数目多达 20～30 个不等，位于卵巢边缘，称为“项链”征（图 7-1-19）；③卵泡包膜增厚，声像图显示卵巢轮廓清晰，表面回声增强，周围可出现一较薄的强回声环；④髓质水肿，表现为卵巢中央髓质部呈偏高回声区；⑤子宫可正常大小，长期无排卵或闭经时间较长者子宫偏小，宫腔内可有高回声区，为增厚的子宫内膜；⑥ CDFI 表现具有特征性，在卵巢髓质内常可见到一条贯穿卵巢的纵行血流，可记录到中等阻力卵巢动脉血流频谱，与正常卵泡期卵巢血流相比，血流显示率较高，血流阻力较低。

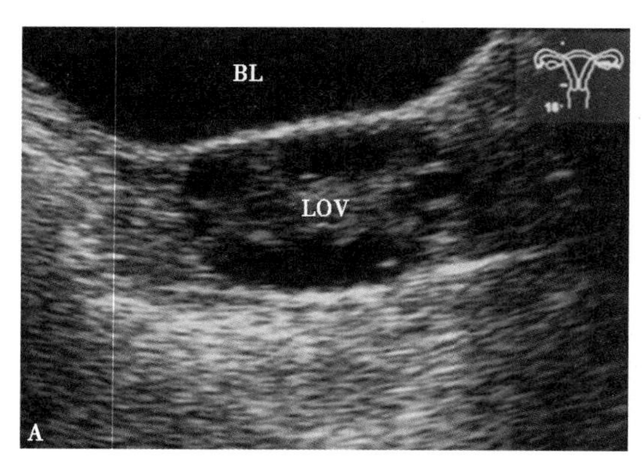

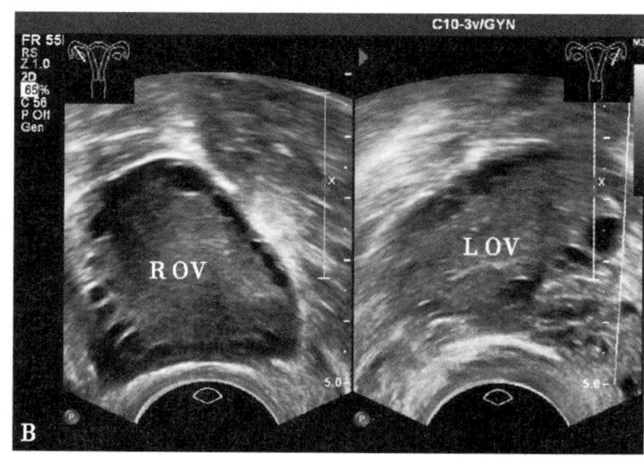

图 7-1-19 多囊卵巢综合征

A. 经腹部超声检查，左侧盆腔横切示卵巢皮质层内显示多个小卵泡，呈“项链征”；B. 经阴道超声检查示双侧卵巢增大，皮质层内小卵泡排列成“项链征”，髓质水肿呈均质偏高回声（BL：膀胱；LOV：左卵巢；ROV：右卵巢）

经阴道或经直肠超声检查能更清晰地显示卵巢内卵泡的数目、大小及形态，辨清卵巢皮髓质的分界及卵巢内血流分布等，尤其适用于肥胖或膀胱充盈欠佳、经腹部超声检查卵巢显像不清者。

多囊卵巢综合征的超声表现具有特点，但超声检查不能直接诊断，需密切结合临床症状和内分泌检查结果诊断。

CT：双侧卵巢体积增大。CT 示卵巢边缘处多发小圆形囊性低密度灶，增强扫描无强化（图 7-1-20）。由于部分容积效应，部分小卵泡密度介于液体和软组织密度之间，囊间分隔显示不清。

MRI：双侧卵巢内多发小卵泡结构在 MRI 显示清晰，位于卵巢边缘，T_1WI 呈明显低信号、T_2WI 及抑脂 T_2WI 呈明显高信号，边界光滑，囊间分隔呈低信号（图 7-1-21）。

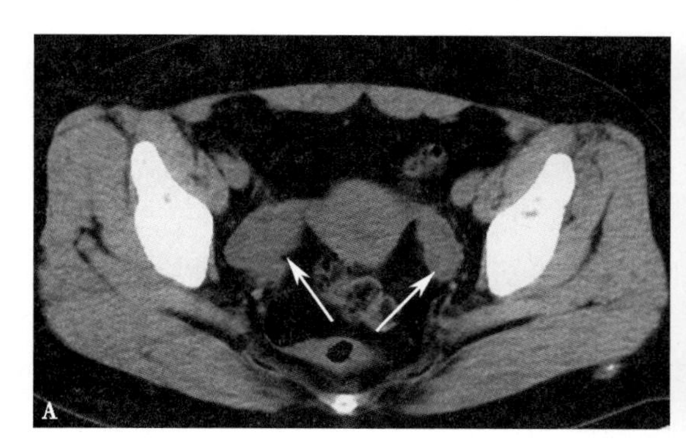

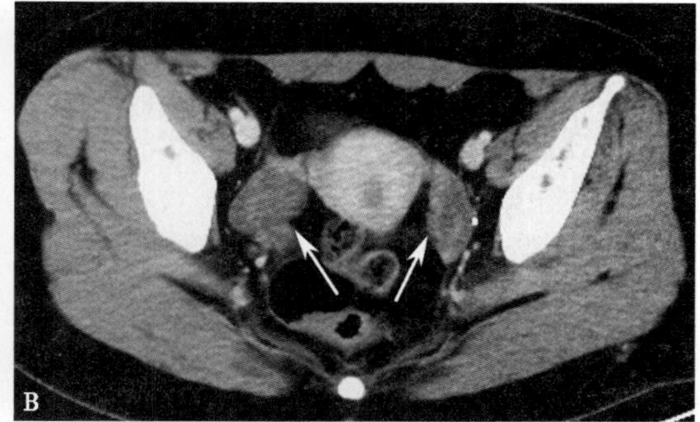

图 7-1-20　多囊卵巢综合征

A. 平扫 CT 显示双侧卵巢增大（箭头），呈不均匀略低密度；B. 增强 CT 显示增大的双侧卵巢（箭头）内见多发小圆形低密度灶，无强化，囊间隔显示较平扫 CT 清晰

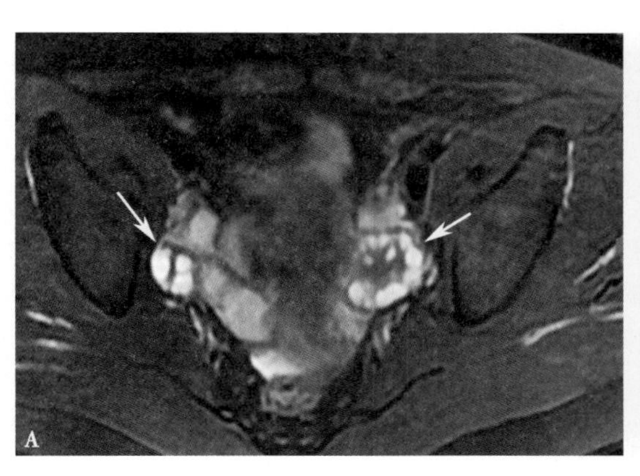

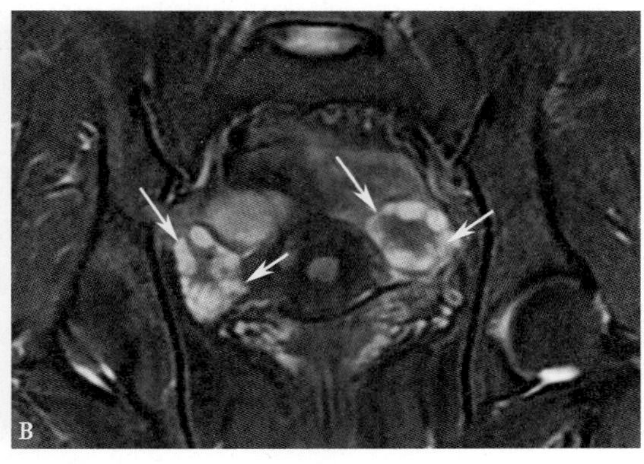

图 7-1-21　多囊卵巢综合征

A. 横断面抑脂 T_2WI 及 B. 冠状面抑脂 T_2WI 显示双侧卵巢呈卵圆形，皮层内见多发小圆形高信号，边界光滑清晰（箭头）

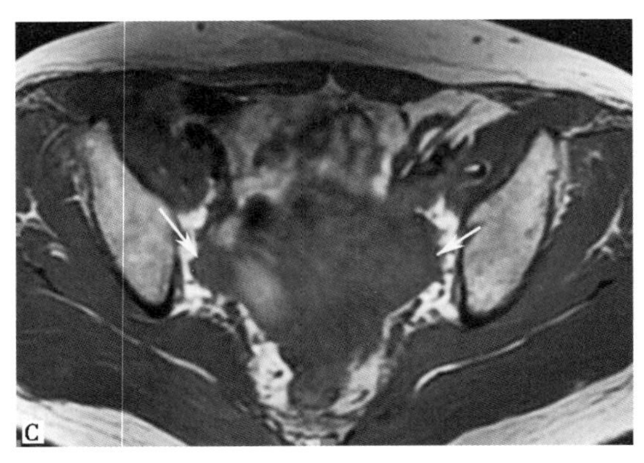

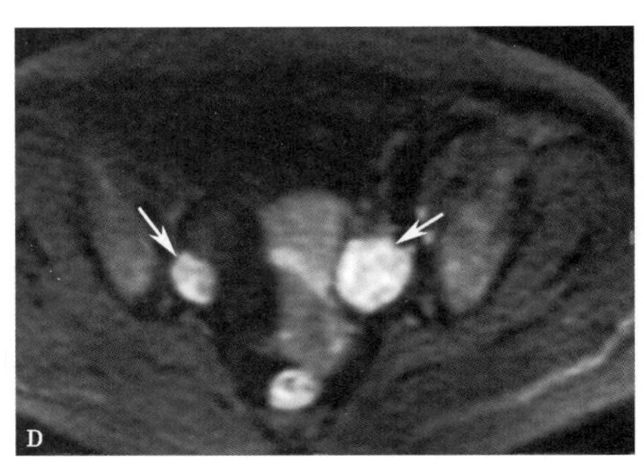

图 7-1-21　多囊卵巢综合征（续）

C. 横断面 T_1WI 显示病变为圆形略低低信号，边界不清（箭头）；D. 横断面 DWI 显示双侧卵巢呈高信号（箭头）

【诊断、鉴别诊断及比较影像学】

超声是诊断多囊卵巢综合征的最佳检查方法，显示卵巢增大，卵巢边缘见多个小囊泡，呈“项链”征。MRI 显示卵泡清晰，CT 可显示较大的卵泡。影像学诊断必须结合临床病史及实验室化验结果。

多囊卵巢综合征在影像学上应与多卵泡卵巢进行鉴别。后者表现为双侧卵巢偏大，内见多个小卵泡，直径约为 5mm。多卵泡卵巢与多囊卵巢综合征相比有如下特点：①卵巢体积虽略有增大，但无饱满感；②无包膜增厚，表面回声不增强；③皮质层的小卵泡数目较少，卵泡数量 6～10 个；④无髓质水肿；⑤子宫通常偏小，显示子宫发育不良；⑥临床无多毛、肥胖等表现。也有人认为多卵泡卵巢为一过渡阶段卵巢，可发展为正常卵巢或多囊卵巢综合征。

六、黄素囊肿

卵巢黄素囊肿（theca lutein cyst）为人绒毛膜促性腺激素（human chorionic gonadotropin，HCG）过度刺激引起的卵泡膜细胞黄素化所形成的囊肿，也称为高反应性黄素化。最常见于滋养细胞病变，还可见于多胎妊娠、长期大量应用促性腺激素促排卵而发生的卵巢过度刺激综合征，属激素反应性囊肿，停止激素刺激后能自然消失。一般在滋养细胞病变治愈后或分娩后囊肿可自然消退，多无临床症状。

黄素囊肿常为双侧性，也可单侧发生。大小差异悬殊，较小的直径约为 3cm，较大的直径可达 15～20cm，表面凹凸不平呈分叶状，内含清亮淡黄色或褐色液体及分隔，壁薄，容易破裂。病理特征：薄层的纤维结缔组织形成囊肿的包膜和房隔，囊内壁被覆以黄素化的卵泡膜细胞层，其外有卵泡膜细胞层的间质细胞围绕。

【影像学表现】

USG：卵巢明显增大，双侧多见，卵巢内见大量圆形或卵圆形小囊腔，内壁光滑，有多房性分隔光带，薄而均匀，多数囊内透声好，少数囊内可见膜状、絮状回声，透声差，囊壁及分隔处均无彩色血流显示（图 7-1-22、图 7-1-23）。患者可合并有胸水、腹水，合并卵巢蒂扭转时，卵巢可有压痛，囊腔内有出血时可见点状强回声。

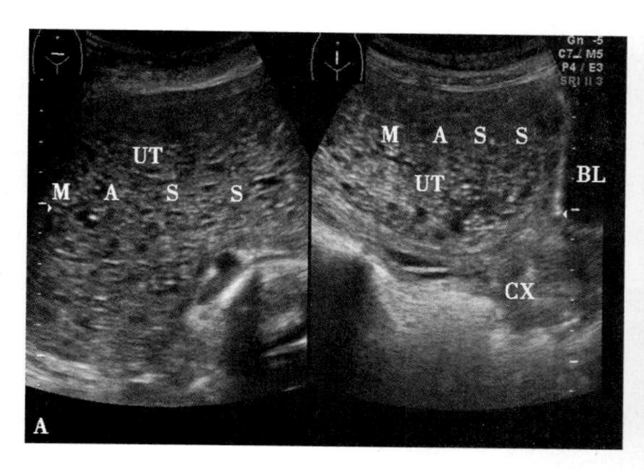

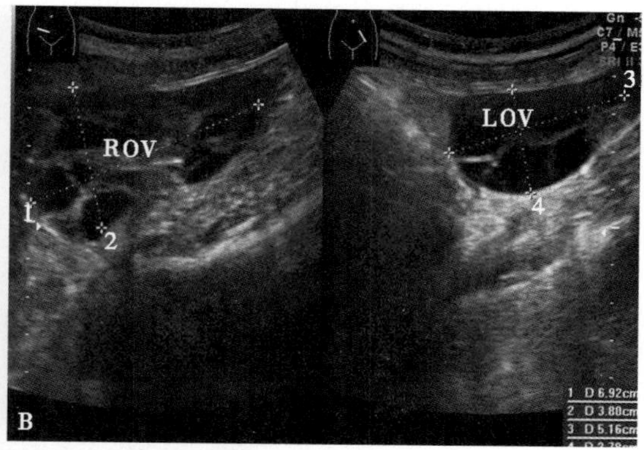

图 7-1-22 完全性葡萄胎并双侧卵巢黄素囊肿

A. 经腹部超声检查，盆腔正中横切及纵切示子宫体增大，宫腔内充满“蜂窝状”非均质囊实混合回声，子宫肌层变薄；B. 两侧盆腔斜切示双侧卵巢增大，黄素囊肿呈多房、薄壁囊性回声，囊内透声好（BL：膀胱；UT：子宫；CX：宫颈；MASS：完全性葡萄胎；ROV：右卵巢；LOV：左卵巢）

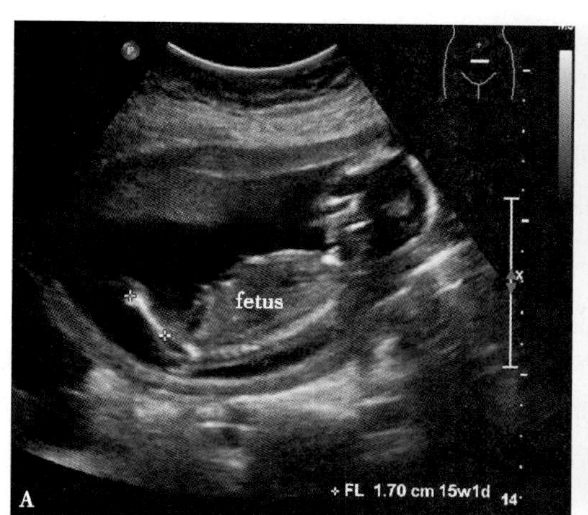

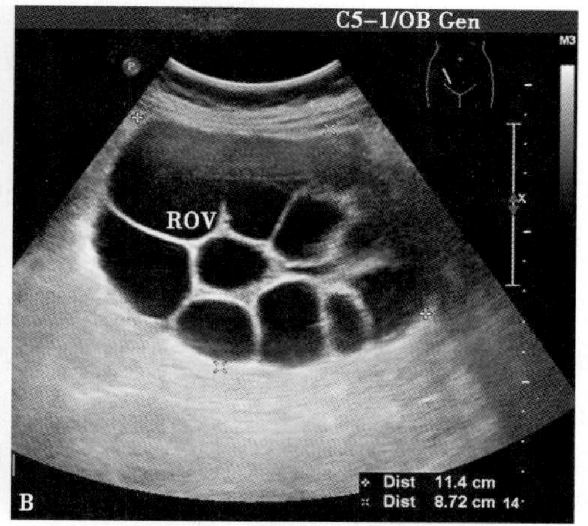

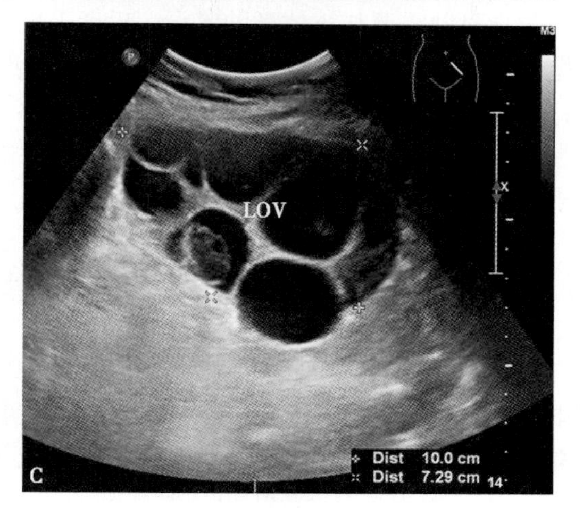

图 7-1-23 妊娠 15 周，双侧卵巢黄素囊肿

A. 经腹部超声检查，盆腔正中横切示胎儿头部、腹部及股骨声像图；B、C. 两侧盆腔斜切示双侧卵巢黄素囊肿，呈多发、薄壁囊性回声，囊壁光整，多数囊腔内透声好，少数囊内见膜状、絮状回声，透声差（fetus：胎儿；*：胎儿股骨；ROV：右卵巢；LOV：左卵巢）

CT：黄素囊肿多同时发生于双侧卵巢，囊肿体积大小不一。CT 平扫表现为双侧卵巢内的多房性囊性病变，囊肿边缘光滑、壁薄，呈水样密度，病变内见分隔。增强 CT 显示囊肿无强化。

MRI：黄素囊肿表现为双侧卵巢的多房囊性肿物，呈明显长 T_1、明显长 T_2 信号，边界清晰，囊壁及房隔较薄（图 7-1-24）。增强扫描，囊肿无强化。

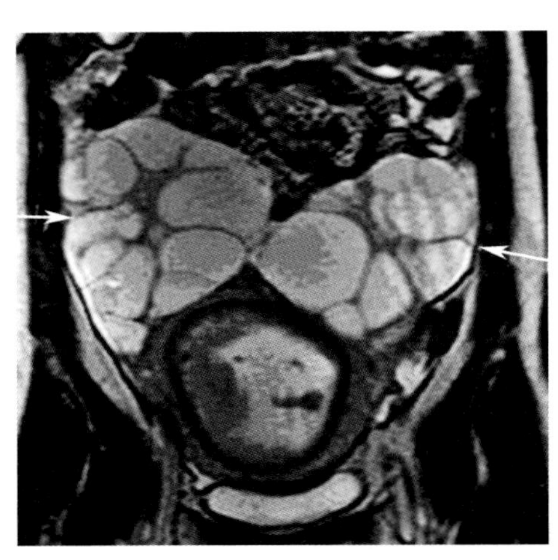

图 7-1-24 双侧卵巢黄素囊肿
冠状面抑脂 T_2WI 显示双侧卵巢增大，内见多房囊性肿物，呈高信号，中间见纤细条状低信号分隔（箭头）；下方为孕期增大的子宫，宫腔内显示胚胎

【诊断、鉴别诊断及比较影像学】

卵巢黄素囊肿双侧多见，影像学显示卵巢内多房囊肿，呈圆形或卵圆形。超声是诊断卵巢黄素囊肿的首选检查方法，便于随访复查。CT 及 MRI 也可清晰显示，MRI 在显示囊内分隔方面较 CT 更有优势。此病最常见于滋养细胞病变、多胎妊娠、长期大量应用促性腺激素患者，一般在滋养细胞病变治愈后或分娩后囊肿可自然消退。影像学诊断需要结合临床病史，影像学动态随访有助于诊断。

黄素囊肿需要与黄体囊肿鉴别。后者表现多样，但一般为单囊，囊肿直径多不超过 4cm，囊壁较厚，回声可稍增强，囊内透声性较差，可表现为网状回声，也可见不规则的絮状回声团；CDFI 示囊腔内无血流信号，囊壁上多有环状或半环状血流信号。黄体囊肿于月经后可明显变小或消退，故动态随访非常重要。黄素囊肿有特定的病史，属激素反应性囊肿，停止激素刺激后能自然消失。

第二节 卵巢上皮性肿瘤

卵巢上皮性肿瘤是指来源于卵巢表面生发上皮的肿瘤。生发上皮具有分化为各种内生殖器上皮的潜能，如果向输卵管上皮分化，就形成浆液性肿瘤；如果向宫颈黏膜分化，就形成黏液性肿瘤；如果向子宫内膜分化，就形成子宫内膜样肿瘤。卵巢上皮性肿瘤根据良恶性的不同又分为良性、恶性和交界性肿瘤。交界性肿瘤是指上皮细胞增生活跃及核异型、无间质浸润、组织形态学和生物学行为介于良、恶性之间的肿瘤，表现为生长速度缓慢及较低的侵袭性。乳头状突起是卵巢上皮性肿瘤的固有特点，乳头状突起融合高度提示为交界性肿瘤或恶性肿瘤。恶性肿瘤时，实验室检查血清CA125升高。

一、浆液性肿瘤

浆液性肿瘤占卵巢肿瘤的20%～50%，其中良性的浆液性囊腺瘤约占70%，可发生于任何年龄，以生育期最常见；交界性浆液性肿瘤占5%～10%，最常见于30～60岁；恶性的浆液性囊腺癌占20%～25%，常见于40～70岁。

（一）浆液性囊腺瘤

浆液性囊腺瘤（serous cystadenoma）约占卵巢良性肿瘤的23%，主要发生于生育年龄。大多数单侧发生，双侧约占15%。肿瘤大小不一，表面光滑，可分为单纯性浆液性囊腺瘤和乳头状浆液性囊腺瘤。

1. 单纯性浆液性囊腺瘤　单纯性浆液性囊腺瘤（simple serous cystadenoma）约占卵巢良性肿瘤的15%。肿瘤直径一般为5～10cm，个别可充满整个腹腔。肿瘤多呈球形，表面光滑，单房或多房，壁甚薄，仅由一层能分泌浆液的柱状或立方上皮构成，部分细胞带有纤毛，与输卵管上皮细胞极为相似。瘤内为淡黄色的透明液体，含有血清蛋白，偶有少许黏液。

【影像学表现】

USG：肿瘤多数呈中等大小，轮廓清晰，呈圆形或椭圆形无回声。囊壁薄，光滑完整，囊内透声好或有少量细密光点，囊肿后壁及后方回声增强；多房性囊肿内有纤细光带回声（图7-2-1～图7-2-3）。少数单纯性浆液性囊腺瘤也可体积较大，有的甚至达剑突下。

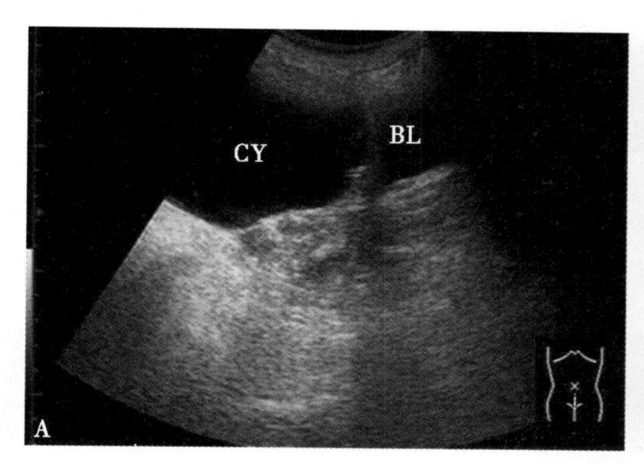

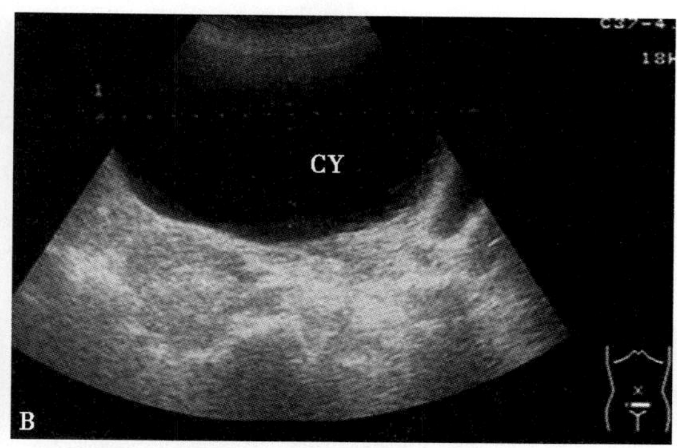

图7-2-1　卵巢单纯性浆液性囊腺瘤

A. TAS纵切及B. 横切示卵巢肿瘤呈单房囊性，壁薄光滑，囊内透声好（TAS：经腹部超声；CY：肿瘤；BL：膀胱）

CT：肿瘤体积较大，表现为边界清晰、薄壁囊性病变，囊液呈均匀低密度，囊腔内可见纤细间隔，囊壁光滑。部分病变囊壁及间隔均不能显示（图7-2-4）。增强扫描囊壁及间隔可均匀轻度强化或无强化。

MRI：肿瘤囊腔呈均匀液体信号，T_1WI为明显低信号或中等信号，T_2WI及抑脂T_2WI为明显高信号（图7-2-5）。囊内间隔呈纤细条状，T_2WI及抑脂T_2WI呈相对低信号，T_1WI多不能显示。增强扫描肿瘤囊壁及间隔均匀轻度强化或无强化。

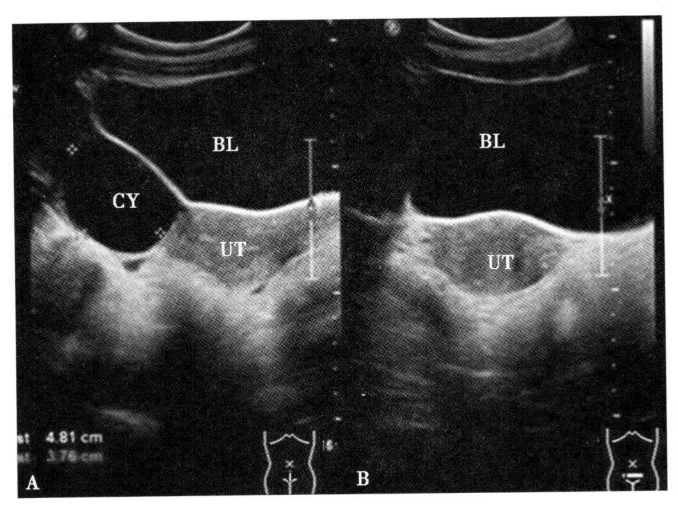

图 7-2-2 右侧卵巢单纯性浆液性囊腺瘤

经腹部超声检查纵切示右侧卵巢单纯性浆液性囊腺瘤，呈单房薄壁囊性改变，内透声好（BL：膀胱；UT：子宫；CY：肿瘤）

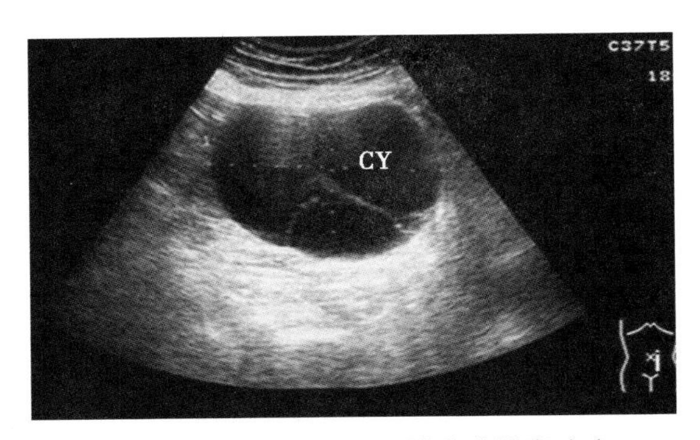

图 7-2-3 左侧卵巢单纯性浆液性囊腺瘤

经腹部超声检查，左侧盆腔纵切示左侧卵巢单纯性浆液性囊腺瘤（CY），呈多房囊性结构，内见纤细分隔

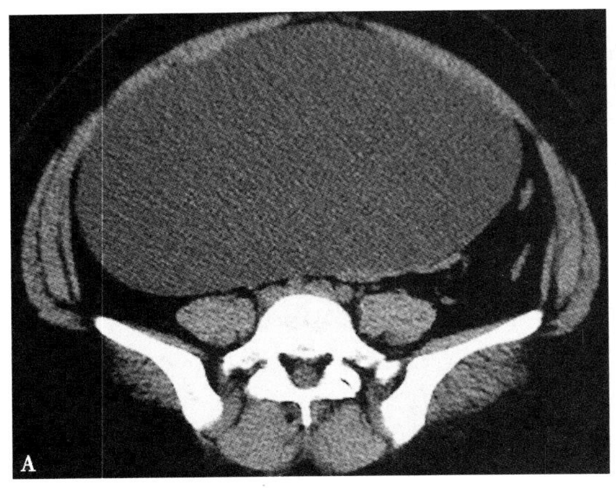

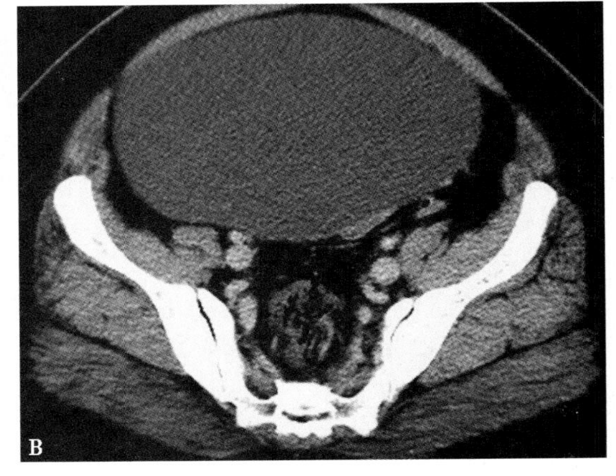

图 7-2-4 左侧卵巢单纯性浆液性囊腺瘤

A．平扫CT示盆腔内较大囊性病变，边界光滑清晰

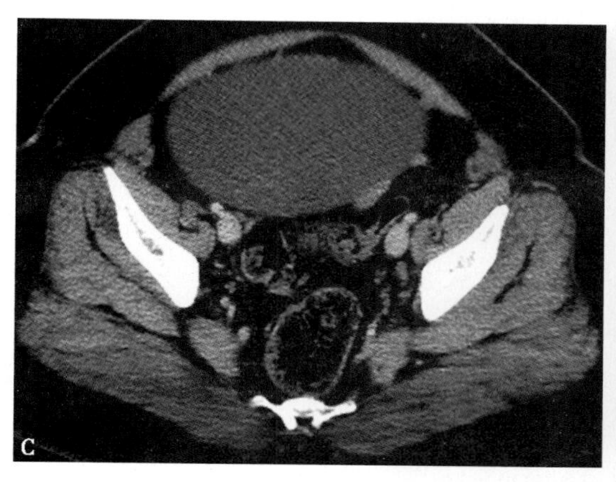

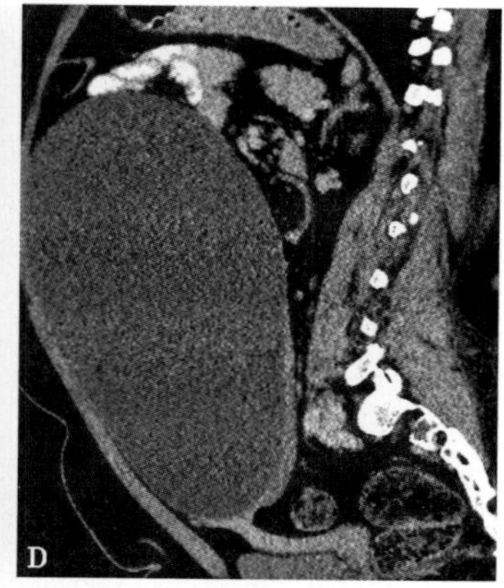

图 7-2-4 左侧卵巢单纯性浆液性囊腺瘤（续）
B、C. 增强 CT 及 D. 增强 CT 矢状面重组显示囊性病变无强化，囊内未见分隔

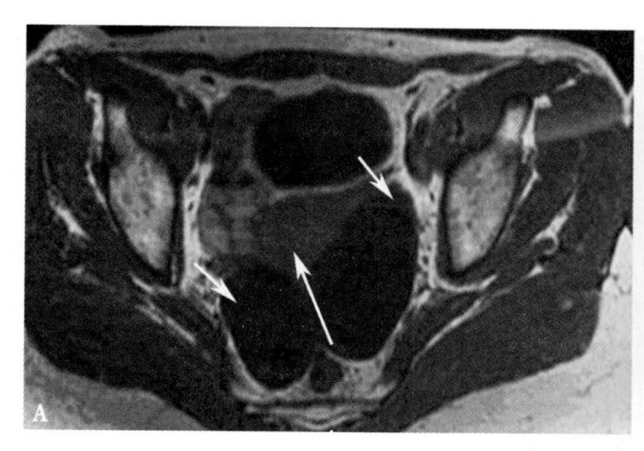

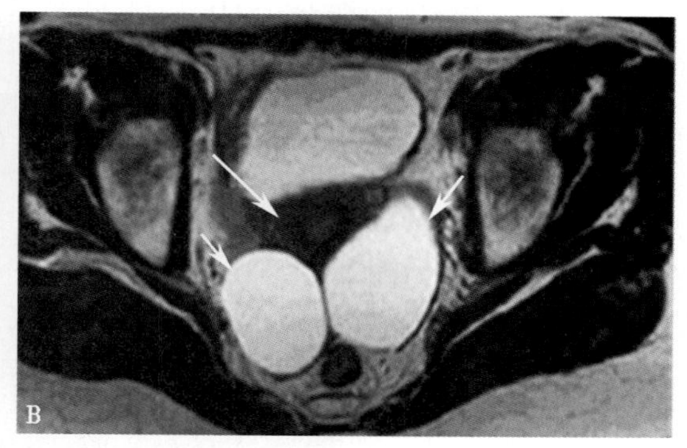

图 7-2-5 双侧卵巢单纯性浆液性囊腺瘤
A. 横断面 T_1WI 及 B. 横断面 T_2WI，显示子宫体后方两个均匀一致的 T_1WI 低信号、T_2WI 明显高信号病变，边界清晰（短箭头），与子宫体（长箭头）前方的膀胱信号基本一致

2. 乳头状浆液性囊腺瘤 乳头状浆液性囊腺瘤（papillary serous cystadenoma）内可见多数细小或粗大乳头状突起，有的充满整个囊腔，形成近似实质的肿瘤。多为双侧，呈球形，多房。乳头状突起质地坚硬，为柱状纤毛上皮所覆盖。在乳头状突起之间或其内常见小的钙化体即所谓砂样小体（psomoma Mies）为肿瘤特征。此肿瘤发生穿孔或肿瘤表面有乳头状生长，可引起“浆液性乳头状瘤病”，临床上可为恶性结局，切除乳头状浆液性囊腺瘤后，种植的乳头逐渐消退。乳头样突起在良性、交界性、恶性浆液性肿瘤的发生率分别约20%、62%、92%。

【影像学表现】

USG：肿瘤呈圆形或椭圆形，可多房或单房。囊壁光滑，囊壁内有大小不一的乳头状突起突向囊内，乳头边缘光滑（图 7-2-6、图 7-2-7）。部分乳头状突起突向囊腔外，超声较难发现。乳头状突起之间可有砂样钙化小体，呈明显强回声。囊腺瘤破裂后可并发腹水。

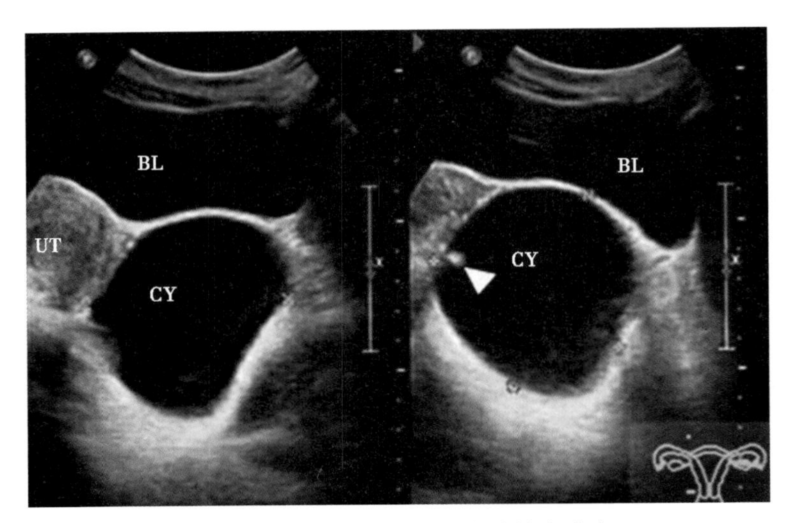

图 7-2-6 左侧卵巢乳头状浆液性囊腺瘤

经腹部超声检查，左侧盆腔横切示左卵巢单房囊性病变，囊壁见小乳头状突起（△）突向囊内（BL：膀胱；UT：宫体；CY：肿瘤）

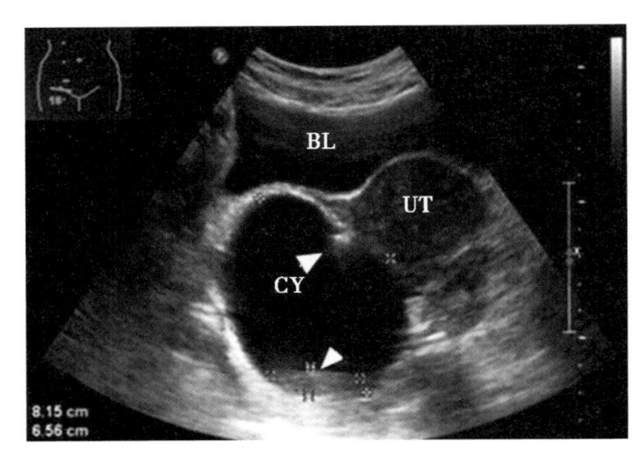

图 7-2-7 右侧卵巢乳头状浆液性囊腺瘤

经腹部超声检查，右侧盆腔横切示右卵巢单房囊性病变，囊壁见两处乳头状突起（△）突向囊内（BL：膀胱；UT：宫体；CY：肿瘤）

CT：乳头状浆液性囊腺瘤表现为边界清晰、薄壁的囊性病变，囊液呈均匀低密度。囊内壁或外壁可见局限性单发或多发的乳头状突起，呈软组织密度，乳头状突起的边缘规则或不规则，部分乳头状突起融合。砂样小体在 CT 上表现为点状钙化密度。增强扫描，乳头状突起呈中 - 高程度强化，此特点有助于与囊内凝血块相鉴别，后者无强化。

MRI：乳头状浆液性囊腺瘤表现为伴有乳头状突起的囊性病变。肿瘤囊内呈均匀液体信号，T_1WI 为低信号，T_2WI 及抑脂 T_2WI 为明显高信号。可呈单房或多房改变，多房时各囊之间信号均匀一致。但当肿瘤合并出血时，病变信号表现复杂，囊间信号也可不同。囊内壁或外壁单发或多发乳头状突起，T_1WI 呈低或等信号，T_2WI 及抑脂 T_2WI 为等或高信号。增强扫描囊液无强化，囊壁及乳头状突起呈中度或明显强化（图 7-2-8）。

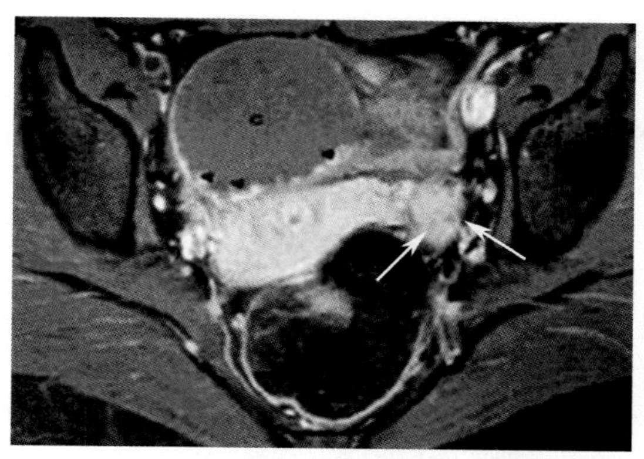

图 7-2-8 右侧卵巢乳头状浆液性囊腺瘤
横断面抑脂增强 T_1WI 示盆腔前部偏右侧较大囊性病变，囊腔呈低信号(O)，囊壁见中度强化的多发乳头状结节(▲)；后方宫体较均匀明显强化；左侧卵巢正常(箭头)

(二)交界性浆液性囊腺瘤

交界性浆液性囊腺瘤(borderline serous cystadenoma)一般中等大小，可单侧或双侧。肿瘤内的乳头状突起可向囊内外生长。镜下见乳头分支纤细而稠密，上皮复层不超过 3 层，细胞核轻度异型。影像学表现为增生乳头 > 10mm 及乳头表面不规则(图 7-2-9、图 7-2-10)，缺乏特异性，经常和良性乳头状浆液性囊腺瘤及浆液性囊腺癌难以鉴别。

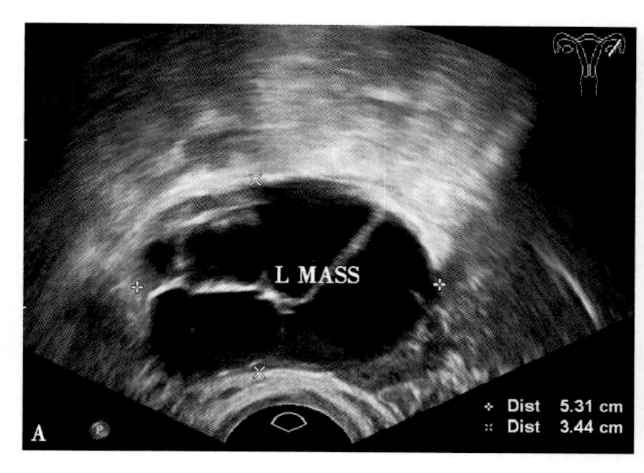

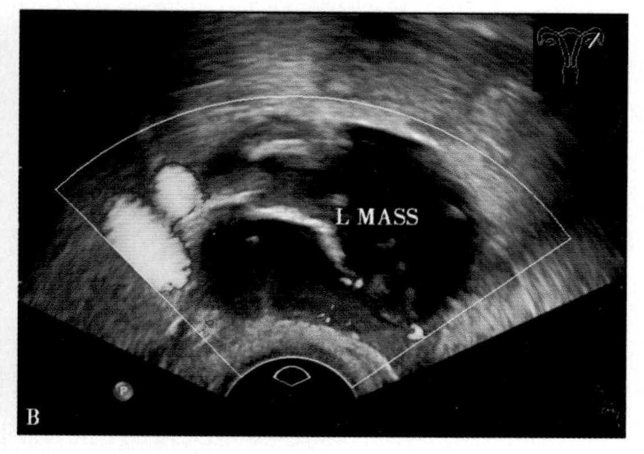

图 7-2-9 左卵巢交界性浆液性囊腺瘤
A. TVS 示左侧卵巢肿瘤形态尚规则，内回声以囊性为主，囊内见较粗分隔及絮状、团块状高回声；B. TVS 能量多普勒示肿瘤分隔上探及少量星点状血流信号(TVS：经阴道超声检查；L MASS：左卵巢肿瘤)

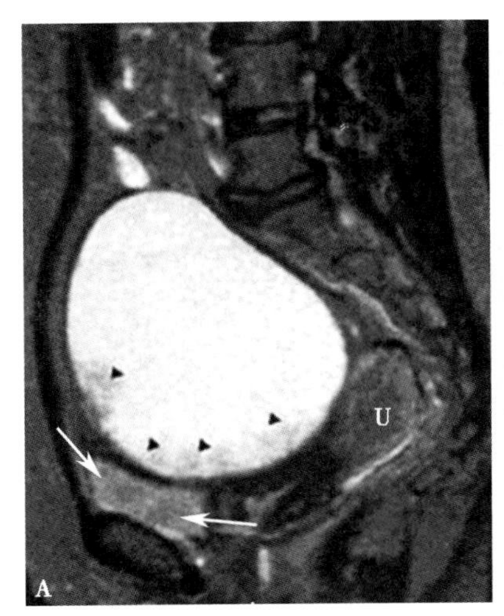

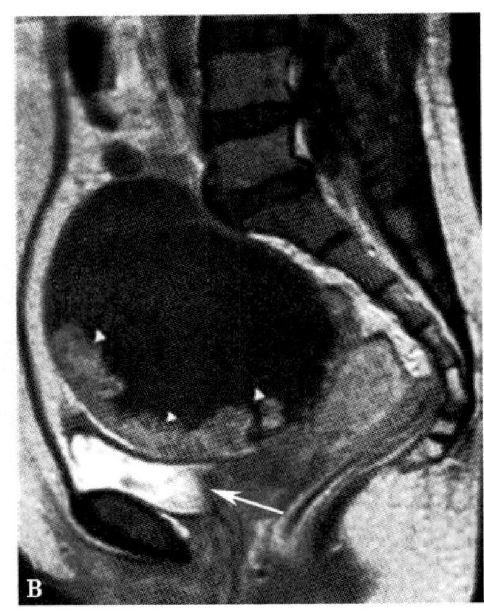

图 7-2-10 卵巢交界性浆液性囊腺瘤

A. 矢状位抑脂 T_2WI 显示盆腔内囊性肿瘤，囊液呈高信号，前壁及下壁多发不规则乳头状突起突向囊腔内（▲）；B. 矢状面增强 T_1WI 示囊壁乳头状突起中等程度强化，乳头边界不规则，部分融合（△），多数 > 1cm。肿瘤前下方为膀胱（箭头），后下方为宫体（U）

（三）浆液性囊腺癌

浆液性囊腺癌（serous cystadenocarcinoma）为最常见卵巢恶性肿瘤，占 40%～60%，多见于中老年，平均发病年龄约 56 岁。浆液性囊腺癌半数为双侧性，一般中等大小。显著特点为含有大量质脆的乳头状突起，位于肿瘤囊性部分的内壁或穿透囊壁在肿瘤表面，肿瘤实性部分常有坏死出血，囊腔内液体多为浆液血性。镜下见囊壁上皮明显增生，复层排列，一般在 4～5 层以上。肿瘤细胞异型明显，并向间质浸润。30% 的肿瘤伴有钙化灶。肿瘤向外生长可形成广泛种植，向肠管、子宫附件、壁层及脏层腹膜侵犯。肿瘤可能由下列两种方式之一发生：一是肿瘤起始即为恶性，二是由良性或交界性肿瘤发生恶性变，两者在临床上及组织学上均难以鉴别。

卵巢恶性肿瘤尤其是浆液性囊腺癌晚期可通过不同路径播散，如侵犯至腹膜间隙、腹膜皱褶、附着韧带、输卵管、子宫、膀胱、直肠、乙状结肠、盆壁等器官和结构。腹膜转移的最常见部位是道格拉斯窝、大网膜以及右侧膈下间隙。

【影像学表现】

USG：二维超声显示肿块形态不规则，多数呈囊实性、多房改变，厚壁内衬，乳头状或菜花状实性突起、高回声出血斑块为其特征性表现。按内部回声表现分为以下几种类型：①囊内间隔增厚型：病变以囊性为主，肿块内有厚薄不均匀的分隔，厚的分隔中可测到低阻力血流信号；②乳头状或菜花状实性肿块型：自囊壁或厚薄不均的分隔上突出乳头状或菜花状等回声或高回声实质性结构，一般向囊腔内突起，基底部较宽，常可测及低阻血流信号；③厚壁内衬型：即局部瘤壁增厚型，肿瘤以囊性为主，囊内壁见较厚的或厚度不均匀的实质性回声，其内可探及低阻血流信号；④高回声斑块型：囊实性肿块内伴出血坏死时可出现形态不规则的高回声斑块，部分呈絮状，探头加压时可有微动。以上类型可单独存在或在同一瘤体中合并出现（图 7-2-11～图 7-2-14）。肿瘤晚期向子宫、肠管、腹膜或网膜转移，引起腹水，肠管粘连固定于后腹壁，网膜转移者部分可在上腹腔（剑突下）探及片状增厚的实性团块，呈“饼”状，称之为“网膜饼”，其内也可探及较丰富的低阻血流信号。

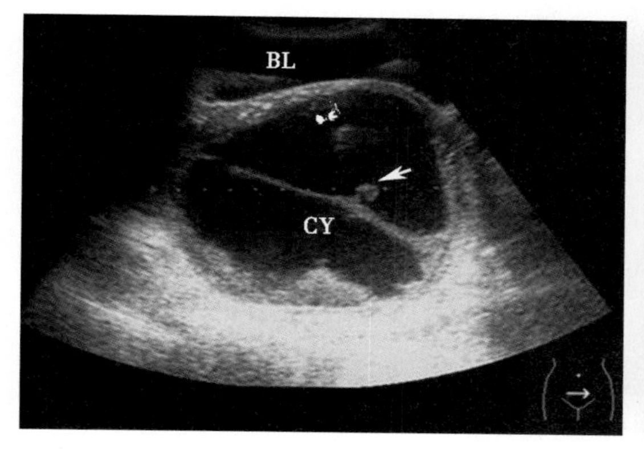

图 7-2-11 卵巢浆液性囊腺癌

经腹部超声检查，盆腔内横切示卵巢囊腺癌内壁及分隔不均匀增厚，分隔上见乳头状突起（箭头）（BL：膀胱；CY：肿瘤）

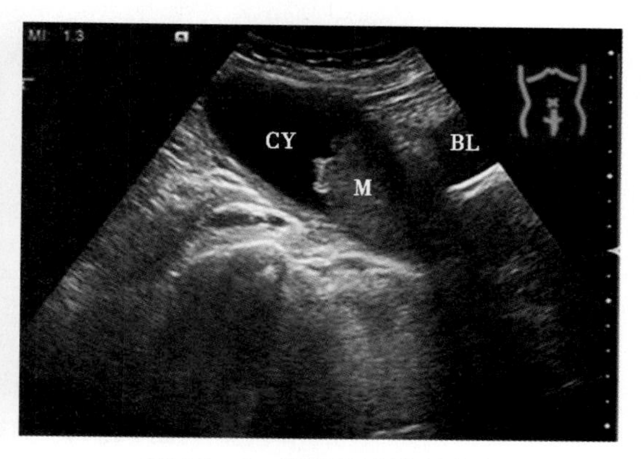

图 7-2-12 卵巢浆液性囊腺癌

经腹部超声检查，盆腔内纵切示卵巢肿瘤囊内见实性高回声团块，形态不规则，边缘不规整（BL：膀胱；CY：肿瘤囊性部分；M：肿瘤实性部分）

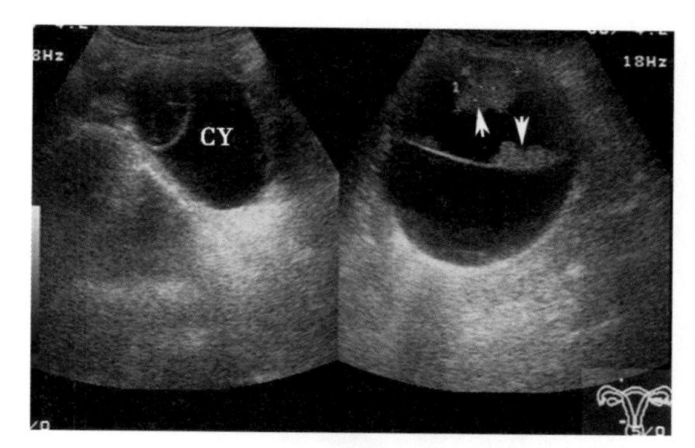

图 7-2-13 卵巢浆液性囊腺癌

经腹部超声检查，左侧盆腔纵切及横切示卵巢肿瘤（CY）以囊性为主，囊内壁及分隔见基底较宽的实性突起、表面不规则（箭头）

CT：浆液性囊腺癌的 CT 表现为囊实性肿块或实性肿块，呈不均匀低密度，形态不规则，边缘呈分叶状改变。囊实性肿瘤的实性部分呈较大乳头状或菜花状突向囊腔内外。CT 对于显示肿瘤内钙化灶最为敏感。CT 增强扫描示肿瘤实性部分不均匀强化（图 7-2-15、图 7-2-16）。

卵巢癌转移至大网膜时，CT 表现为大网膜污垢样、结节状、肿块样、饼状等改变，最具有特征性的是大网膜形成“网膜饼”（omental cake），原因是由于肿瘤弥漫性浸润大网膜所致（图 7-2-17）。肿瘤在小肠系膜广泛浸润，导致肠系膜密度增高，呈放射状分布。壁层腹膜转移表现为壁层腹膜不均匀增厚及结节。其他部位的转移瘤，多表现为大小不等结节。腹膜转移时常合并大量腹水，CT 表现为腹膜腔内液体密度。增强 CT 可清晰显示盆腔及腹腔内肿大的转移淋巴结。CT 对于肿瘤分期、转移评估、判断术后复发等方面具有重要价值。

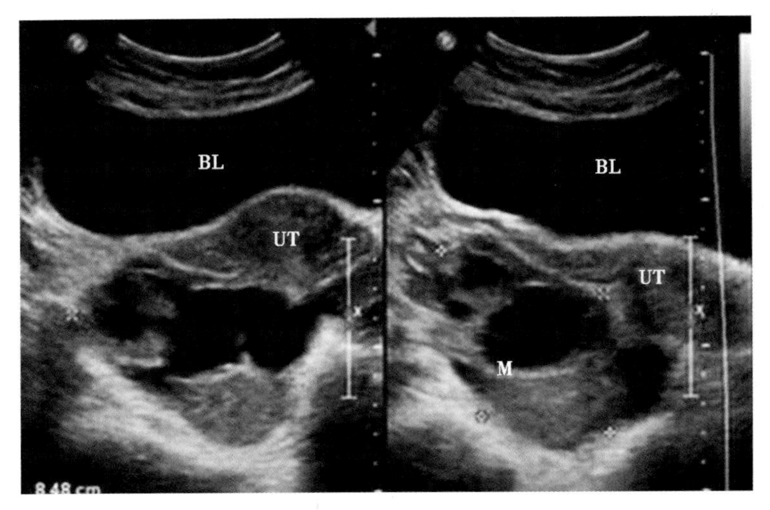

图 7-2-14　卵巢浆液性囊腺癌

经腹部超声检查，右侧盆腔内横切及纵切示右卵巢囊实混合性肿瘤，形态不规则，与周围组织分界不清，内部见实性高回声及增厚的分隔（BL：膀胱；UT：宫体；M：肿瘤）

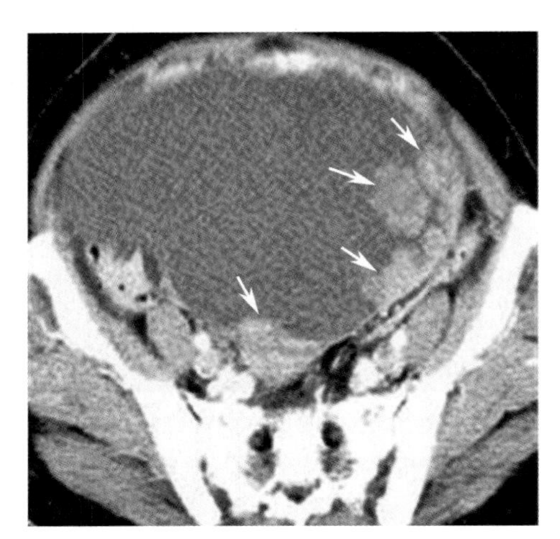

图 7-2-15　卵巢浆液性囊腺癌

增强 CT 示盆腔巨大囊性病变，沿囊壁分布多发乳头状及菜花状突起（箭头），呈不均匀中度强化

MRI：卵巢浆液性囊腺癌表现为大小不等、形态不规则的以实性为主的囊实性肿块或实性肿块。囊性部分的典型表现呈明显长 T_1、长 T_2 信号，实性部分呈略长 T_1 或等 T_1、略长 T_2 信号，弥散加权成像（DWI）显示肿瘤实性部分弥散受限呈高信号。但当合并肿瘤内出血时，囊液可呈 T_1WI 高信号，实性病变信号表现复杂多变。增强扫描显示肿瘤实性部分及囊壁不均匀强化（图 7-2-18、图 7-2-19）。腹膜转移时显示腹膜不均匀增厚，大网膜增厚呈饼状改变，DWI 序列对腹膜转移及淋巴结转移检出最为敏感（图 7-2-20）。

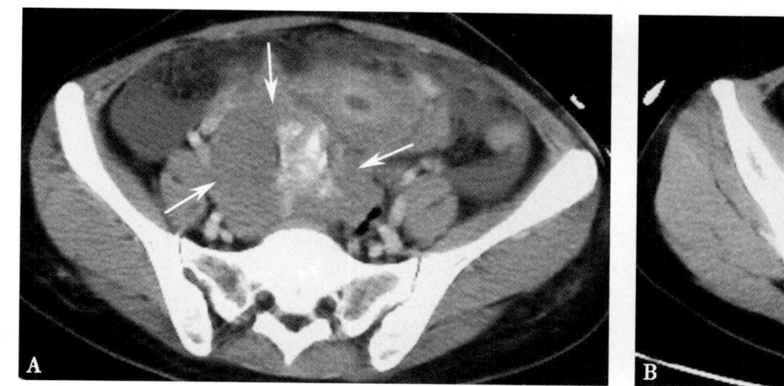
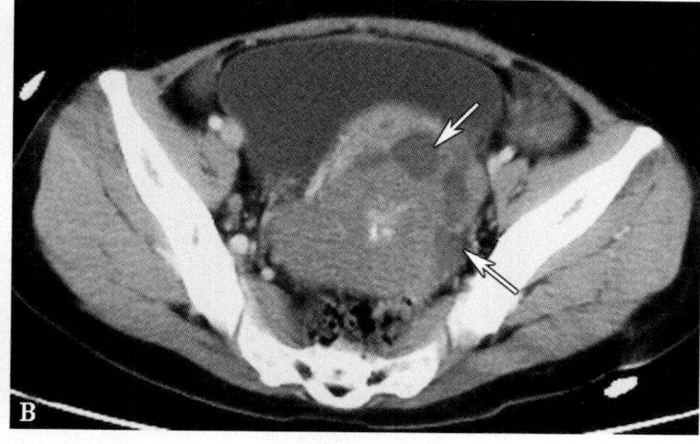

图 7-2-16 卵巢浆液性囊腺癌

A. CT 增强扫描显示盆腔中后部软组织肿瘤，呈轻度强化，内见斑块状高密度钙化灶（箭头）；肿瘤左前方为宫体，其内环形高密度为强化的子宫内膜，中心低密度区为宫腔；盆腔右侧见少量腹水；B. 增强 CT 显示软组织肿块内左侧见多个囊性区域，大小不等（箭头）；前腹壁后方液体密度为充盈的膀胱，膀胱与肿瘤之间为宫颈

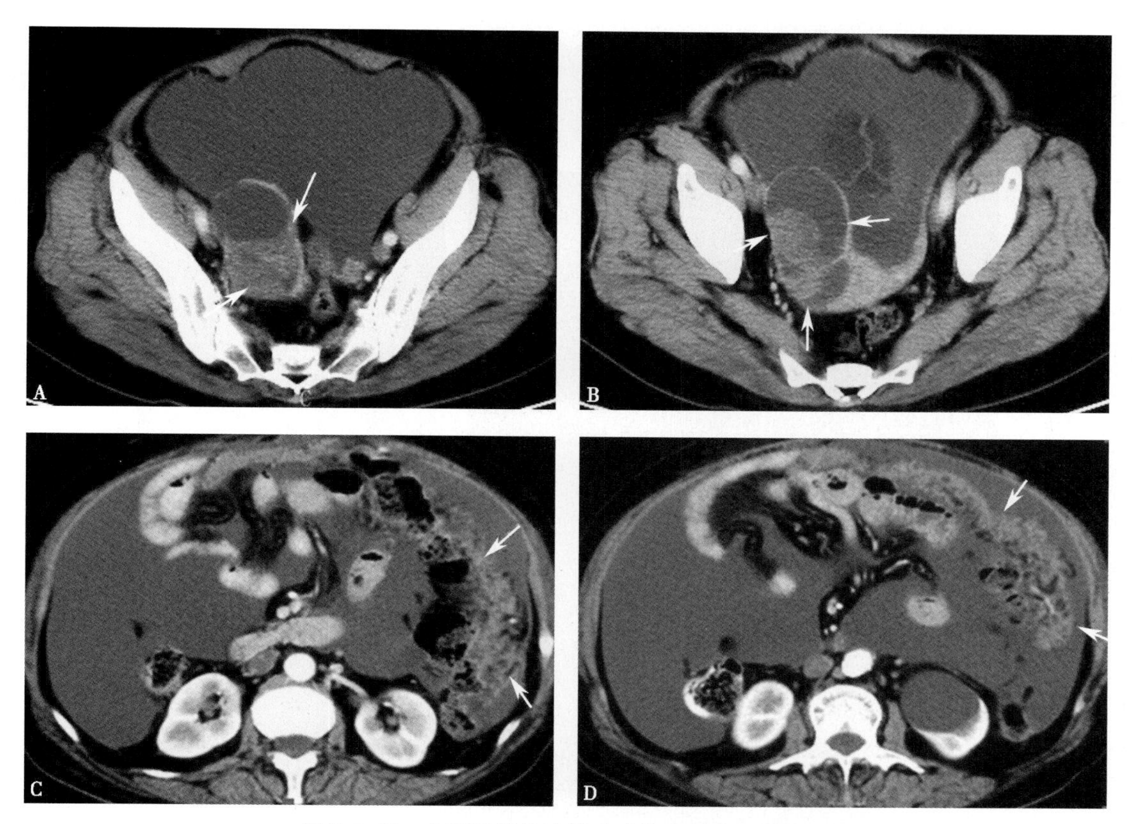

图 7-2-17 右侧卵巢浆液性乳头状癌并大网膜转移

A、B. 增强 CT 显示盆腔内偏右侧见不规则形囊实性肿块，实性部分呈结节状，呈不均匀轻度强化，囊壁厚薄不均匀（箭头）。肿瘤前方见大量腹水；C、D. 增强 CT 显示大网膜于中线左侧广泛增厚，呈饼状改变（箭头）；大量腹水；左肾囊肿

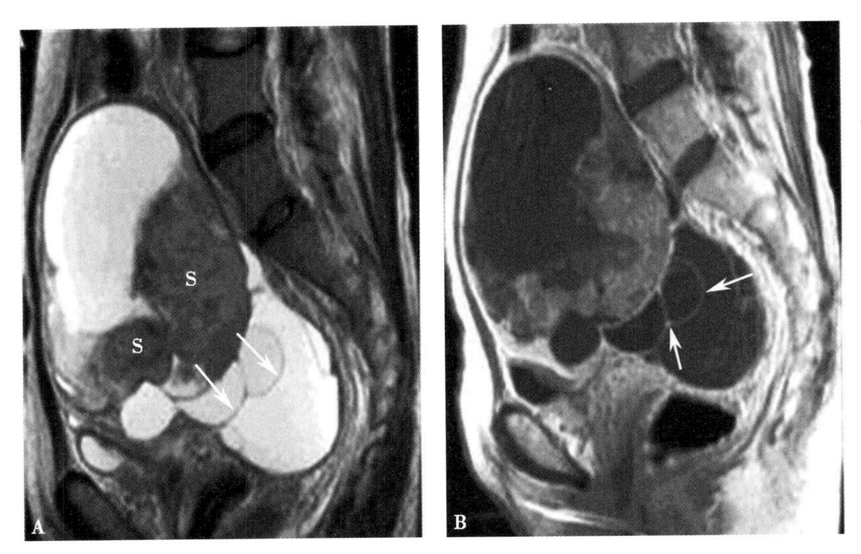

图 7-2-18　浆液性囊腺癌

A. 矢状面 T_2WI 显示盆腔囊实性肿块，实性部分呈结节状或菜花状（S），形态不规则，呈混杂信号；囊性部分呈明显高信号，并见纤细线样低信号分隔（箭头）；B. 矢状面增强 T_1WI 显示肿瘤内实性部分不均匀强化，囊内分隔强化（箭头）

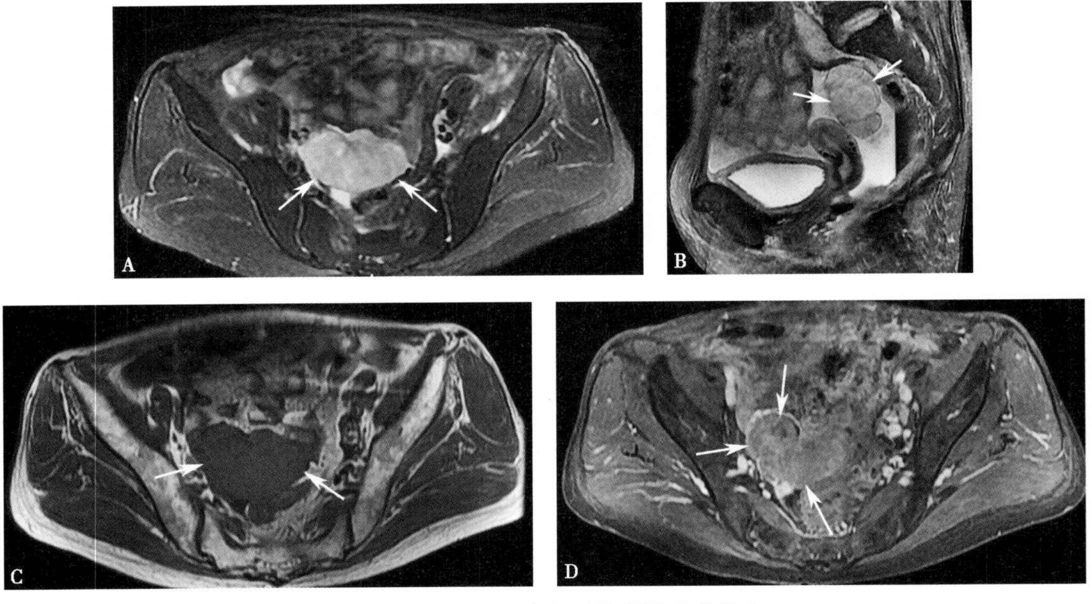

图 7-2-19　右卵巢高级别浆液性乳头状癌

A. 横断面抑脂 T_2WI 显示盆腔内实性肿块，呈高信号；B. 矢状面 T_2WI 显示软组织肿块呈高信号，形态不规则，内见多个结节（箭头）；其前下方为子宫体；肿块周围高信号为盆腔积液；C. 横断面 T_1WI 显示肿块呈等信号（箭头）；D. 横断面抑脂增强 T_1WI 显示肿块轻度强化（箭头）

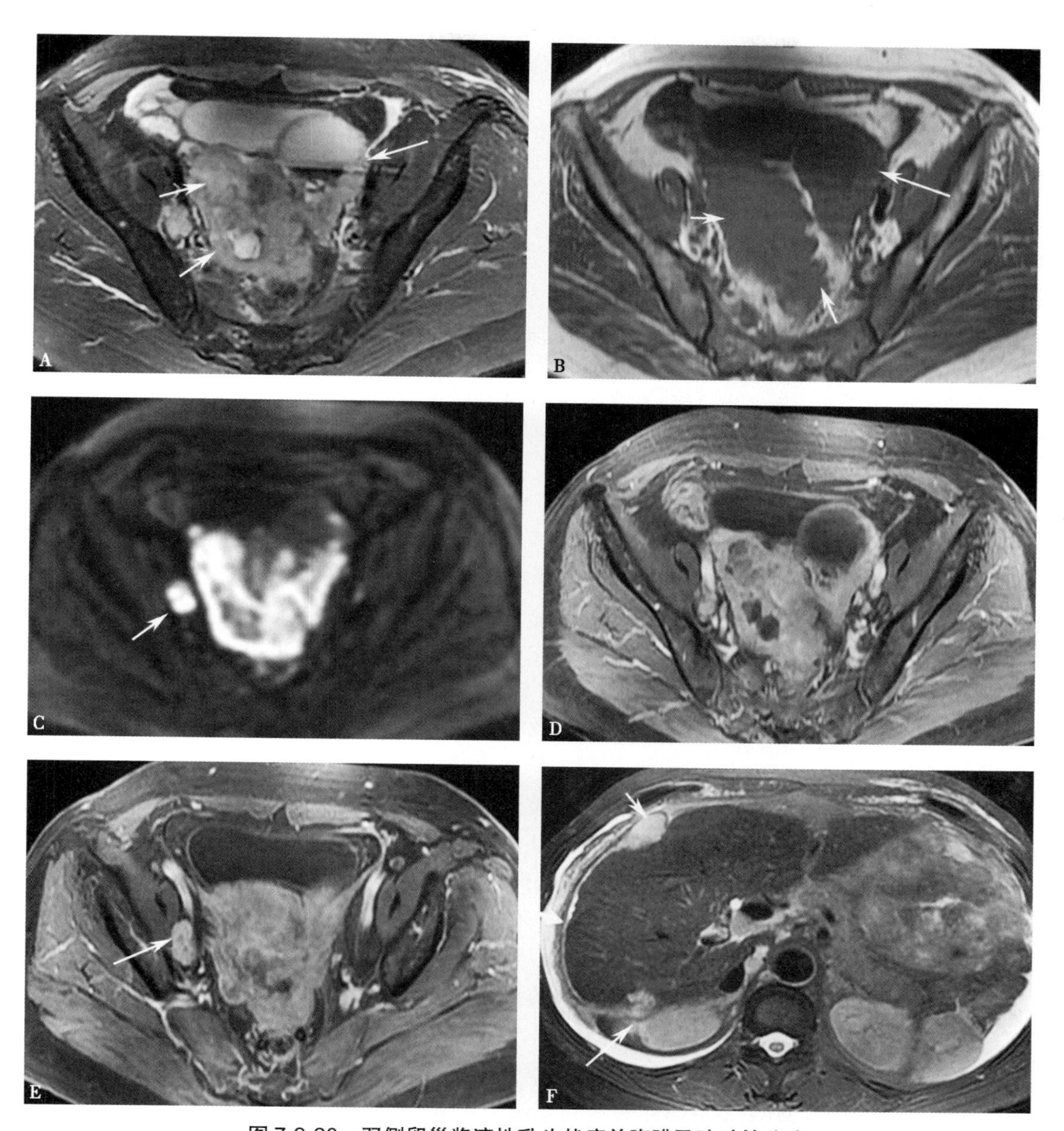

图 7-2-20　双侧卵巢浆液性乳头状癌并腹膜及脾脏转移瘤

A. 横断面抑脂 T_2WI 显示盆腔内右侧附件区实性混杂信号肿块（短箭头）；左侧附件区囊实性肿块，囊内见液 - 液平面（长箭头）；B. 横状面 T_1WI 示右侧附件区肿块呈均匀等信号（短箭头），左侧呈等低信号（长箭头）；C. 横断面 DWI 显示双侧附件区肿块呈高信号，其右侧小圆形高信号为转移的淋巴结（箭头）；D. 及 E. 横断面抑脂增强 T_1WI 显示双侧卵巢肿块不均匀强化，盆腔淋巴结均匀强化（箭头）

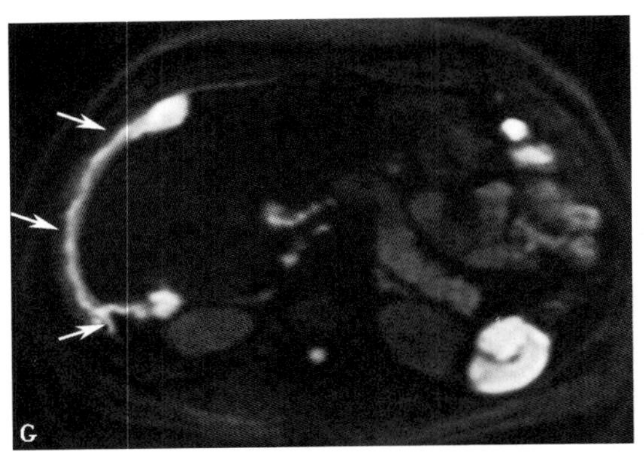

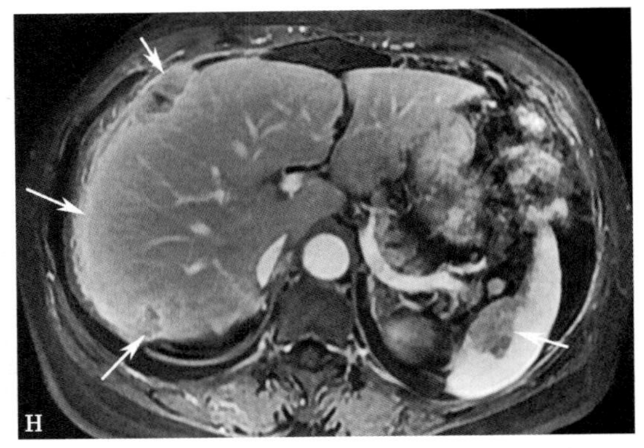

图 7-2-20 双侧卵巢浆液性乳头状癌并腹膜及脾脏转移瘤（续）

F. 横断面抑脂 T_2WI、G. 横断面 DWI 及 H. 横断面抑脂增强 T_1WI 显示肝脏周围腹膜条状增厚并见结节，脾脏结节（箭头）

【诊断、鉴别诊断及比较影像学】

卵巢浆液性肿瘤多为中等大小，可单侧或双侧发生，表现为单房囊性、多房囊性、囊实性或实性，囊性肿瘤内乳头状突起多见，可伴有钙化。超声是诊断卵巢浆液性肿瘤的常规检查方法，诊断的灵敏度和特异度较高，可显示房隔的多少及形态，实性部分的范围及形态，血流信号的多寡及血流参数等。MRI 显示囊液呈长 T_1 低信号、长 T_2 高信号特点，各囊之间信号较一致。但是当合并囊内出血时信号表现复杂，各囊之间信号也可不同。CT 及 MRI 均可清晰显示肿瘤，CT 在显示腹膜转移方面具有优势，MRI 在显示囊内分隔方面较 CT 更有优势。

卵巢浆液性肿瘤应与下列疾病鉴别：①浆液性囊腺瘤与交界性浆液性囊腺瘤及浆液性囊腺癌的鉴别：浆液性囊腺瘤分单纯性和乳头状两种，前者为单房性，囊壁薄而光滑，后者囊壁较厚有乳头样突起。浆液性囊腺瘤有息肉样或菜花样突起，尤其是突起融合、穿破囊壁则应考虑交界性肿瘤或囊腺癌可能。若有不规则砂粒样钙化、腹膜转移则提示囊腺癌。当然，并不是所有病例都适于以上鉴别诊断，且由于部分囊腺癌可能由良性或交界性囊腺瘤恶变而成，所以三者单从影像学方面难以鉴别，应密切结合临床表现及实验室检查结果。②黏液性肿瘤：卵巢黏液性肿瘤的瘤体体积较大或巨大，直径为 15～20cm，可达 30cm 以上，乳头状突起较浆液性肿瘤少见。因黏液含黏蛋白及糖蛋白较丰富，超声显示其内可见密集的光点，透声差，MRI 显示部分病变的囊液呈 T_1WI 略高信号。因各房黏液蛋白含量可存在不同，致各房信号可不一致。MRI 有助于鉴别黏液性和浆液性肿瘤。但是当浆液性肿瘤合并出血时，或黏液性肿瘤的黏液含蛋白比例较低时，两者不易鉴别。伴有腹腔黏液瘤是黏液性上皮肿瘤的特征表现。③卵巢巧克力囊肿：临床常有典型痛经史，因囊肿周期性出血致囊内容物呈分层现象。影像学可显示液 - 液平面。病变反复出血可导致与周围组织粘连，边界不清。USG 示囊内密集点状、絮状或斑片状高回声，但无乳头状突起，CDFI 囊内无血流信号。MRI T_1WI 示巧克力囊肿呈明显高信号，而浆液性囊腺瘤的囊液多表现为 T_1WI 低信号，有助于两者鉴别。④囊性畸胎瘤：畸胎瘤成分复杂常致肿块回声、密度、信号混杂，常含脂肪组织，有时可见脂 - 液平面。⑤卵泡囊肿：表现为圆形、类圆形囊性病变，体积较小，呈无回声、水样密度或信号，囊壁薄而均匀光滑，囊内无分隔及乳头状结节，CT及MRI增强扫描囊壁无强化。多数为生理性囊肿，月经后复查可消失。

二、黏液性肿瘤

卵巢黏液性肿瘤常见，占所有卵巢肿瘤的15%～25%，黏液性癌占所有卵巢癌的6%～10%。卵巢黏液性肿瘤中，良性的黏液性囊腺瘤约占85%，多发生于20～50岁；交界性黏液性肿瘤约占6%；恶性的黏液性囊腺癌约占9%。交界性和恶性的黏液性肿瘤常见于40～70岁。

（一）黏液性囊腺瘤

卵巢黏液性囊腺瘤（mucinous cystadenoma）约占卵巢良性肿瘤的21%。95%的肿瘤为单侧性。肿瘤体积较大或巨大，直径为15～20cm，最大可达30cm以上。肿瘤多数为多房囊性，囊腔大小不一，子囊呈破鱼网状或蜂窝状，房间隔较厚。囊壁薄而不均匀，边缘多光整。约10%的肿瘤囊壁有乳头状突起。囊壁衬以单层分泌黏液的高柱状上皮细胞，囊腔内充满胶冻样黏液，含黏蛋白和糖蛋白。

【影像学表现】

USG：肿瘤体积较大，直径多在10cm以上，甚至巨大占满腹腔及盆腔，多为单侧。多数肿瘤呈多房囊性，边缘光滑，轮廓清晰，囊壁呈均匀厚壁型（>5mm）。肿瘤囊腔内部呈多房结构，房腔大小不一，呈圆形或椭圆形无回声，无回声部分可见散在光点（图7-2-21、图7-2-22）。部分病变囊腔内无明显分隔，囊内充满密集光点（图7-2-23）。少数肿瘤囊壁见乳头状突起。CDFI示肿瘤囊性部分无血流信号，囊壁、囊内间隔以及乳头上可见细条状血流信号（图7-2-24），可记录到低速中等阻力动脉频谱。

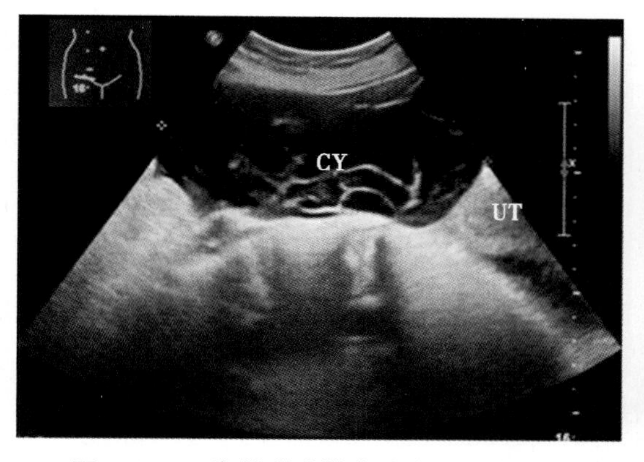

图7-2-21 卵巢黏液性囊腺瘤呈多房间隔

经腹部超声检查，右侧盆腔内横切示右卵巢囊性病变，多房间隔，房腔大小不一（UT：子宫；CY：肿瘤）

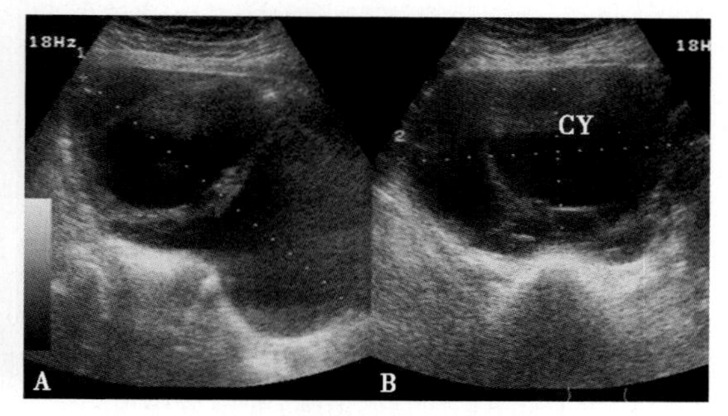

图7-2-22 卵巢黏液性囊腺瘤

经腹部超声检查，右侧盆腔纵切及横切示右侧卵巢囊性肿瘤（CY），体积较大，呈多房间隔，间隔较厚，房腔大小不一，无回声部分见散在光点

CT：肿瘤体积较大或巨大，甚至占满腹腔及盆腔。以多房性改变多见，子囊多、且大小不等，子囊之间密度可一致或有密度差异。因囊腔内液体黏稠，密度较浆液性液体高，CT值介于水与软组织之间。囊壁光整清晰，囊壁和分隔厚薄不均匀，有时见乳头状突起（图7-2-25、图7-2-26）。

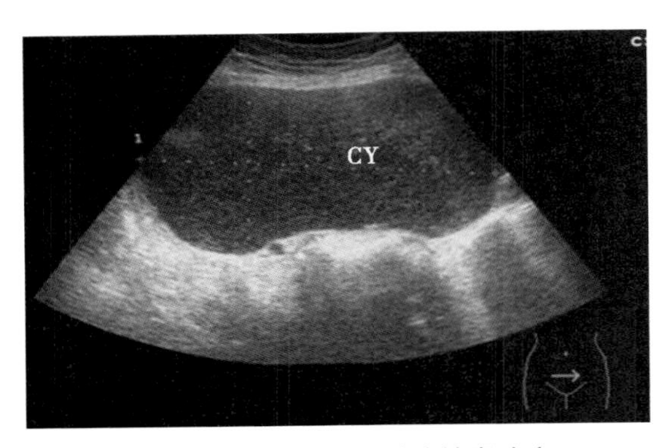

图 7-2-23 左侧卵巢黏液性囊腺瘤
经腹部超声检查，左侧盆腔内横切示左卵巢较大囊性肿瘤（CY），囊腔内无分隔，充满密集粗大光点

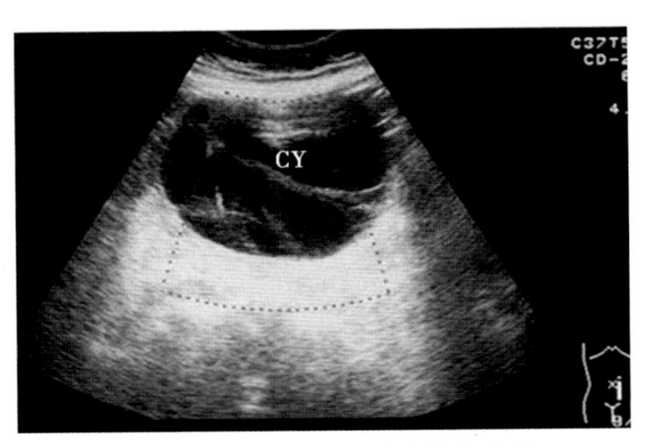

图 7-2-24 左侧卵巢黏液性囊腺瘤
经腹部超声检查，左侧盆腔内纵切，CDFI 示左侧卵巢囊性肿瘤（CY），囊内见粗细不等分隔，分隔上见条状血流信号

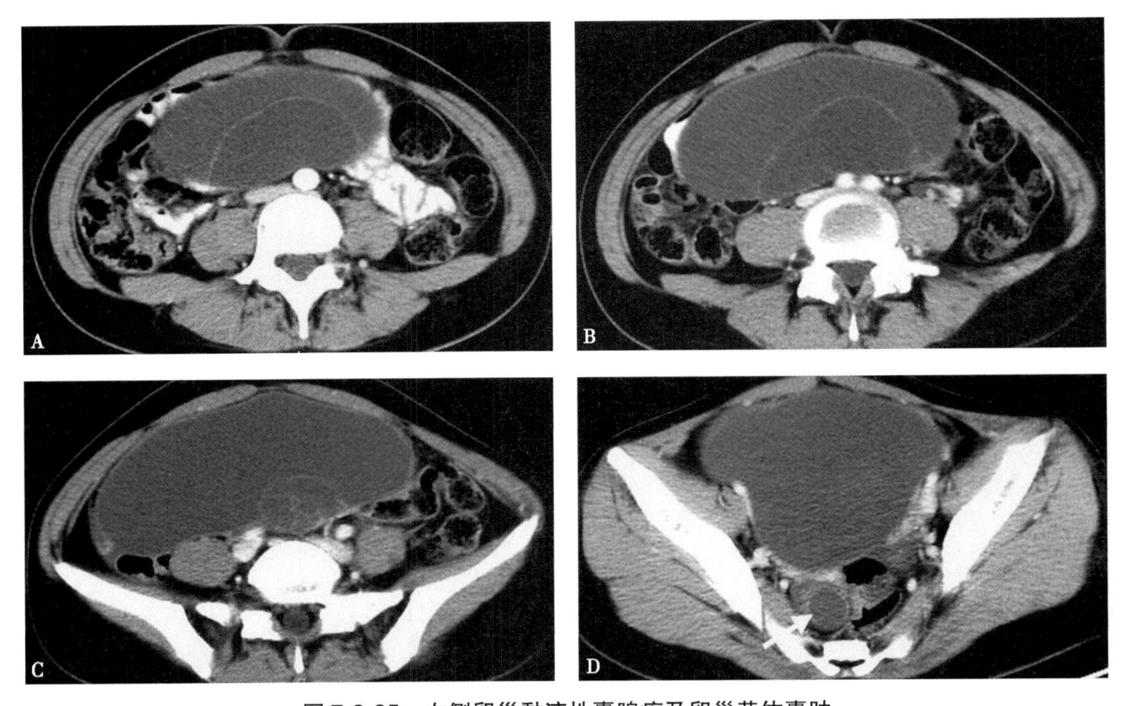

图 7-2-25 左侧卵巢黏液性囊腺瘤及卵巢黄体囊肿
A～D. 自上至下不同层面增强 CT 示盆腔内较大囊性病变，边界光滑清晰，囊内见多条纤细分隔，轻度强化，囊壁厚薄欠均匀；肿瘤来源于左侧卵巢；肿瘤右后方圆形囊性低密度灶为卵巢黄体囊肿（箭头）

MRI：肿瘤体积较大或巨大，主要表现为多房囊性。囊壁及囊内分隔较厚欠均匀，边缘多光整，少数肿瘤的囊壁有乳头状突起。病变内子囊呈破鱼网状或蜂窝状。囊液因含蛋白比例不同，在 T_1WI 表现多样，可呈稍低、等或者中等高信号。囊液于 T_2WI 及抑脂 T_2WI 均呈较高信号。瘤内各房囊液蛋白含量可相同或不同，因此各房信号可一致或有差异。囊内乳头状突起的软组织成分在 T_2WI 及抑脂 T_2WI 呈相对低信号（图 7-2-27）。增强扫描，肿瘤囊壁、囊间隔、乳头状结节呈轻度至中等程度强化，囊液无强化。

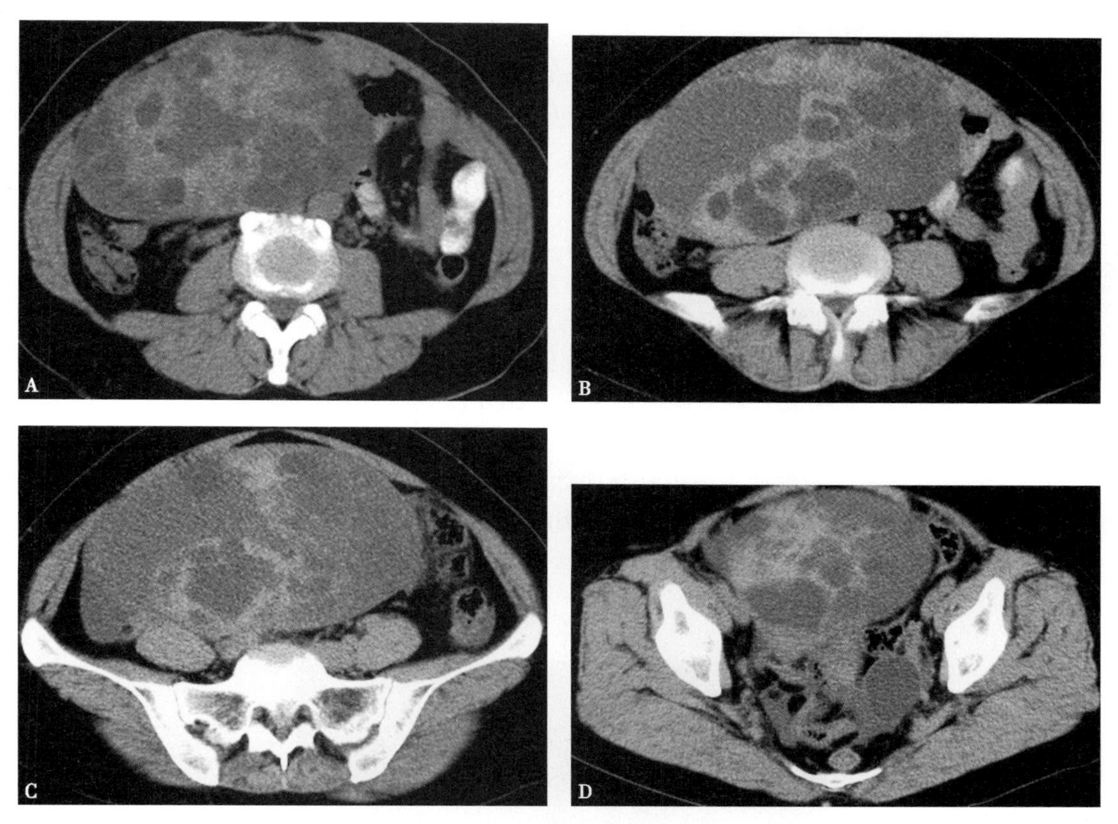

图 7-2-26 卵巢黏液性囊腺瘤

A～D. 自上至下不同层面平扫 CT 示盆腔前部囊实性较大肿瘤，各囊之间密度不一致，内见实性结节及厚薄不均的分隔

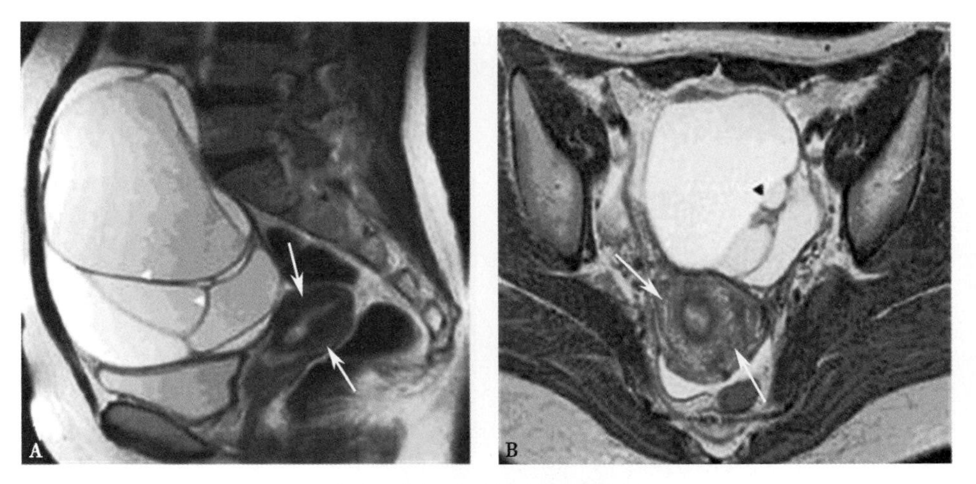

图 7-2-27 卵巢黏液性囊腺瘤

A. 矢状面及 B. 横断面 T_2WI 显示盆腔多房囊性肿瘤，内见纤细分隔（▲），各囊之间信号强度略有不同；肿瘤后方为宫体（箭头）

（二）交界性黏液性囊腺瘤

卵巢交界性黏液性囊腺瘤（borderline mucinous cystadenoma）为潜在或低度恶性肿瘤，一般体积较大。根据其立方上皮分泌黏液不同分为肠型（90%）和 Müllerian 型（10%）两种亚型，其中肠型多为单侧，以多囊为主，通常囊的数目 > 10 个，切面呈蜂巢样改变。Müllerian 型多为双侧，单发大囊为主，分隔少，囊内乳头样组织增生发生率高于肠型，增生的乳头内血管轴多见。

【影像学表现】

USG：交界性黏液性囊腺瘤声像图呈多房或单房囊性回声，多数囊壁较薄但不均匀，少数囊壁有局限性增厚。囊内可有不规则分隔及实性团块，分隔粗细不均，实性团块可呈乳头状或不规则形，自囊壁或分隔上向囊内突出。CDFI 示囊壁、囊间隔或实性部分可探及星条状血流信号。患者可无腹水或伴少量腹水。

CT：交界性黏液性囊腺瘤表现为盆腔内体积较大的肿瘤，肠型以多房性肿瘤多见，囊壁薄，可伴有局限性囊壁增厚，囊内分隔粗细不均，囊内液体密度高于水（图 7-2-28）。Müllerian 型囊数目少，并有结节状软组织团块向囊内突出，增强扫描实性部分强化（图 7-2-29、图 7-2-30）。

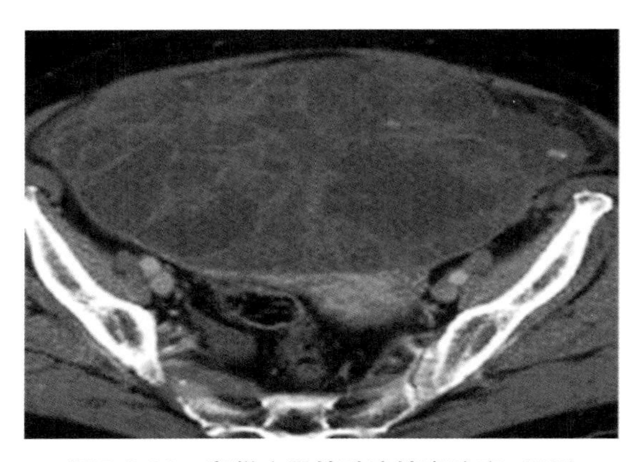

图 7-2-28 卵巢交界性黏液性囊腺瘤 - 肠型
增强 CT 示病变呈多囊状改变，数目 > 10 个，囊内分隔粗细不均匀

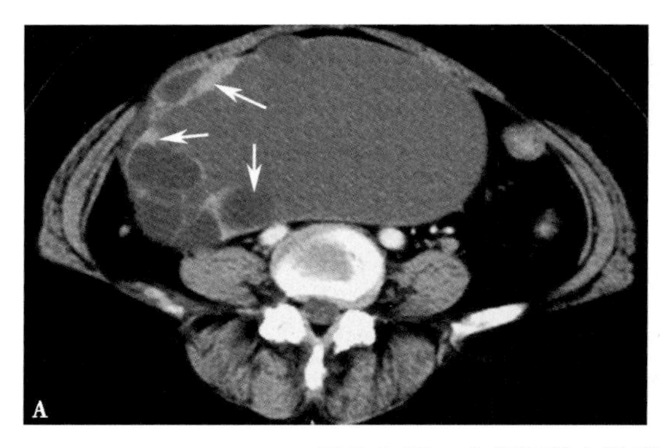

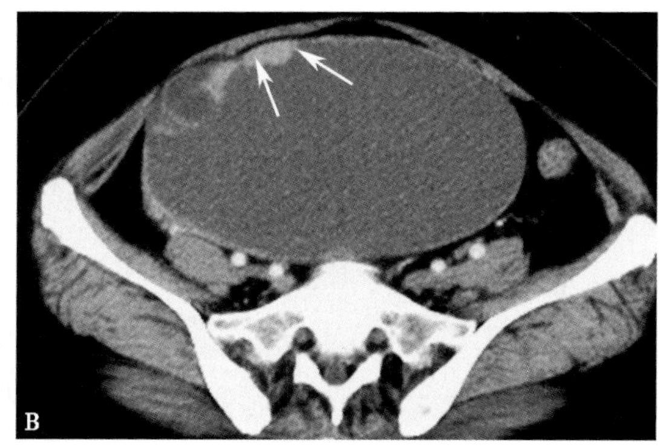

图 7-2-29 右侧卵巢交界性黏液性囊腺瘤—Müllerian 型

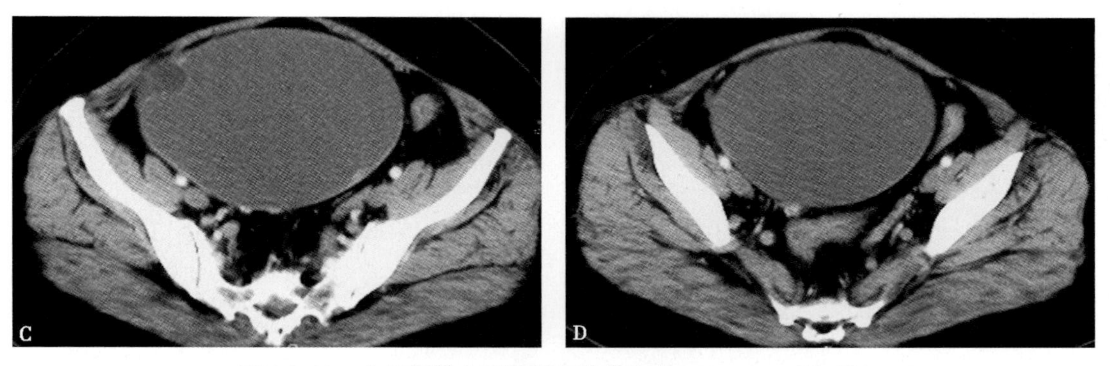

图 7-2-29 右侧卵巢交界性黏液性囊腺瘤—Müllerian 型（续）
A～D. 自上至下不同层面增强 CT 显示盆腔囊性肿块，大囊内见子囊，大囊与子囊间密度不同，囊间隔厚薄不均匀，囊壁见数个实性结节，中等程度强化

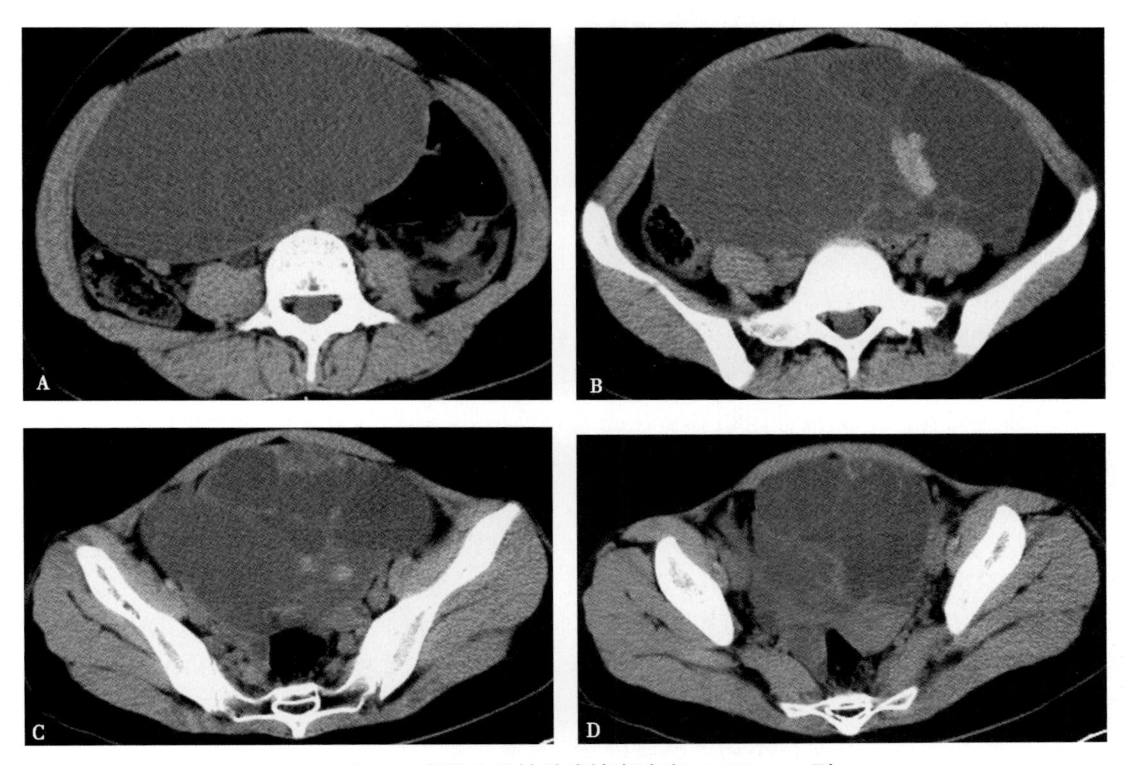

图 7-2-30 卵巢交界性黏液性囊腺瘤—Müllerian 型
A～D. 自上至下不同层面平扫 CT 显示盆腔肿块呈多房改变，以囊性为主，囊内分隔不规则并见实性结节。病变来源于右侧卵巢

MRI：表现为盆腔内体积较大的多房囊性肿瘤或囊实性肿瘤，囊液在 T_1WI 呈低信号或略高信号，T_2WI 及抑脂 T_2WI 呈高信号。实性成分在 T_1WI、T_2WI 多呈等信号。T_2WI 可观察到部分较大的乳头突起内低信号结缔组织血管轴以及高信号的表面增生上皮。增强扫描显示囊壁和分隔呈不同程度强化（图 7-2-31）。

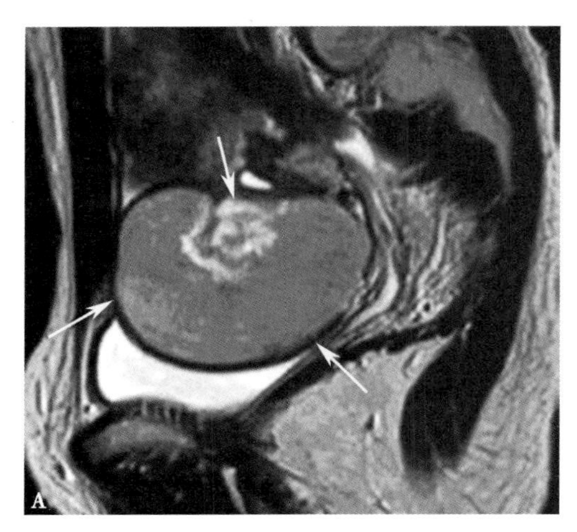
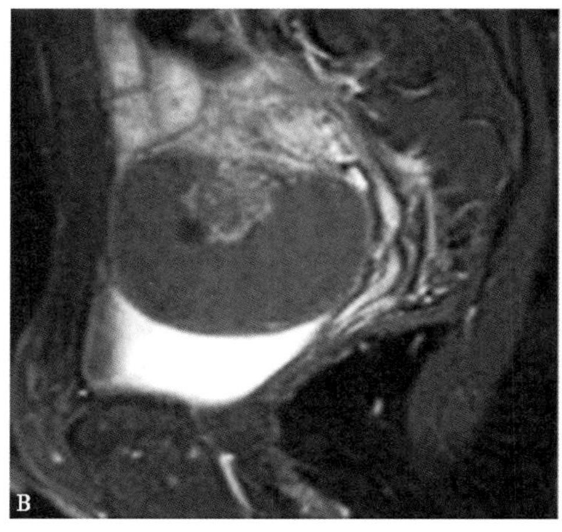

图 7-2-31 卵巢交界性黏液性囊腺瘤 -Müllerian 型

A. 矢状面 T_2WI 示盆腔内囊实性肿物，囊液呈中 - 低信号，实性部分呈乳头状等高信号；其下方膀胱呈明显高信号；B. 矢状面抑脂增强 T_1WI 示囊内实性部分中等程度强化

（三）黏液性囊腺癌

黏液性囊腺癌（mucinous cystadenocarcinoma）多由黏液性囊腺瘤恶变而来，占卵巢恶性肿瘤的 5%～10%，平均发病年龄约为 54 岁。肿瘤大体形态与黏液性囊腺瘤相似，但囊腔增多，间隔增厚，可有乳头状突起。肿瘤多为单侧囊实性，双侧约占 7%，多囊是其特点，典型者囊数 > 10 个，肿瘤较大，平均直径 > 10cm。

卵巢或阑尾的黏液性肿瘤因囊腔内压力较大引起破裂时，可造成腹膜、腹腔内广泛种植，产生大量黏液，形成腹腔黏液瘤，是黏液性肿瘤的严重并发症。其特点是胶冻状物质充满整个腹腔及盆腔。黏液性团块容易在肠系膜反折处、肠管间以及脏器表面集聚，导致脏器粘连。

【影像学表现】

USG：多数黏液性囊腺癌（约 80%）能在其侵犯其他器官之前被发现。肿瘤呈囊实性，囊性部分呈椭圆形或分叶状无回声，囊壁厚且不规则。囊腔内较多分隔，且厚薄不均，并有散在光点及高回声团（图 7-2-32、图 7-2-33）。肿瘤向周围浸润，可伴有腹水。CDFI：肿块边缘、间隔和中央实性部分可见到丰富血流信号，可记录到低或极低阻力频谱，RI≤0.40，边缘则有较高速血流，最大流速常大于 30cm/s。

CT：肿瘤表现为囊实性不均匀密度肿块，囊液一般为低密度。由于囊液间成分不同，各囊之间密度可有不同。囊内间隔和囊壁厚薄不均匀，有实体部分及壁结节，不均匀强化（图 7-2-34）。当肿瘤内实性部分较多、出现周围组织浸润、腹膜转移、盆腹腔多发淋巴结、远处脏器转移、盆腔积液时，提示恶性肿瘤。

腹腔黏液瘤 CT 表现为脏器表面或脏器之间散在分布的低密度黏液团块，CT 值介于水和脂肪组织之间。黏液瘤可有占位效应，造成邻近脏器表面受压呈“扇贝样”压迹。腹腔黏液瘤和一般腹水不同，肠管漂浮征象不明显，而肠袢移位更显著（图 7-2-35）。

MRI：黏液性囊腺癌的囊性部分根据蛋白含量、出血情况不同，MRI 图像上信号多样。囊液在 T_1WI 上可表现为低 - 中等略高信号，T_2WI 及抑脂 T_2WI 表现为高信号，各囊之间信号可一致或存在差异。肿瘤内软组织突起、囊间隔不规则增厚，在 T_2WI 序列上呈中等信号，DWI 图像上弥散受限呈高信号。增强 T_1WI 序列显示肿瘤实性成分不同程度强化（图 7-2-36）。MRI 亦可显示腹腔黏液瘤对脏器表面形成的压迹。

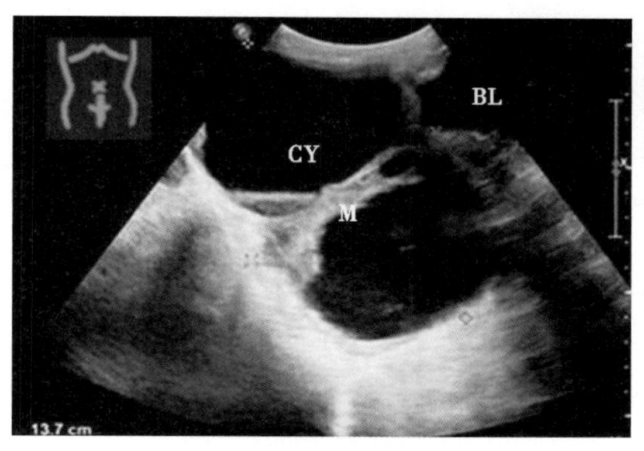

图 7-2-32　卵巢黏液性囊腺癌

经腹部超声检查，盆腔内纵切示卵巢较大囊性肿块，内见厚薄不均分隔，并有散在光点及光团（BL：膀胱；CY：肿瘤；M：肿瘤的实性成分）

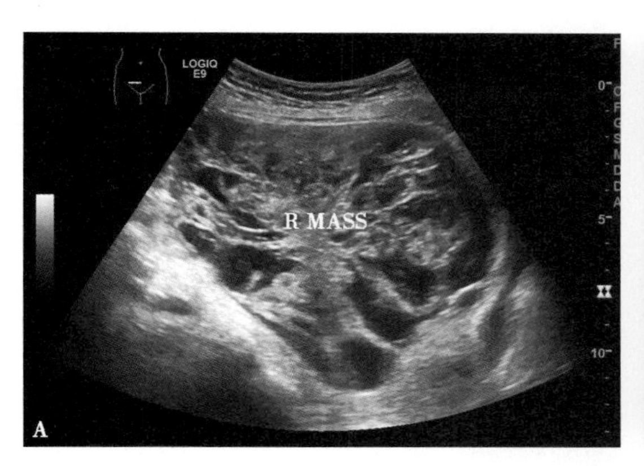

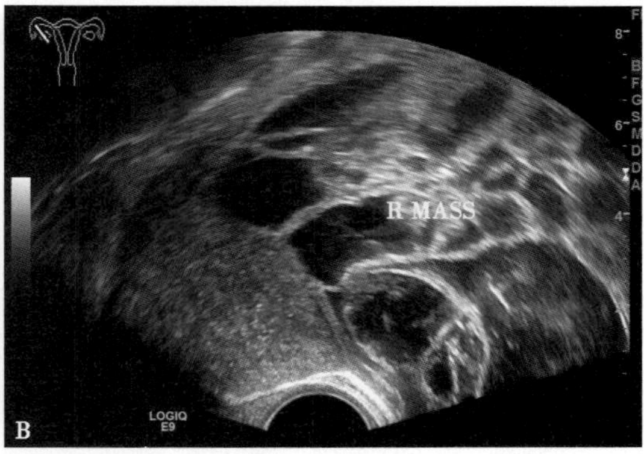

图 7-2-33　右侧卵巢黏液性囊腺癌

A. 经腹部及 B. 经阴道超声检查，示右卵巢肿瘤（R MASS）体积较大，与周围组织分界欠清晰，肿瘤内回声杂乱，可见较多厚薄不均分隔，呈"藤蔓状"相连，分隔间散在黏稠的点状、絮状回声，透声差

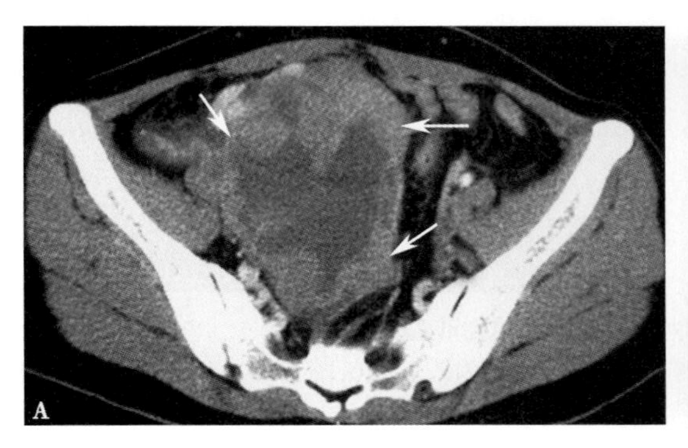

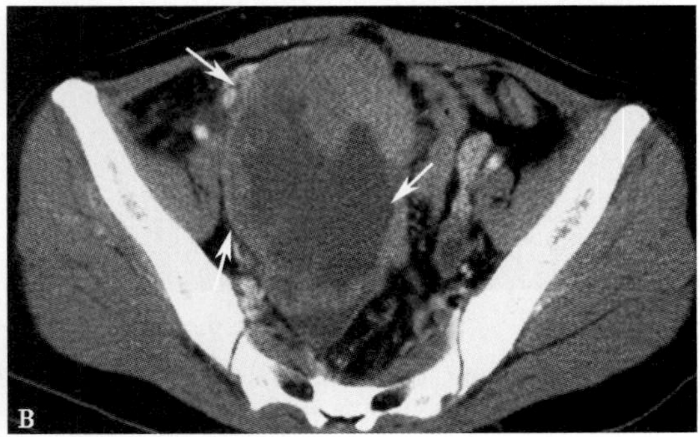

图 7-2-34　卵巢黏液性囊腺癌

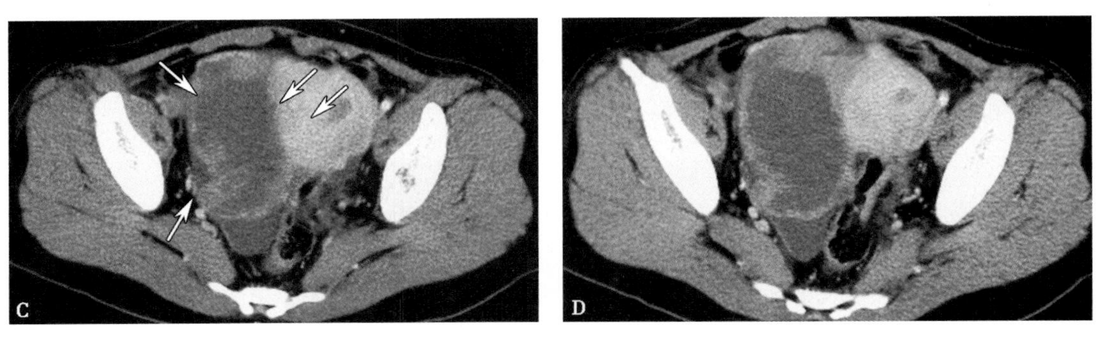

图 7-2-34 卵巢黏液性囊腺癌（续）

A～D. 自上至下增强 CT 显示盆腔内宫旁右侧囊实性肿块（箭头），形态不规则，内见多发实性结节及肿块，囊壁厚薄不均匀。实性部分及囊壁轻度强化

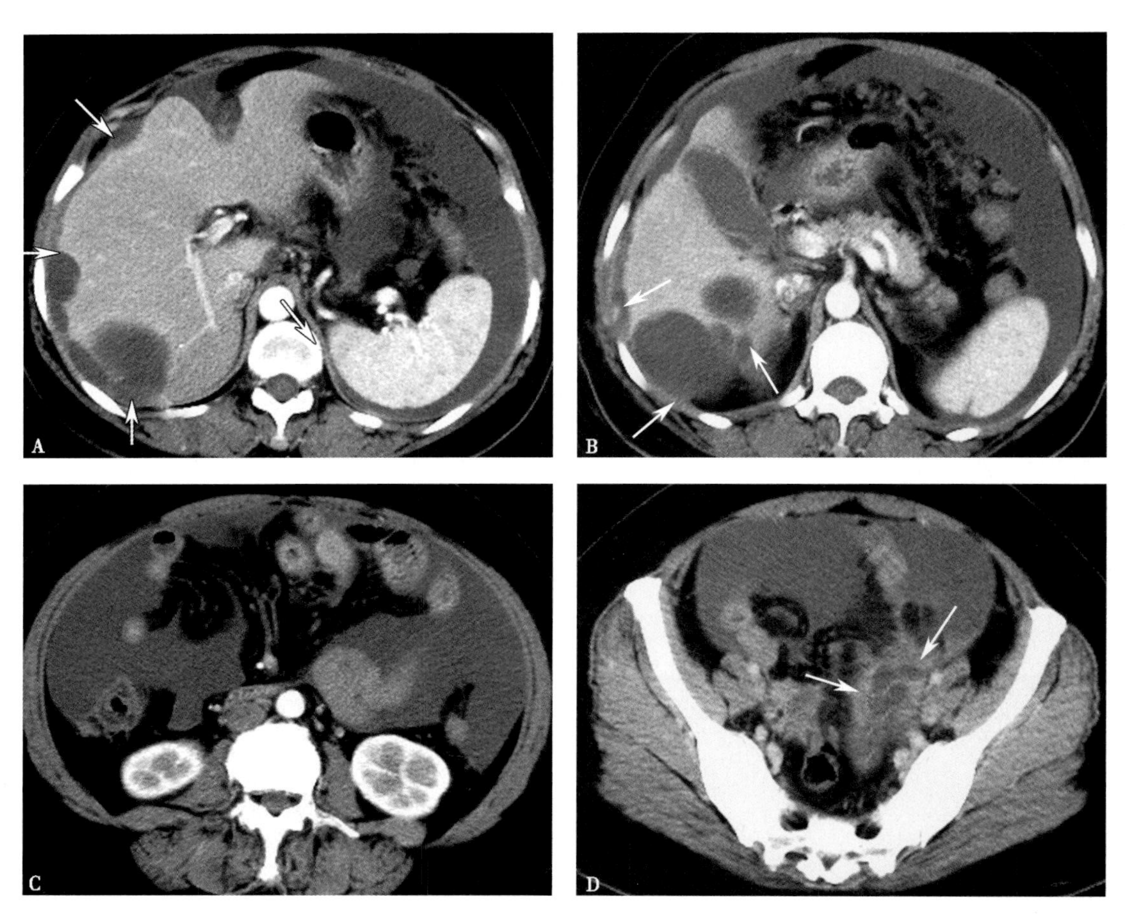

图 7-2-35 卵巢黏液性囊腺癌并腹腔黏液瘤

A、B. 上腹部增强 CT 示肝脏周围多个低密度“扇贝样”压迹（箭头），为腹腔黏液瘤典型表现；A～D. 增强 CT 示大量腹水，腹腔内肠管受压内移；D. 左侧卵巢黏液性囊腺癌呈囊实性（箭头）

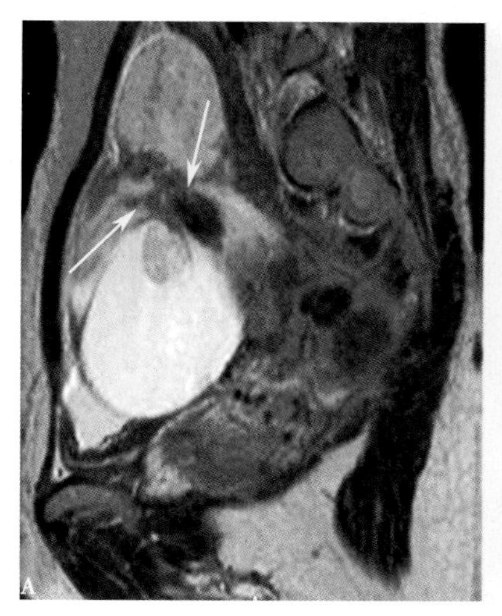

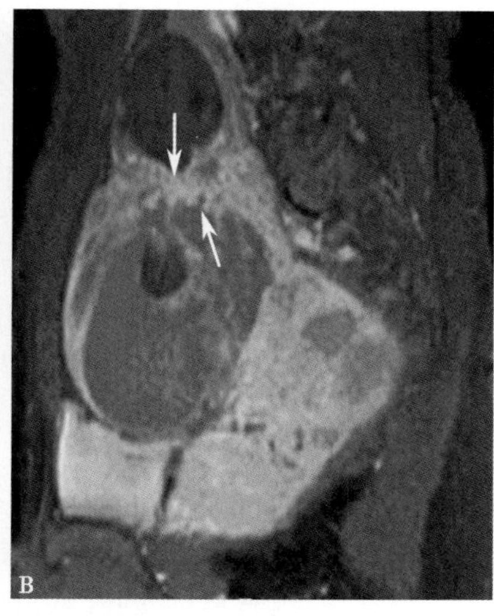

图 7-2-36　卵巢黏液性囊腺癌

A. 矢状面 T_2WI 示盆腔内较大多房囊实性肿块，囊内见实性分隔，呈高低混杂信号；
B. 矢状面抑脂增强 T_1WI 显示肿瘤内实性软组织成分明显强化（箭头所示）

【诊断、鉴别诊断及比较影像学】

卵巢黏液性肿瘤体积较大或巨大，可表现为单房囊性、多房囊性或囊实性，囊壁较厚。超声检查可准确地探测到肿瘤的形态、房隔的数目、实性部分的形态范围及其血流信号的丰富与否，还可通过血流频谱了解其血流参数。CT 与 MRI 各房间密度及信号不一致是其特点。MRI 显示囊液 T_1WI 呈稍低、等或者中等高信号，T_2WI 及抑脂 T_2WI 呈较高信号。CT 及 MRI 增强后囊壁、实性结节呈轻 - 中度强化，囊液无强化。如合并腹腔黏液瘤则提示卵巢或阑尾黏液性肿瘤的诊断。

卵巢黏液性肿瘤应与下列疾病鉴别：①黏液性囊腺瘤与交界性肿瘤及囊腺癌鉴别：三者的影像学可表现为“同影异病”或“同病异影”，所以鉴别有一定的困难。总体来讲，黏液性囊腺瘤多表现为多房囊性，乳头状结节较少；交界性及囊腺癌表现为囊数目更多，囊壁、囊内分隔厚薄更不均匀，囊壁结节更多或呈软组织肿块。实性成分所占比例越高或囊内分隔越厚，越提示恶性可能。若有腹膜转移表现，提示囊腺癌。②浆液性肿瘤：瘤体中等大小，双侧更加多见，囊内乳头状或菜花样突起较黏液性肿瘤多见。超声声像图示浆液性肿瘤的结构清晰单纯，囊液较清亮，透声好，而黏液性肿瘤内结构密集杂乱，透声差。浆液性肿瘤 MRI 的典型表现为囊液呈长 T_1 低信号、长 T_2 高信号，各囊之间密度及信号较一致。但当合并囊内出血时囊液信号表现复杂，囊间密度及信号也可不同，与黏液性肿瘤不易鉴别。③巧克力囊肿：临床常有典型痛经史，囊内容物可呈分层现象，显示液 - 液平面征象。病变反复出血可致与周围组织粘连。超声示囊内密集点状或斑片状高回声，但无乳头状突起，CDFI 无血流信号；MRI T_1WI 显示囊液呈明显高信号，而黏液性肿瘤的囊液呈轻 - 中度高信号，有助于鉴别。④囊性畸胎瘤：畸胎瘤成分复杂常致肿块回声、密度、信号混杂，CT 及 MRI 抑脂序列易于检出肿瘤内脂肪成分。病变内显示脂 - 液平面、牙齿为其特征性表现。⑤卵泡囊肿：圆形、类圆形囊性病变，体积较小，呈均匀液体回声、密度或信号，囊壁薄而均匀、光整，增强后无强化为典型特点。

超声是诊断卵巢黏液性肿瘤的常规检查方法。CT 在显示腹腔黏液瘤方面具有明显优势，MRI 在显示囊内分隔方面较 CT 更有优势。

第三节 卵巢生殖细胞肿瘤

卵巢生殖细胞肿瘤是起源于原始性腺生殖细胞的一组肿瘤，占卵巢肿瘤总数的 25%～30%，仅次于卵巢上皮来源的肿瘤。绝大多数为成熟囊性畸胎瘤，而特殊类型畸胎瘤仅占少数。除成熟囊性畸胎瘤外，其余卵巢生殖细胞肿瘤均为恶性，部分恶性程度极高。

一、成熟囊性畸胎瘤

畸胎瘤起源于具有全能分化功能的生殖细胞，其成分包含有外胚层、中胚层及内胚层结构，分为成熟囊性畸胎瘤及成熟实性畸胎瘤。成熟囊性畸胎瘤（mature cystic teratoma）为卵巢最常见的良性肿瘤，又称皮样囊肿，约占成人卵巢肿瘤的 20% 及儿童卵巢肿瘤的 50%，占卵巢畸胎瘤的 95%。成熟囊性畸胎瘤多数含有来源于外胚层的脂类物质，可有毛发、牙齿、骨骼等，也可含有钙化成分。成熟囊性畸胎瘤中的任何一种成分均可以恶变，恶变率为 2%～4%，恶变成分为癌或肉瘤组织，多发生在绝经后。成熟实性畸胎瘤十分罕见，瘤内含成熟的脑、软骨和骨样组织，瘤内三胚层衍化组织均分化成熟。

成熟囊性畸胎瘤可发生于任何年龄，年龄跨度大，发病高峰年龄为 20～40 岁。肿瘤多为单侧性，10%～20% 患者可双侧卵巢发生或单侧多发。肿瘤多中等大小。多数无特殊临床症状，经常为盆腔查体时发现。由于肿瘤成分特殊，活动度大，容易并发蒂扭转。

【影像学表现】

USG：成熟囊性畸胎瘤内毛发、牙齿、骨骼等特殊病理组织是形成其特殊声像图特征的基础，有多种不同征象。①囊内面团征：囊内出现强光团，多为圆形，可贴于内壁（图 7-3-1）；②类囊型：多为圆形或椭圆形，囊壁较厚，单房多见，内为密集强光点，有时内壁处见薄层液性区，用探头于腹壁上加压，超声下观察瘤体有明显变形，所以并非为病理上的实性肿物，故称为类囊型或假实性型（图 7-3-2）；③囊内发团征：囊内见圆形光团，其上方呈月牙

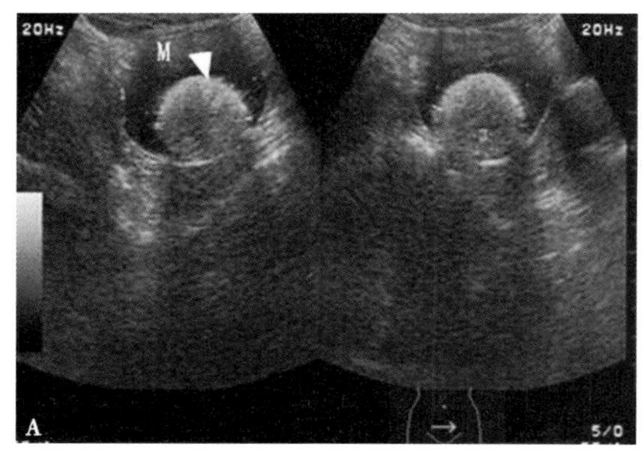

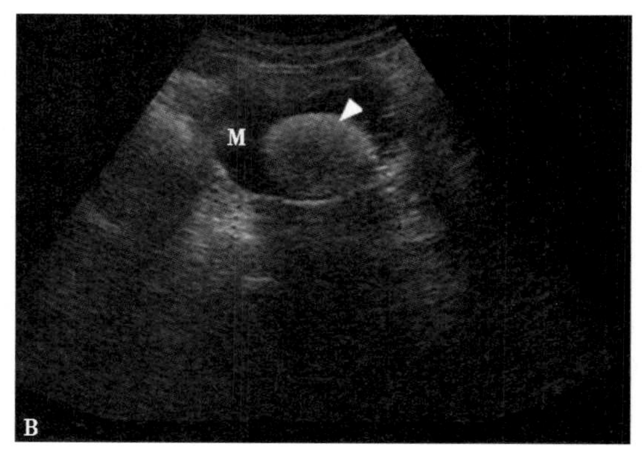

图 7-3-1 左侧卵巢成熟囊性畸胎瘤

A、B. TAS 横切及纵切示左卵巢肿瘤呈囊实性，囊内出现圆形强光团（△），附于内壁，呈“面团征”，强回声光团内无明显血流信号（TAS：经腹部超声检查；M：卵巢肿瘤）

形反光强的回声，其后方衰减并伴明显声影（图 7-3-3）；④囊内脂-液分层征：上层为脂类物，呈密集强光点回声，下层为清亮液性暗区，或液性暗区内漂浮少量光点，两层之间为脂-液分层平面（图 7-3-4），亦有部分上方为清亮液性暗区，下方为细密强光点回声（图 7-3-5）；⑤复杂型：囊内结构复杂，可有上述类型的两种或多种表现（图 7-3-6、图 7-3-7）。

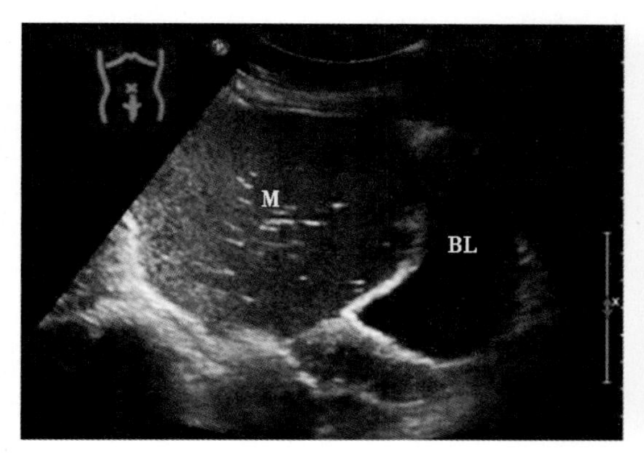

图 7-3-2　卵巢成熟囊性畸胎瘤

经腹部超声检查，盆腔内纵切示卵巢肿瘤呈单房囊性改变，内充满密集强光点及短线状强回声（BL：膀胱；M：卵巢肿瘤）

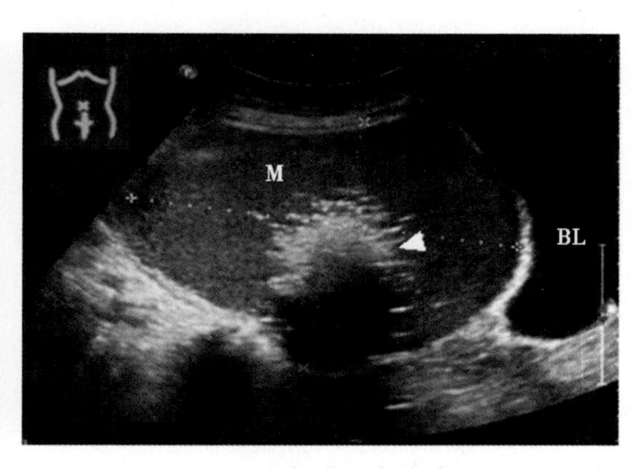

图 7-3-3　卵巢成熟囊性畸胎瘤

经腹部超声检查，一侧盆腔内纵切示卵巢肿瘤，囊内见一圆形光团（△），其上方呈强回声，边缘可见毛发形成的杂乱短线状强回声，后方衰减并伴明显声影（BL：膀胱；M：卵巢肿瘤）

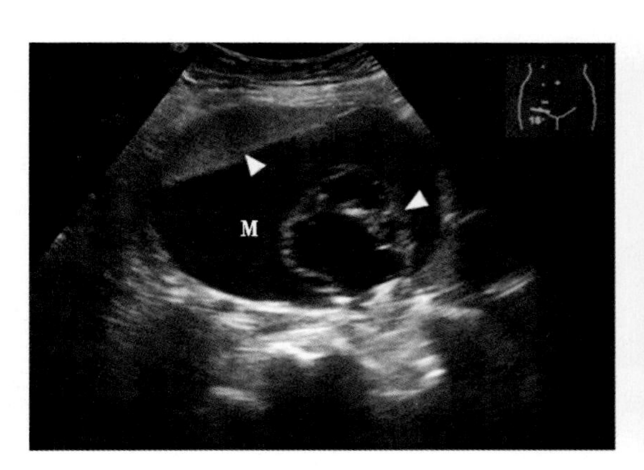

图 7-3-4　卵巢成熟囊性畸胎瘤

经腹部超声检查，右侧盆腔内横切示卵巢畸胎瘤（M）呈“脂-液分层”征，上层呈密集强光点回声（△），下层为液性暗区内漂浮少量光点，并见厚壁、厚分隔小囊（△）

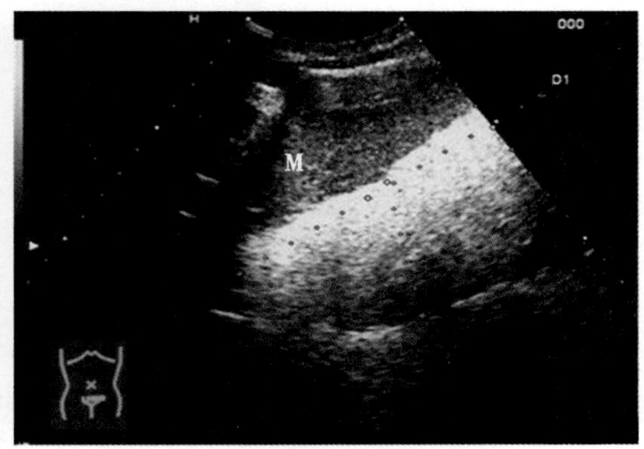

图 7-3-5　卵巢成熟囊性畸胎瘤

经腹部超声检查，一侧盆腔内横切示卵巢畸胎瘤（M）呈“脂-液分层”征，上方为细密的低回声光点，透声可，下方为细密强光点回声

CT：肿瘤表面光滑，多数为单囊。囊内存在或多或少皮脂样成分，在 CT 图像呈极低密度，为成熟囊性畸胎瘤的特征性表现。在体温状态下，脂质成分为液态，多漂浮于囊液之上，与囊液形成脂-液平面；有时位于囊腔外层，形成脂质边界（图 7-3-8）。囊内常见头结节（Rokitansky 结节），结节含有皮肤、脂肪、牙齿及骨片等，密度不均匀。CT 显示牙齿及钙化为极高密度（图 7-3-9、图 7-3-10），较 MRI 及超声更有优势。增强扫描，肿瘤多无强化。

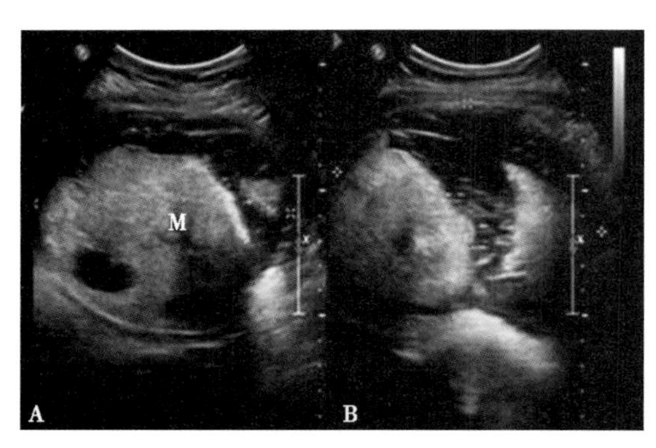

图 7-3-6 右侧卵巢成熟囊性畸胎瘤

A. 经腹部超声检查右侧盆腔纵切及 B. 横切示右卵巢肿瘤（M）内部回声杂乱，以面团样高回声为主，小部分显示为液性暗区，暗区内见点状及短线状强回声

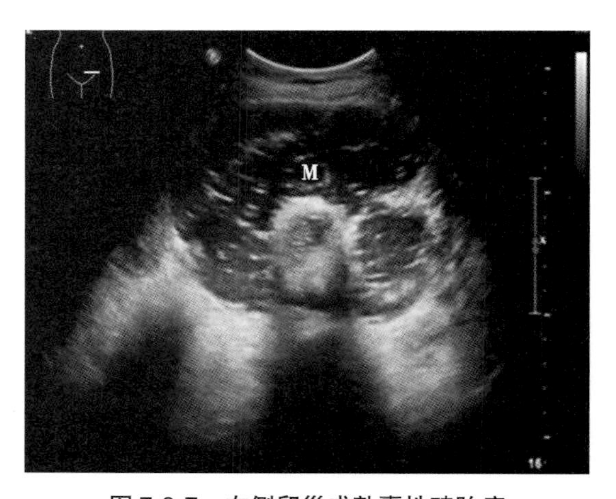

图 7-3-7 左侧卵巢成熟囊性畸胎瘤

经腹部超声检查，左侧盆腔内纵切示左卵巢肿瘤（M）内部回声复杂，见发团样强回声及点状、短线样强回声

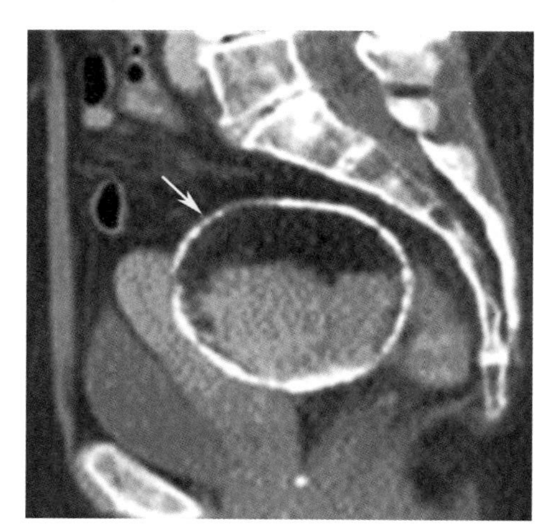

图 7-3-8 卵巢成熟囊性畸胎瘤

平扫 CT 矢状位重组显示盆腔内肿块，边缘呈蛋壳样钙化，病变上部脂质成分呈极低密度，下部呈软组织密度

MRI：脂质在 T_1WI 及 T_2WI 序列均显示为高信号，在抑脂序列呈低信号是其特点（图 7-3-11）。同反相位 T_1WI 亦有助于识别少量脂肪组织，同相位脂肪组织为高信号，反相位为低信号。囊液呈 T_1WI 低信号、T_2WI 高信号。钙化及牙齿在 T_1WI 及 T_2WI 为无信号区。因此肿瘤信号混杂。MRI 可清晰显示脂 - 液平面及脂质边界。检出脂质成分是诊断囊性畸胎瘤的关键。和 CT 同样，MRI 增强扫描肿瘤多无强化。

成熟囊性畸胎瘤恶变征象：可见侵入囊腔内壁的广基底菜花状实性肿块，向腔内突出并与囊壁呈钝角相交，边界不规则；还可表现为肿瘤边缘结节状外突，CT 及 MRI 增强扫描显示恶变区强化。

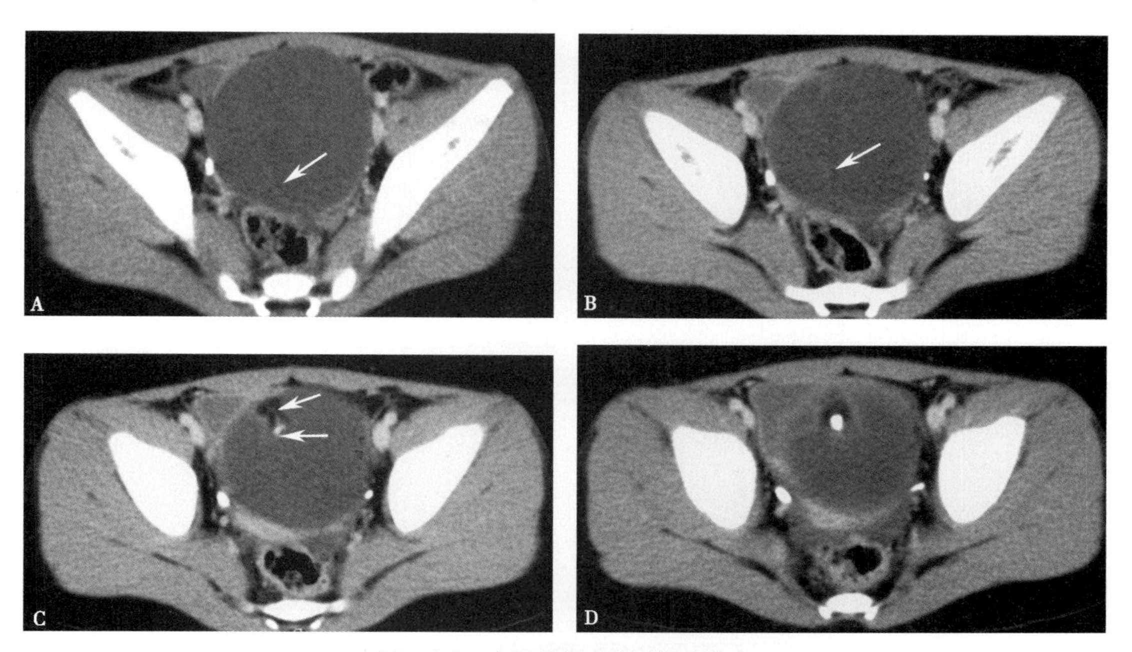

图 7-3-9 右侧卵巢成熟囊性畸胎瘤

A、B. 增强 CT 显示盆腔内类圆形囊样低密度肿块，内见纤细分隔（箭头）；C、D. 示肿瘤前部见小片状极低密度脂肪成分及高密度钙化灶（箭头）

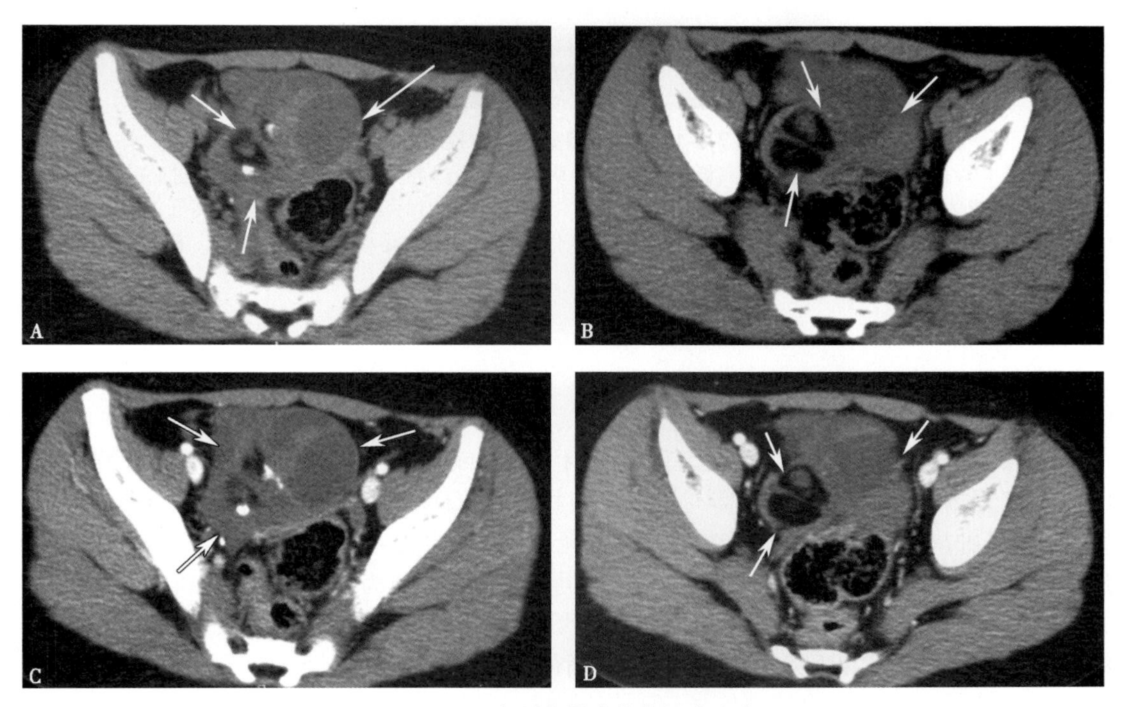

图 7-3-10 右侧卵巢成熟囊性畸胎瘤

A、B. 平扫 CT 示盆腔内不规则形混合密度（箭头），内见囊性低密度区、软组织密度、极低密度脂肪组织及多发斑点状高密度钙化灶；C、D. 增强 CT 示病变无强化（箭头）

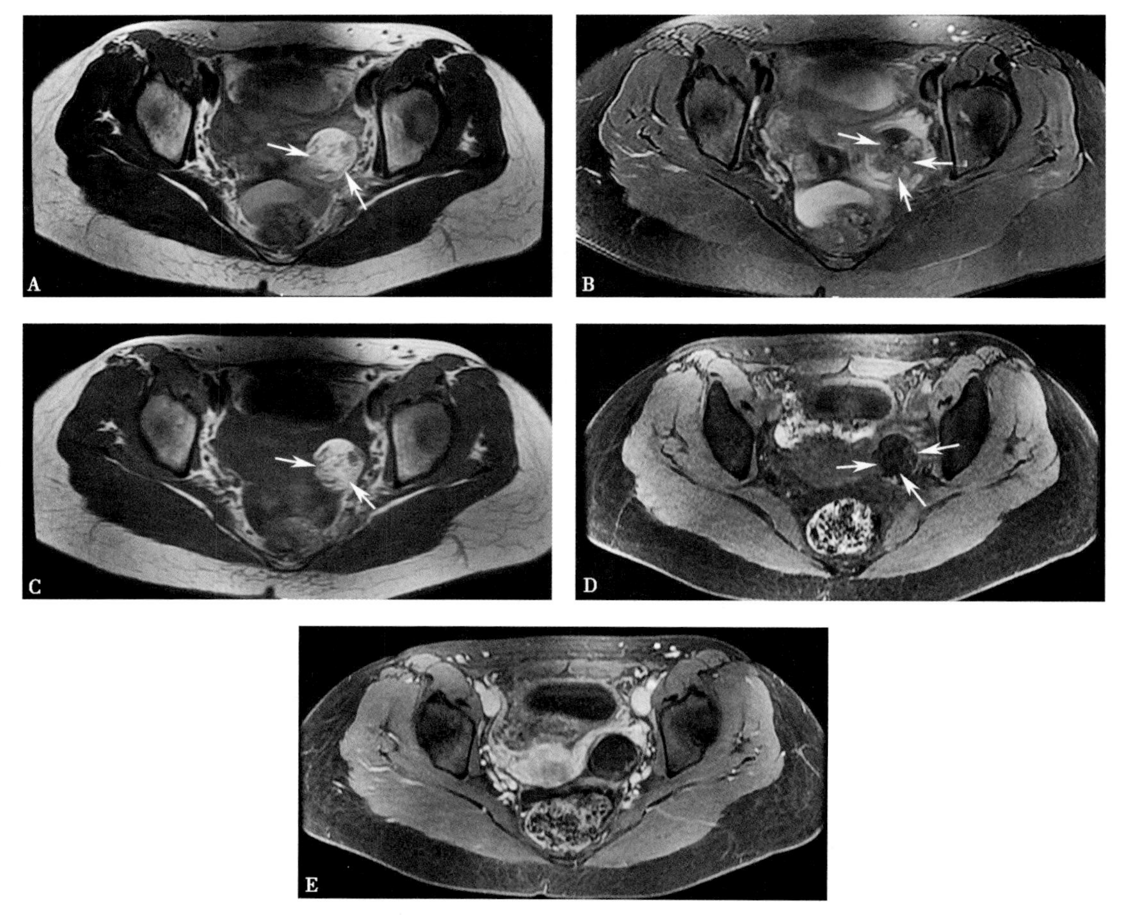

图 7-3-11　左侧卵巢成熟囊性畸胎瘤

A. 横断面 T_2WI 示左侧卵巢类圆形高低混杂信号肿块（箭头），边界光滑清晰；B. 横断面抑脂 T_2WI 示高信号被抑制成为低信号（箭头），提示为脂肪成分；C. 横断面 T_1WI 示左侧卵巢类圆形高低混杂信号病变（箭头）；D. 横断面抑脂 T_1WI 示高信号被抑制成为低信号（箭头），亦提示为脂肪成分；E. 横断面增强抑脂 T_1WI 示肿瘤无强化。肿瘤右侧为子宫体

【诊断、鉴别诊断及比较影像学】

成熟囊性畸胎瘤成分复杂，含有脂质、牙齿和（或）钙化成分，影像表现具有特征性，USG、CT 及 MRI 易于诊断，但需与以下疾病相鉴别：①卵巢巧克力囊肿：临床常有典型痛经史，因囊肿周期性出血致囊内容物呈分层现象，可见到液 - 液平面征象，而不是脂 - 液分层征象。巧克力囊肿根据形成时间的长短不同，USG 可表现为囊性、混合性和假实性回声，其中以囊性表现多见，内部为中等强度的点状回声，常位于子宫后方，邻近子宫有压迹，不活动。两种疾病于 T_1WI 及 T_2WI 序列均呈高信号，脂肪抑制序列有助于两者的鉴别，巧克力囊肿在抑脂序列仍呈明显高信号，但是畸胎瘤的脂肪组织变为低信号。②盆腔脓肿：如阑尾炎穿孔引起的盆腔脓肿，包块内也可有短线状高回声。如果 CT 显示病变内含有气体，提示产气菌感染，更具有特征性。依据腹痛、发热等临床表现，可与畸胎瘤鉴别。

二、未成熟畸胎瘤

未成熟畸胎瘤（immature teratoma）由来自三个胚层的成熟和未成熟胚胎性组织构成，分化程度不一，成分混杂，组织学形态从癌到肉瘤，恶性程度高。含神经成分的畸胎瘤归为未成熟畸胎瘤。

未成熟畸胎瘤多发生于青少年，平均年龄约 20 岁，发生率约为成熟囊性畸胎瘤的 1%，占卵巢恶性肿瘤的 5%～15%。多发生在一侧卵巢，双侧少见（5%）。肿瘤具有复发和转移的潜能，常发生大网膜及腹膜种植。另外，肿瘤具有自恶性向良性逆向转化的生物学特点。文献报道术后半年内复发者其病理分级与原发灶相同，超过 1 年以上的复发瘤其病理分级会降低并趋向成熟，且复发越晚则肿瘤越成熟、愈后越好。

常见临床症状为腹部包块、腹痛、不规则阴道流血、体重减轻等。因腹腔种植发生率高，约 60% 有腹水。可伴有血清轻 - 中度甲胎蛋白（AFP）升高。

【影像学表现】

USG：瘤体较大，外形不规则，呈囊实性，内部回声杂乱，可见分隔及实性中等回声或衰减的团块（图 7-3-12）。肿瘤内部呈“破絮”状或粗网格状的中等回声合并成熟囊性畸胎瘤特征性表现时，应高度怀疑卵巢未成熟畸胎瘤。常合并腹水。CDFI：恶性畸胎瘤较良性畸胎瘤瘤体有明显的血流，绝大多数 RI＜0.4、PI＜0.6。

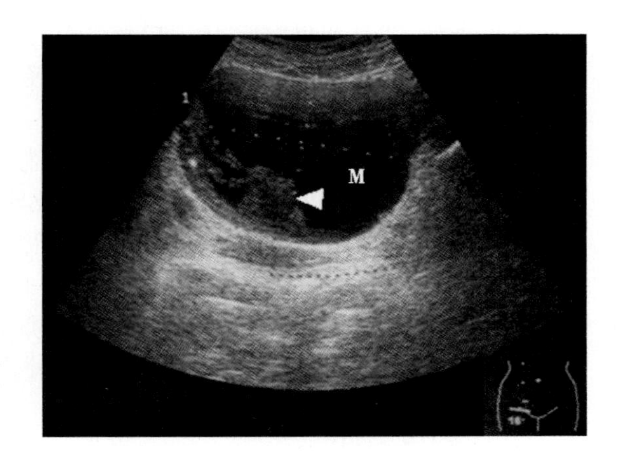

图 7-3-12 卵巢未成熟畸胎瘤
TAS 横切示右侧卵巢囊实性肿块，内见分隔及实性中等回声（TAS：经腹部超声；M：肿瘤；三角所示为肿瘤实性部分）

CT：卵巢未成熟畸胎瘤在 CT 图像上可表现有四种不同密度的组成成分，脂肪组织、实性软组织、囊性成分以及钙化灶，因此肿瘤呈囊实性改变。囊内实性团块体积较大，数目不等，密度不均匀。CT 可清晰显示钙化灶，呈斑点状、斑片状或不规则形高密度。未成熟畸胎瘤脂肪组织位于肿瘤囊内实性团块中，分布散在、凌乱或呈“簇”状（图 7-3-13）。部分肿瘤内不含脂肪成分（图 7-3-14）。增强扫描肿瘤实性成分不同程度强化。

MRI：肿瘤呈囊实性混杂信号，病变内脂肪组织表现为散在的小片状 T_1WI 及 T_2WI 高信号，脂肪抑制序列呈低信号。同反相位 T_1WI 亦有助于识别少量脂肪组织，同相位脂肪组织为高信号，反相位为低信号。肿瘤囊性部分多为浆液或黏液。增强扫描肿瘤实性部分不同程度强化。

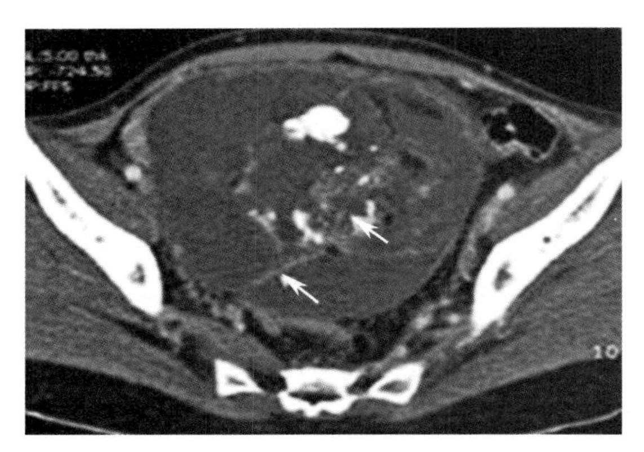

图 7-3-13 卵巢未成熟畸胎瘤
增强 CT 显示盆腔内囊实性肿块，内部散在多发高密度钙化灶，囊内见不规则实性部分及分隔（箭头），实性部分内小片状极低密度为脂肪组织，凌乱分布；肿瘤来源于右侧卵巢

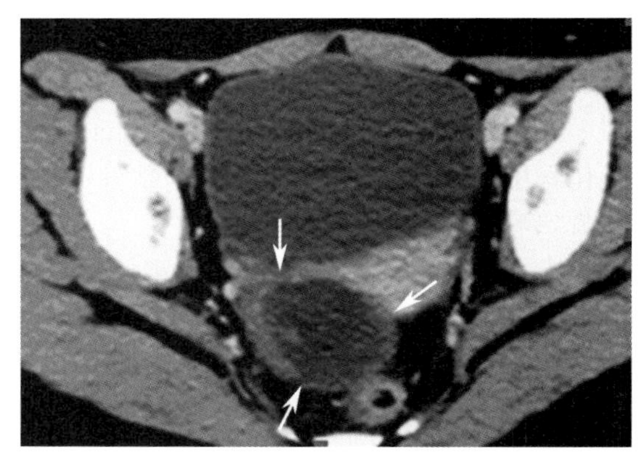

图 7-3-14 卵巢未成熟畸胎瘤
增强 CT 显示盆腔内右后方囊性肿块（箭头）伴囊内小结节，囊壁不均匀增厚，未见脂肪组织显示；肿瘤左前方为子宫体，左后方为直肠

【诊断、鉴别诊断及比较影像学】

卵巢未成熟畸胎瘤影像学表现为单侧卵巢较大的囊实性肿块，囊内见较大实性团块，呈不均质“破絮”状改变，肿瘤内散在脂肪组织及钙化灶，脂肪组织位于肿瘤囊内实性团块中，分布散在、凌乱或呈“簇”状。超声检查时，未成熟畸胎瘤部分尚有成熟畸胎瘤的声像特征，但内部回声更复杂、更杂乱。血清 AFP 轻 - 中度升高有助于诊断。由于 CT 对脂肪及钙化检出率高，是最佳影像学检查方法。

卵巢未成熟畸胎瘤需与以下卵巢疾病相鉴别：①成熟囊性畸胎瘤：常为囊性或囊实混合性肿瘤，囊内为脂液或漂浮毛发，牙齿及钙化较常见。脂肪成分以液态形式存在，多位于囊内上部或囊内周围，这与未成熟畸胎瘤的脂肪凌乱分布不同。囊内可见头结节（Rokitansky 结节），含有皮肤、脂肪、牙齿及骨片等，密度不均匀。血清 AFP 一般正常。②上皮来源的恶性肿瘤及转移性癌：均可表现为单侧或双侧卵巢的囊实性肿瘤，不含有脂肪成分，钙化亦少见，与未成熟畸胎瘤典型表现不同。实验室检查血清 CA125 升高。

三、卵黄囊瘤

卵黄囊瘤（yolk sac carcinoma）是一种来源于原始生殖细胞的恶性肿瘤，早期研究发现肿瘤与大鼠胚胎的内胚窦结构非常相似，命名为内胚窦瘤；后因研究发现肿瘤中心的囊腔结构相当于人胚胎时期的卵黄囊，故改称为卵黄囊瘤。该肿瘤起源于原始生殖细胞或多潜能胚胎细胞，病理组织为疏松的网状结构和内胚窦样结构，含胶状囊液，伴明显出血、坏死，这种特殊的病理结构是卵黄囊瘤影像学表现各异的基础。

卵黄囊瘤在卵巢恶性生殖细胞肿瘤中发病率居第二位，约占卵巢肿瘤的 1%，绝大多数发生于儿童或年轻女性，50 岁以后极少发生。15% 的卵黄囊瘤伴发畸胎瘤。肿瘤一般为单侧。肿瘤包膜较易破裂刺激腹膜，故腹痛是比较常见的症状。由于包膜急性破裂以及肿瘤生长迅速等原因，本病通常病程较短，预后差。此肿瘤可以合成并分泌 AFP，实验室检查血清 AFP 显著升高，可达每毫升数千或数万毫微克。

【影像学表现】

USG：卵黄囊瘤肿块体积较大，一般呈椭圆形且边界清晰，少数呈分叶状。肿瘤可呈囊实性、实性和囊性，通常表现为实性为主的不均匀的囊实性肿块，其次为实性肿块伴坏死区，此两种表现约占 90%（图 7-3-15、图 7-3-16）。肿瘤也可表现为有壁结节的囊性肿块，但较少见。CDFI：显示囊实性、实性及囊性肿块的实性壁结节部分血流信号丰富，甚至可见动静脉瘘，这也与恶性肿瘤生长速度快、新生血管通常缺乏中层平滑肌、导致血流信号丰富所致。

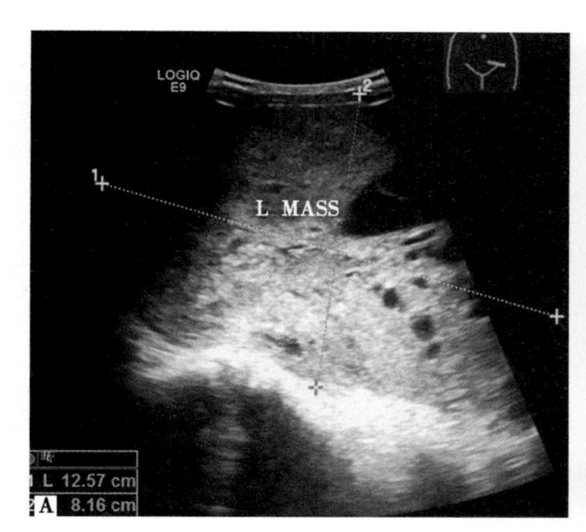

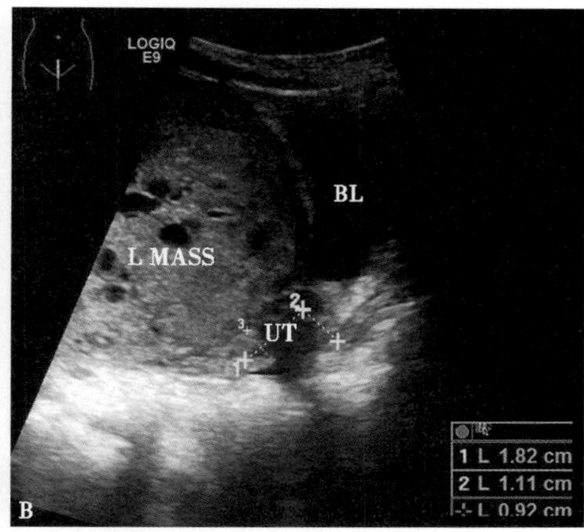

图 7-3-15 左侧卵巢卵黄囊瘤（10 岁）

A. TAS 横切示左侧卵巢肿瘤体积较大，呈椭圆形，边界尚清，内以实性成分为主，间杂大小不等的囊性结构；B. TAS 纵切示肿瘤位于子宫前上方，子宫受肿瘤挤压，形态结构显像欠清，其长径约为 2.93cm，前后径约 0.92cm（TAS：经腹部超声；UT：子宫；BL：膀胱；L MASS：左侧卵巢肿瘤）

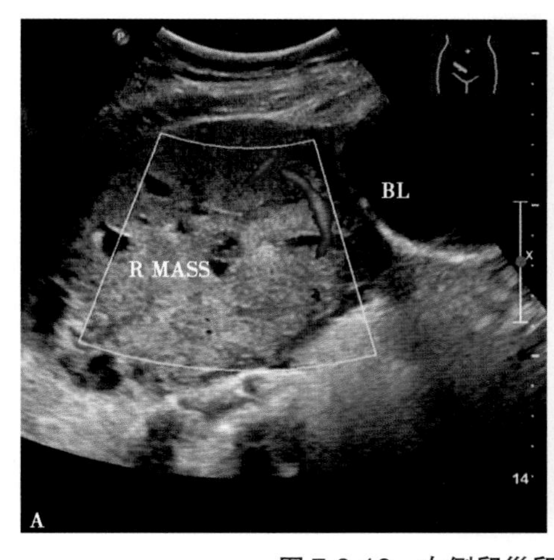

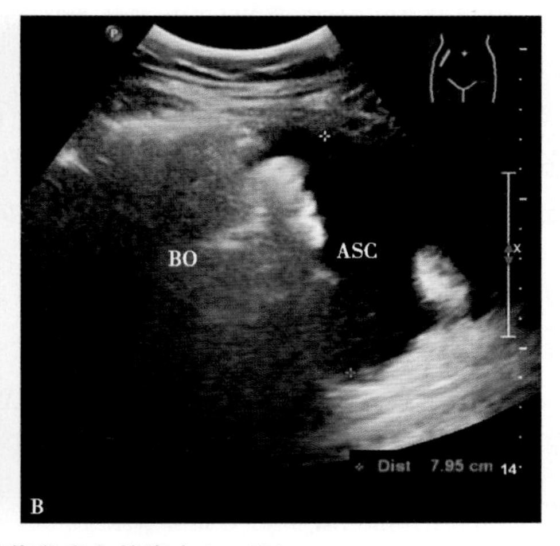

图 7-3-16 右侧卵巢卵黄囊瘤合并腹水（26 岁）

A. 右侧盆腔 TAS 斜切示卵巢肿瘤呈椭圆形，边界尚清，内部回声以实性为主，间杂多个较均匀的囊性结构；内部探及星条状血流信号；B. 右侧腹腔斜纵切示腹腔内探及较多的游离液性暗区，深约为 7.95cm（TAS：经腹部超声；BL：膀胱；BO：肠管；R MASS：右侧卵巢瘤；ASC：腹水）

CT：肿瘤通常表现为囊壁厚而不均匀的囊实性肿块，其次为实性肿块伴坏死区（图 7-3-17）。肿瘤也可表现为有壁结节的单房囊性肿块或有不均匀分隔的多房囊性肿块，但比较少见。肿瘤血供丰富，增强扫描肿瘤实性部分强化明显。约半数病例出现邻近子宫、阔韧带或膀胱受侵。多数肿瘤包膜不完整，包膜破裂后，可引起腹膜种植播散和腹水。

MRI：肿瘤多呈以略长 T_1、长 T_2 信号为主。因经常发生囊变、坏死或出血而信号不均匀。肿瘤合并出血时，在 T_1WI 呈高信号；T_2WI 因出血时间不同可呈高信号或低信号。多数肿瘤表现为多血供特点，增强扫描肿瘤明显强化，肿瘤内及周边可因多发血管断面出现"亮点征"。有时并发腹水。

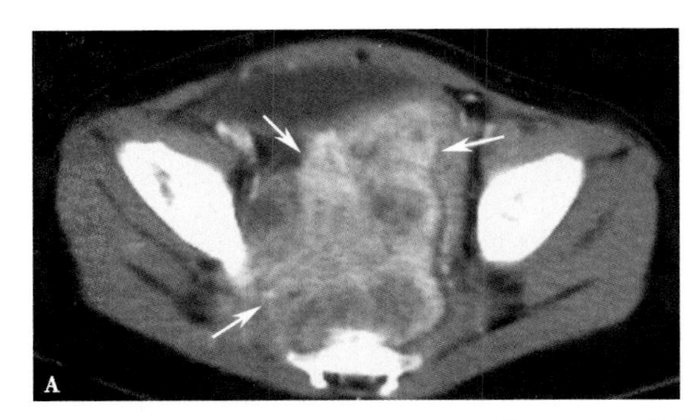

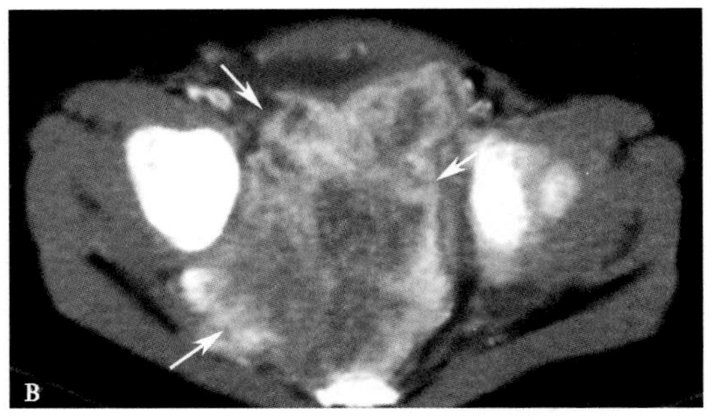

图 7-3-17 卵巢卵黄囊瘤（3 岁）

A、B. 增强 CT 显示盆腔内不规则形肿块（箭头），呈不均匀性强化，低密度区为囊变、坏死区

【诊断、鉴别诊断及比较影像学】

儿童或年轻女性腹盆腔内较大囊实性、实性或囊性肿瘤，病程短、腹痛特别是急性腹痛、伴有腹腔积液、血清 AFP 水平显著增高提示卵黄囊瘤的可能性。血清 AFP 显著升高是其特点，结合影像学可以明确诊断。AFP 在部分混合性生殖细胞肿瘤和未成熟畸胎瘤中也可升高，但只是轻 - 中度升高。超声是首选检查方法，CT 及 MRI 均可以清晰显示，可作为补充。

卵巢卵黄囊瘤需要与下列肿瘤相鉴别：①无性细胞瘤：同样易发生在青少年，但是肿瘤形态一般呈分叶状，同时多数患者的血清乳酸脱氢酶（LDH）和碱性磷酸酶（AKP）升高。②上皮性细胞肿瘤：一般发生在年龄较大的女性，大多数有明显乳头状突起，形态不规则，边界不清。腹腔黏液瘤是黏液性上皮肿瘤的转移特征，不规则砂粒样钙化、腹膜转移、盆腔淋巴结转移是浆液性囊腺癌的特征。实验室检查血清 CA125 显著升高。③卵巢恶性性索间质瘤：主要为粒层细胞肿瘤，好发于 45～55 岁，无 AFP 升高，但雌激素水平增高。④畸胎瘤：声像图可显示软骨和毛发，多有斑片状和短线状强回声，后方回声衰减明显；USG、MRI 和 CT 图像上脂质成分、牙齿及钙化表现特异，不难诊断。

四、无性细胞瘤

无性细胞瘤（dysgerminoma）在卵巢恶性生殖细胞肿瘤中最常见，占 30%～40%，占卵巢恶性肿瘤的 2%～4%，中度恶性。好发于生育期女性，75% 的无性细胞瘤发生于 10～30 岁。是女性生育期发病率第二位的肿瘤。该肿瘤与 α-AFP 无关，约 5% 的病例发现 β-HCG

升高。可合并生殖器官发育不全、原发性闭经或月经失调等。肿瘤预后好于其他卵巢恶性生殖细胞肿瘤。

无性细胞瘤多为单侧性，10%～17% 为双侧性。肿瘤体积较大，平均直径为 15cm。肿瘤为实性，触之如橡皮样。表面光滑，呈分叶状，包膜一般完整。约 50% 有坏死及出血，偶见囊性间隙。主要经淋巴道转移。该肿瘤对化疗和放疗均极敏感，治疗原则以手术后辅以化疗为主。

【影像学表现】

USG：卵巢无性细胞瘤表现为边界清楚的实性或以实性为主的囊实性肿块，多呈不均质中低回声，坏死和囊性变部分表现为不规则液性区，液性区内可见分隔，实性部分多可见条索状回声及结节状回声，这是由于纤维结缔组织将肿瘤细胞分隔成结节所致（图 7-3-18、图 7-3-19）。无性细胞瘤血供丰富，分隔内含有纤维毛细血管。CDFI 显示瘤内血管主要分布于稍高同声的分隔上，血流频谱呈高速低阻力型。

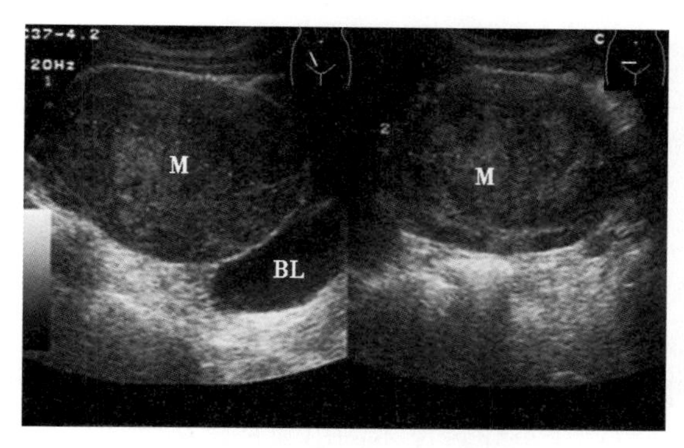

图 7-3-18　右侧卵巢无性细胞瘤

经腹部超声检查，右侧盆腔内纵切及横切示肿瘤边界清晰，形态规则，内为实性不均质稍低回声，可见条索状暗带（BL：膀胱；M：卵巢肿瘤）

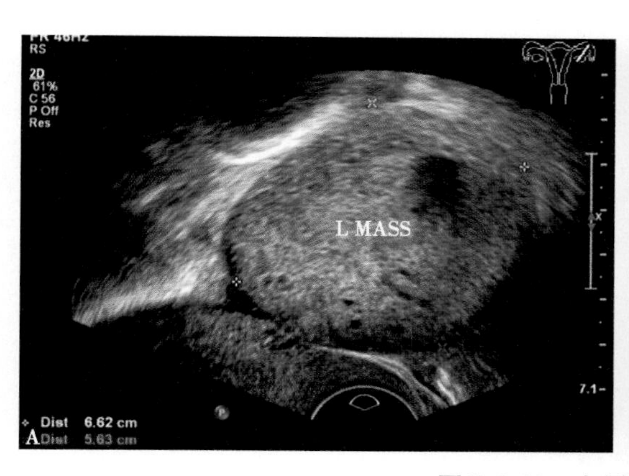

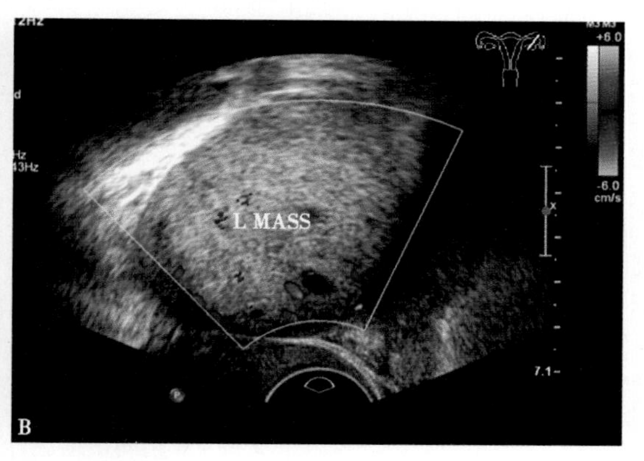

图 7-3-19　左侧卵巢无性细胞瘤

A. TVS 左侧盆腔斜切示左卵巢肿瘤呈椭圆形，包膜清晰，内以均质实性回声为主，探及数个小的囊性回声；B. TVS 彩色多普勒血流图示肿瘤内部见星点状血流信号，不丰富（TVS：经阴道超声检查；L MASS：左侧卵巢肿瘤）

CT：肿瘤体积较大，边缘光滑，可呈分叶状。肿瘤呈不均匀稍低密度实性肿块，病变内可见分隔，少数肿瘤内散在钙化灶。因血供丰富，肿瘤实性部分强化明显，坏死部分无强化。肿瘤较少侵及邻近器官。

MRI：表现为体积较大的实性肿块，肿瘤内的纤维间隔在 T_2WI 呈低信号，T_1WI 图像上肿瘤实质成分与纤维间隔不易区分。通常肿瘤间隔内含有丰富血管，增强扫描显示明显强化。

【诊断、鉴别诊断及比较影像学】

10～30 岁女性腹盆腔巨大实性肿块，影像学表现为回声或密度或信号不均匀，显示条索状分隔将肿物分隔成多结节状、肿瘤边界清晰、血流信号丰富、增强扫描明显强化时，要考虑到无性细胞瘤。超声是首选检查方法，CT 及 MRI 可作为补充方法。

无性细胞瘤需与下列卵巢疾病鉴别：①上皮性来源的恶性肿瘤：多发生于中老年女性，常表现为囊实混合性肿块，肿瘤容易发生转移，常合并大量腹水，血清 CA125 明显升高；②卵巢实性肿瘤：如纤维瘤、卵泡膜细胞瘤等，超声上多表现为实性肿物，后方伴衰减，彩色多普勒血流显像仅少数能探及血流信号，CT 增强仅表现为轻度强化或无明显强化；③卵黄囊瘤：多呈囊实性改变，包膜容易破裂，引起腹腔播散种植，血清 AFP 显著升高是其特点；④转移瘤，其他部位肿瘤转移到卵巢者需结合原发灶病史。

第四节 卵巢性索间质肿瘤

卵巢性索间质肿瘤（sex cord-stromal tumors）是来源于卵巢性索细胞和间质细胞的一类肿瘤的统称，约占所有卵巢肿瘤 8%。肿瘤起源可为单一性也可为混合性。肿瘤种类繁多、变异较广，同一类型肿瘤可由于分化程度不同出现形态多样、生物学行为各异，很容易引起误诊。病理上将性索间质肿瘤分为粒层 - 间质细胞瘤、支持 - 间质细胞肿瘤、混合性或未分化细胞型性索 - 间质肿瘤、类固醇细胞肿瘤四大类，具体见表 7-4-1。

表 7-4-1 性索间质肿瘤病理分类

粒层 - 间质细胞瘤	粒层细胞肿瘤组	成人型粒层细胞瘤
		幼年型粒层细胞瘤
	卵泡膜 - 纤维瘤组	卵泡膜瘤
		纤维瘤和富于细胞的纤维瘤
		纤维肉瘤
		伴少量性索样成分的间质肿瘤
		硬化性间质瘤
		印戒样间质肿瘤
支持 - 间质细胞肿瘤	支持 - 睾丸间质细胞肿瘤组	支持 - 睾丸间质细胞瘤伴异源性成分
		网状支持 - 睾丸间质细胞肿瘤和伴有网状变异成分的支持 - 睾丸间质细胞瘤
	支持细胞瘤	
	间质 - 睾丸间质细胞肿瘤	

续表

混合性或未分化细胞型性索-间质肿瘤	伴环形小管的性索间质肿瘤	
	两性母细胞瘤	
	未分类的性索-间质肿瘤	
类固醇细胞肿瘤	非特异性类固醇细胞肿瘤	
	间质黄体瘤	
	睾丸间质细胞肿瘤	门细胞瘤
		睾丸间质细胞瘤，非门型

此类肿瘤多伴有性激素产生并继发内分泌改变，如粒层细胞-间质细胞肿瘤多伴有雌激素水平增高、支持细胞-间质细胞肿瘤多伴有雄激素水平升高等。多数性索间质细胞瘤为实性肿瘤。为简明及实用起见，仅介绍较常见的病理类型，如粒层细胞肿瘤组、卵泡膜-纤维瘤组、支持-间质细胞肿瘤。

一、粒层细胞瘤

粒层细胞瘤（granulose cell tumor）是单纯由卵巢粒层细胞构成或粒层细胞比例大于10%的肿瘤，是卵巢性索间质来源的低度恶性肿瘤，占卵巢恶性肿瘤的2%～3%。因常伴有分泌性激素的功能，故又称为卵巢功能性肿瘤。肿瘤可发生纤维变性或合并出血。

该肿瘤可发生于任何年龄，好发年龄为45～55岁，少数发生于青春期或儿童期。肿瘤可分泌雌激素、孕酮、雄激素、抑制素等多种激素。临床表现为腹部肿块、假性性早熟、月经紊乱、绝经延迟、子宫内膜增生甚至发生腺癌、腹胀、腹痛、腹水等。极少数情况下肿瘤分泌雄激素可导致男性化体征。部分肿瘤发生破裂或蒂扭转，导致急腹症。手术预后较好，5年生存率高达90%。

【影像学表现】

USG：粒层细胞瘤可为实性、囊实混合性或囊性，其声像图表现多种多样。多表现为单侧附件区边界清晰的圆形、卵圆形分叶状肿块，肿瘤早期较小时以实性为主，多为中低回声。肿瘤体积较大时，实性成分内出现多个囊性结构，大小较一致，分布较均匀，此时肿瘤成为囊实性（图7-4-1、图7-4-2）。少数肿瘤体积增长较快，液化坏死的组织增多，成为以囊性成分为主的混合性包块。CDFI示肿瘤的实性部分和分隔上可检出较丰富的血流信号，而实性肿瘤内血流信号也较丰富，囊性肿瘤囊壁上也可探及星条状血流信号。

CT：肿瘤可以是实性、囊实性或多囊性，最常见类型为大肿块合并较小囊性改变。CT通常表现为伴多发囊变的实性肿块，边缘光滑，包膜完整，约60%合并出血，CT呈高密度。增强扫描肿瘤实性部分轻-中度强化。很少发生腹膜种植，腹水少见。因为此类肿瘤分泌女性激素，CT可同时观察到因女性激素水平升高导致的子宫体积增大。

MRI：肿瘤表现为T_1WI呈等低混杂信号，T_2WI呈不均匀混杂高信号，囊间有分隔，囊内壁光整，增强后轻-中度强化（图7-4-3）。可同时显示子宫增大及内膜增厚征象。

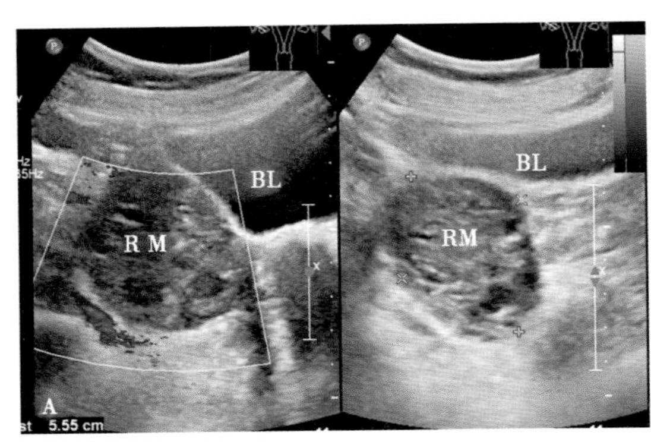

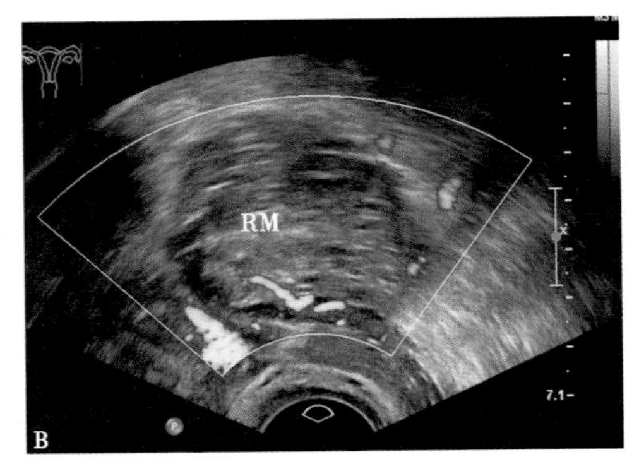

图 7-4-1 右侧卵巢粒层细胞瘤

A. 经腹部超声检查，右侧盆腔斜纵切示卵巢肿瘤呈椭圆形，边界清晰，内以实性回声为主，间杂多个小的囊性结构；B. 经阴道超声检查，能量图示肿瘤内有星条状的血流信号（BL：膀胱；RM：右卵巢肿瘤）

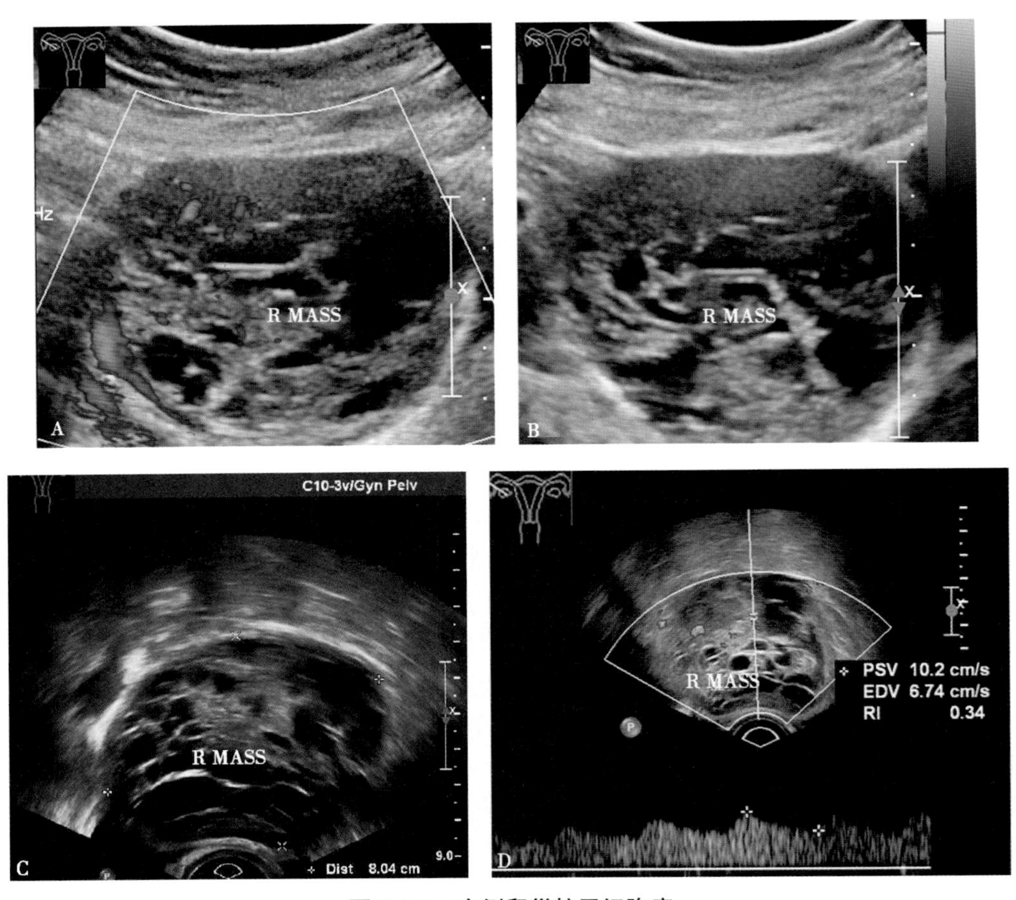

图 7-4-2 右侧卵巢粒层细胞瘤

A、B. 经腹部超声检查，右侧盆腔内斜纵切示卵巢肿瘤为囊实混合性包块，形态规则，边界尚清，实性成分内均匀地间杂多个囊性结构，实性部分有星条状血流信号；C、D. 经阴道超声斜纵切示肿瘤内囊实性混杂，实性部分可探及动脉血流频谱，阻力指数 0.34

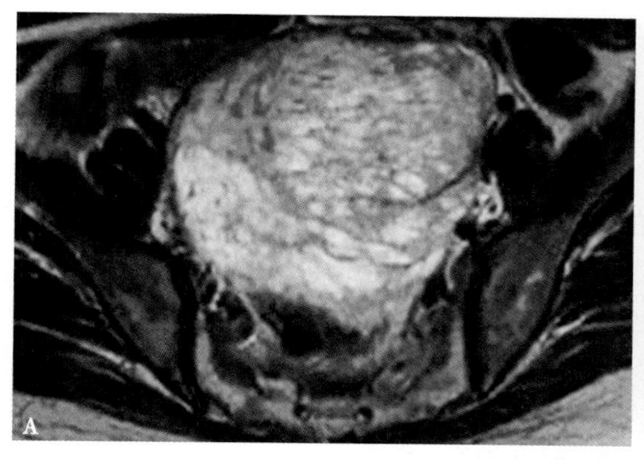

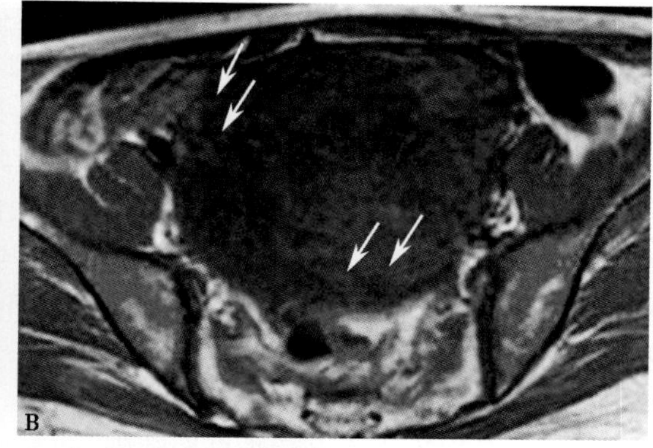

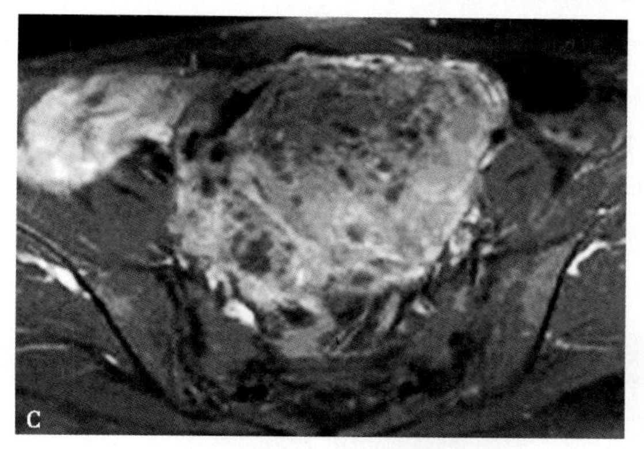

图 7-4-3 卵巢粒层细胞瘤

A. 横断面抑脂 T_2WI 及 B. 横断面 T_1WI 显示肿瘤边界清晰，实性肿瘤内多发小囊，囊内信号多变（箭头）；C. 横断面抑脂增强 T_1WI 显示肿瘤实性部分中度强化，囊性部分无强化呈低信号

【诊断、鉴别诊断及比较影像学】

卵巢粒层细胞瘤影像学表现为卵巢不均匀实性肿块，边缘光滑，包膜完整，腹水少见。USG、CT 及 MRI 均可以清晰显示，但影像学表现缺乏特征性，诊断需要密切结合临床，伴有女性或男性激素升高以及产生的相应临床症状是其特点。

卵巢粒层细胞瘤需与下列疾病相鉴别：①卵巢囊腺瘤：一般分隔薄而纤细，实性成分少，且血流不丰富；而卵巢粒层细胞瘤的分隔多且较厚，实性成分多，且可探及丰富血流。②卵巢囊腺癌：一般形态不规则，囊壁及囊内分隔毛糙，可见乳头状软组织结节突入囊腔内，可伴邻近组织受侵及盆腔、腹腔淋巴结转移；而卵巢粒层细胞瘤的形态多规则，囊壁及囊内分隔光滑，无乳头状软组织结节突入囊腔，周围组织多呈受压改变，一般不伴淋巴结肿大。③浆膜下子宫肌瘤：内部一般无囊腔，且常可见其供血动脉来自子宫肌层，而非卵巢动脉。卵巢粒层细胞瘤内部多有囊腔，且囊腔内可见较多分隔，供血动脉多来源于卵巢动脉。④卵巢转移瘤：多为双侧，有胃肠道等原发恶性肿瘤病史。

二、卵泡膜瘤

卵泡膜瘤（thecoma）是由含脂质的、类似于内层卵泡膜细胞的细胞及多少不等的成纤维细胞所构成。卵巢卵泡膜瘤的病理学分类一直有争议，组成这类肿瘤的成分可以全部是产生胶原的成纤维细胞，也可以是含有黄体变性的卵泡膜细胞，因此有卵泡膜纤维瘤和卵泡膜细胞瘤之称，位于之间的称为纤维卵泡膜细胞瘤。卵泡膜瘤发病率为粒层细胞瘤的 1/2，基本上属良性，但有 2%～5% 为恶性。多发生于绝经后，40 岁前少见。肿瘤为单侧，大小不一，一般为中等大小，表面光滑，切面灰白色，典型者有黄色脂质区。

肿瘤常偶然被发现，患者常仅有盆腔肿块的症状与体征。该肿瘤可分泌更多的雌激素，故女性化症状比粒层细胞瘤显著。该肿瘤常合并子宫内膜增生过长甚至合并子宫内膜癌。10% 的病例可有雄激素增高的症状。恶性卵泡膜瘤可直接浸润邻近组织，并可发生远处转移，但预后较一般卵巢癌好。

【影像学表现】

USG：卵泡膜瘤大多数为良性肿瘤，边界清晰，形态规则，呈圆形或椭圆形，声像图主要以实性低回声为主，囊实性少见。其实性成分以卵泡膜细胞为主时回声略高较均质，以纤维母细胞为主时回声偏低不均质，并形成多条低回声暗带，甚至导致瘤体后部回声衰减，辨识不清内部结构（图 7-4-4）。囊实性卵泡膜瘤，实性区内可探及囊性暗区，囊的数目可多可少，范围可大可小（图 7-4-5），但罕见纯囊性的卵泡膜瘤。CDFI 示实性部分内可探及星条状血流信号，不丰富。少数病例可伴腹水。

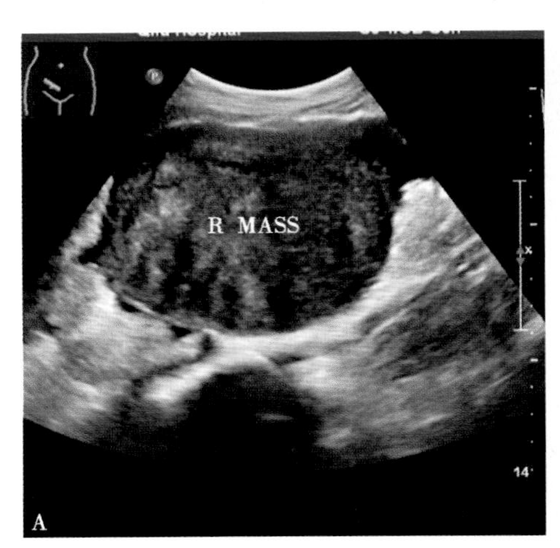

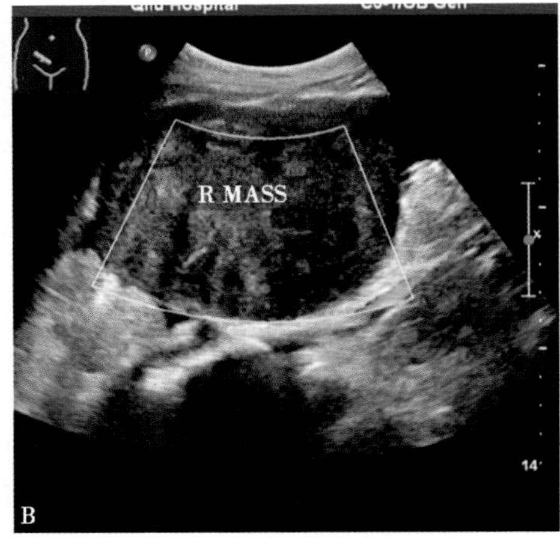

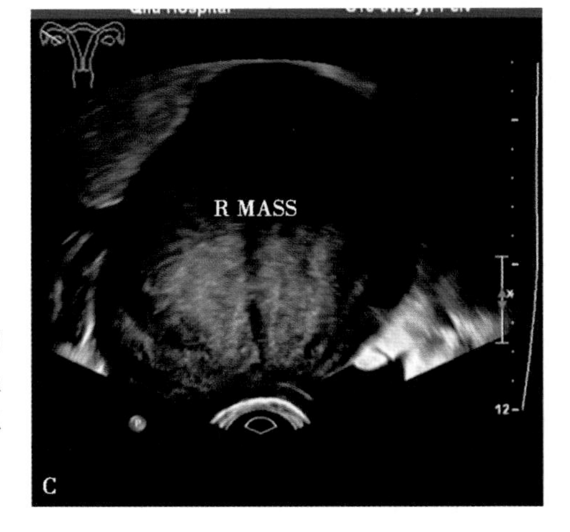

图 7-4-4 右侧卵巢卵泡膜细胞瘤

A. 经腹部超声，右侧盆腔斜纵切示右侧卵巢肿瘤（R MASS），边界清晰，形态规则，呈实性低回声，可见多条低回声暗带；B. 彩色多普勒示肿瘤内可见少量星条状血流信号；C. 经阴道超声检查示肿瘤后部回声衰减

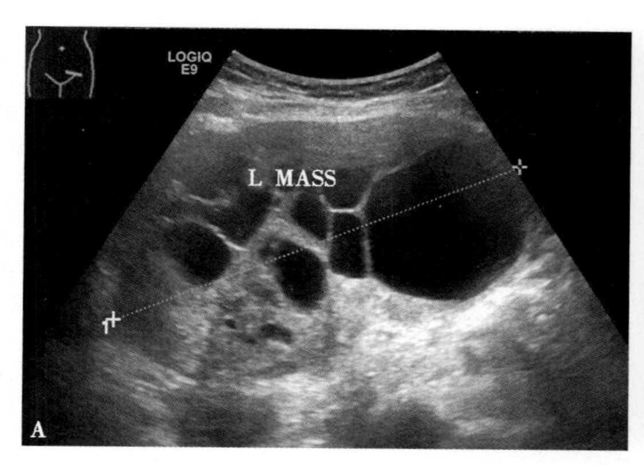

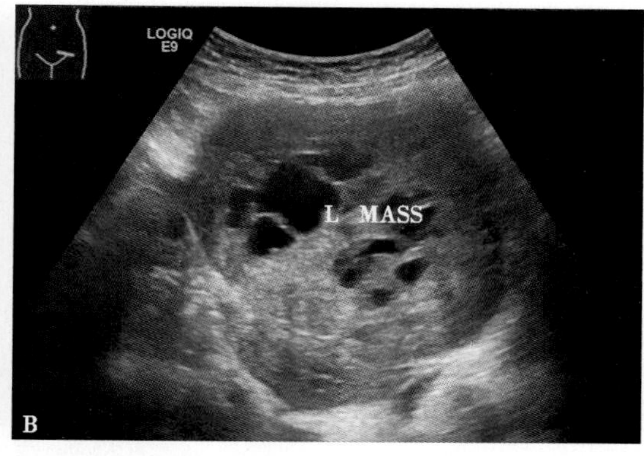

图 7-4-5　左侧卵巢卵泡膜纤维瘤

A、B. 经腹部超声检查示左侧卵巢囊实混合性肿瘤（L MASS），边界清晰，形态规则，实性成分内探及多个大小不等的囊性暗区，囊间分隔厚薄不均

CT：卵泡膜瘤具有一般良性肿瘤的影像学特征，如形态较规则、呈圆形或类圆形、边界光整等。肿瘤主要以实性为主，囊实性尤其是囊性为主型罕见。大部分肿瘤密度欠均匀，这与肿瘤内组织成分不同及肿瘤易囊变出现小片状坏死有关。增强程度和方式与其组织成分构成密切相关，大部分呈动脉期及延迟期轻微强化（图 7-4-6），与肿瘤内部结构较致密，对比剂在细胞外间隙弥散较慢有关；少部分肿瘤出现动脉期、延迟期明显强化，肿瘤内有时显示显著强化的纤细肿瘤血管（图 7-4-7），与肿瘤间质血管较丰富有关。CT 可同时观察到因女性激素水平升高导致的子宫体积增大。

MRI：肿瘤如果以成纤维细胞为主，表现为 T_1WI 等低信号、T_2WI 低或等信号为主，伴有不同程度的 T_2WI 高信号；增强扫描早期及延迟期主要表现为轻度强化（图 7-4-8）。肿瘤如果以卵泡膜细胞为主，表现为 T_1WI 等低信号、T_2WI 以高信号为主，伴有 T_2WI 等信号成分；增强扫描呈不均匀明显强化明显，强化程度与子宫肌层相仿。可同时显示子宫增大及内膜增厚征象。

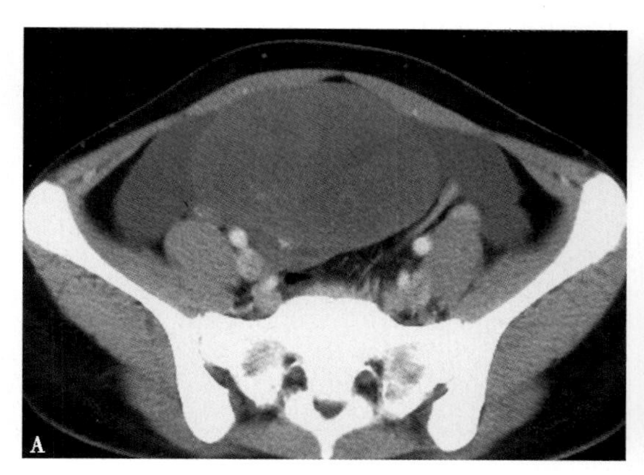

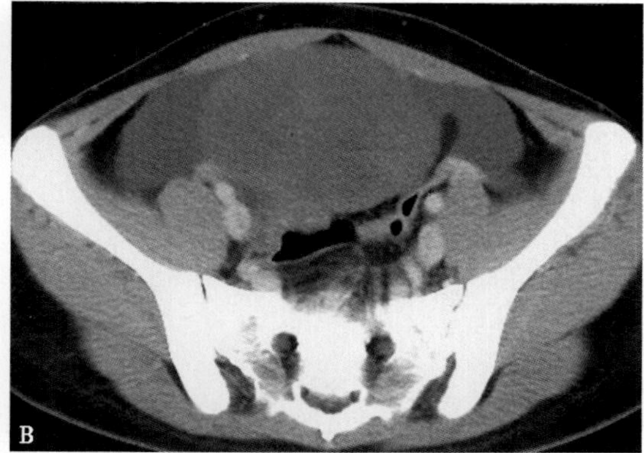

图 7-4-6　卵巢卵泡膜细胞瘤

A、B. CT 增强扫描早期及延迟期显示盆腔实性肿块，边界清晰，内部见少许片状轻度强化区；肿瘤周围见低密度腹水

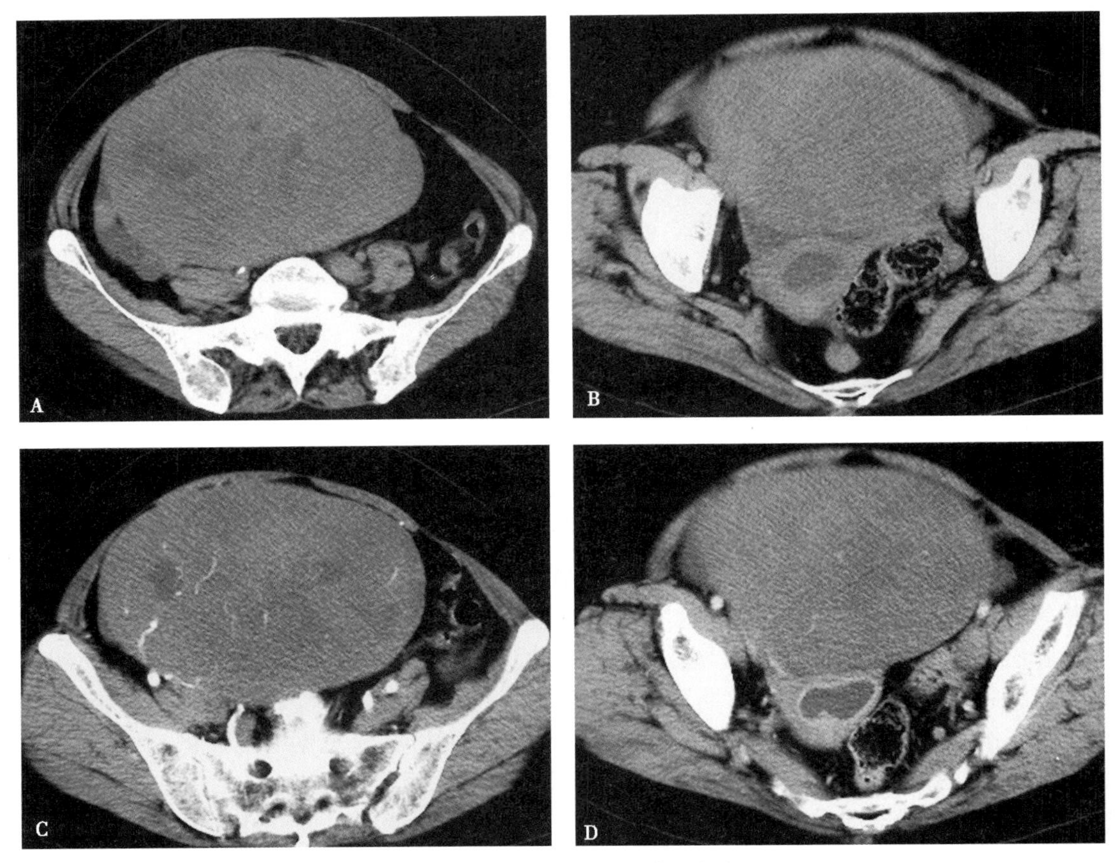

图 7-4-7　卵巢纤维卵泡膜细胞瘤

A. 平扫 CT 显示盆腔内较大实性肿块，密度欠均匀，内部散在多发小片状低密度区；B. 平扫 CT 显示盆腔内实性肿块，肿块后方为子宫，宫腔内积液呈低密度；C、D. 增强 CT 显示肿瘤轻度强化，内见强化的纤细条状血管；子宫内膜呈环形强化

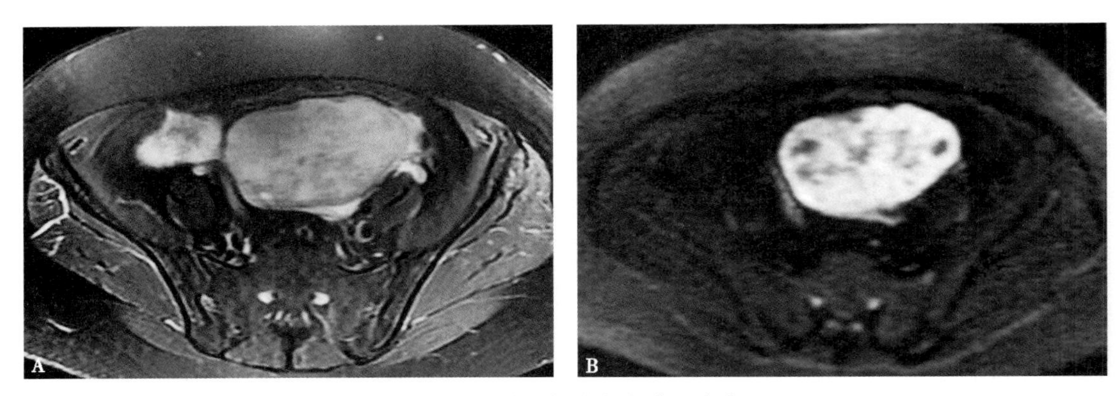

图 7-4-8　卵巢纤维卵泡膜细胞瘤

A. 横断面抑脂 T_2WI 示盆腔内实行肿瘤，呈等高混杂信号，边界清晰；B. 横断面 DWI 示肿瘤呈不均匀高信号

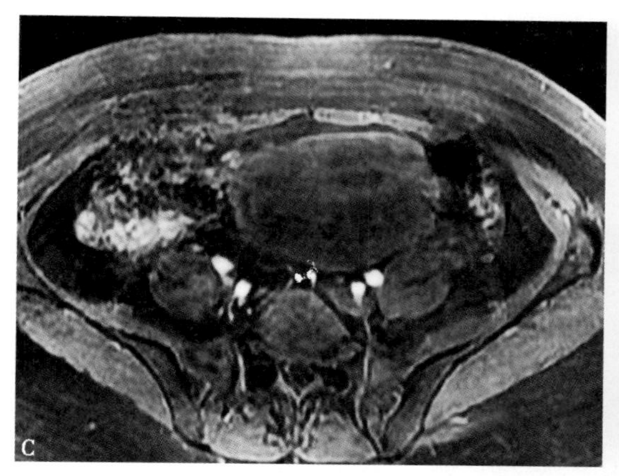

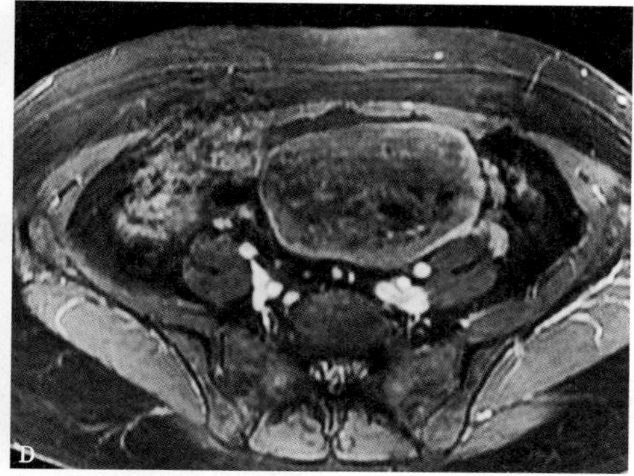

图 7-4-8 卵巢纤维卵泡膜细胞瘤(续)
C、D. 横断面抑脂增强 T_1WI 早期及延迟期显示肿瘤轻度强化及延迟强化

【诊断、鉴别诊断及比较影像学】

卵泡膜细胞瘤好发于绝经后女性。超声检查示卵巢实性低回声肿物，后部回声衰减时应考虑本病可能，但含纤维组织的子宫肌瘤、卵巢纤维瘤也会出现上述特征。CT 平扫呈等密度，MRI 呈等 T_1、等或稍长 T_2 信号，易囊变，动脉期轻微强化并轻微延迟强化，易伴雌激素升高症状，出现上述特征，应考虑本病诊断。

本病需与以下疾病相鉴别：①带蒂的浆膜下子宫肌瘤或阔韧带肌瘤：好发于孕龄期妇女，肌瘤钙化更常见，明显强化，很少出现纤细肿瘤血管，两侧卵巢存在有利于诊断。但少数肌瘤将卵巢挤压遮挡或卵泡膜瘤与子宫粘连，则不易鉴别。②卵巢纤维瘤：坏死、退变相对较少。但两者均属性索间质肿瘤的常见类型，存在连续组织学谱系，影像学表现很类似，鉴别较困难。③卵巢囊腺瘤 / 癌：与囊实混合性卵泡膜瘤鉴别，囊腺瘤 / 癌一般形态欠规则，部分病灶呈大囊伴壁结节，增强后实性成分及壁结节明显强化，可伴淋巴结或种植转移。

三、纤维瘤

纤维瘤（fibroma）是发生于性索间质、由梭形成纤维细胞及纤维细胞组成的卵巢良性肿瘤，占所有卵巢肿瘤的 4%。常为单侧，约 5% 为双侧。肿瘤大小不等，小者仅为卵巢表面一小结节，大者几乎充满腹腔。多见于绝经期。临床表现无明显特异性，可有下腹不适、下腹肿物，肿瘤发生扭转时突发下腹痛。卵巢纤维瘤虽属良性肿瘤，但可出现腹水或胸、腹水，即 Miegs' 综合征。腹水发生机制可能是肿瘤本身渗透产生或肿瘤刺激腹膜所致，胸水产生的原因是腹水通过横膈的淋巴管引流或直接通过膈肌孔进入胸腔，具有预后良好的特点。部分患者可伴有血清 CA125 轻、中度升高。

卵巢纤维瘤分为细胞型和胶原型，胶原型占绝大多数，以胶原纤维为主，细胞成分少；而细胞型则相反。肿瘤表现光滑质硬，切面为多发结节状，结节大小不等，显示交错的结缔组织束，并可有变性区域，甚至形成囊腔。

【影像学表现】

USG：纤维瘤形态规则，一般边界清晰，呈均匀或不均匀实性低回声或等回声，纤维成分较多时呈不均质索条状高低回声相间，细胞成分较多时呈较均质低回声（图 7-4-9）。肿瘤变性时部分实性区域内可见不规则的类囊性回声或无回声暗区，内透声差，低回声内偶可见团状、弧形强回声，后方伴声影。CDFI 及能量图示卵巢纤维瘤内部血流不丰富，可探及少量星条状血流信号（图 7-4-10）。

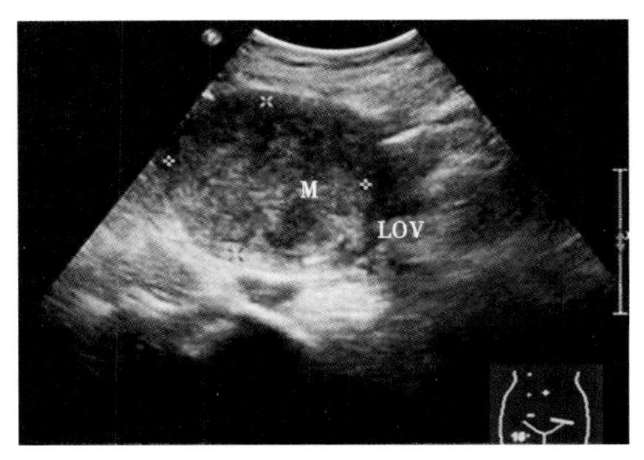

图 7-4-9 左侧卵巢纤维瘤

经腹部超声检查，左侧盆腔横切示左卵巢肿瘤呈不均匀实性低回声，边界清晰，包膜呈高回声（LOV：左卵巢；M：肿瘤）

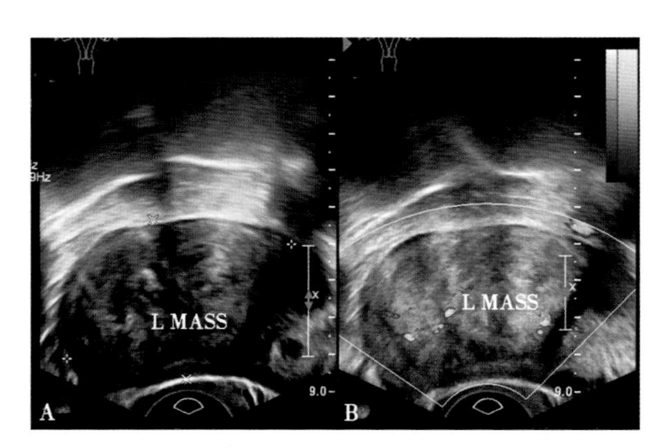

图 7-4-10 左侧卵巢纤维瘤

A. 经阴道超声纵切示左侧卵巢肿瘤（L MASS）边界清晰，内部呈不均质实性低回声，呈索条状高低回声相间；B. 能量图示肿瘤内部有少量星点状血流信号

CT：表现为一侧卵巢圆形或卵圆形软组织密度肿块，边缘光滑，密度均匀，增强扫描几乎无强化。同时可显示胸腔积液或腹腔积液。

MRI：卵巢纤维瘤因其纤维成分和细胞组成比例不同，在 MRI 上表现不同。纤维成分越多在 T_2WI 上信号越低（图 7-4-11）。较大的纤维瘤因变性或囊变而信号不均匀。增强扫描病变强化不明显，强化程度低于子宫肌层。可同时显示腹水。

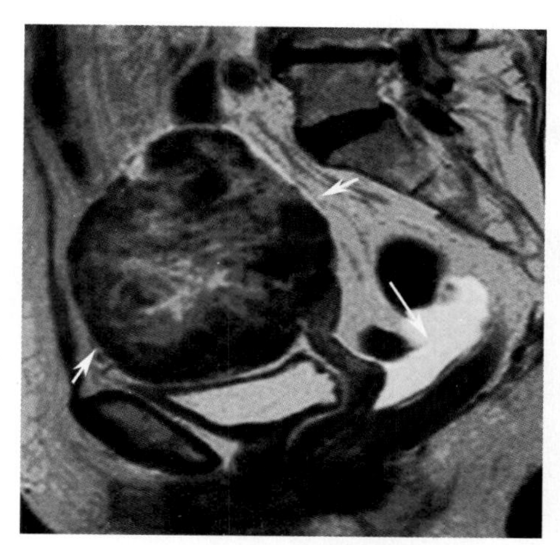

图 7-4-11 卵巢纤维瘤
矢状面 T_2WI 示盆腔内边界清晰的实性肿瘤（短箭头），信号不均匀，其内的多发低信号代表纤维组织。子宫直肠陷窝内见少量液体，呈高信号（长箭头）

【诊断、鉴别诊断及比较影像学】

卵巢纤维瘤影像学表现为单侧、具有完整包膜的实性软组织肿块，边界清晰。声像图特点为内部呈均匀低回声，或低回声伴后方衰减；CDFI 主要表现为无血流信号或少血流信号。CT 及 MRI 显示肿瘤密度或信号较均匀，T_2WI 图像上信号低于子宫肌层，强化程度明显低于子宫肌层。肿瘤好发于绝经后女性，多无内分泌功能紊乱症状，常合并胸水、腹水，可伴有血清 CA125 轻、中度升高。

卵巢纤维瘤需与下列疾病相鉴别：①浆膜下子宫肌瘤：CT 及 MRI 显示肿瘤强化程度与子宫肌层类似、肿物与子宫关系密切是浆膜下子宫肌瘤的特点。反之，CT 及 MRI 强化程度明显低于子宫肌层、超声探头触压肿物有浮球感并活动则多为卵巢纤维瘤。②卵巢成熟畸胎瘤：内含脂肪、牙齿或钙化灶，影像学表现具有特征性。③卵巢 Krukenberg 瘤：多是由胃肠道肿瘤转移至卵巢，几乎均为双侧性。④卵巢癌：肿瘤形态不规则，回声、密度及信号多不均匀，常合并腹膜、肠系膜等处转移结节、形成网膜饼、盆腔淋巴结肿大等征象。而卵巢纤维瘤形态规整，回声、密度及信号多均匀，无上述转移征象，可资鉴别。

四、支持 - 间质细胞瘤

卵巢支持 - 间质细胞瘤（sertoli-leydig cell tumour）是卵巢肿瘤中的罕见类型，又称睾丸母细胞瘤或男性母细胞瘤（androblastoma），来源于卵巢性腺间质，占卵巢肿瘤的 0.2%～0.5%。多发生于生育期，但也可见于儿童和年长者。

肿瘤来源于正常染色体核型的女性的原始或未分化的性腺间质，由不同分化程度的支持细胞和（或）间质细胞构成。大部分属良性或低度恶性，分化差的肿瘤较易出现囊性变或出血、坏死。肿瘤多为实性分叶状，多数直径为 5～15cm。由于所含细胞种类及数量不同，临床表现亦有所不同。典型临床症状首先为去女性化，如月经稀少或闭经、不育、乳房萎缩等；随后逐渐出现男性化体征，如多毛、痤疮、声调低沉、喉结增大、脱发等，发生率为 25%～77%。

【影像学表现】

USG：肿瘤呈圆形或椭圆形，中等大小，边界清晰，内为较均质的实性低回声或等回声。CDFI 可探及肿瘤内有较丰富的星条状血流信号（图 7-4-12）。

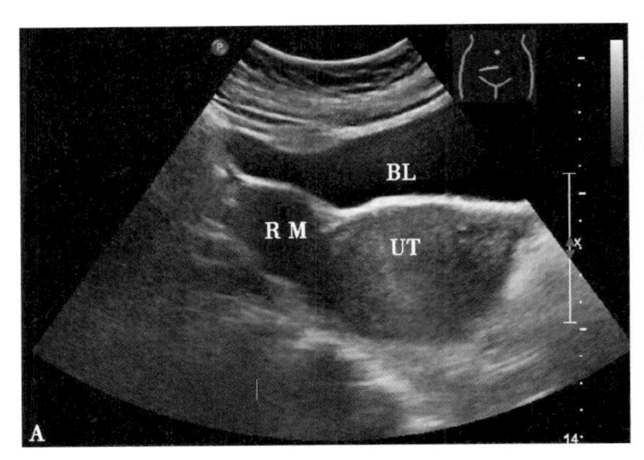

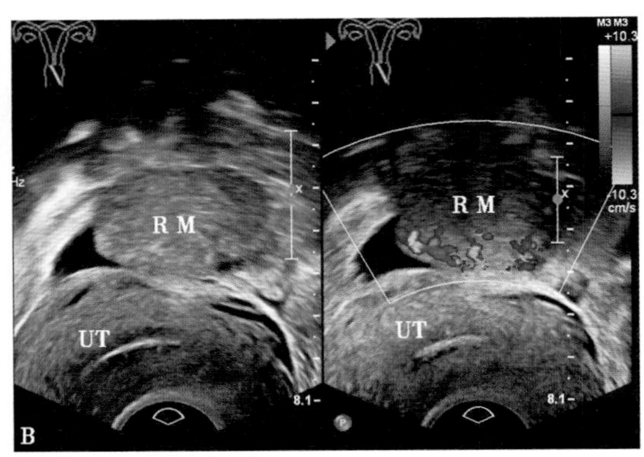

图 7-4-12　右侧卵巢间质细胞瘤

A. 经腹部超声检查横切示右附件区实性肿块，尚有边界，内为实性低回声，详细结构不清；B. 经阴道超声检查示右卵巢包块与子宫有清晰分界，内回声均质，类似等回声，有较丰富的星条状血流信号（BL：膀胱；UT：子宫；RM：右侧卵巢肿瘤）

CT：表现为低密度肿块，边界非常清楚，密度较低且均匀，肉眼观察类似囊性，但通过测量 CT 值提示为实性肿块。病变内可有分隔。

MRI：肿瘤实性部分实质由于含有大量的间质成分，在 T_1WI 及 T_2WI 可呈低信号，囊性变时 T_2WI 呈高信号。增强扫描肿瘤实性部分强化（图 7-4-13）。

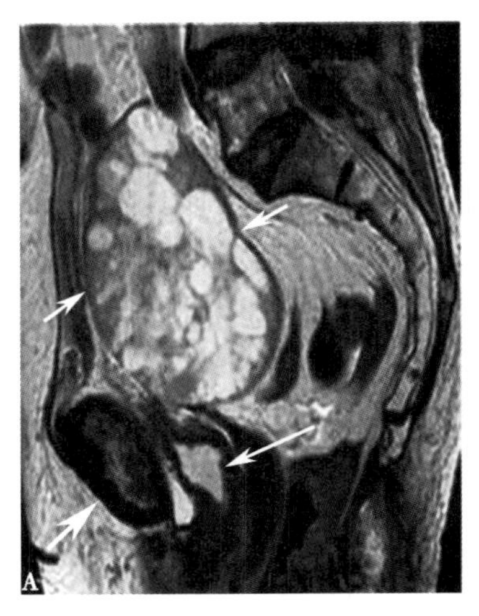

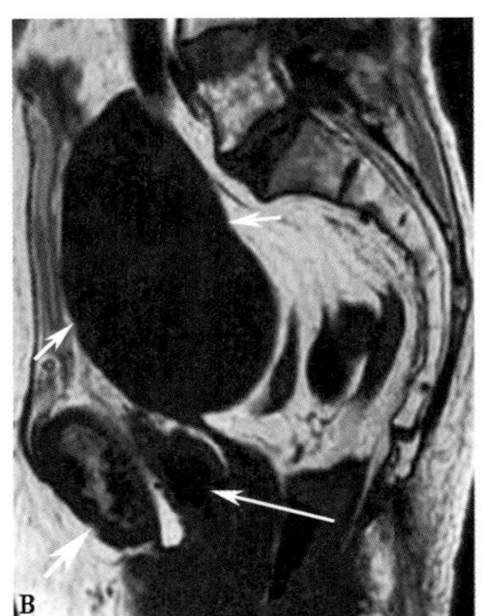

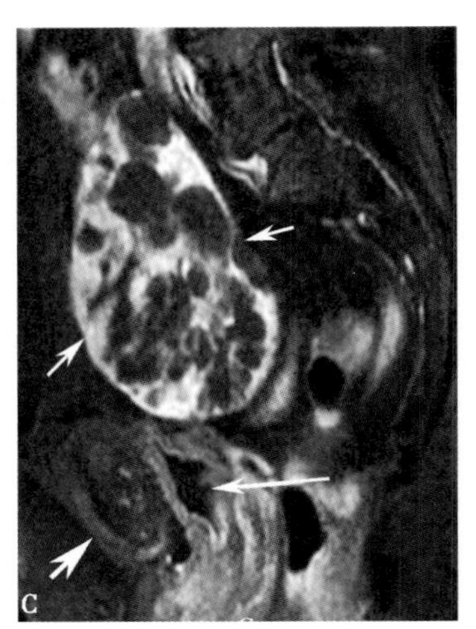

图 7-4-13　卵巢支持细胞瘤

A. 矢状面 T_2WI 示盆腔内卵圆形囊实性肿瘤，实性部分呈中等信号，囊变区呈多发高信号；B. 矢状面 T_1WI 显示肿瘤呈等低混杂信号；C. 矢状面抑脂增强 T_1WI 示肿瘤实性部分明显增强呈高信号，囊性部分无强化呈低信号（短箭头为肿瘤；长箭头为膀胱；粗箭头为耻骨联合）

【诊断、鉴别诊断及比较影像学】

卵巢支持 - 间质细胞瘤罕见，其中多数为中低分化肿瘤，2%～22% 就诊时已有转移。影像学表现无特征性，临床症状及实验室检查有助于定性。约 1/3 的患者有雌激素升高症状及男性化体征。

第五节 卵巢转移性肿瘤

卵巢转移性肿瘤（metastatic tumor of ovary）占卵巢恶性肿瘤的 5%～10%，约 80% 累及双侧卵巢。卵巢转移癌的来源途径可以是由邻近器官恶性肿瘤直接侵袭或由生殖器官以外的脏器肿瘤转移所致，肿瘤原发部位以胃和结肠最为多见，其次为乳腺、肺、泌尿系及生殖器官等。

常见的卵巢转移癌为 Krukenberg 瘤，为含印戒细胞成分的黏液性腺癌，原发部位以胃最多见，其次是结肠、阑尾、乳腺、胆囊、胆管、胰腺等。67%～86% 的 Krukenberg 瘤发生于双侧卵巢，大小不等，表面光滑或呈结节状。实性肿瘤内容易发生出血、坏死。镜下上皮细胞胞质内富含黏液，可见印戒细胞，间质内可有黏液，形成黏液湖。

【影像学表现】

USG：双侧卵巢均受累，肿块回声以实性为主或兼有囊性及实性成分，内部回声衰减或成为无回声区，无明显包膜反射，但边界清晰。CDFI 显示瘤内血流丰富，肿块内血流频谱以中等阻力（RI > 0.40）为主，很少记录到低阻力血流，此点与卵巢的原发恶性肿瘤不同。在盆腹腔其他部位可扫查到边界不清、有相似回声的肿块，常常合并大量腹水（图 7-5-1～图 7-5-3）。

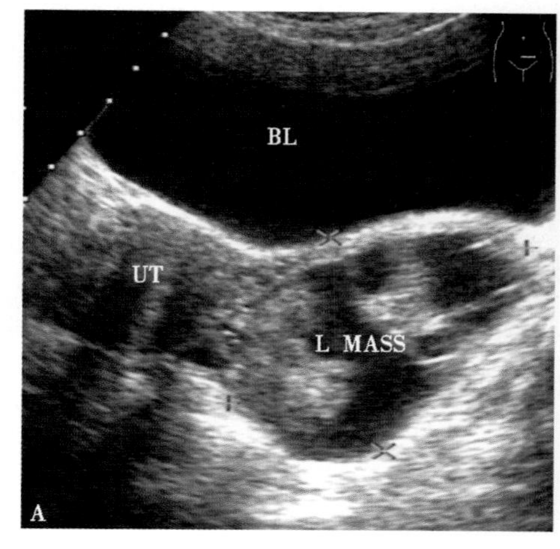

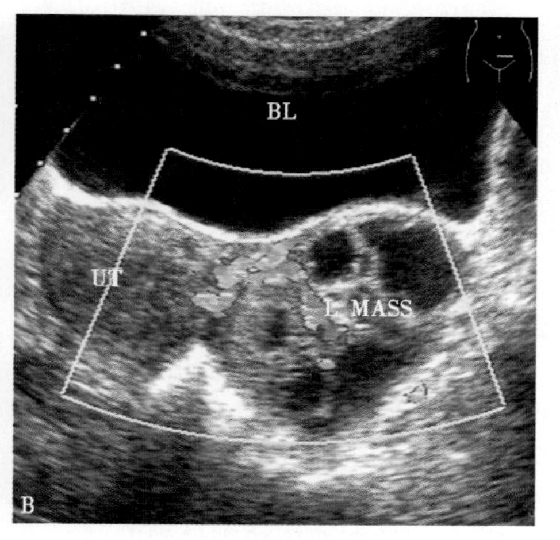

图 7-5-1 左侧卵巢转移癌（食管癌转移）

A. TAS 左侧盆腔横切示左卵巢肿瘤与周围组织分界欠清，内部分为囊性回声，部分为不规则实性偏高回声；B. TAS 左侧盆腔横切，CDFI 示肿瘤内可探及粗大的血流信号，边缘局部血流信号丰富（TAS：经腹部超声检查；BL：膀胱；UT：子宫；L MASS：左卵巢肿瘤）

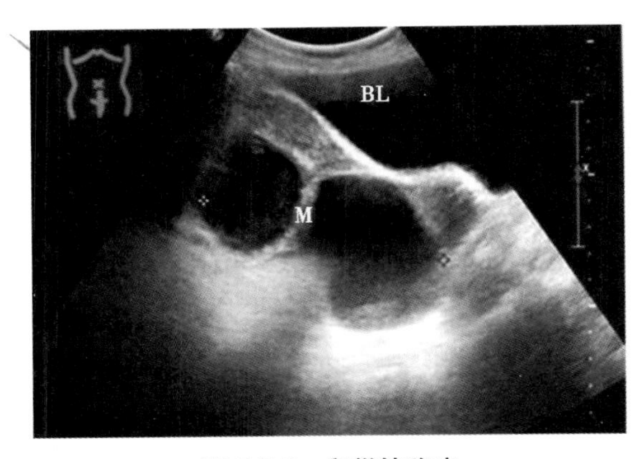

图 7-5-2 卵巢转移癌

经腹部超声检查，盆腔内纵切示肿瘤以囊性回声为主，透声差，内见粗大分隔（BL：膀胱；M：囊实性肿瘤）

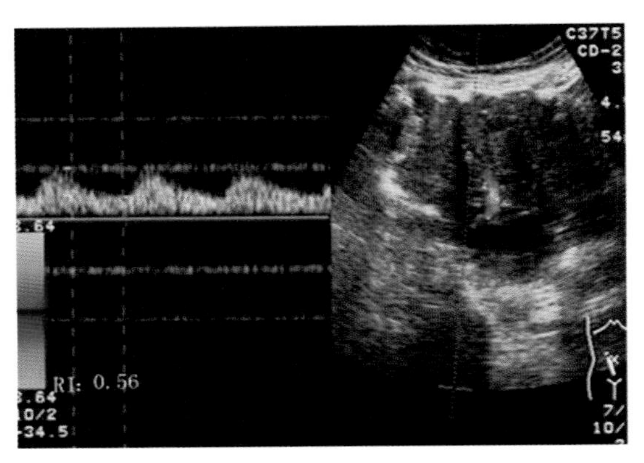

图 7-5-3 卵巢转移癌

经腹部超声检查，盆腔内纵切 CDFI 示卵巢肿瘤内血流频谱呈中等阻力，RI：0.56

CT：Krukenberg 瘤表现为盆腔内双侧卵巢实性、囊实混合性肿瘤，边缘光整，可有结节状突起。肿瘤体积较小时，密度均匀。体积较大的转移瘤因生长迅速容易发生坏死、出血而密度不均匀，可压迫推移子宫、直肠，并与之粘连。增强扫描肿瘤实性部分强化。行全腹部 CT 扫描，有助于发现原发肿瘤以及评价肿瘤转移情况，如腹水、转移性淋巴结及其他部位转移瘤等（图 7-5-4、图 7-5-5）。

MRI：肿瘤实性组织间质成分于 T_1WI 呈等信号或略低信号，T_2WI 因肿瘤组织内部黏蛋白较多呈高信号，如胶原间质丰富则呈低信号，DWI 示肿瘤组织弥散受限呈高信号。增强扫描，肿瘤不均匀明显强化。

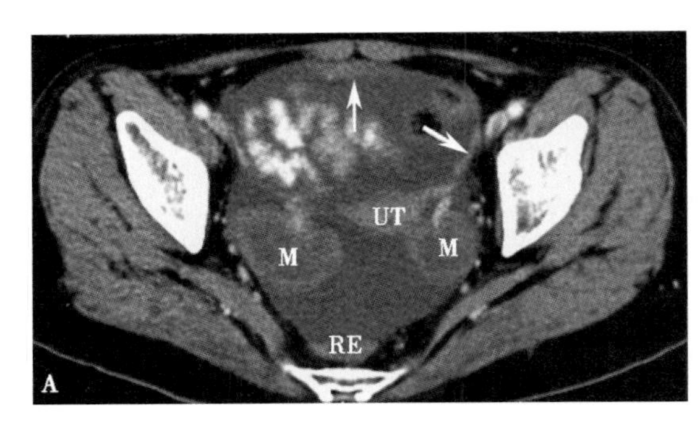

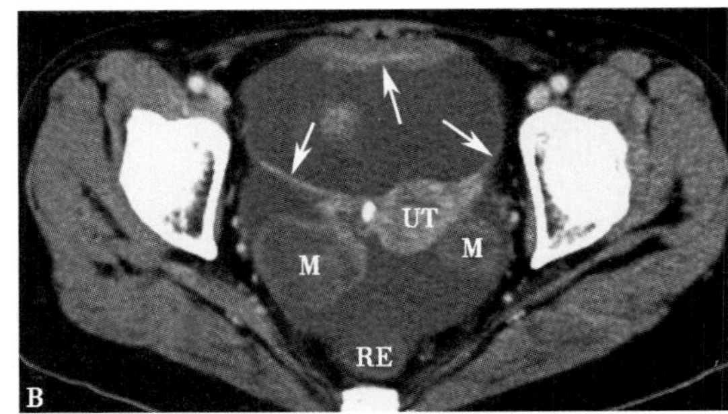

图 7-5-4 胃印戒细胞癌术后并双侧卵巢 Krukenberg 瘤及腹膜转移瘤

A、B. 增强 CT 显示子宫旁两侧囊实性肿瘤（M），腹膜不均匀增厚（箭头），盆腔内大量腹水呈低密度（UT：子宫体；RE：直肠）

【诊断、鉴别诊断及比较影像学】

卵巢转移性肿瘤和原发肿瘤的鉴别相当重要，因为两者的治疗方式和预后有很大差别，但卵巢转移瘤单凭影像学诊断比较困难。USG 为常规检查方法，全腹部 CT 扫描有助于发现原发肿瘤及其他部位转移瘤，尤其对于显示腹膜转移瘤具有明显优势。MRI 可作为补充检查方法。

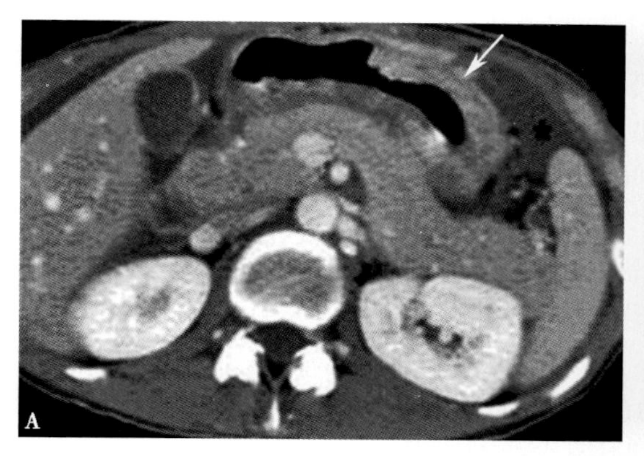
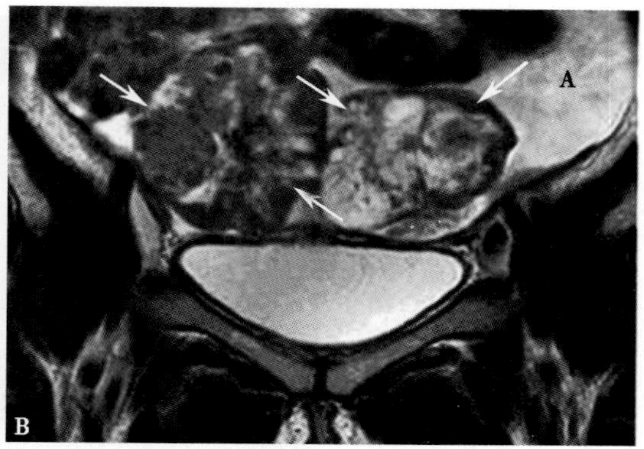

图 7-5-5　胃印戒细胞癌并双侧卵巢 Krukenberg 瘤

A. 上腹部增强 CT 显示明显增厚的胃壁（箭头）以及腹水；B. 冠状面 T_2WI 显示双侧卵巢实性肿块，呈不均匀等高混杂信号（箭头）

在鉴别卵巢转移瘤与原发肿瘤时，影像学诊断应遵循以下原则：①详细询问病史，如患者既往有消化道、乳腺等部位的恶性肿瘤史，应首先考虑卵巢转移瘤；②诊断肿瘤应密切结合临床，不遗漏与原发部位相关的临床症状、体征；③监测肿瘤相关血清学指标和肿瘤标记物；④对于双侧、以实性为主、多灶性的附件区肿物，不论是否合并腹水，都应考虑转移瘤的可能性。

第六节　卵巢良恶性肿瘤鉴别诊断

1. 临床鉴别诊断　良性肿瘤一般病程长，发展慢，多单侧发生，活动度好，呈囊性，表面光滑，多无腹水。患者一般情况良好，肿瘤抗原（CA125、AFP 等）正常。恶性肿瘤一般病程较短，生长迅速，多为双侧，呈实性或囊实性，表面结节状，多伴有血性腹水，腹水中可查到癌细胞，逐渐出现恶病质，肿瘤抗原（CA125、AFP 等）升高。

2. 超声鉴别诊断

二维图像：良性肿瘤绝大多数为囊性、壁薄光滑的无回声区，囊内分隔厚薄均匀，有时可见小乳头，但回声不杂乱，大多数无腹水。恶性肿瘤多为囊实混合性或实性病变，肿瘤囊壁及囊内分隔厚薄不均匀，乳头状突起多见，内部回声杂乱，边界不清，多伴有腹水。

CDFI：卵巢良恶性肿瘤单凭二维超声图像鉴别有一定困难，CDFI 可发现肿瘤内部血流供应情况，并可测量血流速度、搏动指数（PI）和阻力指数（RI）等多种参数。良性肿瘤多无血流或少量血流，如有血流多分布于包膜或分隔上，其 RI$>$0.4～0.5，最大血流速度（PSV）$<$15cm/s，多见于卵巢巧克力囊肿、黄体囊肿，主要是由于病变与周围盆壁、肠壁及卵巢包裹粘连，所测血流来自上述组织。恶性肿瘤浸润性破坏性生长，肿瘤细胞侵入局部毛细血管或小静脉，沿血管壁生长蔓延，因此恶性肿瘤内部及周边血流丰富，且呈低阻力血流，RI$<$0.4～0.5，最大血流速度（PSV）$\geq$15cm/s。以 PI$\geq$1.0，RI$<$0.4 为界，区别良恶性肿瘤的敏感性和特异性较高。

3. CT 及 MRI 鉴别诊断

（1）良性肿瘤轮廓光滑规整，多为圆形、椭圆形。恶性肿瘤常为不规则分叶状，边缘可有结节状突起。

（2）良性肿瘤中，除成熟囊性畸胎瘤有其特征性改变外，其他肿瘤一般密度比较均匀，为囊性或实性；恶性肿瘤密度不均匀，囊实性多见，有的以实性为主。

（3）良性囊性肿瘤囊壁薄而均匀，多房者间隔为细条状。恶性囊性肿瘤囊壁厚，厚薄不均，可见乳头状结节突起。

（4）成熟囊性畸胎瘤有钙化、骨骼、牙齿；恶性肿瘤的钙化为不定型，常常散在分布。

（5）增强扫描，良性肿瘤中的实性部分表现为均匀轻 - 中度强化，恶性肿瘤多为不均匀中度至显著强化。

如果肿瘤出现下列征象，支持恶性肿瘤的诊断：①卵巢囊实性肿块，实性软组织成分较多，见结节状或乳头状突起，或有较大的实性肿块；②实性肿块内部有坏死区，或见有增粗迂曲的供血血管；③肿瘤虽为囊性结构，但囊壁增厚且不规则，囊内有多个间隔，且间隔不均匀增厚，最厚处大于 3mm；④增强扫描肿瘤实性部分、结节状突起、增厚的囊壁及间隔呈明显强化；⑤其他部位出现转移征象，则可明确恶性肿瘤的诊断。

（潘秋丽　展新凤　张　杨　冷启刚　王　青）

参考文献

1. 谢红宁. 妇产科超声诊断学. 北京：人民卫生出版社，2005：222-224.
2. 曹泽毅. 中华妇产科学. 北京：人民卫生出版社，2004：2272-2299.
3. 丰有吉，沈铿. 妇产科学. 北京：人民卫生出版社，2005：330-343.
4. 金征宇. 医学影像学. 北京：人民卫生出版社，2005：494-496.
5. Duke D，Colville J，Keeling A，et al. Transvaginal aspiration of ovarian cysts：long-term follow-up. Cardiovasc Intervent Radiol，2006，29（3）：401-405.
6. 杨岗，张联合，陈荣灿，等. CT 增强扫描诊断卵巢黄体囊肿破裂出血. 放射学实践，2014，29（12）：1461-1463.
7. 乔杰，尹太郎. 多囊卵巢综合征认知与对策. 中国实用妇科与产科杂志，2013，29（11）：841-844.
8. March WA，Moore VM，Willson KJ，et al. The prevalence of polycystic ovary syndrome in a community sample assessed under contrasting diagnostic criteria. Hum Reprod，2010，25（2）：544-551.
9. 杨海英，樊安华，张健，等. 卵巢血肿的超声诊断体会. 中国超声医学杂志，2008，24（6）：82-84.
10. 孙立涛，窦新颖，侯秀娟，等. ROC 曲线对经腹及阴式超声诊断卵巢血肿的临床评价. 中国超声医学杂志，2010，26（2）：172-175.
11. 王敏，解左平. 二维及彩色多普勒超声对卵巢浆液性囊腺癌的诊断价值. 中华超声影像学杂志，2003，12（9）：572-573.
12. Kim SH，Yang DM，Kim SH. Borderline serous surface papillary tumor of the ovary：MRI characteristics. AJR Am J Roentgenol，2005，184（6）：1898-1900.
13. 李强，王伟，王强修，等. LPA、CA125 与经阴道彩色多普勒超声联合诊断卵巢上皮癌的临床价值. 现代妇产科进展，2010，19（11）：832-839.
14. 陈丽霞，兰莉，吴琪. 卵巢交界性浆液性表面乳头状的超声诊断及鉴别. 中国超声医学杂志，2014，30（10）：921-923.
15. Gadducci A，Cosio S，Zola P，et al. The clinical outcome of epithelial ovarian cancer patients with apparently

isolated lymph node recurrence: A multicenter retrospective Italian study. Gynecol Oncol, 2010, 116(3): 358-363.

16. De La Motte Rouge T, Pautier P, Rey A, et al. Prognostic factors in women treatedfor ovarian yolk sac tumour: a retrospective analysis of 84 cases. Eur J Cancer, 2011, 47(2): 175-182.
17. Hung JH, Shen SH, Hung J, et al. Ultrasound and magnetic resonance images of endodermal sinus tumor. J Chin Med Assoc.2007, 70(11): 514-518.
18. 曲延峻，赵小阳，董丽娜，等. 彩色多普勒超声检查对卵巢癌腹膜及淋巴结转移的诊断价值. 实用妇产科杂志，2010，26(8)：605-608.
19. Savelli L, DeIaco P, Ceccaroni, et al. Transvaginal sonographic features of peritoneal carcinomatosis. Ultrasound Obstet Gynecol, 2005, 26(5): 552-557.
20. Ryo E. Diagnostic value of intraoperative ultrasonography to assess para-aortic lymphnodes in women with ovarian and uterine corpus malignancy. Ultrasound Obstet Gynecol, 2008, 32(1): 91-96.
21. DuBois A, Reuss A, Harter P, et al. Potential role of lymphadenectomy in advanced ovarian cancer: a combined exploratory analysis of three prospectively randomized phase Ⅲ multicenter trials. J Clin Oncol, 2010, 28(10): 1733-1739.
22. Buttin BM, Cohn DE, Herzog TJ, et al. Meigs'syndrome with an elevated CA125 from benign Brenner tumor. Obstet Gynecol, 2001, 98(5): 980-982.
23. Moon WJ, Koh BH, Kim SK, et al. Brenner tumor of the ovary: CT and MR findings. J Comput Assist Tomogr, 2000, 24(1): 72-76.
24. Kataoka M, Togashi K, Koyama T, et al. MR imaging of müllerian mucinous borderline tumors arising from endometriotic cysts. J Comput Assist Tomogr, 2002, 26(4): 532-537.
25. Li H, Hong W, Zhang R, et al. Retrospective analysis of 67 consecutive cases of pure ovarian immature teratoma. Chin Med J, 2002, 115(10): 1496-1500.
26. 赵凡桂，张浩，孙莉，等. 12 例卵巢卵黄囊瘤临床及超声表现分析. 实用妇产科杂志，2013，29(8)：592-594.
27. 林琳，于诗嘉，史铁梅. 彩色超声诊断卵巢内胚窦瘤的应用价值探讨. 中国超声医学杂志，2012，28(8)：764-766.
28. Outwater EK, Siegelman ES, Hunt JL. Ovarian teratomas: tumor types and imaging characteristics. RadioGraphics, 2001, 21(2): 475-490.
29. 于小平，梁赵玉，王平. 卵巢卵黄囊瘤的 CT 表现. 临床放射学杂志，2008，27(11)：1523-1525.
30. 肖会廷，李斌，李晓光，等. 卵巢支持莱迪细胞瘤 15 例临床病理分析. 实用妇产科杂志，2011，27(12)：933-936.
31. Jung SE, Rha SE, Lee JM, et al. CT and MRI findings of sex cord-stromal tumor of the ovary. AJR Am J Roentgenol, 2005, 185(1): 207-215.
32. Numanoglu C, Kuru O, Sakinci M, et al. Ovarian fibroma/fibrothecoma: retrospetive cohort study shows limited value of risk of malignancy index score. Australian and New Zealand Journal of Obstetrics and Gynaecology, 2013, 53(3): 287-292.
33. 曹云云，牛建梅，刘晓雯，等. 卵巢卵泡膜 - 纤维瘤组肿瘤的超声表现及临床特点. 中国超声医学杂志，2015，31(3)：241-243.

34. Yen P，Khong K，Lamba R，et al. Ovarian fibromas and fibrothecomas：sonographic correlation with computed tomography and magnetic resonance imaging：A 5-year single-institution experience. J Ultrasound Med，2013，32（1）：13-18.
35. Lenhard M，Kuemper C，Ditsch N，et al. Use of novel serum markers in clinical follow-up of Sertoli-Leydig cell tumours. Clin Chem Lab Med，2007，45（5）：657-661.
36. Jung SE，Lee JM，Rha SE，et al. CT and MR Imaging of ovarian tumors with emphasis on differential diagnosis. Radiographics，2002，22（6）：1305-1325.
37. Jeong YY，Outwater EK，Kang HK. Imaging evaluation of ovarian masses. Radiographics，2000，20（5）：1445-1470.
38. Marret H，Sauget S，Giraudeau B，et al. Contrast-enhanced sonography helps in discrimination of benign from malignant adnexal masses. Int J of Gynaecol Obstet，2004，23（12）：1629-1639.

第八章 输卵管疾病

第一节　原发性输卵管癌

原发性输卵管癌（primary fallopian tube carcinoma）是女性生殖系统较罕见的恶性肿瘤，占女性生殖系统恶性肿瘤的0.2%～1.6%，超过60%的输卵管癌发生于绝经后女性。发病原因尚未明了，由于患者多伴有慢性输卵管炎或过去有急、慢性输卵管炎的病史，因此推断慢性输卵管炎可能与输卵管癌发病有关。原发性输卵管癌早期诊断困难，5年生存率约为40%。输卵管癌早期无症状或症状不典型，随着病变的发展，典型者可出现“三联症”（triad of tube carcinoma），即阴道排液与出血、腹痛、盆腔肿块。原发性输卵管癌在组织学上绝大多数是浆液性腺癌，偶尔也可发生子宫内膜样癌、透明细胞癌、鳞癌、移行细胞癌、腺鳞癌、绒毛膜上皮癌等。可通过血行、种植和淋巴结转移，晚期可以出现血性腹水。

【影像学表现】

USG：原发性输卵管癌表现为附件区腊肠形或不规则形囊性、实性或囊实性肿块。囊性肿块囊壁厚薄不一，可伴有囊壁结节；实性肿块回声不均质；囊实性肿块以实性部分为主，部分为囊性。CDFI显示肿块的实性成分及囊壁结节内血流信号丰富，且分布不规则，RI较低<0.5。部分肿块内有动静脉短路、微动脉瘤等血流改变特征。卵巢形态完整。如果发生卵巢转移，则卵巢形态发生变化（图8-1-1）。

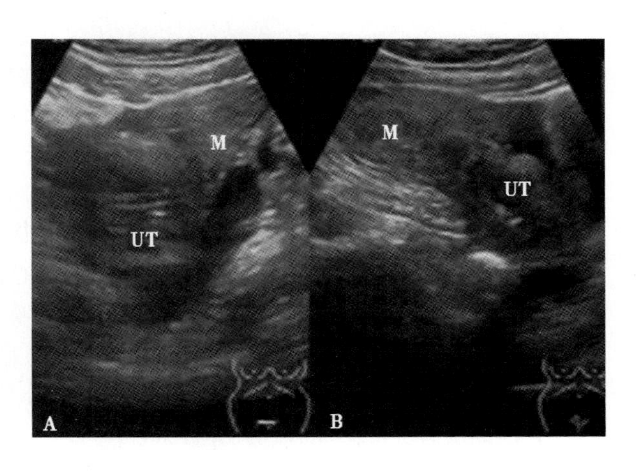

图8-1-1　输卵管癌

A. TBS横切及B. TBS纵切示左侧附件区实性回声肿块，回声不均质；内见小片状液性暗区；与子宫分界不清（TBS：经腹部超声；UT：子宫体；M：肿瘤）

CT：原发性输卵管癌表现为盆腔附件区实质性或囊实性肿块，可呈腊肠形或团块状，或表现为管壁的结节状突起。有时肿块周围见输卵管积液包绕，密度不均匀。当肿瘤沿输卵管浸润生长，引起输卵管壁增厚。伴有输卵管明显迂曲和积水时，其管状形态不易辨认，常表现为附件区椭圆形或形态不规则的囊实性混合包块。输卵管癌向外侵犯突破浆膜层累及卵巢和阔韧带时，边界常不清楚，盆腔内常见不规则等低密度影及散在钙化灶，增强后轻中度不均匀强化（图 8-1-2～图 8-1-4）。

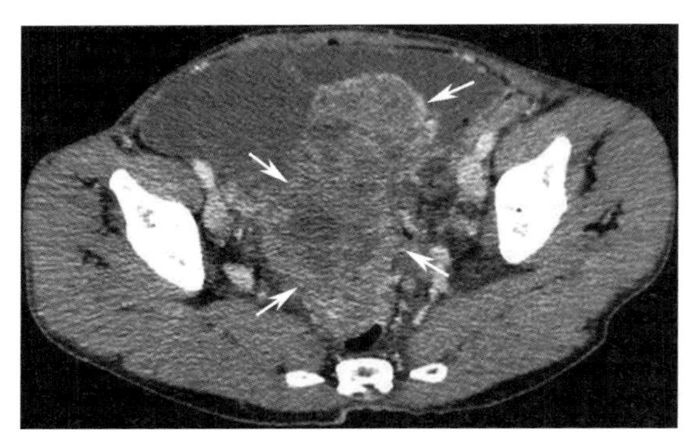

图 8-1-2　双侧卵巢、输卵管癌

增强 CT 显示盆腔不规则形囊实性肿块，不均匀强化，边界不清

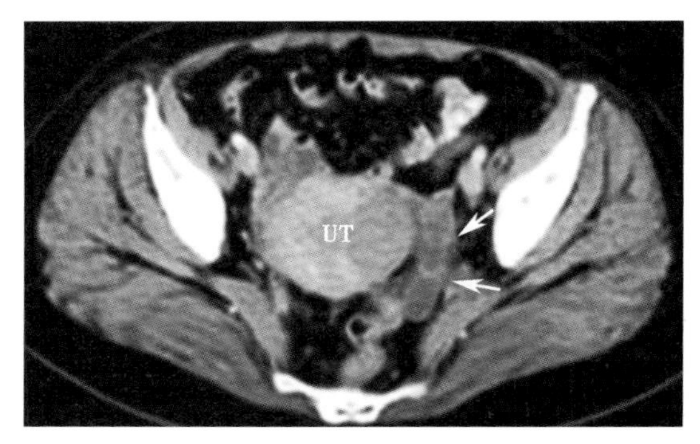

图 8-1-3　双侧卵巢、输卵管浆液性腺癌

增强 CT 显示子宫（UT）左旁椭圆形及管状软组织密度影，轻度强化（箭头）

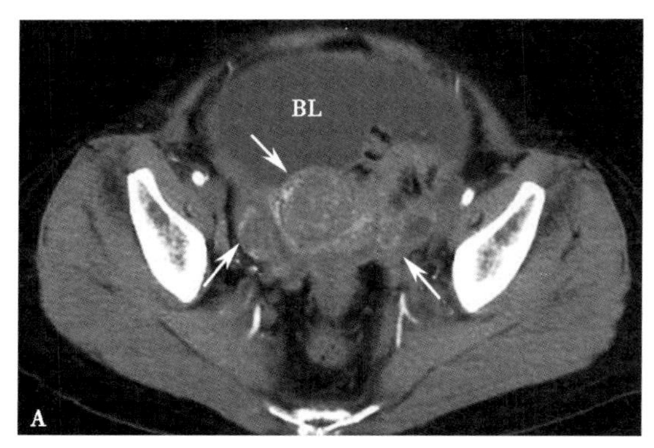

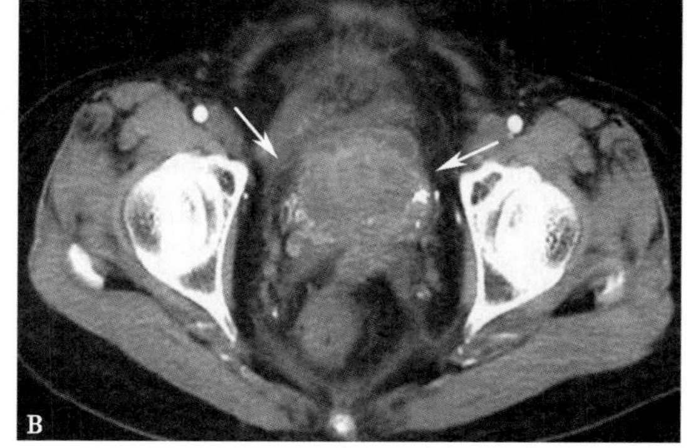

图 8-1-4　双侧卵巢、输卵管浆液性乳头状囊腺癌

A、B. 增强 CT 示盆腔不规则囊实性肿块，内见点状钙化灶，不均匀强化，病变与邻近盆腔内结构分界不清（箭头），病变前方为膀胱（BL）

MRI：具有软组织分辨率高，多方位成像等优点，能清晰显示肿瘤与周围组织的毗邻关系以及原发性输卵管癌继发的输卵管积水，相对 CT 有一定优势。相比其他盆腔软组织肿瘤，输卵管癌实性或囊实性肿块信号无特异性。肿瘤于 T_1WI 呈低信号，T_2WI 信号多不均匀，囊性部分呈明显 T_2WI 高信号，实性结节为 T_2WI 稍高信号。增强扫描肿瘤实质部分强化。

【诊断、鉴别诊断及比较影像学】

早期局限在输卵管的原发性输卵管癌多呈腊肠形或管状，见软组织结节，边界尚清晰，与周围分界清楚，超声、CT 及 MRI 影像学检查诊断率较高。当肿瘤累及浆膜，侵犯卵巢、子宫等周围脏器时，肿块形态不规则，边界不清楚，影像学定位诊断的准确性降低。输卵管癌征象不典型者需要与卵巢肿瘤、子宫浆膜下肌瘤或阔韧带肌瘤、附件脓肿等相鉴别：①卵巢癌：为囊实性肿块，直径多大于5cm，囊内有分隔，囊壁分隔厚度不均匀；实性肿块常有坏死，强化明显，可出现盆腔转移及侵犯。卵巢癌较少呈现迂曲管状形态，一般无阴道排液及绝经后阴道流血症状。②子宫浆膜下肌瘤或阔韧带肌瘤：呈圆形或椭圆形实性肿块，边界清晰，基底与子宫相连，可呈宽基底或窄基底。肿瘤于T_1WI、T_2WI均呈低信号。大的肌瘤常变性坏死，但子宫肌瘤强化方式及强化程度与子宫肌层相似。③输卵管积水：表现为附件区腊肠形囊性低密度，边界清楚，但无软组织结节。④输卵管积脓：表现为输卵管扩张积液，呈梭形或管形，壁均匀增厚，无壁结节及腔内肿块。磁共振DWI序列显示液体弥散受限呈高信号是脓液特点，有助于诊断。⑤输卵管卵巢脓肿：为附件区多房性混杂密度肿块，和周围分界不清，CT及MRI增强扫描脓肿壁及分隔强化明显，DWI序列有助于诊断。另外，患者多伴有发热等全身症状也有助于鉴别诊断。

第二节　输卵管阻塞

输卵管因受各种疾病侵袭导致管壁增厚、变粗、僵硬、变形、管腔梗阻、伞端闭锁、与周围组织粘连、受压等均可导致输卵管阻塞（oviduct obstruction）。阻塞是造成不孕的主要原因之一，占不孕的25%～40%，阻塞的病因众多，其中以感染最多见。据WHO报道，每年因感染导致输卵管阻塞而不孕的女性约有45万人，并有逐渐增加的趋势。

【影像学表现】

HSG：因阻塞程度不同，输卵管造影可有多种表现：①输卵管积水：对比剂积聚在输卵管内，输卵管异常扩张呈囊状或腊肠状，以远端明显，多伴有输卵管伞端阻塞（图8-2-1～图8-2-3）；②输卵管伞端周围粘连：对比剂可以进入腹腔，但积聚在输卵管伞端周围（图8-2-4）；③输卵管闭塞：输卵管完全不显影或显影一段后不再显影，且对比剂注入到一定剂量时阻

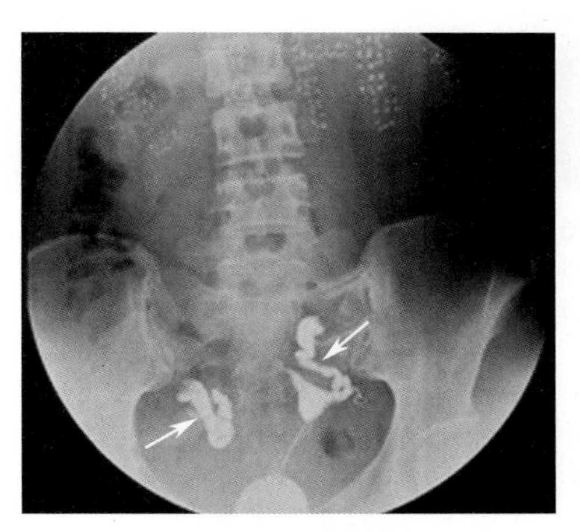

图8-2-1　输卵管积水

输卵管造影示对比剂积聚在双侧输卵管内，输卵管异常扩张呈囊状或腊肠状（箭头），以远端明显，伴有输卵管伞端阻塞

力加大，盆腔内无对比剂影弥散（图 8-2-5、图 8-2-6）；④输卵管通而不畅：推注对比剂有阻力，对比剂进入盆腔缓慢，在停注对比剂数分钟后，见对比剂在盆腔内弥散分布。

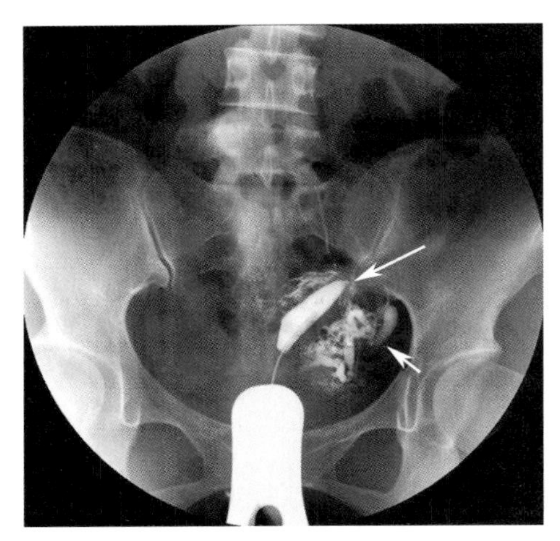

图 8-2-2 单角子宫并左侧输卵管迂曲扩张、积水
输卵管造影示子宫为单角（长箭头）。对比剂积聚在左侧输卵管内，输卵管异常扩张呈囊状或腊肠状（短箭头）

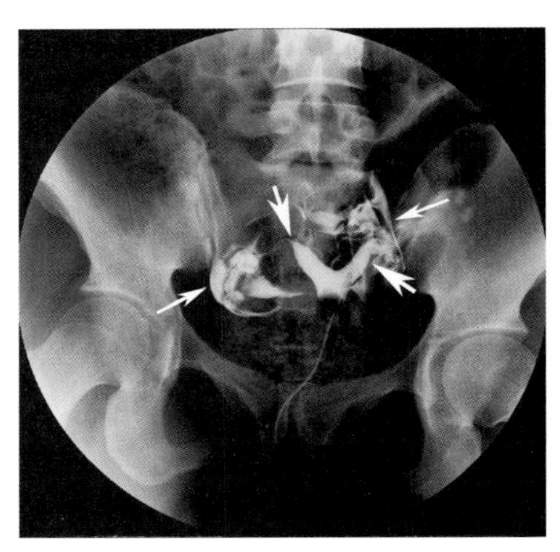

图 8-2-3 双角子宫并双侧输卵管积水
输卵管造影示子宫为双角（粗箭头）。对比剂积聚在双侧输卵管内，输卵管异常扩张呈管状或腊肠状（细箭头）

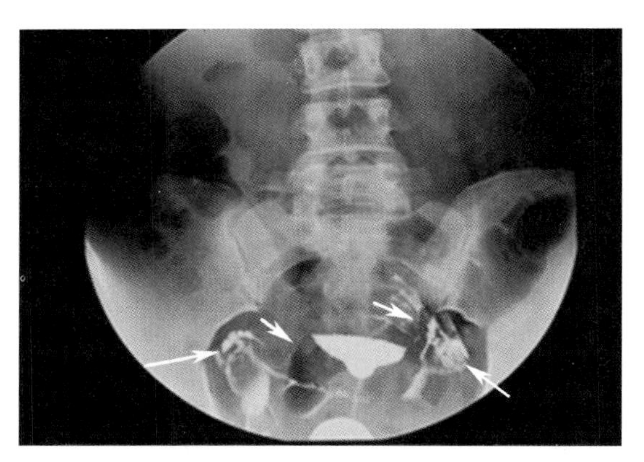

图 8-2-4 输卵管通而不畅并输卵管伞端周围粘连
输卵管造影示输卵管管腔狭细、不规则（短细箭头），对比剂缓慢进入腹腔，积聚在输卵管伞端周围（长箭头）

USG：根据输卵管梗阻部位和程度不同，声像图表现不一：①输卵管近端梗阻：造影前附件区未见包块、盆腔内无积液，造影后盆腔内出现积液；②远端梗阻：造影前附件区见大小不等的无回声区（图 8-2-7），边界不清，形态不规则，囊壁略厚，见分隔或呈多房性，有的与卵巢囊肿声像图相似，造影后包块增大或消失，盆腔出现积液或不出现积液；③通而不畅：造影前附件区未见异常或卵巢旁见积液，造影后卵巢旁积液增多，子宫直肠陷凹出现积液。

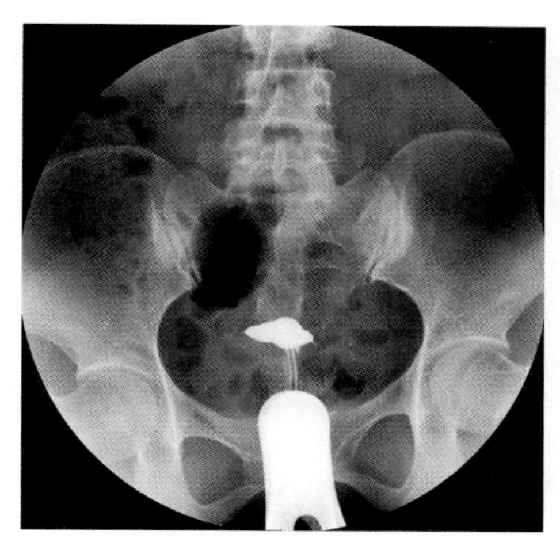

图 8-2-5 双侧输卵管阻塞

输卵管造影示双侧输卵管未见显影，盆腔内无对比剂弥散

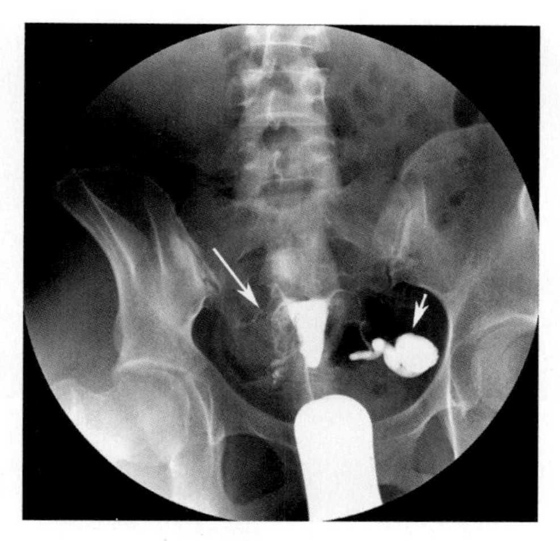

图 8-2-6 右侧输卵管阻塞，左侧输卵管积水

输卵管造影示右侧输卵管显影一段后不再显影（长箭头），注入对比剂达一定剂量时阻力加大，盆腔内无对比剂弥散；左侧输尿管迂曲扩张（短箭头）

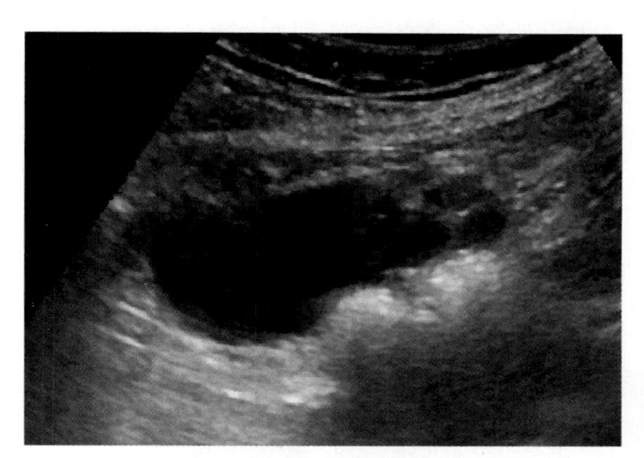

图 8-2-7 输卵管阻塞

耻骨联合上经腹部超声检查斜横切示左侧附件区见管样无回声，边界清晰，形态不规则，壁较厚，内见分隔

CT：①输卵管积水时表现为附件区充满液体的管状结构起于子宫底部的侧上缘，扩张的输卵管形成 C 形或 S 形管状影，内部有分隔时呈腊肠状、莲藕状，管状表现是输卵管卵巢脓肿或输卵管积水最常见的表现。②扩张的输卵管可扭曲成团，形成多囊状表现，囊间分隔不完全，各个囊间相通，外缘呈分叶状表现。③输卵管伞端闭塞时，液体积聚于输卵管内，输卵管膨大呈单囊状。CT 表现为单囊肿块，壁厚或薄。增强扫描囊壁及间隔强化，壁光滑清晰，囊壁有延迟持续强化特点，无异常强化壁结节（图 8-2-8、图 8-2-9）。

MRI：输卵管积水呈管状 T_1WI 低信号、T_2WI 高信号，信号类似膀胱内尿液。DWI 高 b 值平面回波成像时，积液呈低信号或混杂高信号，可能与脓液黏稠程度有关。病变可呈多囊或单囊改变，增强扫描囊壁强化，囊壁规则均匀（图 8-2-10）。

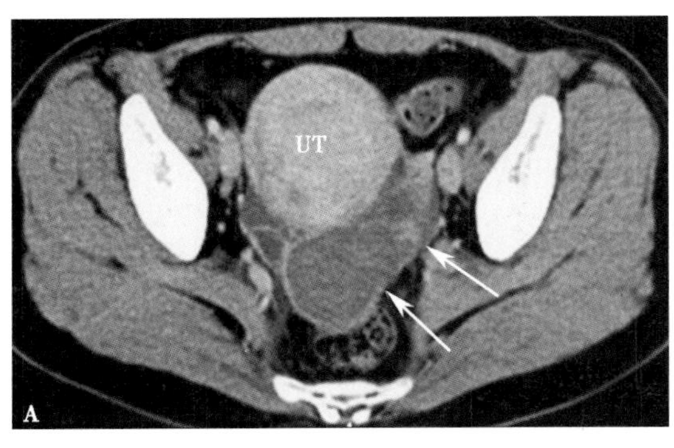

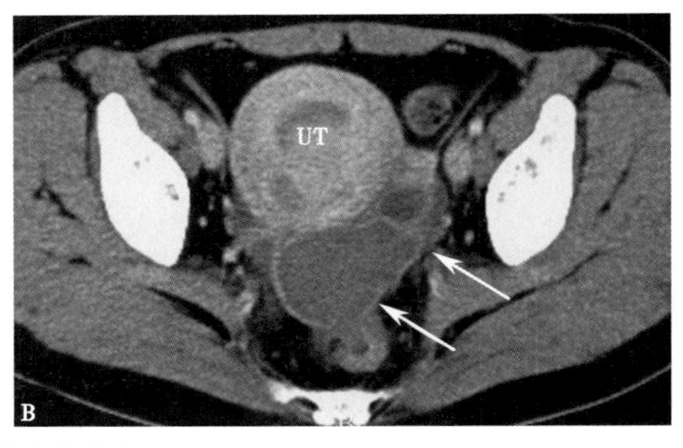

图 8-2-8 输卵管积水

A、B. 增强 CT 显示子宫（UT）后方左侧输卵管扩张，呈囊性密度，内有分隔，囊壁及分隔强化（长箭头）

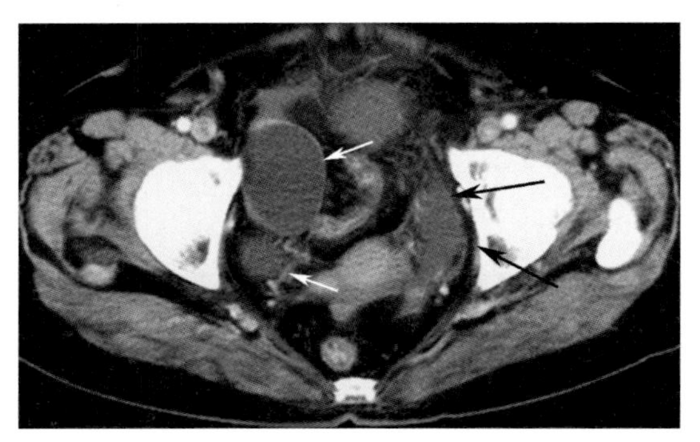

图 8-2-9 双侧输卵管积水

增强 CT 显示左侧（长箭头）及右侧输卵管呈囊状扩张；右侧多发（短箭头），囊壁强化

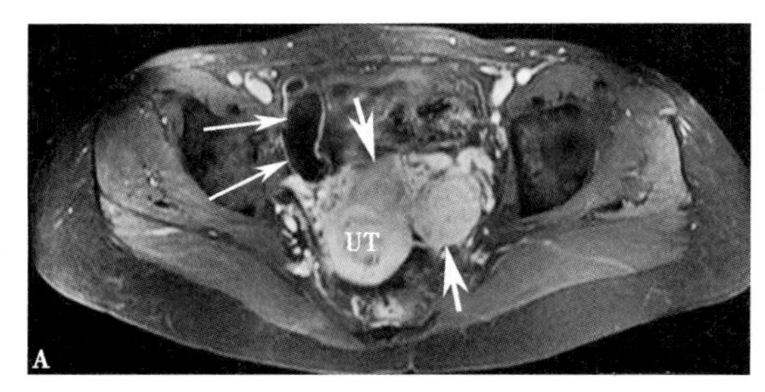

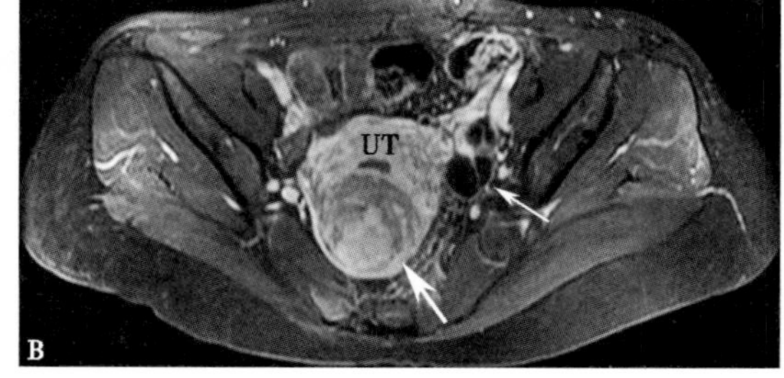

图 8-2-10 双侧输卵管积水

A、B. 横断面抑脂 T_1WI 增强示双侧输卵管扩张积水，右侧呈管状（长细箭头），左侧呈多囊状（短细箭头）。宫体见多发子宫肌瘤（粗箭头）（UT：子宫体）

【诊断、鉴别诊断及比较影像学】

输卵管梗阻的典型影像学表现为附件区管状结构起于子宫底部上缘，呈囊性改变，易于诊断。当成单囊或多囊性改变时，需要与其他附件区囊性病变鉴别。

子宫输卵管 X 线碘油造影最常用于诊断输卵管阻塞，可清晰地显示输卵管形态、走行及其通畅性，但可发生腹腔感染并发症，同时有 X 线辐射。输卵管通水术是依靠将药液以一定的压力注入宫腔，通过是否有阻力来判断输卵管有无阻塞，因此主观性强，定位诊断不够准确。USG、CT及MRI可作为辅助诊断，腹腔镜下行染液检查是目前评价输卵管通畅性的金标准，不仅可以直观地诊断输卵管是否通畅，而且可以进行微创治疗，缺点是有创、费用高。

（张飞雪　王　芳　李春海）

参考文献

1. 杜明祯，龙海军，张龙月. 经阴道子宫输卵管造影对输卵管性不孕的诊断价值. 实用妇产科杂志，2015，3（31）：176-178.
2. Adrian CS，Nikola F，Cornelia UR，et al. Hysterosalpingography in the workup of female infertility：indications，technique and diagnostic findings. Insights Imaging，2012，3（5）：475-483.
3. 王政强. 超声诊断输卵管积水的价值. 实用医技杂志，2013，20（11）：1184-1185.
4. Corwin MT，Gerscovich EO，Lamba R，et al. Differentiation of ovarian endometriomas from hemorrhagic cysts at MR imaging：utility of the T2 dark spot sign. Radiology，2014，271（1）：126-132.
5. Moyle PL，Kataoka MYNakai A，Takahata A，et al. Nonovarian cystic lesions of the pelvis. Radiographics，2010，30（4）：921-938.
6. 沈亚芝，朱时锵，葛祖峰，等. 输卵管积水并扭转的CT表现. 实用放射学杂志，2012，28（12）：1980-1981.
7. 孙芙蓉，王培军，江虹，等. 输卵管积液的CT及MRI表与病理对照研究. 同济大学报（医学版），2010，31（3）：103-106.
8. Rezvani M，Shaaban AM. Fallopiantube disease in the non-pregnant patient. Radiographics，2011，31（2）：527-548.
9. Pectasides D，Eerini P，Theofanis E. Fallopian tube carcinoma：a review. The Oncologist，2006，11（8）：902-912.
10. 高丽欣，王丽岩，冷维春. 原发性输卵管癌. 国外医学计划生育/生殖健康分册，2006，25（2）：99-101.
11. 曹海根，王金锐. 实用腹部超声诊断学. 北京：人民卫生出版社，2006：395-396.
12. 曹泽毅. 中华妇产科学. 第2版. 北京：人民卫生出版社，2008：2147-2151.
13. Haratz-Rubinstein N，Russell B，Gal D. Sonographic diagnosis of fallopian tube carcinoma. Ultrasound Obstet Gynecol，2004，24（1）：86-88.
14. Amy F，Mario B. Salpingo-oophectomy and the risk of ovarian，fallopian tube，and peritoneal cancers in women with a BRCA1 or BRCA2 mutation. JAMA，2006，296：185-192.
15. Stephanie L，Thomas W，Herzog J，et al. Improved survival for fallopian tube carcinoma-A comparison of clinical characteristic and outcome for primary fallopian tube and ovarian cancer. Cancer，2008，113（3）：3298-3306.
16. Inal MM，Hanhan M，Pilanci B，et al. Fallopian tube malignancies：experience of Social Security Agency Aegean Maternity Hospital. Int J Gynecol Cancer，2004，14（4）：595-599.
17. 苏耕，李素春，刘兴阳. 宫腔镜治疗输卵管阻塞200例超声图像分析. 现代医学，2007，7（6）：83-84.

第九章

宫 腔 积 液

宫腔积液是临床常见病，是许多妇科疾病的主要表现或伴随表现，表现为宫腔内液体、血液或脓液的积聚，液体来源主要是分泌期子宫内膜腺体分泌少量液体，其次为经血排出不畅、肿瘤液化坏死或炎症积脓所致。任何引起子宫内容物潴留的疾病都可以导致宫腔积液。根据病因不同分为生理性、妊娠相关疾病、生殖器畸形、子宫内膜良性病变、宫颈病变、子宫内膜癌、宫颈癌及输卵管积液等。

临床症状主要为下腹坠痛，阴道异常出血及白带异常等，可伴有全身症状、发热、白细胞计数升高等。

【影像学表现】

USG：积液部位宫腔分离，宫腔线消失，积液呈无回声、低回声等（图 9-0-1），具有流动及形变的特征。积水时宫腔内见条形无回声，内透声好（图 9-0-2）。积血时呈无回声、低回声、高回声或混杂回声（图 9-0-3）。积脓时子宫体积增大，宫腔内见低回声或无回声，其内有散在的粗点状或团块状强回声（图 9-0-4），典型者可见上下光点分层。宫腔粘连时，见梭形无回声区内条带状高回声与前后壁相连。

CT：平扫示宫腔内见液体密度，积血早期呈略高密度，积血后期呈水样密度与积液不易鉴别。增强扫描宫腔内液体无强化（图 9-0-5）。

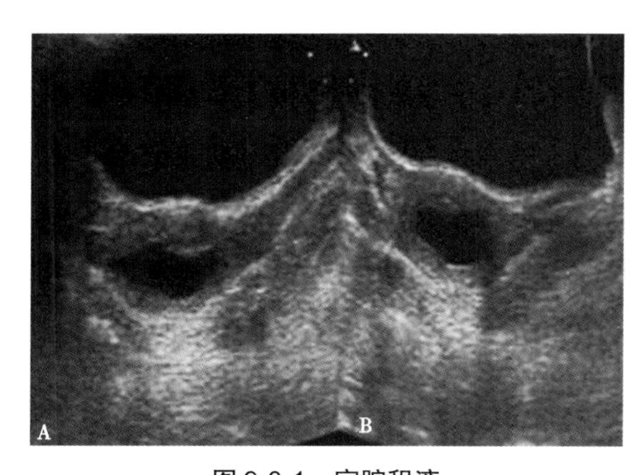

图 9-0-1　宫腔积液

A. 经腹部超声检查纵切及 B. 斜横切示宫腔分离，内膜线消失

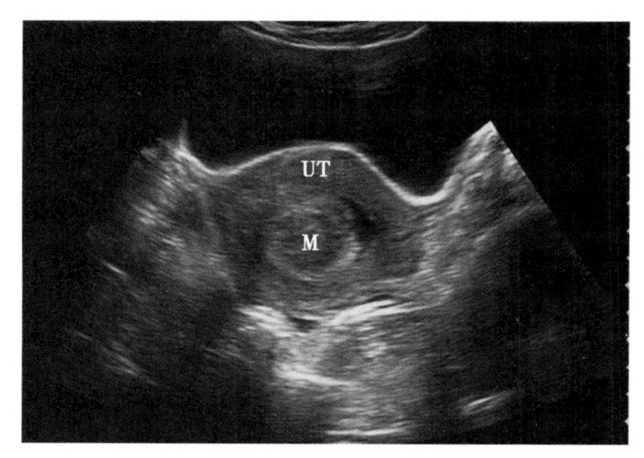

图 9-0-2　宫腔积液、子宫肌瘤

经腹部超声检查横切示子宫后壁略高回声结节，内膜受压，轻度前移；宫腔内条形无回声，内透声好（UT：子宫；M：肌瘤）

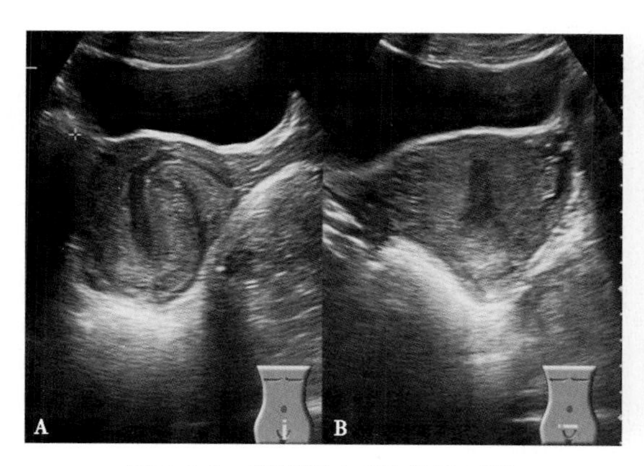

图 9-0-3 宫腔积血（引产后 3 周）
A. 经腹部超声检查纵切及 B. 横切示宫腔内条形无回声区，内透声差，见稀疏光点

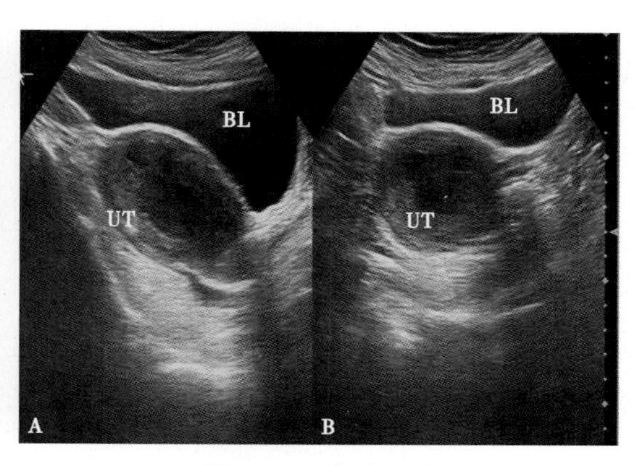

图 9-0-4 宫腔积脓
A. 经腹部超声检查纵切及 B. 横切示子宫宫腔分离，内膜线消失，内透声差，见粗点状回声（UT：子宫；BL：膀胱）

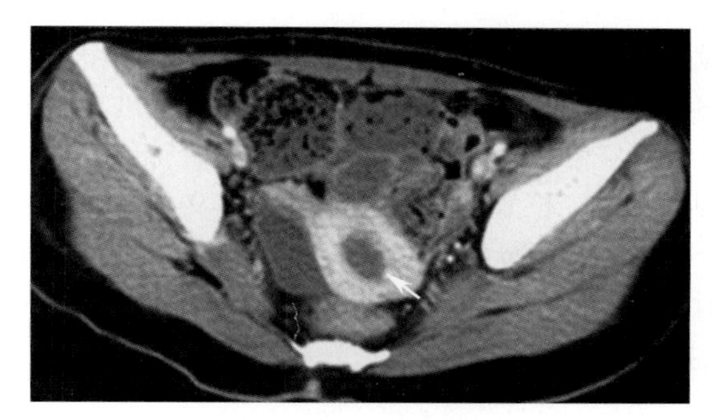

图 9-0-5 宫腔积液
增强 CT 示宫腔内液体低密度，无强化，提示宫腔积液（箭头）

MRI：对液体信号敏感，对积血与积液比较容易鉴别。积液呈典型长 T_1 低信号、长 T_2 高信号。积血随着血液代谢成分的不同，表现为不同的信号。积血最常见的表现为 T_1WI、T_2WI 均呈高信号（图 9-0-6、图 9-0-7），部分表现为 T_1WI 高信号、T_2WI 低信号。

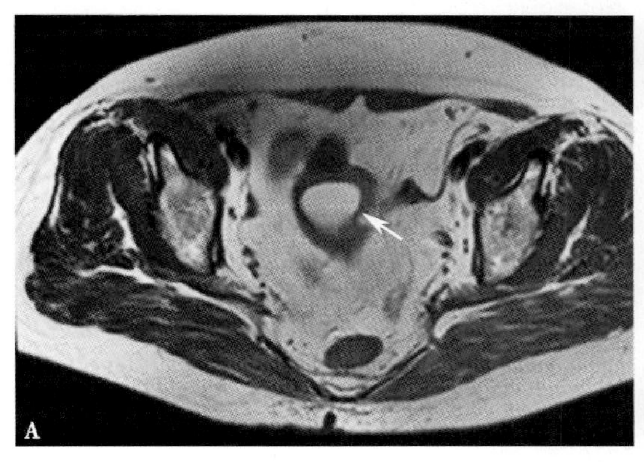

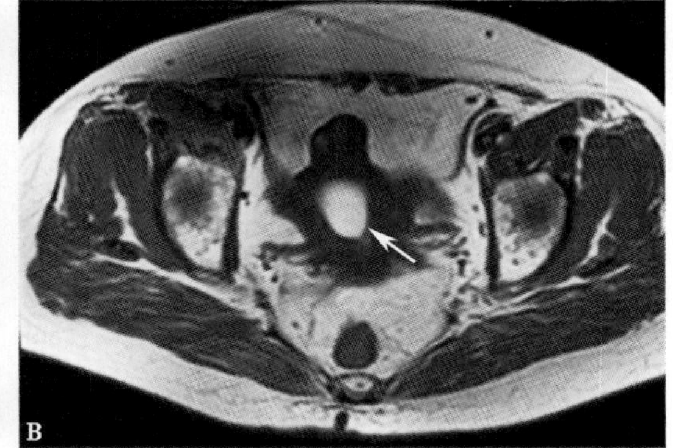

图 9-0-6 宫腔积血
A. 横断面 T_2WI 示宫腔内高信号，并示液 - 液平面（箭头）；B. 横断面 T_1WI 示宫腔内液体呈高信号（箭头）

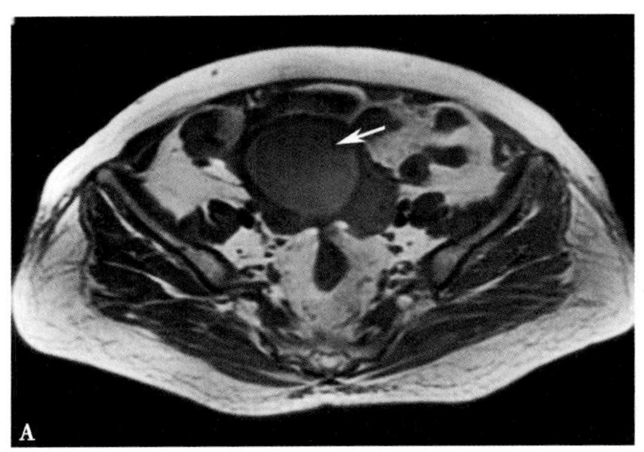
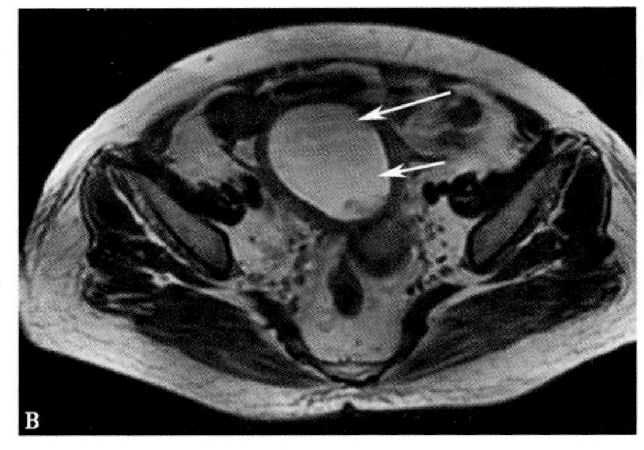

图 9-0-7 宫腔积血
A. 横断面 T_1WI 示宫腔内高信号液体（箭头）；B. 横断面 T_2WI 示宫腔内高信号液体（长箭头）及血块影（短箭头）

【诊断、鉴别诊断及比较影像学】

超声检查简便、无创、价廉，对宫腔积液的病因和性质可以提供较准确的客观依据，对临床治疗有重要的指导意义，是诊断宫腔积液的首选检查方法。宫外孕时宫腔内积液超声呈无回声，圆形或椭圆形，壁薄，位置居中（图 9-0-8、图 9-0-9），形成假孕囊，因此易误诊为宫内孕。但早孕孕囊壁厚，内可见卵黄囊回声，两者可以鉴别。CT 可以清晰显示宫腔内液体，但难以区分液体的性质。MRI 可以分辨液体的性质，可区分单纯性积液、积血，但检查时间较长，可以作为超声的补充。

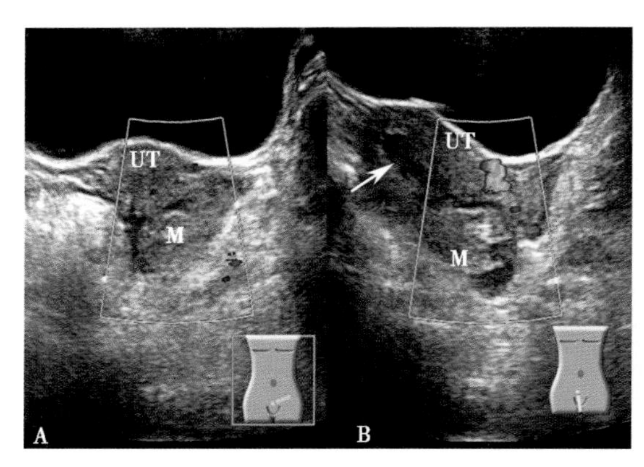

图 9-0-8 宫外孕、宫腔积液
A. TAS 斜横切及 B. 纵切示子宫左后方见不均质回声包块，边界尚清，CDFI 未见明显血流信号；宫腔内条形无回声区提示积液（箭头）（TAS：经腹部超声检查；UT：子宫；M：妊娠囊）

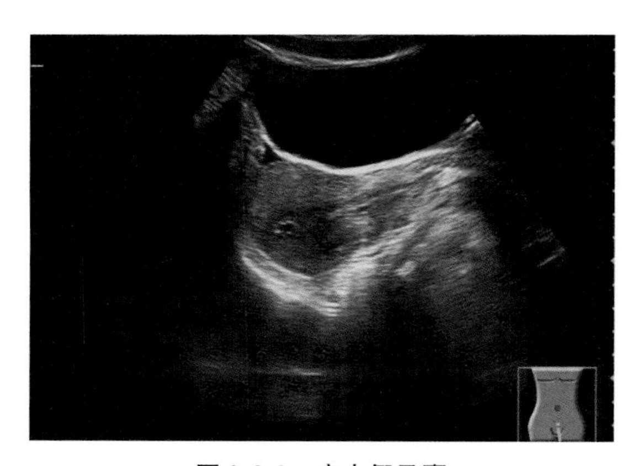

图 9-0-9 宫内假孕囊
经腹部超声检查纵切示宫腔内类圆形囊性回声，壁薄

（张飞雪 何敬振）

参考文献

1. 石莹，廖予妹. 绝经后妇女宫腔积液的早期诊断及宫腔镜诊断价值. 中国妇幼保健，2015，30(32)：5622-5623.
2. 杨仁光. 彩色多普勒超声在绝经期生理性宫腔积液诊断中的价值. 中国实用医药，2016，11(1)：30-31.
3. Rong-Huan He，Hui-Juan Gao. The associated factors to endometrial cavity fluid and the relevant impact on the IVF-ET outcome. Reprod Biol Endocrinol，2010，8(8)：162-170.
4. Akman MA，Erden HF，Bahceci M. Endometrial fluid visualized through ultrasonography during ovarian stimulation in IVF cycles impairs the outcome in tubal factor，but not PCOS，patients. Hum Reprod，2005，20(4)：906-909.
5. Lee RK，Yu SL，Chih YF，et al. Effect of endometrial cavity fluid on clinical pregnancy rate in tubal embryo transfer(TET). J Assist Reprod Genet，2006，23(5)：229-234.
6. 罗慧，向红. 不同原因所致宫腔积液的超声声像图分析. 中国全科医学，2009，12(8)：1507-1509.

第十章 宫内节育器

宫内节育器（intrauterine device，IUD）也称节育环，是放置在子宫腔内的避孕器具，通过阻碍受精卵着床发挥作用。放置宫内节育器是一种安全、简便、经济、有效、可逆、长效稳定的避孕措施。我国约有50%已婚女性采用宫内节育器避孕，约占全世界使用宫内节育器的70%。但是使用节育器也存在一定的并发症和不良反应，如疼痛、出血、感染、心脑反应综合征、节育器异位、断裂、变形等。临床主要表现为腰部酸痛、下腹隐痛、经量过多、经期延长等。

宫内节育器种类很多，根据材料性能分为两大类：①惰性宫内节育器：是用不锈钢、塑料、硅胶等惰性材料制成，如金属单环、麻花环及不锈钢宫形环等；②活性宫内节育器：是在惰性节育器的基础上带有铜、锌或某些药物等，置入体内后能释放活性物质，以提高避孕效果或达到减少出血的目的。

【影像学表现】

影像学检查主要用来判断节育环的位置、是否变形或断裂。

USG：节育器正常声像图：由于宫内节育器的材料和形状不同，声像图特征亦不相同，均表现为强回声，后方伴彗星尾征或声影（图10-0-1），且回声的形态与节育器的形态相一致。纵切面示节育器强回声光带呈“二”字形或“一”字形，“二”字形的平面连线与宫体冠状面平行。横切面可见完整的节育器强回声光带，如O或T形（图10-0-2）。三维超声可以显示冠状面信息，弥补二维超声无法获得的冠状面信息缺陷（图10-0-3）。

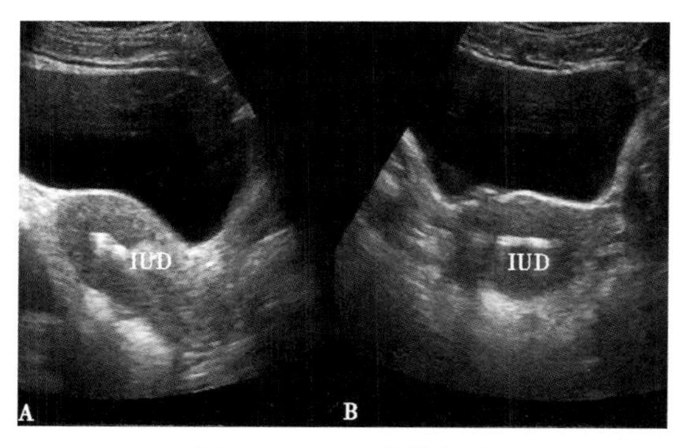

图10-0-1 正常节育器

A. TAS纵切及B. 横切示宫腔内见强回声节育器，后方伴声影（TAS：经腹部超声检查；IUD：宫内节育器）

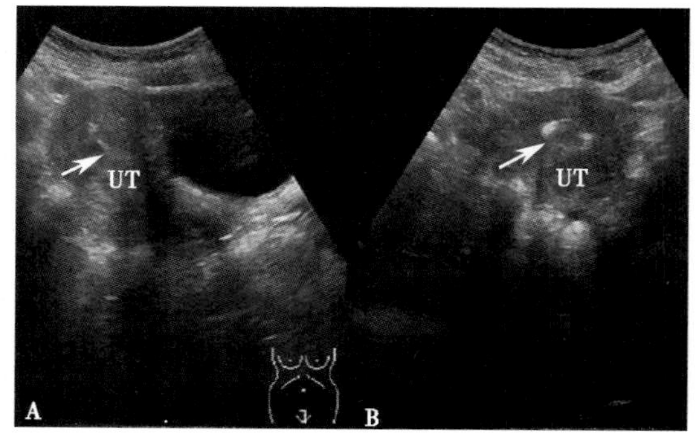

图10-0-2 正常节育器

A. TAS纵切示宫腔内节育器，呈“一”字形（箭头）；B. TAS示横切面呈O形（箭头）（TAS：经腹部超声检查；UT：子宫）

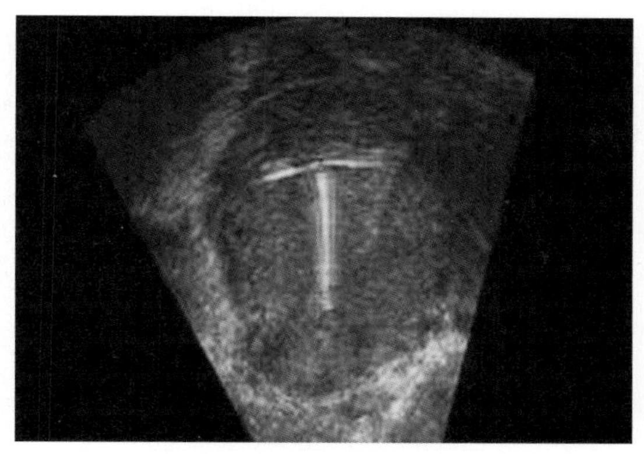

图 10-0-3 正常节育器（三维）

TVS 三维超声显示节育器呈“T”型（TVS：经阴道超声检查）

节育器异常声像图：根据节育器与子宫的相对位置，分为宫腔内异常、肌间异常和宫外异常：①宫腔内异常包括下移和成角，测量节育器上缘到宫底外缘的距离，正常值范围为 11～17mm，如距离＞17～20mm 或者节育器上缘与宫底距离较放置节育器时下移 5mm，确定为节育器下移（图 10-0-4）。节育器成角是指节育器的位置与宫腔角度发生了变化（图 10-0-5）。②肌间异常包括嵌顿和部分穿孔，是指节育器部分或全部包埋于子宫肌壁内（图 10-0-6）或节育器部分或全部穿透子宫壁（图 10-0-7）。③宫外异常脱落和完全穿孔，宫腔内无节育器回声，可于腹腔、盆腔内见强回声节育器。

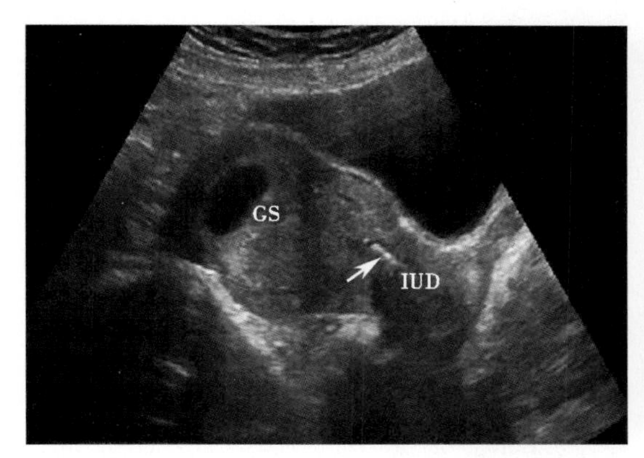

图 10-0-4 节育器下移、宫内早孕

TAS 纵切示宫腔内见孕囊回声，宫颈管内见 IUD（箭头）（TAS：经腹部超声检查；GS：孕囊；IUD：宫内节育器）

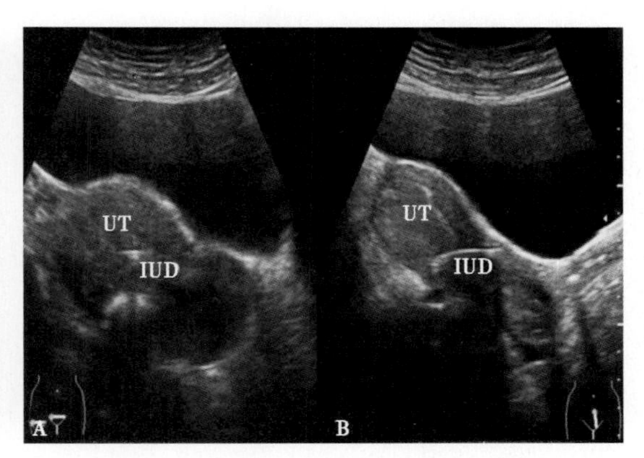

图 10-0-5 节育器成角、下移、嵌顿

A. TAS 横切及 B. 纵切示节育器两端横置于子宫下段的肌层内，与子宫冠状面成角（TAS：经腹部超声检查；UT：子宫；IUD：宫内节育器）

X 线：X 线透视或平片可应用于观察由金属制成或含金属成分的节育器，可显示其形状和位置，是简单、有效的检查方法。立位检查时，节育器位于耻骨联合上方 1～6cm，中线两旁 3cm 范围内。立位和卧位检查，节育器的位置正常在 0.5～4cm 范围内变动。不同形状的节育器如图 10-0-8 至图 10-0-13 所示。子宫方位不同和倾斜程度不同可致节育器的正常位置及 X 线下形状存在差异。

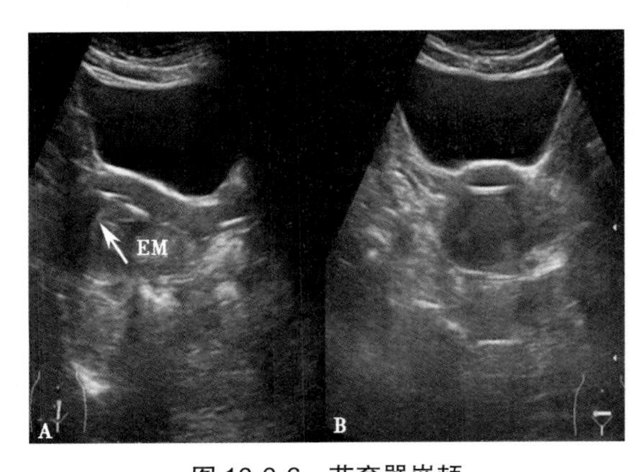

图 10-0-6 节育器嵌顿

A. TAS 横切及 B. 纵切示节育器上缘与子宫内膜成角，部分嵌顿入子宫前壁肌层内（TAS：经腹部超声检查；EM：子宫内膜）

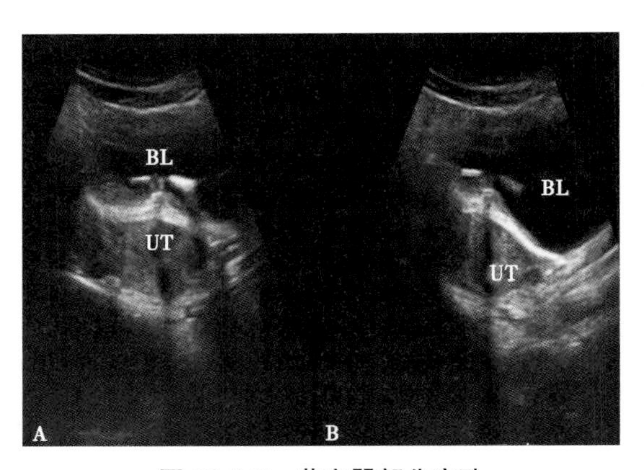

图 10-0-7 节育器部分穿孔

A. TAS 斜横切及 B. 斜纵切示子宫前壁浆膜层不连续，节育器部分突破浆膜层进入膀胱内（TAS：经腹部超声检查；UT：子宫；BL：膀胱）

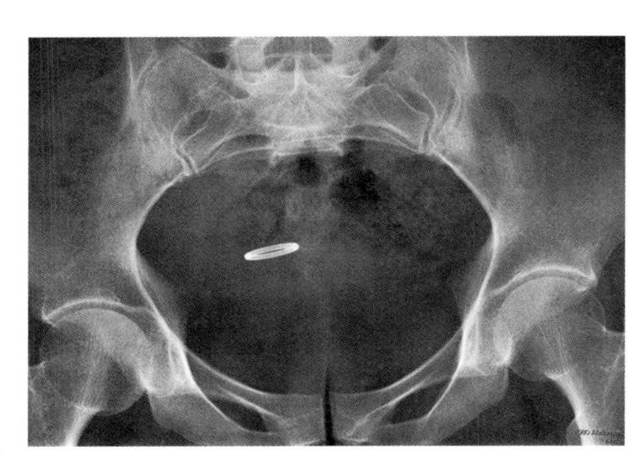

图 10-0-8 圆形节育器

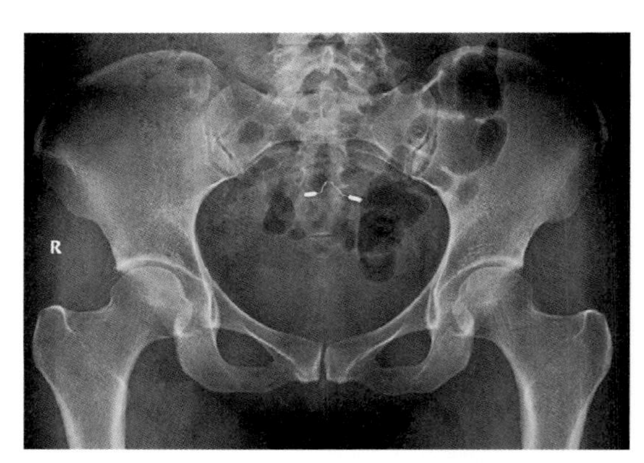

图 10-0-9 V形节育器

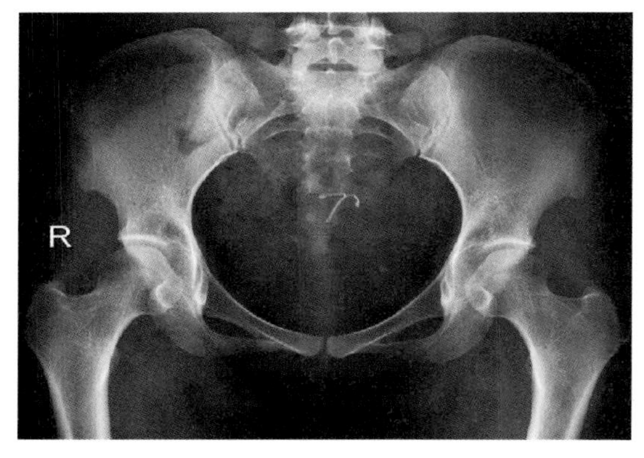

图 10-0-10 T形节育器

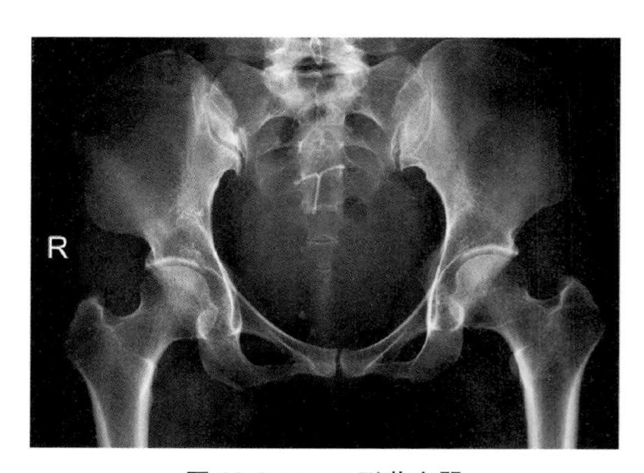

图 10-0-11 T形节育器

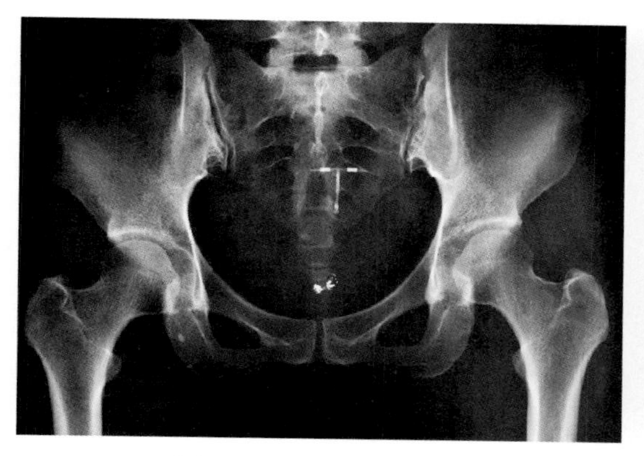

图 10-0-12　T 形节育器

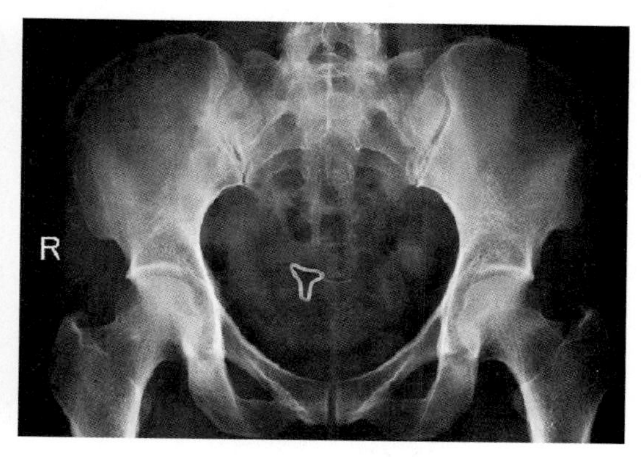

图 10-0-13　宫形节育器

临床怀疑节育器移位、断裂及环丝残留时可选择 X 线检查（图 10-0-14）。X 线检查能反映节育器在盆腔的位置，但不能反映其在宫腔的位置。高位环是指节育器中心在耻骨联合以上 6cm，超过耻骨联合以上 6cm 提示节育器进入腹腔，此时节育器远离子宫正常位置，立位、卧位变换体位检查节育器动度过大。若节育器位于耻骨联合水平以下，提示节育器下移至宫颈管或阴道内。

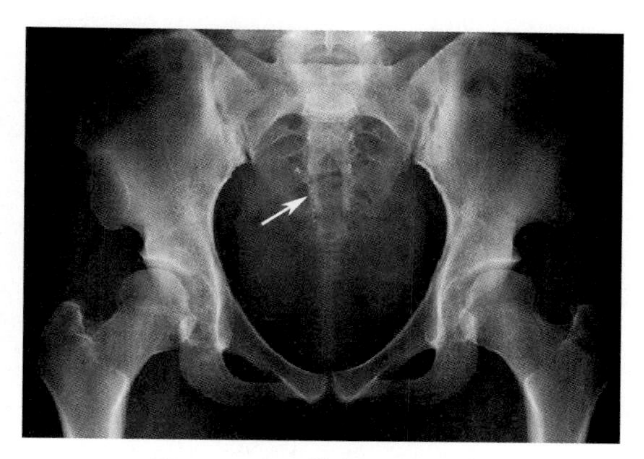

图 10-0-14　节育器断裂拉长

CT：CT 横断面图像联合二维、三维重组图像能全方位显示节育器形状、与子宫及其周围盆腔组织结构的关系（图 10-0-15～图 10-0-17）。节育器移位时，CT 可清晰显示其所在的位置、与宫腔及子宫肌层的关系（图 10-0-18）。节育器嵌顿或穿孔时，子宫肌层内见高密度金属影，尖端可到达或超过浆膜层至子宫轮廓之外（图 10-0-19）。

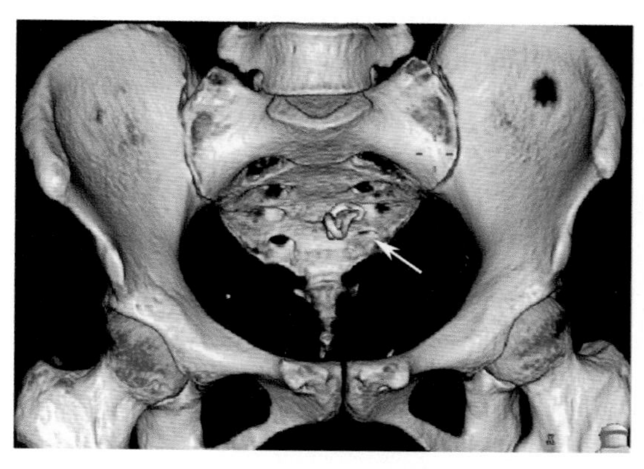

图 10-0-15　CT 三维重组图像显示节育器位于盆腔内中线偏左

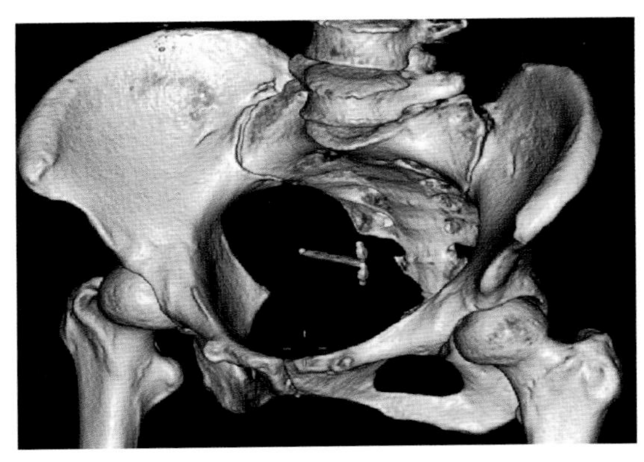

图 10-0-16 CT 三维重组图像示 T 形节育器

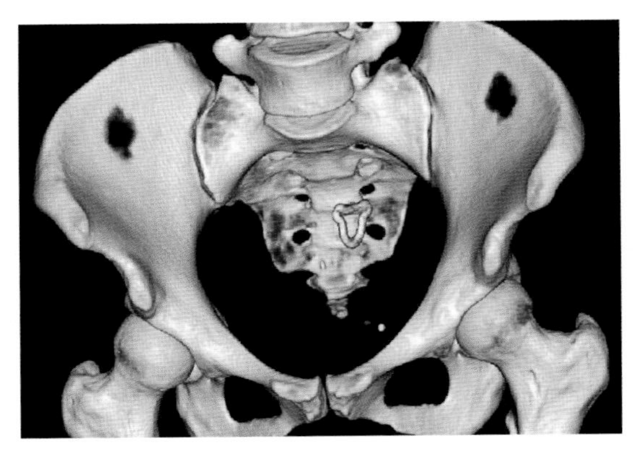

图 10-0-17 CT 三维重组图像示宫形节育器

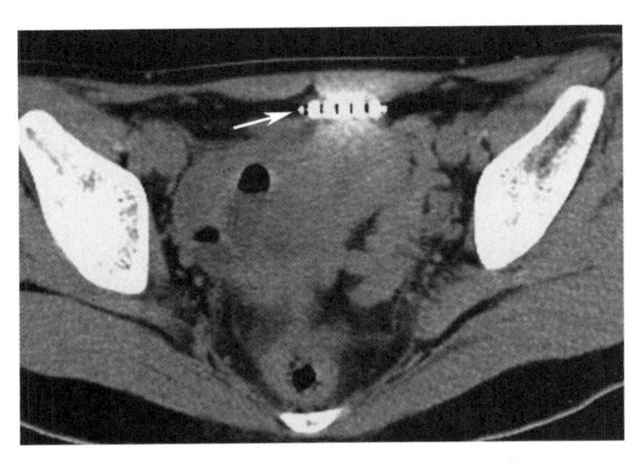

图 10-0-18 节育器脱落至宫腔外

CT 横断面图像示节育器移位于子宫体与前腹壁之间（箭头），宫腔内无节育器

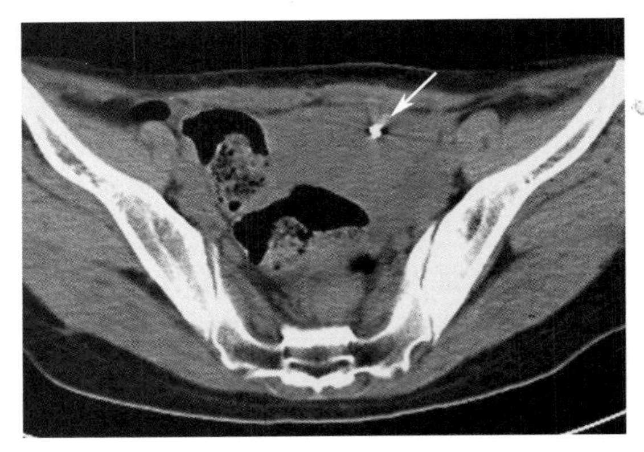

图 10-0-19 节育器嵌顿

CT 横断面图像示节育器嵌顿于子宫前壁肌层内（箭头）

【诊断、鉴别诊断及比较影像学】

目前，USG、X 线、CT 及宫腔镜都可用于宫内节育器的诊断。因部分节育器为磁性金属材料，在 MRI 图像上产生金属伪影，因此 MRI 不适合于节育器的检查。X 线检查简便易行，可显示节育器在盆腔内的位置，但不能显示节育器在宫腔内的准确位置及与宫壁的关系，而且非金属材料的节育器 X 线不能显示。USG 检查具有无创、简便、易操作等优点，诊断宫内节育器的准确率达 95% 以上，近年来有取代 X 线检查的趋势。但当宫内有钙化或宫腔内有气体时，超声均表现为强回声，与节育器回声相似，要注意鉴别诊断。CT 检查费用较高，不适宜作为常规检查手段，可作为超声的补充检查方法。宫腔镜可以直接观察节育器在宫腔的情况，但是一种有创检查，并且不能显示被全部埋入子宫壁的节育器，因此不宜作为首选检查。

（王 芳 张飞雪）

参考文献

1. 周永昌，郭万学主编．超声医学．第四版．北京：科学技术出版社．2013.1309-1310.
2. Chen XY，Guo QY，Wang W，et al. Three-dimensional ultrasonography versus two-dimensional ultrasonography for the diagnosis of intrauterine device malposition. Int J Gynaecol Obstet，2015，128(2)：157-159.
3. Moschos E，Twickler DM. Does the type of intrauterine device affect conspicuity on 2D and 3D ultrasound? AJR Am J Roentgenol，2011，196(6)：1439-1443.
4. Goldstuck ND，Wildemeersch D. Role of uterine forces in intrauterine device embedment，perforation，and expulsion. Int J Womens Health，2014，7(6)：735-744.
5. Brockmeyer A，Webb A. Role of ultrasound scanning in community contraceptive and reproductive health clinics. J Fam Plann Reprod Health Care，2008，34(2)：115-117.
6. Valsky DV，Cohen SM，Hochner-Celnikier D，et al. The shadow of the intrauterine device. J Ultrasound Med，2006，25(5)：613-616.
7. Elahi N，Koukab H. Diagnosis and management of lost intrauterine contraceptive device. J Pak Med Assoc，2002，52(1)：18-20.
8. 谭雪莲，朱长耀，张飚，等．宫内节育器影像学定位诊断的比较研究．实用医技杂志，2006，13(10)：1658-1659.
9. 孙海艳，吴伟本，朱昆喜，等．妇科急腹症的CT诊断．现代诊断与治疗，2010，21(4)：231.
10. Hederström E，Ahlgren M，Salminen H. Computed tomography for localization of intra-abdominally dislocated intrauterine devices. Acta Radiol，1989，30(5)：531-534.
11. Jeffrey SR，Kathleen AB，Nadia J，et al. Multimodality imaging of intrauterine devices with an emphasis on the emerging role of 3-dimensional ultrasound. Ultrasound Quarterly，2012，28(4)：251-260.
12. 钟兰萍，黄丽丽，邹燕等．超声X线联合与CT诊断宫内节育器异位的比较分析．中华医学杂志，2012，92(1)：5-8.

第十一章 妇科急腹症

妇科急腹症是临床最常见的急腹症之一，指24小时内突然出现的下腹部疼痛，病因较复杂，主要由于盆腔内或盆腔周围脏器发生病变所致，具有起病急、进展快的特点。临床表现大多以下腹部剧烈疼痛为主，无特异性。

第一节 异位妊娠

异位妊娠又称宫外孕，是妇产科最常见的急腹症，主要病理基础是由于受精卵在子宫体腔以外的部位着床。根据着床部位分为输卵管妊娠、腹腔妊娠、卵巢妊娠、宫颈妊娠以及子宫残角妊娠等，以输卵管妊娠多见，占95%～98%。这些部位的生理结构特点不能像正常子宫一样，给胎盘或胎儿提供良好的血供及生长发育所需环境，故容易发生流产或坏死、出血及破裂等。临床表现为持续性下腹痛、有停经史、阴道流血史和血尿HCG阳性，后穹隆穿刺抽出不凝血。发病急，病情变化快，有导致孕妇死亡危险。

【影像学表现】

USG：异位妊娠声像图因孕囊着床部位、有无流产、破裂、出血及发病时间长短不同而异。通常子宫正常大小或稍大。未流产破裂型表现为：附件区厚壁囊性或混合回声包块，边界较清晰，典型的包块呈“面包圈”征（图11-1-1），部分见胚芽和原始胎心搏动（图11-1-2）。流产破裂型表现为：附件区肿块呈高回声或混合回声（图11-1-3），回声分布杂乱，形态不规则，边界模糊；同侧卵巢可以显示或包块内可见卵巢或卵巢显示不清。陈旧性异位妊娠表现为肿块回声强弱不一，边界不清，形态不规则，无包膜，与子宫及其周围组织分界不清（图11-1-4）。CDFI示包块内及周边可检测到较丰富的滋养动脉血流信号，脉冲多普勒频谱呈单相或双相、形态增宽的高速低阻动脉血流频谱，RI<0.40。部分腹腔、盆腔内有液性暗区，当有大量积液时，可见漂动的肠管回声（图11-1-5）。

CT：能观察到未破裂妊娠囊的位置、破裂妊娠囊出血的部位及破裂后形成的包块。常表现为附件区囊性或囊实性混杂密度肿块，内部条状血管或结节状胚芽结构是宫外孕的直接征象。如胎囊壁增厚，密度增高，形成“面包圈”样改变，是宫外孕胎囊停止发育的间接征象。胎囊内胚芽点状高密度出血提示胚芽死亡。宫外孕胎囊较大时造成输卵管或卵巢破裂，早期高密度出血灶局限于胎囊周围，随着出血量增多，逐渐弥散于盆腔及肠管间，因此胎囊周围血肿及盆腔积血是提示宫外孕破裂的间接CT征象（图11-1-6），有助于诊断。

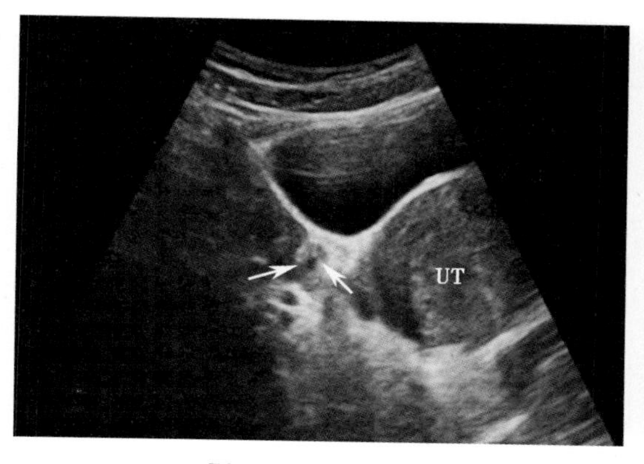

图 11-1-1　宫外孕

TAS 斜横切示右侧附件区厚壁囊性回声(箭头)，呈“面包圈”征；宫腔内未见孕囊回声(TAS：经腹部超声检查；UT：子宫)

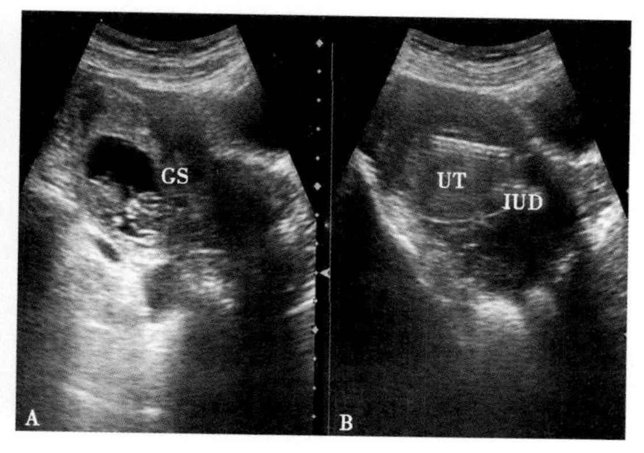

图 11-1-2　宫外孕

A. TAS 斜横切示右侧附件区见孕囊回声，内见胚芽；B. TAS 横切示宫腔内见节育器回声，位置正常(TAS：经腹部超声检查；UT：子宫；IUD：节育环；GS：妊娠囊)

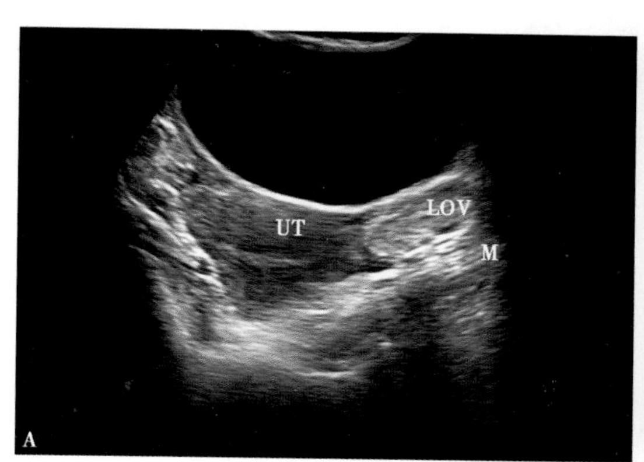

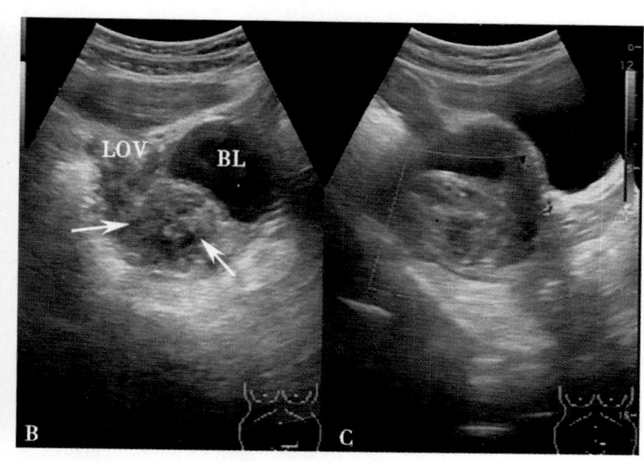

图 11-1-3　宫外孕

A. TAS 斜横切示左侧卵巢与子宫之间略高回声包块，边界不清，与左侧卵巢分界不清；B. TAS 斜横切示左侧附件区混合回声包块(箭头)，边界不清，与左侧卵巢显示不清；C. CDFI 示包块内未见明显血流信号(TAS：经腹部超声检查；UT：子宫；LOV：左侧卵巢；BL：膀胱；M：包块)

图 11-1-4　宫外孕

A. TAS 纵切及 B. 横切示宫体上方不均质低回声包块，边界不清，形态不规则，无包膜，与子宫分界不清，包块周围见不规则液性暗区(TAS：经腹部超声检查；UT：子宫体；M：包块)

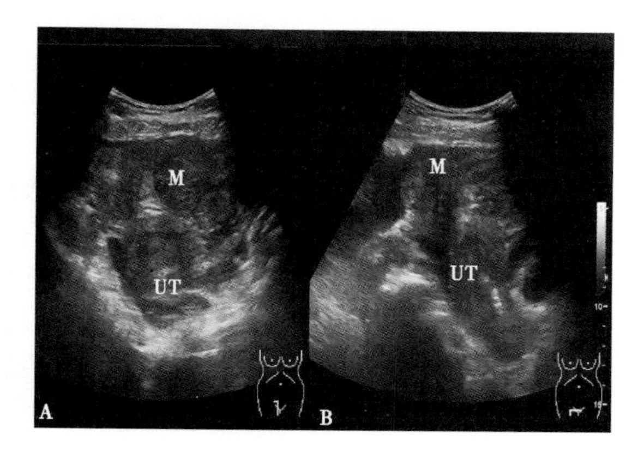

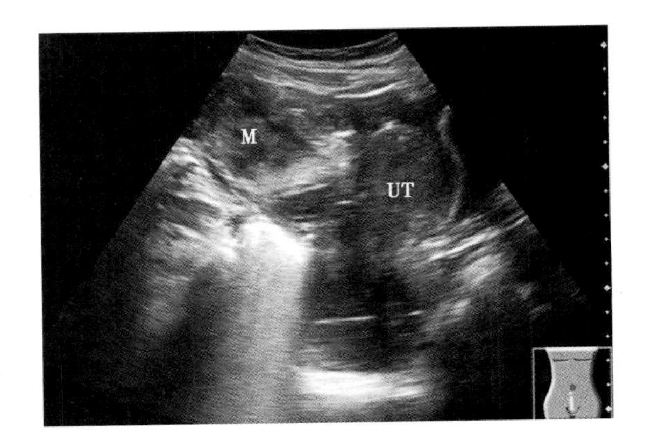

图 11-1-5 宫外孕、盆腔积液

TAS 纵切示子宫宫体右上方不均质回声包块，子宫及包块周围见不规则液性暗区（TAS：经腹部超声检查；UT：子宫；M：包块）

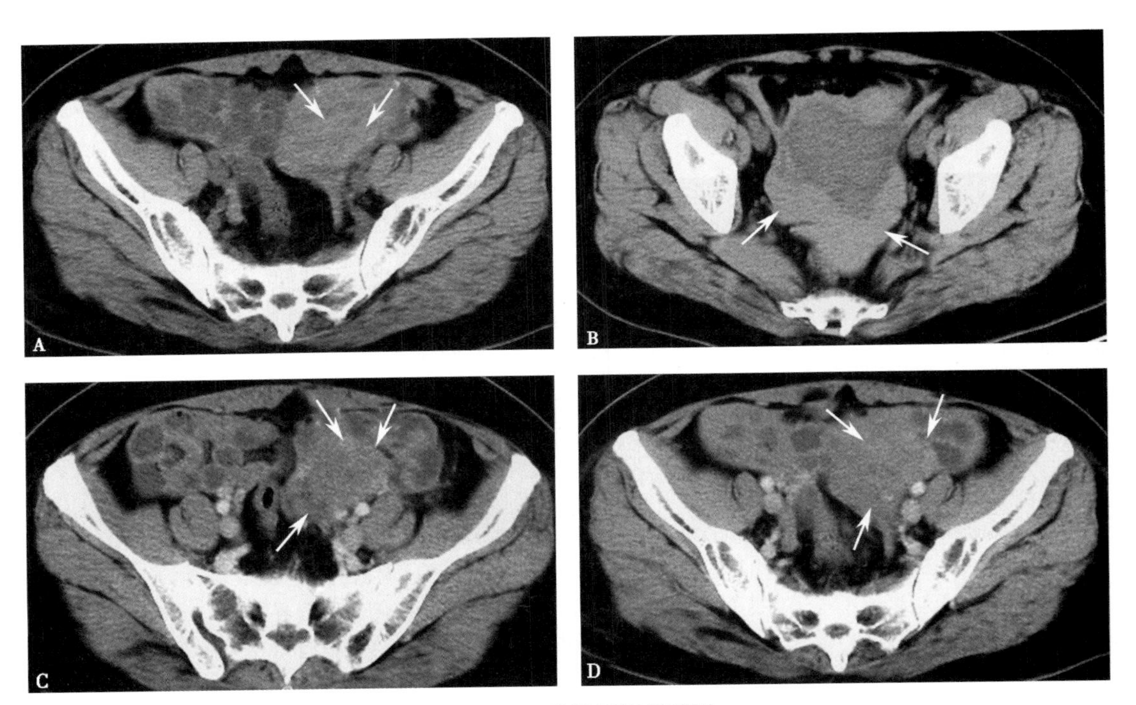

图 11-1-6 盆腔妊娠并破裂

A. 平扫 CT 示左侧盆腔肿块（箭头），密度较高，欠均匀；B. 子宫直肠窝见不规则高密度积血（箭头）；C、D. 增强 CT，肿块强化不明显

MRI：异位妊娠发病部位不同，但 MRI 表现具有相同的形态学特点及信号改变：①病灶外形大多为类圆形或椭圆形，边界较清晰，部分可显示妊娠囊（图 11-1-7）；②信号混杂，多有坏死，出血等混杂信号，坏死多为大片状、囊形，少部分亦可呈蜂窝小囊样；③增强扫描残存绒毛呈条片或弧线状明显强化，边界清晰，液化坏死区不强化；④病灶位于子宫肌层区，边界清晰，相应肌层变薄，周围子宫肌层可轻度增厚，宫腔内可见积液及出血信号；⑤血性腹水多位于子宫直肠窝和小骨盆内；⑥子宫显示增大，内膜增厚，宫腔内妊娠囊缺如。

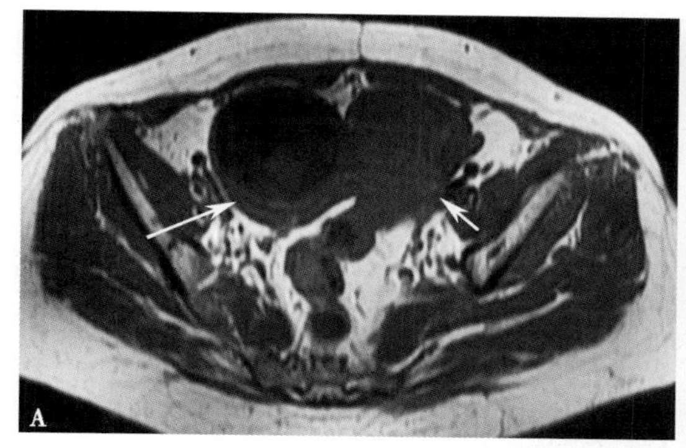

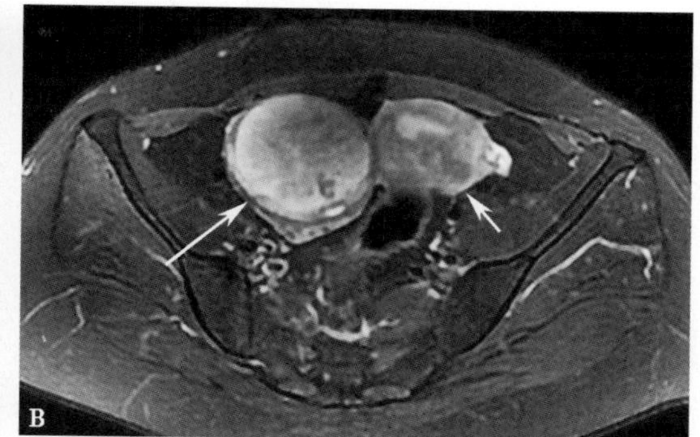

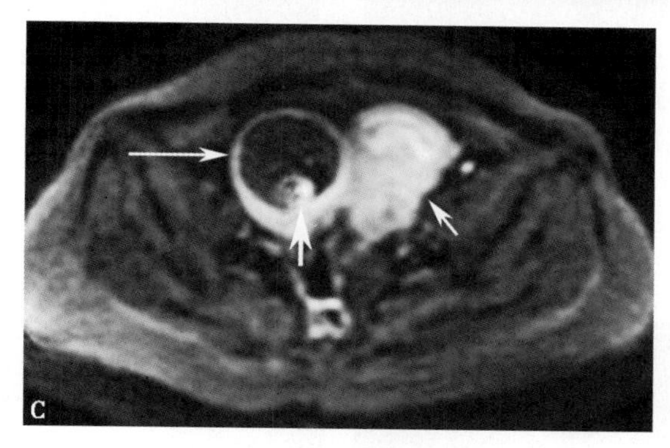

图 11-1-7　残角子宫妊娠

A. 横断面 T_1WI 及 B. 抑脂 T_2WI 显示盆腔右侧见扩张的残角子宫（长箭头）内类圆形妊娠囊，其左侧子宫增大（短细箭头）；C. DWI 显示扩张的残角子宫（长细箭头）妊娠囊内贴近后壁的胚芽（短粗箭头）

【诊断、鉴别诊断及比较影像学】

血清 β-HCG 定量测定是异位妊娠诊断及鉴别诊断的重要依据之一，并对保守治疗的疗效评价有重要意义。阴道后穹隆穿刺适用于疑有腹腔内出血的患者，当抽出不凝血时，应高度怀疑异位妊娠。腹腔镜检查是诊断异位妊娠诊断的金标准，适用于原因不明的急腹症患者。超声检查对于异位妊娠的定位诊断准确率高、操作简单，是异位妊娠的首选影像学检查方法。CT 及 MRI 可作为补充。

超声鉴别诊断主要包括下列疾病：①黄体破裂：宫外孕包块 CDFI 显示条状、点状血流为主，局部血流信号丰富，少数见环状、半环状血流信号，血流连续性欠佳，分布不规则。黄体破裂包块周边见特征性全环状血流信号，血流色彩明亮、均匀连续。②急性盆腔炎：盆腔炎性包块边界不清，形态不规则，加压探头有压痛，有盆腔积液等，但子宫大小正常，无停经史，尿 HCG 阴性，因此不难鉴别。另外，盆腔炎性包块经抗生素治疗后复查可见包块缩小。③卵巢肿瘤蒂扭转：典型症状为突发一侧剧烈腹痛，伴恶心呕吐；无停经史及不孕史，无阴道出血，尿妊娠试验阴性。④宫角妊娠和输卵管间质部妊娠的鉴别：输卵管间质部妊娠的包块位于输卵管近宫角部位，与子宫内膜线不相连续，其周围仅有间断、菲薄的肌层围绕（图 11-1-8）。⑤宫颈妊娠与切口妊娠：宫颈妊娠时宫颈内口关闭（图 11-1-9）。切口妊娠有剖宫产病史（图 11-1-10）。

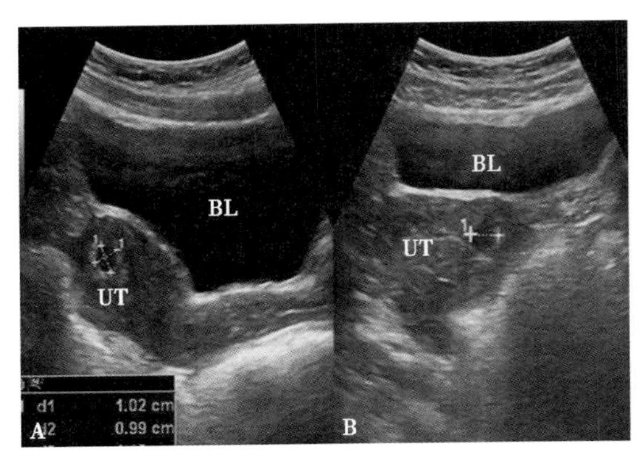

图 11-1-8　宫角妊娠

A. TAS 纵切示宫腔内见妊娠囊回声；B. TAS 横切示偏左侧宫角处见厚壁囊性回声，与子宫内膜相连，宫腔内见不均质回声，外上方肌层回声完整（TAS：经腹部超声检查；UT：子宫；BL：膀胱）

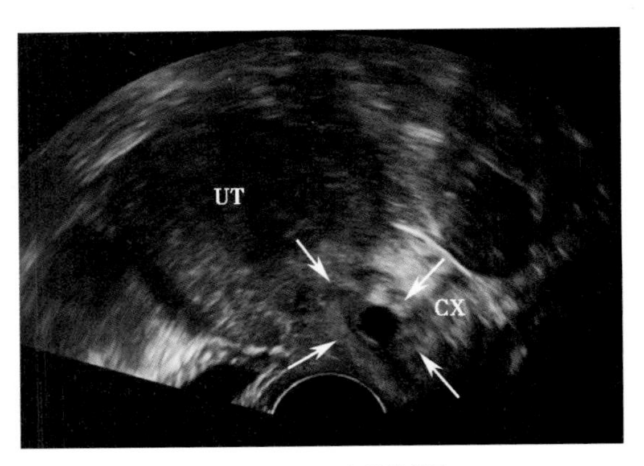

图 11-1-9　宫颈妊娠

TVS 纵切示颈管膨大，内见妊娠囊回声（箭头），宫腔内未见妊娠囊，宫颈内口未开（TVS：经阴道超声检查；UT：子宫；CX：宫颈）

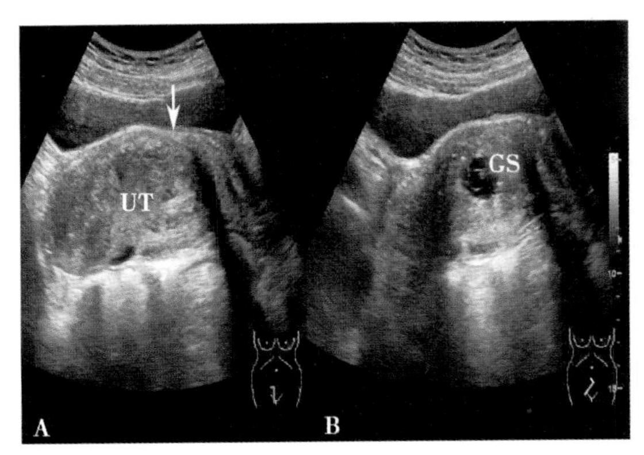

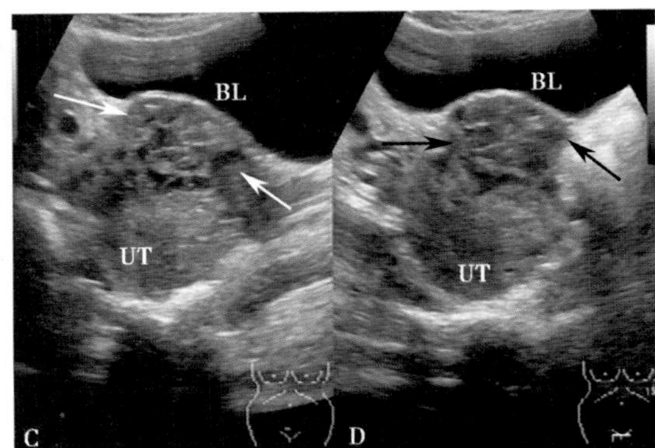

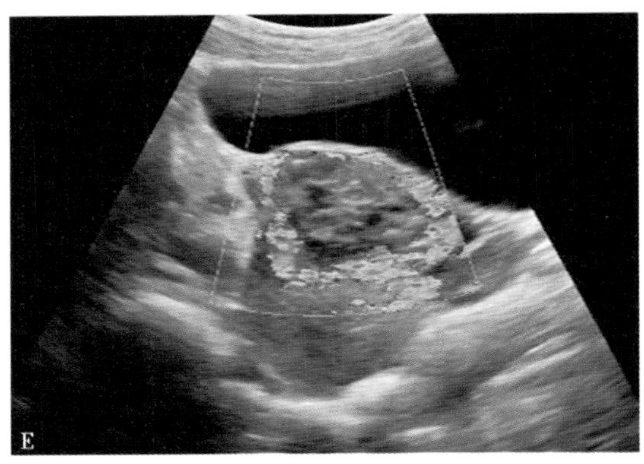

图 11-1-10　瘢痕妊娠

A. TAS 纵切示宫腔下段刀口处见妊娠囊回声，部分位于瘢痕处（箭头），部分位于下段宫腔；B. TAS 斜纵切示宫腔下段 GS 回声；C. 纵切前壁下段切口处见强弱不均的团块状回声（箭头），向外突出，呈网格状，与肌层分界不清；D. 横切示前壁肌层变薄；子宫下段内膜形态失常；E. CDFI 示团块周边血流丰富（TAS：经腹部超声检查；UT：子宫；BL：膀胱；GS：妊娠囊）

第二节　急性盆腔炎

急性盆腔炎（acute pelvic inflammation）是女性上生殖道及其周围组织的一组感染性疾病，主要包括子宫内膜炎、急性输卵管炎、输卵管积脓、卵巢周围炎、输卵管卵巢脓肿、急性盆腔腹膜炎等非特异性炎性疾病，其中输卵管卵巢脓肿破裂为妇科急症。临床表现为持续性下腹部疼痛、子宫压痛、白带增多或脓性白带、发热及血白细胞增高等症状。

【影像学表现】

USG：不同部位的炎症超声表现不同。

1．急性子宫内膜炎、子宫肌炎　子宫体积略增大，轮廓模糊，肌层回声减低、不均匀。子宫内膜增厚，回声减低（图 11-2-1A），严重时宫腔内见无回声区，内可见点状及不规则小片状低回声，为宫腔积脓，有时可见脓液碎屑形成的液平分层征。CDFI 显示炎症区血流较丰富（图 11-2-1B）。

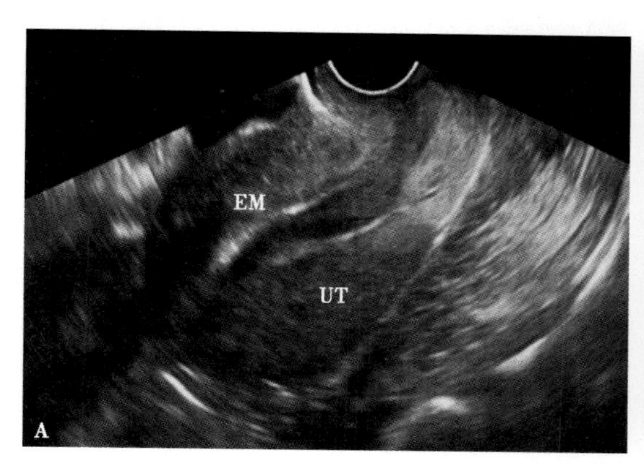

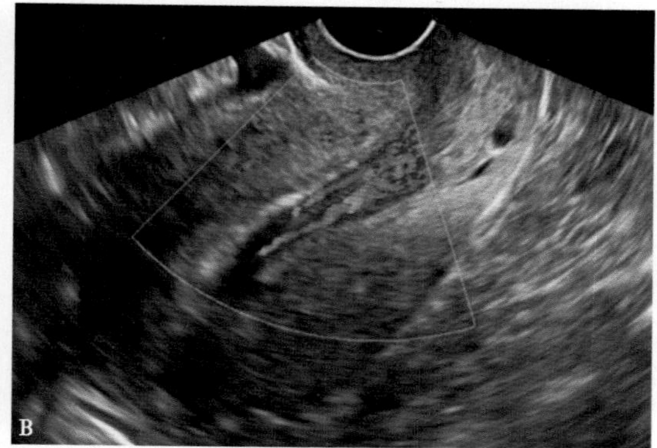

图 11-2-1　急性子宫内膜炎

A．TVS 示子宫大小、形态正常，子宫内膜增厚，回声减低；B．CDFI 示子宫内膜血流信号丰富（TVS：经阴道超声检查；UT：子宫体；EM：子宫内膜）

2．急性输卵管卵巢炎、输卵管积脓、输卵管卵巢脓肿　炎症较轻时，一侧或双侧附件区见条索样迂曲的中低回声区，边界模糊；卵巢轻度增大，实质回声减低（图 11-2-2）。炎症加重后，输卵管管腔积脓或附件区见不规则混合回声包块，其内可见稀疏或稠密或分层的细点样等、弱回声，管壁不均匀增厚，边界模糊不清，呈纺锤样、腊肠样、不规则节段样改变（图 11-2-3）。炎症累及卵巢，有输卵管卵巢囊肿形成时，附件区可见中低回声包块，内可见无回声区，边界不清，输卵管及卵巢分辨不清（图 11-2-4）。

3．急性盆腔腹膜炎　除上述声像图特征外，腹盆腔内见较多的液性暗区，多集中在盆腔内包绕在子宫周围，形成无回声或低回声带。盆腔脓肿形成时，于子宫直肠陷凹内见点状或条带状回声。

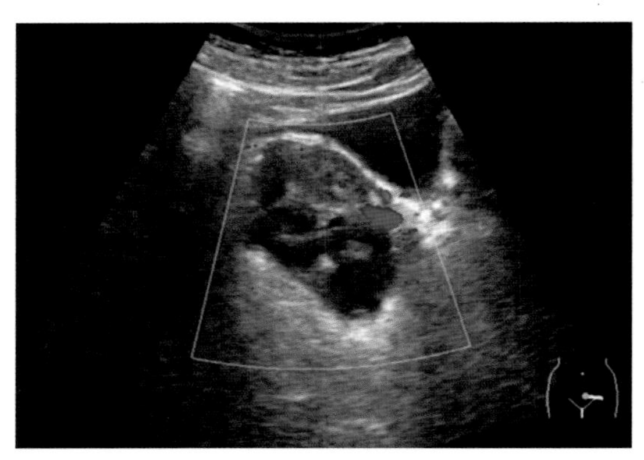

图 11-2-2 输卵管炎症积水

TAS 横切示左侧附件区见迂曲的管样回声，左侧卵巢回声减低，与管样回声分界不清；CDFI 示血流信号不丰富（TAS：经腹部超声检查）

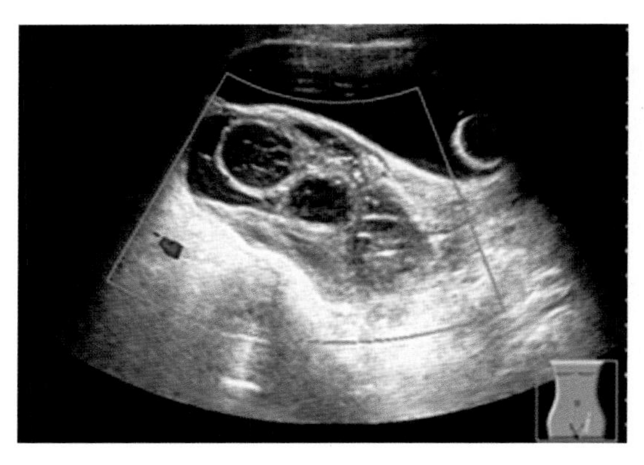

图 11-2-3 输卵管积脓

TAS 横切示左侧附件区见不规则混合回声包块，其内见稀疏点样回声，管壁不均匀增厚，边界模糊不清（TAS：经腹部超声检查）

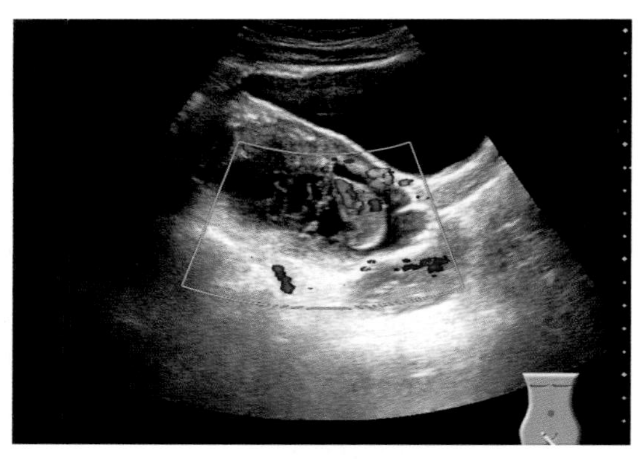

图 11-2-4 输卵管炎性包块

TAS 斜纵切示右侧附件区见混合回声包块，内可见无回声区，边界不清，右侧卵巢分辨不清；CDFI 实性部分内见条形血流信号（TAS：经腹部超声检查）

CT：输卵管或卵巢脓肿表现为宫旁或附件区囊性包块（图 11-2-5），单房或多房，与周围组织结构粘连，囊壁较厚，内有间隔；增强扫描囊壁及间隔明显强化，多房者呈蜂窝样表现（图 11-2-6）。输卵管积脓时，管腔扩张，呈腊肠样管状影，中央密度低，增强扫描管壁强化。子宫积脓时，宫腔扩张，如子宫壁菲薄、不整等，提示穿孔的可能。

MRI：输卵管或卵巢脓肿表现为宫旁或附件区囊性或囊实性包块，形态多样，单房或多房状、蜂窝状、串珠状及腊肠样改变。扩张的输卵管腔内炎性细胞、坏死组织和蛋白质等大分子物质由于重力作用发生沉积，与脓液形成液 - 液分层，T_2WI 显示清晰。脓肿壁因炎性浸润而增厚。脓肿形成早期其内容物富含多种炎性细胞、坏死组织和蛋白质的黏稠液体，水分子弥散受限，脓液于 DWI 序列呈明显高信号。增强后囊壁呈厚壁强化，其内可见不全分隔（图 11-2-7）。输卵管或卵巢脓肿易导致盆腔炎症，边缘轮廓模糊，并出现不同程度盆腔积液。

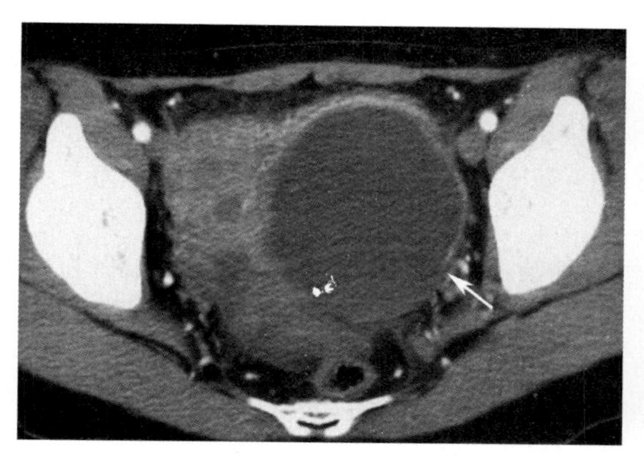

图 11-2-5　输卵管卵巢脓肿

增强 CT 显示宫旁左侧类圆形囊性包块，囊壁较厚，厚薄欠均匀，囊壁呈不均匀轻度及中度强化（箭头）；子宫受压右移

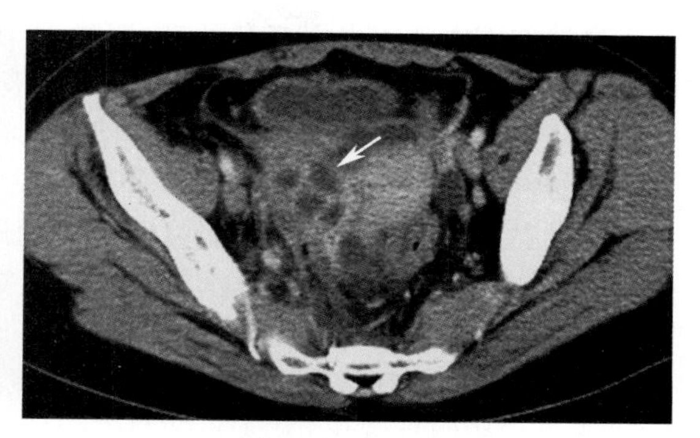

图 11-2-6　卵巢脓肿

增强 CT 显示右侧附件区包块（箭头），呈多囊蜂窝状改变，囊壁较厚，与周围组织结构粘连，边界不清

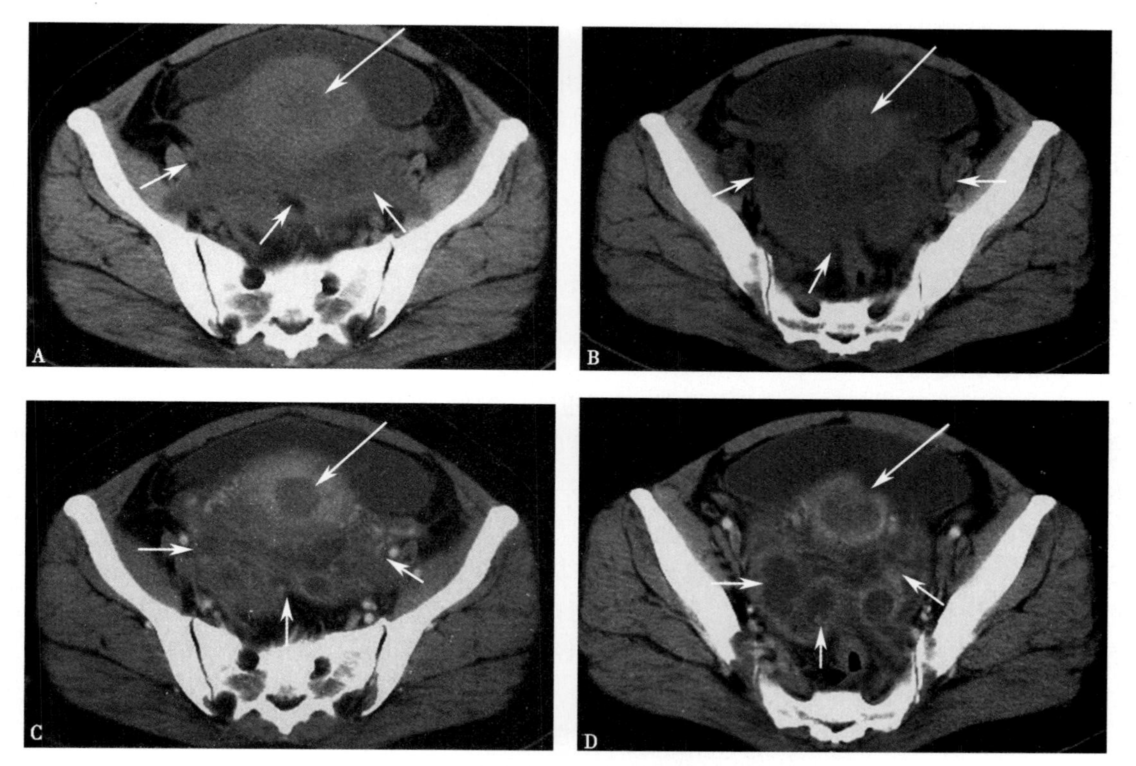

图 11-2-7　子宫内膜癌及双侧卵巢输卵管脓肿

A、B. 平扫 CT 示子宫腔内低密度病变（长箭头）；双侧宫旁见包块，呈囊实性改变（短箭头）；C、D. 增强 CT 示宫腔内肿块强化程度低于子宫肌层（长箭头）；双侧宫旁病变多囊状改变，囊壁较厚，与周围组织结构分界不清（短箭头）

【诊断、鉴别诊断及比较影像学】

急性盆腔炎临床表现多有发热，可达 38℃以上，有时伴发冷寒战；下腹部持续性疼痛，白带多呈脓性；阴道后穹隆穿刺抽出淡黄色液体，化验为渗出液；HCG 阴性。妇科检查时，子宫有压痛；当炎症蔓延到输卵管、卵巢时，附件区有压痛、增厚或包块形成。超声为首选检查方法，CT 及 MRI 的诊断准确率亦较高。

急性盆腔炎应与下列疾病相鉴别：①陈旧性宫外孕：以停经史、下腹疼及阴道出血为主要症状，实验室检查 HCG 阳性，阴道后穹隆穿刺抽出暗红色不凝血。②子宫内膜异位症：有痛经史，无发热，血常规检查白细胞不高。子宫体积增大明显或以前后壁局部增厚为主。伴有一侧或两侧附件区巧克力囊肿时，超声见细密光点，MRI 呈短 T_1 及长 T_2 高信号，CT 及 MRI 增强扫描明显强化；其大小随月经周期变化。③卵巢肿瘤：恶性卵巢肿瘤侵犯子宫及宫旁组织时，显示附件区肿块、边界模糊不清、形态不规则、与子宫分界不清，常伴有大量腹水。超声同侧卵巢显示不清，CDFI 血流信号丰富。

第三节　卵巢肿瘤蒂扭转

卵巢肿瘤蒂扭转（ovarian tumor with torsion）是妇科常见急腹症之一。可发生于任何年龄，以年轻女性多见。临床表现为急性持续性下腹痛，常伴恶心、呕吐。扭转的蒂由骨盆漏斗韧带、卵巢固有韧带、输卵管及卵巢输卵管系膜组成，其中包括子宫动脉、静脉、附件及卵巢分支。卵巢肿瘤蒂发生急性扭转后，首先是蒂内静脉回流受阻，瘤内高度充血以致出血，肿瘤迅速增大，继而循环中断，动脉血流受阻，瘤组织发生坏死或梗死。周围腹膜发生炎性反应。

根据扭转的程度分为不完全性扭转和完全性扭转。卵巢囊性肿瘤所致的蒂扭转明显多于实性肿瘤，且好发于瘤蒂长、中等大小、活动度大、重心偏于一侧的肿瘤，右侧多于左侧。由于血管蒂沿其中轴发生顺时针或逆时针旋转，导致动脉、静脉、淋巴回流受阻，卵巢肿瘤广泛水肿，甚至出血、坏死、破裂及感染等。

【影像学表现】

USG：卵巢肿瘤蒂扭转的超声表现可因扭转的时间及程度不同，表现也不尽相同。患侧卵巢增大，并于附件区见囊性或囊实性包块（图 11-3-1），囊壁较厚、水肿，部分呈双边征。囊内可见细密光点或不规则光团，囊性包块多中等大小，位置偏高，多位于腹正中线及子宫前方。扭转的蒂部回声杂乱，呈实质性肿块回声，可呈漩涡状、靶环样、蜗牛壳样改变，边界不清，与原来囊肿声像图表现为一囊一实双肿块图像（图 11-3-2）；囊肿根部彩色血流减少或消失，可有不同程度的血管扩张。患侧探头触痛试验阳性。腹、盆腔内有时可见液性暗区。经阴道超声卵巢肿瘤蒂扭转检出率明显高于经腹部超声，特别是 CDFI 对动静脉血流的显示，对判断卵巢功能是否可恢复有较大价值。

CT：CT 表现为宫旁或附件区囊性、囊实性肿块，即原发囊性病变及扭转的蒂，后者由系膜、韧带及输卵管组成。病变自卵巢肿瘤连至子宫，表现为肿块与子宫间蒂样软组织密度。平扫示囊壁密度增高，囊壁厚薄不均、毛糙，肿块内出血时密度增高，合并出血梗塞时，增厚的囊壁及扭转的蒂密度增高，增强扫描示扭转肿瘤的实性成分、囊壁及附件区密度增高处无明显强化。CT 可表现为“漩涡征”，是蒂扭转的特异征象（图 11-3-3）。其他表现如：同侧附件增粗、出血、盆腔积液、子宫受牵拉向患侧移位。

MRI：多方位成像有利于清晰显示扭转蒂与瘤体及子宫相连。肿瘤 T_1WI 多为低信号，T_2WI 信号增高，典型表现为“漩涡征”或“靶征”。T_1WI 脂肪抑制有利于显示扭转蒂内出血灶。

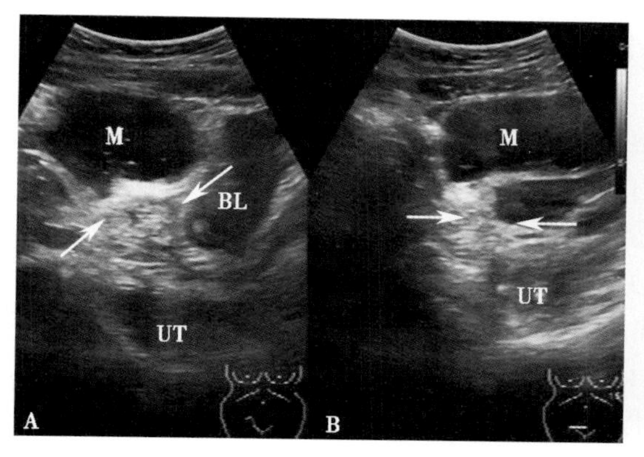

图 11-3-1 卵巢囊肿扭转

A. TAS 斜纵切及 B. 横切示子宫右方见囊实性包块，囊性部分内见稀疏光点，实性部分回声不均（箭头），边界不清，构成一囊一实双肿块图像（TAS：经腹部超声检查；UT：子宫；BL：膀胱；M：包块囊性部分）

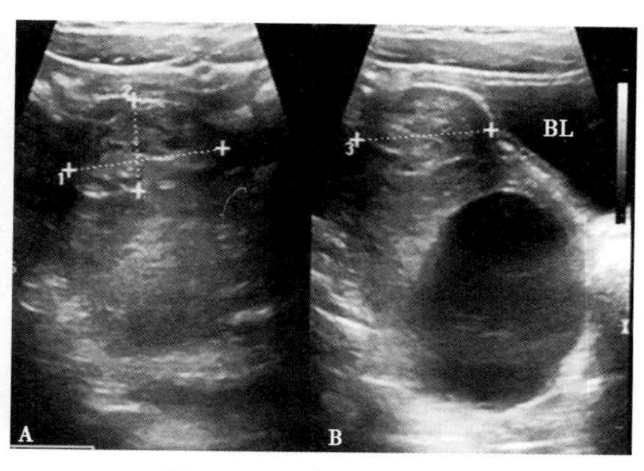

图 11-3-2 卵巢囊肿扭转

A. TAS 斜纵切及 B. 横切示右侧附件区囊实性包块，囊性部分内透声尚可，实性部分（测量标尺所示）为扭转的蒂部，边界尚清，回声不均，表现为一囊一实双肿块图像（TAS：经腹部超声检查；BL：膀胱）

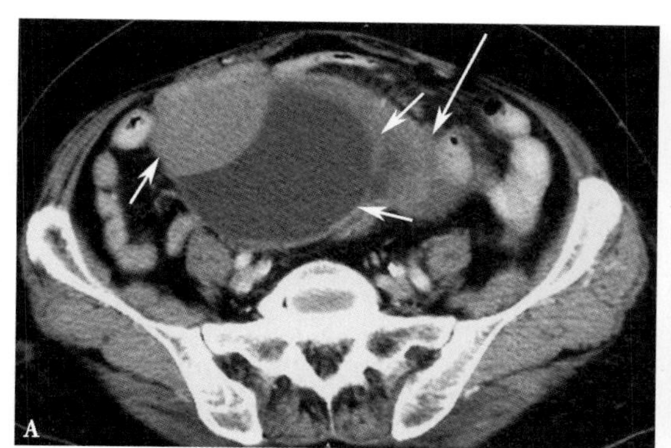

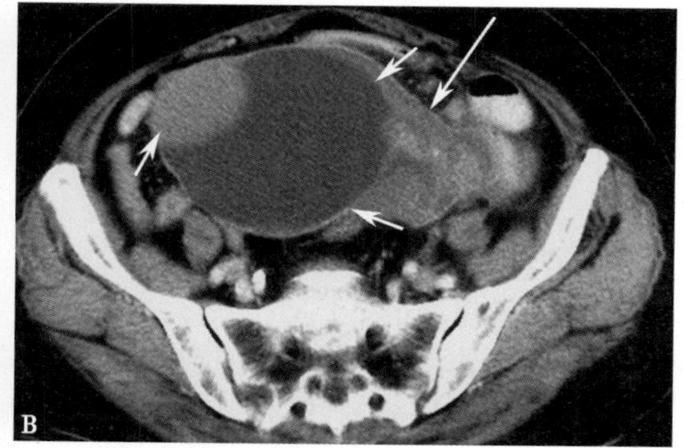

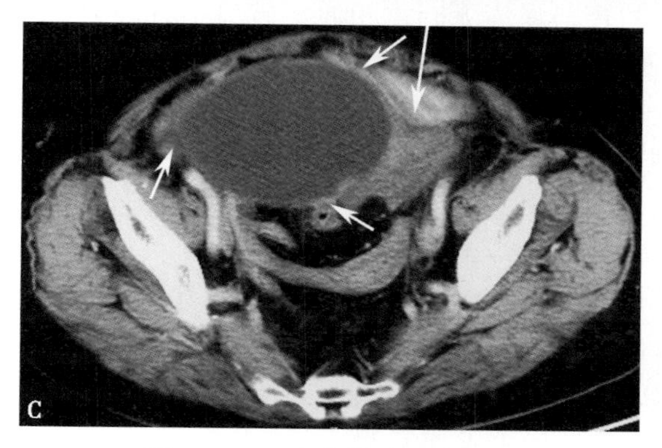

图 11-3-3 左卵巢肿瘤蒂扭转

A～C. 自上之下不同层面增强 CT 显示盆腔偏右侧囊实性肿块（短箭头），边界清晰，病理为黏液性囊腺瘤偏左侧实性软组织部分为扭转的蒂（长箭头）

【诊断、鉴别诊断及比较影像学】

突发急性或亚急性下腹部疼痛，伴有恶心、呕吐甚至休克，体检时触及盆腔内近中线处较大肿块，有压痛、反跳痛，首先应想到卵巢肿瘤蒂扭转的可能性。有时扭转也能自然恢复，疼痛亦随之缓解。超声为首选影像检查方法，CT 可作为重要补充。MRI 因检查时间长，较少应用于卵巢蒂扭转的诊断。

卵巢肿瘤蒂扭转时超声应与下列疾病相鉴别：①卵巢囊肿囊内出血：囊肿边界清楚，囊内无回声区内可见细密光点或不规则光团，有时与卵巢肿瘤蒂扭转在声像图上较难鉴别。但患者腹痛较轻，包块处及蒂部触痛较轻。②阑尾周围脓肿：右下腹阑尾区不规则混合回声包块，边界不清，形态不规则，有时其内可见气体或粪石声影；肿块周围可见肠袢包绕，系膜、网膜增厚，回声增强。探头按压时，压痛及反跳痛明显，一般有转移性右下腹痛病史。③异位妊娠：子宫体积略大，内膜线增厚，子宫一侧见混合包块，形态不规则，包膜不完整，边界不清晰并伴腹盆腔积液。异位妊娠多有停经史，尿检阳性，阴道后穹窿穿刺抽出不凝血液，一般不难诊断。④卵巢巧克力囊肿：囊壁较厚，囊内可见密集的低回声光点或呈混合性、实性回声，易与卵巢囊肿蒂扭转混淆。但卵巢巧克力囊肿形态不规则，囊内密集光点均匀分布。患者有痛经史，触诊囊肿固定不活动，触痛不明显，骶主韧带处可触及黄豆大触痛明显的结节。

第四节　卵巢囊肿破裂

卵巢囊肿破裂（ovarian cyst rupture）包括黄体囊肿破裂、卵泡囊肿破裂、巧克力囊肿破裂、卵巢黏液性囊腺瘤破裂、囊性畸胎瘤破裂等，其中卵巢黄体破裂约占 80%。常因肿瘤内、外压力上升、肿瘤扭转及感染等因素所致。卵巢巧克力囊肿破裂，为重症急腹症，有自发破裂及反复破裂倾向。卵巢黄体破裂多发生在月经中期或经前期，无停经史。临床表现为突然剧烈下腹痛。

【影像学表现】

USG：超声声像图因原发病变的不同而异。

1. 卵巢囊肿破裂　原卵巢囊肿变形，呈皱缩状或花边状；囊壁轮廓不完整、凹陷、中断、不规则，破裂处囊内无回声与囊周无回声相通。破口小者，可保留原卵巢囊肿的特征性表现，但囊肿张力较低。破口大者，肿块边界模糊，囊腔内壁可有不规则突起，少数肿块消失。

2. 黄体囊肿破裂　根据声像图特点分为三型。

（1）附件区包块型：一侧附件区见混合回声包块（图 11-4-1），内可见小片状液性暗区，边界不清，形态不规则，无包膜，CDFI 显示内部无明显血流信号。患侧卵巢可清晰显示或显示不清；腹、盆腔不同程度积液，内可见细密光点。

（2）卵巢囊肿型：一侧卵巢体积增大，内见囊性包块（图 11-4-2），边界欠清，部分见囊壁连续性中断，囊内透声好或者见细密光点或网格样回声，CDFI 显示部分囊肿内见血流信号。盆腔积液内见细密光点。

（3）积液型：子宫及卵巢均未见明显异常，仅于腹盆腔内见不同程度积液，内见细密光点。

3. 卵巢巧克力囊肿破裂　患者多数有痛经史，发病多在月经前或月经周期后半期。声像图特点为卵巢增大，囊壁厚，内壁毛糙，内部回声不均匀，液性部分呈细密云雾光点回声，有的呈分隔状，肿块与子宫分界不清。

4. 盆腔积液　积液量根据原来囊肿大小及破裂程度而不同。

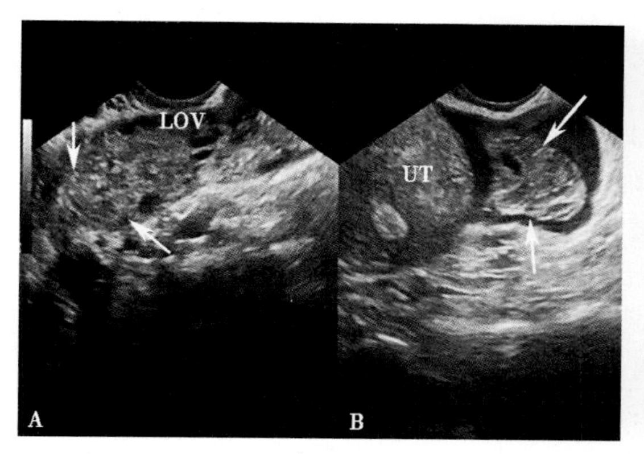

图 11-4-1　黄体破裂

A. TVS 斜纵切示左侧卵巢显示清晰；B. TVS 斜横切示左侧附件区见混合回声包块（箭头），内见小片状液性暗区，边界尚清，形态不规则；盆腔内少量液性暗区，内见细密光点（TVS：经阴道超声检查；UT：子宫；LOV：左侧卵巢）

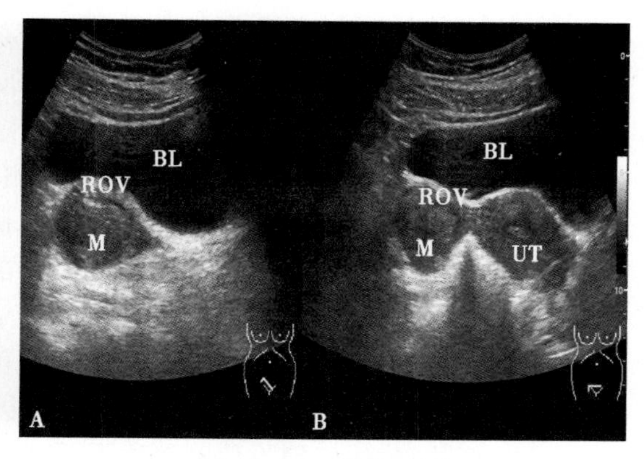

图 11-4-2　黄体破裂

A. TAS 斜纵切及 B. 横切示右侧卵巢体积增大，内见低回声包块，呈网格样，边界欠清（TAS：经腹部超声检查；UT：子宫；BL：膀胱；ROV：右侧卵巢；M：包块）

CT 及 MRI：①卵巢皮样囊肿破裂：囊肿囊壁形态不整、松弛、凹陷或断裂；部分囊壁不能明确显示；囊内容物外流；远隔部位脂肪滴或块沉着；肠系膜密度增高等。②卵巢巧克力囊肿破裂：CT、MRI 表现与卵巢肿瘤破裂类似，因巧克力囊肿常与周围组织结构粘连，囊壁形态改变较难显示。腹、盆腔内潴留液体在 T_1WI 脂肪抑制序列呈高信号，与巧克力囊肿信号一致，与其他原因所致的盆腔内出血明显不同，可作为鉴别诊断的重要依据。巧克力囊肿患者，短期内囊肿明显增大或缩小，提示破裂的可能。③卵巢黄体破裂：卵巢黄体破裂常引起黄体内或腹腔内出血。CT 表现为宫旁或附件区囊性密度影，伴周围积血或血肿，囊壁不完整，增强扫描囊壁明显强化（图 11-4-3）。MRI 对出血检出敏感，急性期出血 T_2WI 呈低信号，亚急性期出血 T_1WI、T_2WI 均呈高信号。

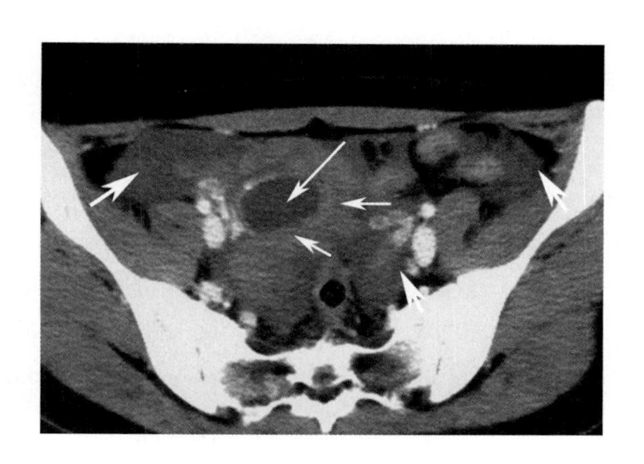

图 11-4-3　卵巢黄体破裂

增强 CT 显示右侧附件区卵圆形囊性低密度影（长细箭头），囊壁不完整，周围见高密度积血（短细箭头），并盆腔积液（短粗箭头）

【诊断、鉴别诊断及比较影像学】

卵巢囊肿破裂一般无停经史，腹痛出现在经前，如出血量少，腹痛可逐渐减轻、消失。出血量大，全腹痛明显，并逐渐转变为持续性下坠痛，常有阵发性加剧，伴恶心、呕吐、肛门坠胀及休克征象。有压痛、反跳痛，以患侧为著，双合诊宫颈有举痛。子宫正常大小，有时可触及增大的卵巢并伴压痛，一般无包块。尿或血 HCG 检查阴性。超声为首选影像检查方法，CT 可作为重要补充。MRI 因检查时间长，较少应用于卵巢囊肿破裂的诊断。

卵巢囊肿破裂的超声声像图应与下列疾病鉴别：①宫外孕：子宫体积稍增大、形态饱满、宫腔内回声增多。宫外孕未破裂时，一侧附件区见厚壁囊性回声，有胚芽及原始心管搏动可明确诊断，与黄体囊肿破裂容易鉴别。破裂后，附件区见不均质回声包块，边界不清，形态不规则，与卵巢囊肿破裂不易鉴别，可结合临床症状及病史，宫外孕多有停经史，阴道不规则流血及宫颈举痛，尿或血 HCG 阳性。黄体破裂一般无闭经史，多发生在月经期中晚期和经前期，尿或血妊娠试验阴性。两者均可见腹、盆腔积液，但总体来说，宫外孕破裂出血较黄体破裂出血量大。②卵巢肿瘤蒂扭转：附件区包块边界清晰光滑，有明显的包膜和后方回声增强，黄体破裂附件区包块不规则，内部回声不均匀，无包膜。卵巢囊肿蒂扭转一般伴有盆腔少量积液，黄体破裂时腹盆腔内大量积液。

（张飞雪　王　芳）

参考文献

1. Bhavsar AK，Gelner EJ，Shorma T. common questions about the evaluation of acute pelvic pain. Am Fam Physician，2016，93（1）：41-48.
2. 林春，唐振国，李亮平，等. 妇科急腹症的 CT 诊断. 实用临床医学，2013，14（5）：79-80.
3. 汪秀玲，宋强，马喜娟，等. 妇科急腹症的 CT、MRI 诊断. 罕少疾病杂志，2009，16（1）：27-31.
4. Taran FA，Kagan KO，Hübner M，et al. The diagnosis and treatment of ectopic pregnancy. Dtsch Arztebl Int，2015，112（41）：693-703.
5. Chen ZY，Liu JH，Liang K，et al. The diagnostic value of a multivariate logistic regression analysis model with transvaginal power Doppler ultrasonography for the prediction of ectopic pregnancy. J Int Med Res，2012，40（1）：184-193.
6. 张玉会. 超声与螺旋 CT 在妇科急腹症诊断中的应用价值对照研究. 河北医药，2013，35（12）：1841-1842.
7. Fiocchi F，Petrella E，Nocetti L，et al. Transvaginal ultrasound assessment of uterine scar after previous caesarean section：comparison with 3T-magnetic resonance diffusion tensor imaging. Radiol Med，2015，120（2）：228-238.
8. Kraemer B，Kraemer E，Guengoer E，et al. Ovarian ectopic pregnancy：diagnosis，treatment，correlation to Carnegie stage 16 and review based on a clinical case. Fertil Steril，2009，92（1）：392.e13-e15.
9. 赵红梅，邢开宇，刘丽，等. 阴式超声对早期宫外孕与黄体囊肿的鉴别诊断. 黑龙江医学，2007，31（1）：3-4.
10. Belics Z，Gérecz B，Csákány MG. Early diagnosis of ectopic pregnancy. Orv Hetil，2014，155（29）：1158-1166.
11. Swenson DW，Lourenco AP，Beaudoin FL，et al. Ovarian torsion：case-control study comparing the sensitivity and specificity of ultrasonography and computed tomography for diagnosis in the emergency department. Eur J Radiol，2014，83（4）：733-738.

12. Rostamzadeh A，Mirfendereski S，Rezaie MJ，et al. Diagnostic efficacy of sonography for diagnosis of ovarian torsion. Pak J Med Sci，2014，30(2)：413-416.
13. Shadinger LL，Andreotti RF，Kurian RL. Preoperative sonographic and clinical characteristics as predictors of ovarian torsion. J Ultrasound Med，2008，7(1)：7-13.
14. Sibal M. Follicular ring sign：a simple sonographic sign for early diagnosis of ovarian torsion. J Ultrasound Med，2012，31(11)：1803-1809.
15. Nizar K，Deutsch M，Filmer S，et al. Doppler studies of the ovarian venous blood flow in the diagnosis of adnexal torsion. J Clin Ultrasound，2009，37(8)：436-439.
16. 方雄，沈亚芝，葛祖峰，等. CT 在妇科急腹症诊断中的应用. 现代实用医学，2012，24(9)：1031-1032.
17. 于晓莉. 妇科急腹症病因构成及临床特点分析. 中国医药指南，2011，9(23)：66-67.
18. Mashiach R，Melamed N，Gilad N，et al. Sonographic diagnosis of ovarian torsion：accuracy and predictive factors. J Ultrasound Med，2011，30(9)：1205-1210.
19. 汪秀玲，徐凯. 妇科急腹症中扭转现象的 CT 和 MRI 表现及综述. CT 理论与应用研究，2007，16(1)：89-93.

第十二章 垂体疾病

第一节 垂体发育异常

垂体由三部分组成，腺垂体、神经垂体、中间部及漏斗。腺垂体：呈U形包绕神经垂体的前部及两侧，占整个垂体体积的80%。腺垂体分泌营养性激素（TSH、ACTH、LH、FSH）及生长激素（GH）。中间部：只占垂体体积的2%左右，是一个退化的部位。神经垂体：神经垂体与下丘脑直接相连。下丘脑前区的视上核和室旁核释放分泌颗粒沿轴突运送到神经部储存，进而释放入窦状毛细管内。

不同年龄及性别人群垂体高度有所不同，常≤6mm。青春发育期女性可在10mm左右，上缘常呈突起或膨隆状改变。怀孕或哺乳期女性可达12mm左右。成年男性及绝经后女性高度上限常为8mm。

正常垂体MRI信号：垂体信号变异很大。除新生儿外（其垂体可以较大而且信号较高），垂体信号与脑灰质类似（图12-1-1）。铁过载状态下（地中海贫血、血色病）T_2WI呈低信号。肝衰竭患者，T_1WI呈均匀高信号。神经垂体常呈短T_1信号，抑脂序列仍呈高信号，其高信号并非由脂性物质沉积所致，是下丘脑-垂体轴的神经内分泌颗粒，是颗粒膜下的磷脂导致水分子的驰豫加快所致。此高信号是否存在被认为是垂体神经功能状态的一种标志。神经垂体高信号缺失在中枢性尿崩症患者中较常见，但是20%正常人后叶常无高信号显示。垂体缺乏血-脑脊液屏障，增强扫描呈明显强化，强化程度仅次于周边海绵窦强化。垂体增强扫描可发现15%～20%垂体"偶发瘤"，表现为局限性低信号，多为局限性垂体内囊肿或无功能腺瘤，两者尸检均常见。如果垂体"偶发瘤"无任何强化，Rathke囊肿或中间部囊肿可能性要大于微腺瘤。对于垂体病变，了解患者生理状态非常重要，尤其是女性哺乳期，垂体高度可达12mm（图12-1-2）。

垂体发育异常主要包括神经垂体异位（posterior pituitary ectopia）、重复腺垂体或垂体柄（duplicated pituitary gland/stalk）。神经垂体异位由胚胎时期基因突变导致神经元移行异常所致，常伴有垂体柄缺如及垂体发育不良。异位的神经垂体多位于灰结节的正中隆起或发育不良的垂体柄末端。垂体发育不良伴有相关激素缺乏症状，在儿童导致生长缓慢，身材矮小，但比例匀称。

【影像学表现】

X线平片：神经垂体异位于颅骨侧位片可表现正常或显示垂体窝发育浅平。重复垂体表现为两个垂体窝，常伴有颅颈交界区的发育畸形。

CT：CT 不能区分正常垂体前叶与后叶。骨窗观察，神经垂体异位表现为颅底垂体窝及鞍背骨质发育较小，垂体窝浅平。重复垂体表现为两个分离的垂体窝。

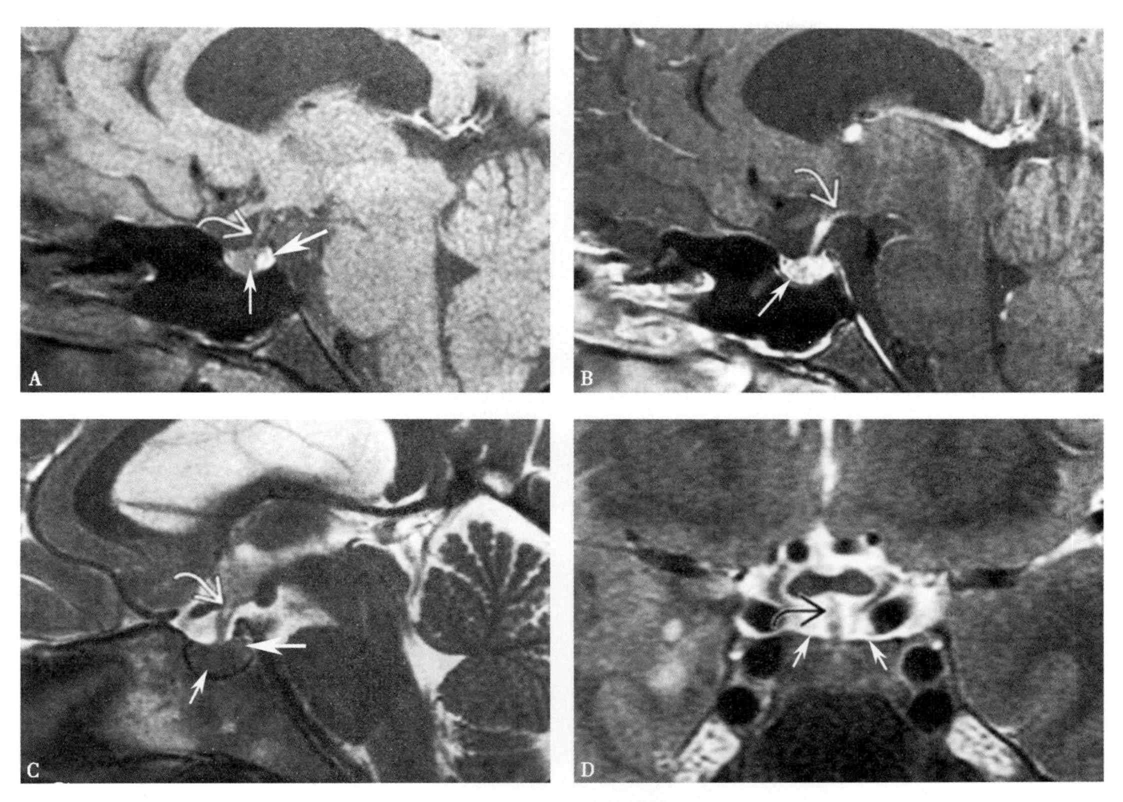

图 12-1-1 正常垂体

A. 矢状面 T_1WI 显示正常腺垂体与脑灰质信号相似（细箭头），神经垂体呈高信号（粗箭头），垂体柄从上至下逐渐变细（弯箭）；B. 矢状面增强 T_1WI 显示垂体轻度不均匀强化（箭头），垂体柄及下丘脑灰结节明显强化（弯箭）；C. 矢状面 T_2WI 示正常垂体前叶与脑灰质信号相似（细箭头），后叶呈略高信号（粗箭头），同时显示了三脑室漏斗隐窝（弯箭）D. 冠状 T_2WI 示垂体柄通过鞍膈（弯箭），鞍膈呈线样低信号（箭头）

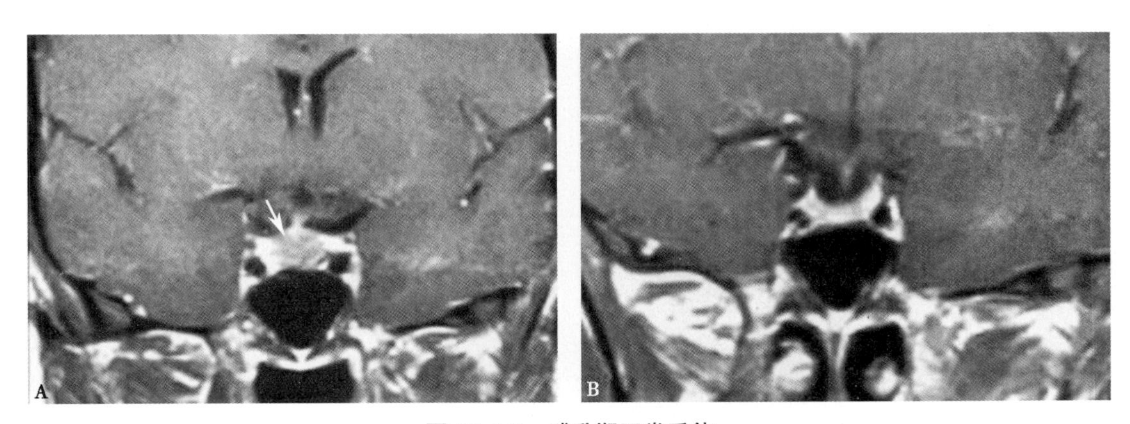

图 12-1-2 哺乳期正常垂体

A. 哺乳期女性：冠状面增强 T_1WI 示垂体体积弥漫性增大（箭头），垂体高度达 12mm；B. 同一例 1 年后复查：冠状面增强 T_1WI 示垂体高度明显下降

MRI：神经垂体异位在矢状位 T_1WI 最容易显示，表现为垂体柄缺如或异位的后叶高信号，多位于灰结节正中隆起或发育不良的垂体柄末端（图 12-1-3、图 12-1-4）。重复垂体冠状位可发现 2 个垂体柄或腺垂体信号，垂体大小形态常无异常（图 12-1-5）。

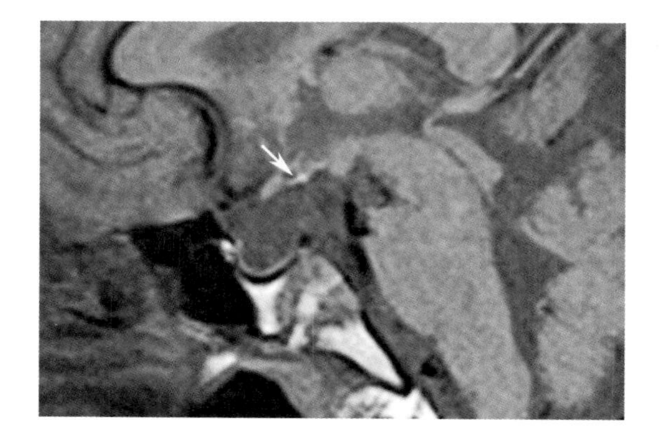

图 12-1-3 垂体后叶异位

矢状面 T_1WI 显示神经垂体高信号位于灰结节正中隆起（箭头），腺垂体变薄，正常神经垂体部位未见高信号显示

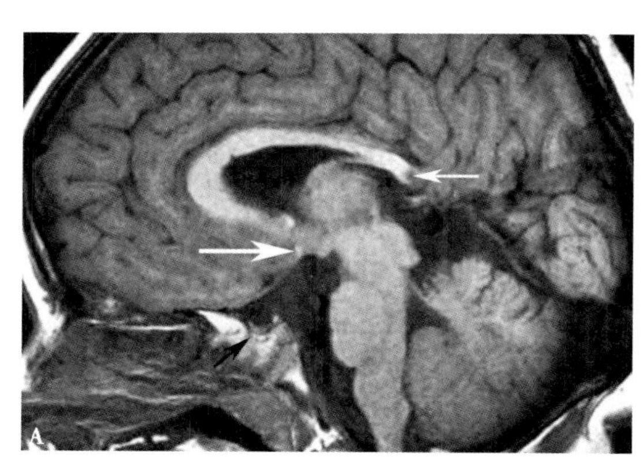

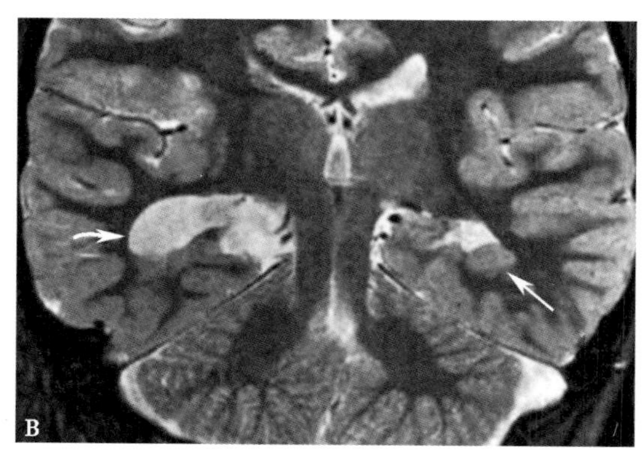

图 12-1-4 垂体发育不良、后叶异位伴灰质异位

A. 矢状面 T_1WI 示垂体体积较小（黑细箭头），垂体柄缺如，垂体后叶高信号位于灰结节正中隆起处（C 粗箭头），胼胝体压部发育较小（白细箭头）；B. 冠状面 T_2WI 显示双侧侧脑室周围灰质异位（箭头及弯箭）

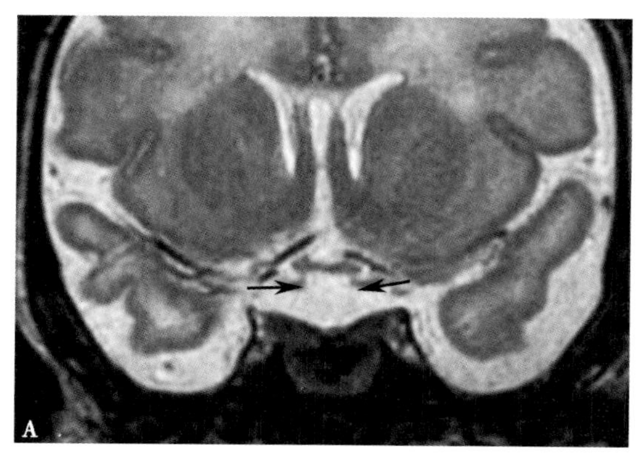

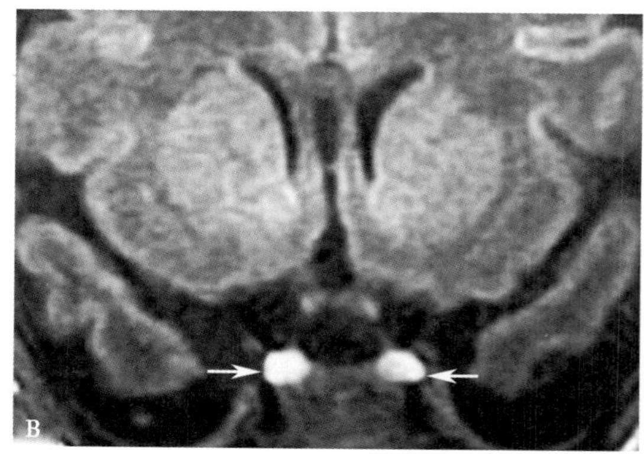

图 12-1-5 重复垂体畸形

A. 正中冠状面 T_2WI 显示自视交叉部位发出两个垂体柄（箭头）；B. 冠状面 T_1WI 显示两个正常垂体位于颅底两侧（箭头）

【诊断、鉴别诊断及比较影像学】

神经垂体异位主要与中枢性尿崩、垂体术后及脂肪瘤鉴别。中枢性尿崩表现为正常神经垂体高信号消失，但神经垂体形态正常。鞍区脂肪瘤表现为神经垂体形态正常，脂肪瘤邻近组织受压移位，垂体无受压表现。重复垂体应注意与扩大的三脑室漏斗隐窝及灰结节错构瘤相鉴别。扩大的三脑室隐窝可与垂体柄信号类似，但垂体窝只有一个。灰结节错构瘤表现为三脑室底的等信号肿块，只显示一个垂体窝。

MRI 是诊断垂体发育异常的最佳方法，扫描时应选用薄层无间隔扫描（层厚小于 3mm），否则容易漏诊。CT 扫描目的是观察鞍区骨骼发育情况，要注意观察骨窗，从而发现垂体窝的异常改变。X 线平片对于发现伴随畸形有一定帮助。

第二节 垂体腺瘤

垂体腺瘤（pituitary adenoma）约占颅内肿瘤的 10%。可以由一种细胞或几种细胞组成。一种细胞分泌一种激素或几种激素，或几种细胞产生几种激素。女性多发生分泌泌乳素的微腺瘤。临床表现有压迫症状，如头痛、视野缺损、眼睑下垂、眼外肌麻痹和复视、动眼神经麻痹、尿崩症、体温调节障碍等。内分泌亢进症状如闭经 - 泌乳综合征、不孕等。男性临床症状表现为性腺功能减退、阳痿、肢端肥大症、巨人症、库欣病、性功能紊乱、垂体性甲亢。

垂体腺瘤根据不同的分类标准有多种分类方法：①根据激素分泌细胞的起源，如 PRL、GH、ACTH、TSH、Gn/α 亚单位，可为单一激素性或多激素性。②根据肿瘤大小分为微腺瘤（直径≤10mm）、大腺瘤（直径＞10mm），大腺瘤可向鞍外伸展，破坏蝶鞍和向鞍上生长。③根据有无侵袭周围组织，分为侵袭性和非侵袭性。④免疫组化和电镜特征。无功能垂体瘤和促性腺激素瘤均为大腺瘤。垂体瘤手术切除标本用免疫细胞化学染色法检测发现，发生率依次为 PRL 瘤、无功能瘤、GH 瘤、GH-PRL 瘤、ACTH 瘤、Gn 瘤、多激素腺瘤、TSH 瘤，绝大多数为微腺瘤。转移瘤来自乳腺癌、肺癌和胃肠道恶性肿瘤等。影像学多根据大小分为微腺瘤（pituitary microadenoma）及大腺瘤（pituitary macroadenoma）。

【影像学表现】

X 线平片：垂体微腺瘤于 X 线平片常表现为正常。大腺瘤 X 线平片可显示碟鞍扩大，前、后床突骨质吸收，鞍底下陷。部分病变可见鞍内钙化灶。

CT：垂体微腺瘤和大腺瘤在 CT 图像上表现明显不同。①垂体微腺瘤：冠状位 CT 平扫微腺瘤与正常垂体密度相似，很难发现病灶。如病变出血、囊变可以提示垂体微腺瘤的诊断。增强 CT：快速注射对比剂后早期扫描肿瘤呈低强化，表现为边界清晰的直径＜1cm 低密度病变；延迟扫描为等密度或高密度。②垂体大腺瘤：CT 平扫通常与脑灰质密度相似。15%～20% 会出现坏死囊变而表现为低密度。10% 垂体大腺瘤合并出血，表现为高密度。1%～2% 病变伴有钙化。增强扫描病变明显强化，囊变或坏死部位无强化，仅有囊壁强化。大腺瘤常导致蝶鞍扩大、鞍底下陷，向两侧侵犯海绵窦，向鞍上突破鞍膈生长呈“雪人”征。

MRI：①垂体微腺瘤：微腺瘤于 T_1WI 常与正常腺垂体信号相似或呈略低信号，合并出血时可表现为高信号。微腺瘤在 T_2WI 与腺垂体信号相似或略低信号。T_1WI 增强扫描，70%～

90% 的病变强化程度低于正常腺垂体而表现为低信号（图 12-2-1、图 12-2-2），微腺瘤多位于垂体一侧。10%～30% 垂体微腺瘤常规增强扫描后显示不清，动态增强扫描可提高检出率（图 12-2-3）。②垂体大腺瘤：肿瘤常突破鞍膈至鞍上呈“雪人”征。T_1WI 与脑灰质信号相似，病变合并出血时表现为高信号。大腺瘤内部可出现液 - 液平面，在垂体瘤合并卒中时尤为常见。神经垂体高信号受压移位，位于鞍膈上方水平。20% 垂体大腺瘤显示神经垂体高信号缺失。T_2WI 垂体大腺瘤信号亦常表现为与脑灰质信号相似（图 12-2-4、图 12-2-5）。肿瘤内部的出血、囊变区信号复杂多变，可呈低信号、高信号、混杂信号（图 12-2-6、图 12-2-7），亦可见液 - 液平面。增强扫描大部分垂体大腺瘤不均匀强化。坏死囊变区则无强化。一些病变可伴有鞍膈的增厚。肿瘤为侵袭性时，体积较大时，常包绕两侧的颈内动脉、侵犯海绵窦、鞍底下陷、延伸至蝶窦。

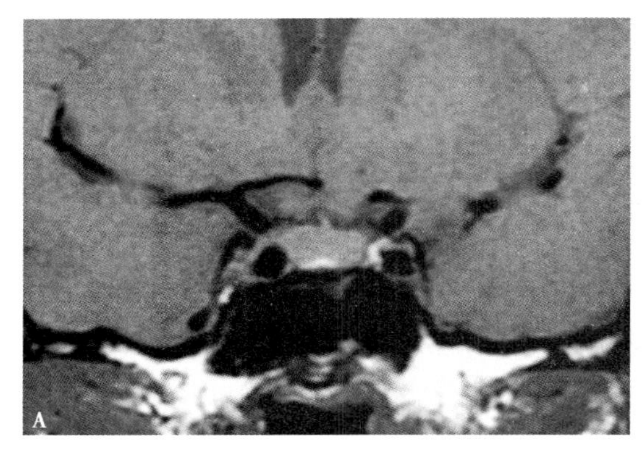

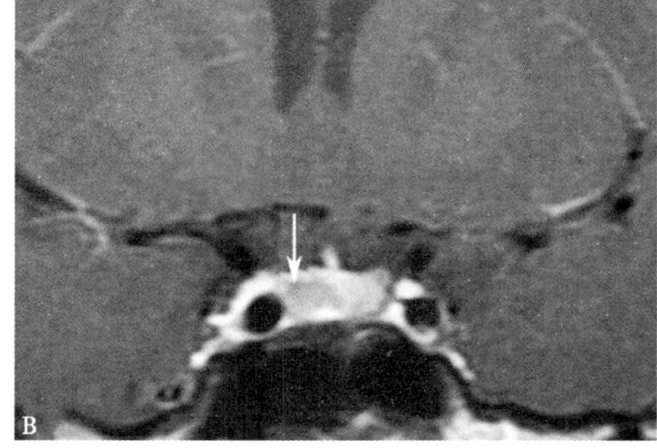

图 12-2-1　垂体微腺瘤

A. 冠状面 T_1WI 显示垂体右侧部轻度隆起，信号与正常垂体相似；B. 冠状面增强 T_1WI 显示正常垂体明显强化，微腺瘤强化程度低于正常垂体显示为低信号（箭头）

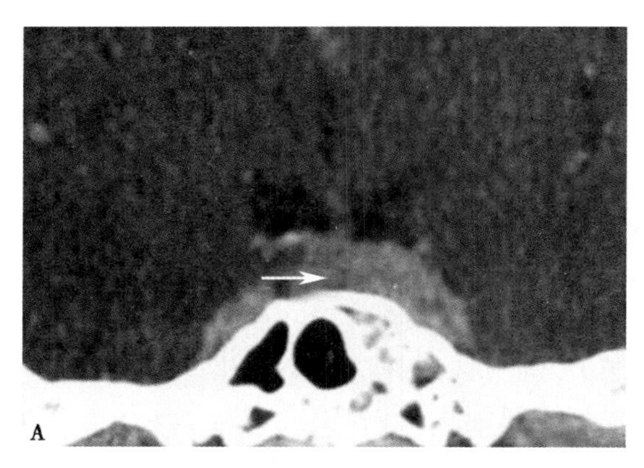

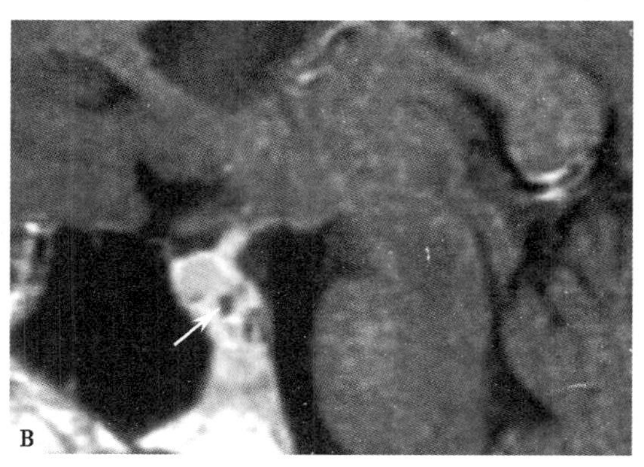

图 12-2-2　垂体微腺瘤

A. 冠状面增强 CT 示垂体中部见局限性低强化区（箭头）；B. MRI 矢状面增强 T_1WI 示垂体轻度增大，CT 所示的低密度区未见强化（箭头）

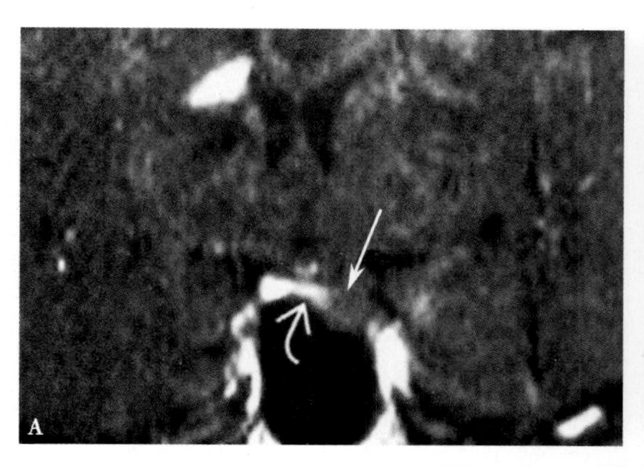

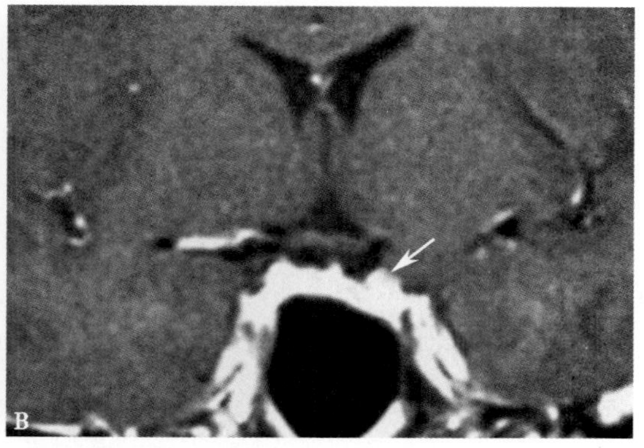

图 12-2-3 垂体微腺瘤动态强化

A. 冠状面动态增强早期 T_1WI 示垂体左侧部见直径约 8mm 的低强化结节(直箭头),正常垂体明显强化(弯箭头);B. 延迟后的标准增强 T_1WI,垂体左侧部仅见轻度膨隆,微腺瘤强化程度与正常垂体相似(箭头),容易遗漏

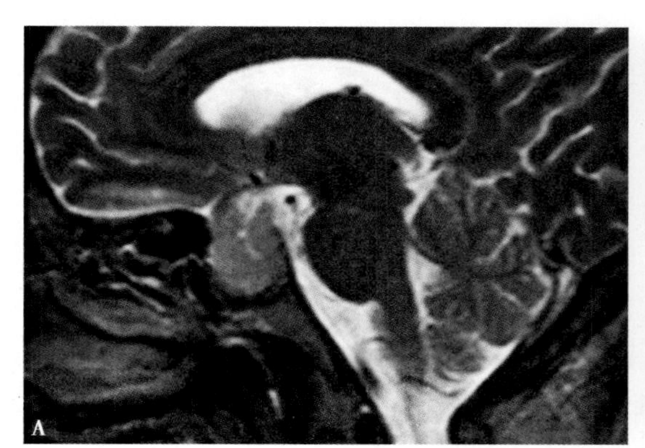

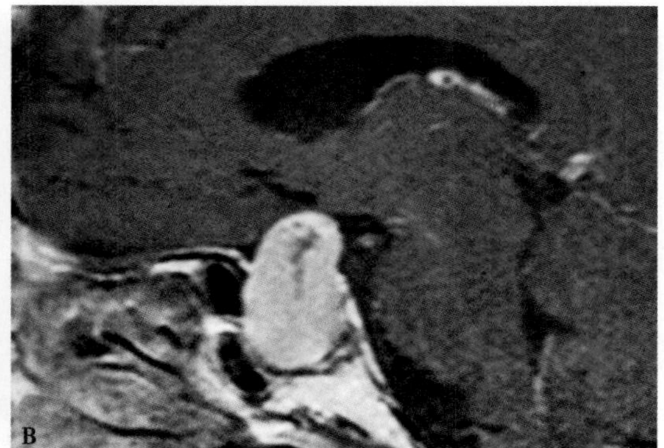

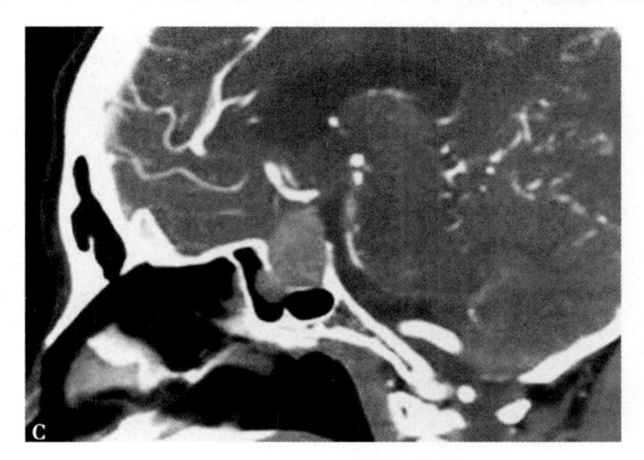

图 12-2-4 垂体大腺瘤

A. 矢状面 T_2WI 显示鞍内及鞍上肿块,与脑灰质呈等信号;B. 矢状面增强 T_1WI 显示不均匀强化,内见条形低信号区;C. CT 冠状面增强重组图像显示鞍底下陷,肿瘤明显强化

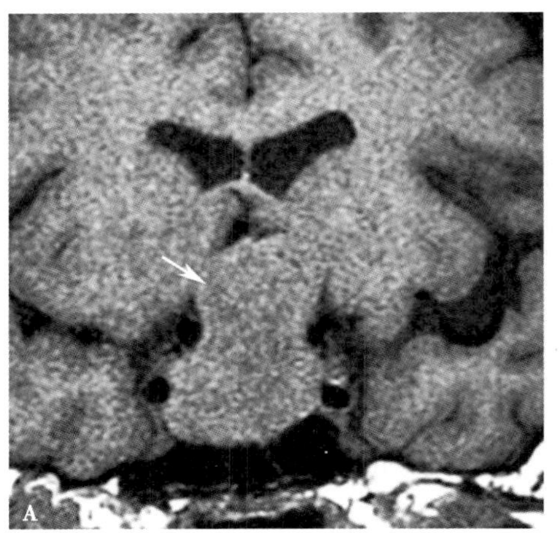

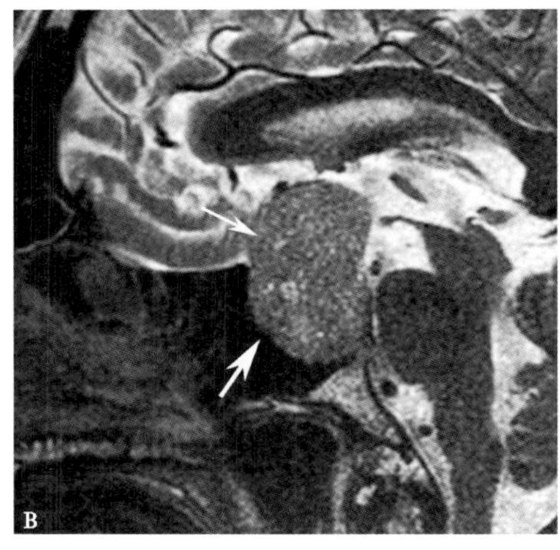

图 12-2-5 垂体大腺瘤

A. 冠状面 T_1WI 示垂体大腺瘤呈典型“雪人”征（箭头）。正常垂体未见显示；B. 矢状面 T_2WI 示骨性蝶鞍扩大，鞍底下陷（粗箭头），垂体瘤信号与脑灰质相似（细箭头）

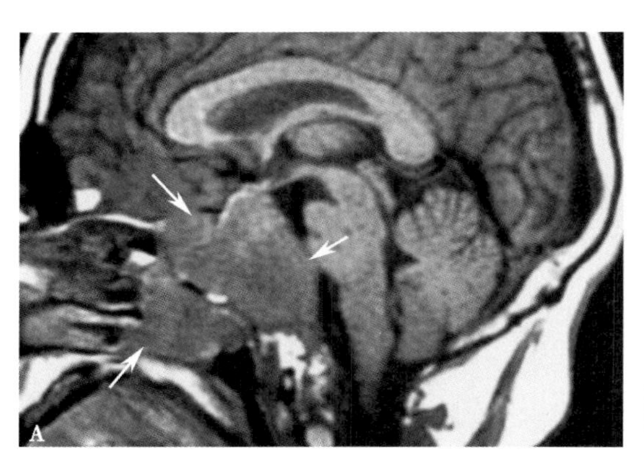

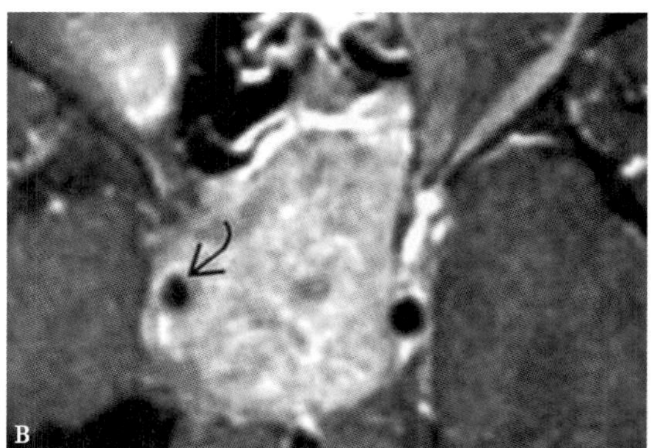

图 12-2-6 侵袭性垂体大腺瘤

A. 矢状面 T_1WI 示侵袭性垂体腺瘤（箭头）侵蚀斜坡骨质，并突入蝶窦及鼻咽部；B. 横断面增强 T_1WI 示垂体瘤明显强化，侵犯斜坡，包绕右侧颈内动脉（箭头）

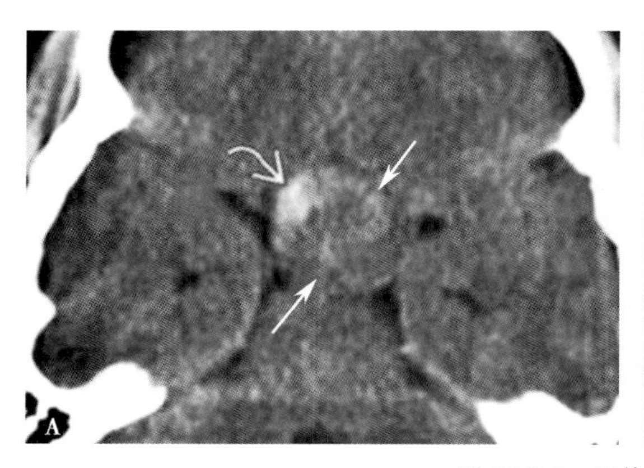

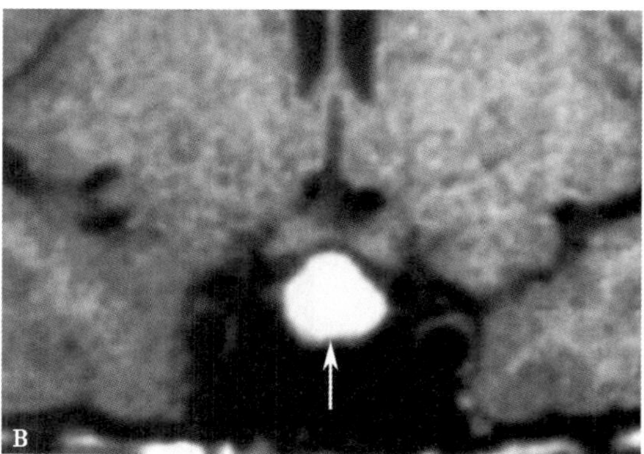

图 12-2-7 垂体大腺瘤并出血

A. 横断面平扫 CT 示鞍上类圆形肿块，内见高密度区（箭头）；B. 冠状面 T_1WI 示肿块呈高信号（箭头），提示亚急性出血

【诊断、鉴别诊断及比较影像学】

垂体微腺瘤患者可无任何临床表现，为偶然发现。伴有内分泌功能的微腺瘤根据分泌的激素类别不同而表现为不同症状。女性常表现为内分泌亢进症状、闭经 - 泌乳综合征、不孕。

MRI 动态增强扫描是发现垂体微腺瘤的最佳影像检查方法。团注对比剂后 10～15 秒后行冠状位图像采集。层厚一般要小于 3mm，一般横轴位、矢状位、冠状位多方位扫描。动态增强扫描时间 - 信号强度曲线有助于发现病变，更易于发现较小的垂体微腺瘤。X 线、CT 对于垂体微腺瘤检查意义有限。

微腺瘤要与下列疾病进行鉴别：① Rathke 囊肿：呈长或短 T_1、长 T_2 信号，边界较微腺瘤清晰，增强扫描无任何强化。②垂体增生：表现为垂体均匀性增大，垂体信号均匀，偶可伴有不均匀低信号，增强扫描呈均匀强化。年龄 18～35 岁女性垂体外观（20%～50%）表现为上突的圆弧状改变，不要误认为是垂体微腺瘤。

垂体大腺瘤需要下列疾病鉴别：①动脉瘤：多为外突性病变，不直接位于鞍内，T_2WI 伴有流空效应，正常垂体亦可显示；②颅咽管瘤：常位于鞍内及鞍上，信号复杂多变，常伴有钙化；③鞍膈脑膜瘤：脑膜瘤位于鞍上，鞍下可见正常垂体信号，增强扫描明显强化，常伴鞍膈增厚并明显强化；④淋巴细胞性垂体炎：多发生于围生期女性，表现为垂体增大，可与垂体瘤相似，但常合并垂体柄增粗；⑤转移瘤：肺癌、消化道肿瘤偶尔可转移至垂体柄、腺垂体等部位，转移瘤常伴有骨质破坏征象。

第三节　淋巴细胞性垂体炎

淋巴细胞性垂体炎（lymphocytic hypophysitis）是垂体腺体的慢性自身免疫性炎症，典型病理改变为大量炎性细胞浸润垂体前叶和（或）后叶。淋巴细胞性垂体炎多发生于妊娠期或产后年轻女性，但也可发生在绝经后、非妊娠女性和男性患者。其临床表现与炎症的侵犯范围和严重程度相关，可以表现为怕冷、乏力、嗜睡等垂体前叶功能低下的症状，也可以表现为尿崩症。如果垂体增大向鞍上发展推挤视交叉，可以表现为头痛，视力、视野异常等。病变侵犯海绵窦，可以发生颅神经麻痹的症状和体征。同时，淋巴细胞性垂体炎可合并其他自身免疫性疾病，如桥本甲状腺炎、泪腺炎等。症状和体征：①占位效应：最常见，表现为头痛（47%）、视力和视野改变（33%）；②腺垂体激素缺乏症：最常见的顺序依次为 ACTH、GnH 和 TSH；③神经垂体受压：完全性或部分性中枢性尿崩症；④高 PRL 血症：月经异常或闭经、溢乳。

【影像学表现】

CT：根据累及部位不同，表现不同：①淋巴细胞性腺垂体炎：表现为垂体高度常 >1cm，可以大到 2～3cm；垂体柄增粗；伴有或不伴有鞍内肿块；②淋巴细胞性神经垂体炎：垂体柄失去至上而下逐渐变细的形态；垂体增大伴有漏斗部增粗。

MRI：①淋巴细胞性腺垂体炎：表现为弥漫的、边界不清晰的、对称性垂体增大；鞍上“舌状”改变；鞍内肿块，均匀强化或环状强化；动态 MRI 显示完全明显强化，时间延迟（>90 秒）（图 12-3-1）；②淋巴细胞性神经垂体炎：T_1WI 示神经垂体高信号消失；垂体柄弥漫性增粗，呈不同程度强化（图 12-3-2）。

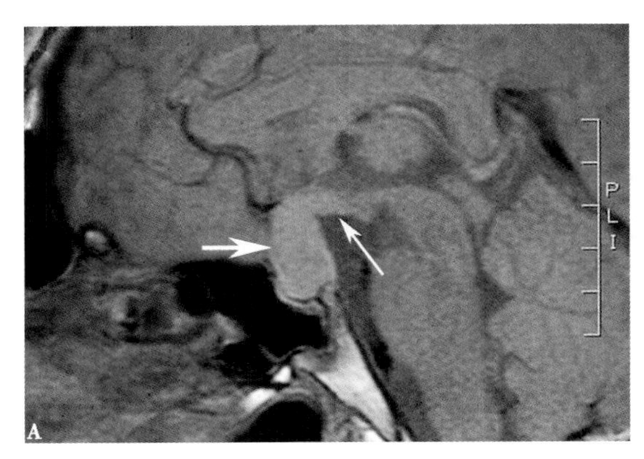

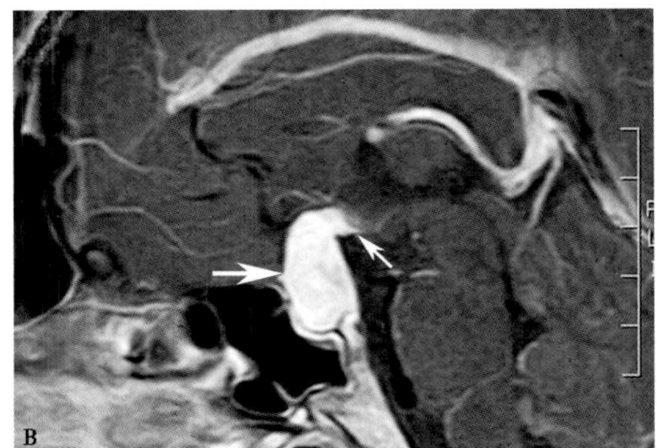

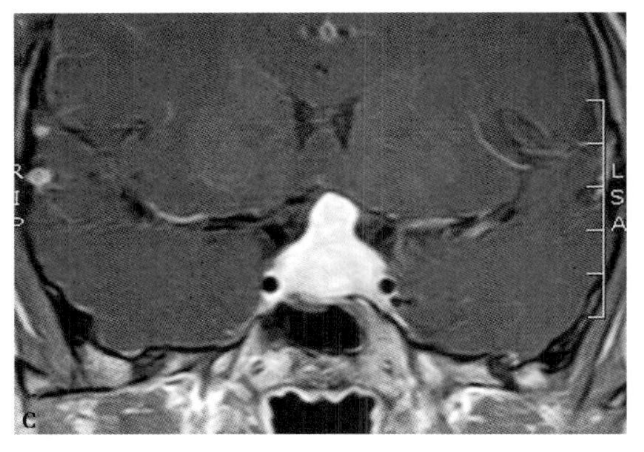

图 12-3-1 淋巴细胞性腺垂体炎（尿崩症病史）

A．矢状面平扫 T_1WI 及 B．矢状面增强 T_1WI 示垂体弥漫性增大（粗箭头），下丘脑及邻近垂体漏斗部明显增粗（细箭头），呈“舌”样突起，增强扫描明显强化；C．冠状面增强 T_1WI 显示垂体柄上部球形增大，明显强化

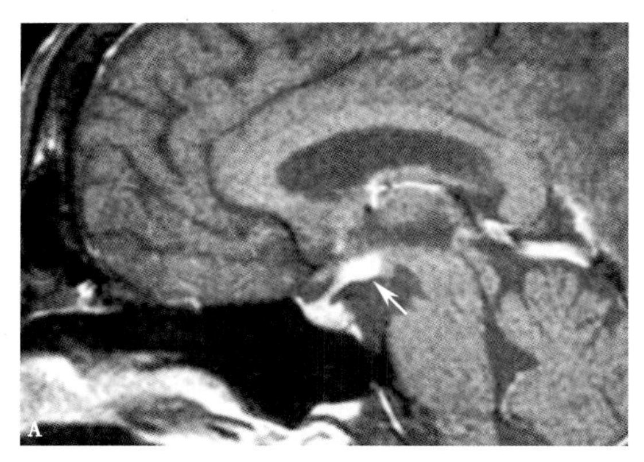

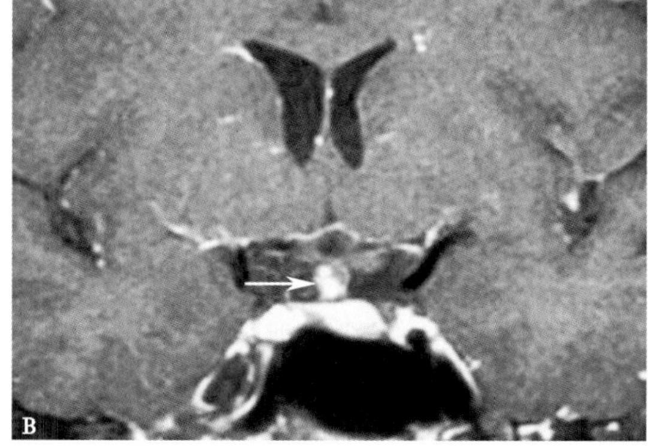

图 12-3-2 淋巴细胞性神经垂体炎（尿崩症病史）

A．矢状面增强 T_1WI 示垂体柄漏斗部增粗，并侵犯至下丘脑，呈明显强化（箭头）；B．冠状面增强 T_1WI 示垂体柄轻度增粗（箭头）

【诊断、鉴别诊断及比较影像学】

淋巴细胞性垂体炎根据临床表现、实验室检查及垂体 MRI 特点可疑诊；对免疫抑制剂有效，可明确诊断，确诊需要组织学证据。下列情况满足 3 个以上可疑诊：①女性；②年轻（尤其 <30 岁）；③单纯、早发的 ACTH 和（或）TSH 缺乏，垂体前叶功能缺乏与 MRI 改变不成比例；④其他自身免疫性疾病或自身抗体阳性；⑤急性发作的头痛、眼肌麻痹、视野异常、恶心、呕吐；⑥急性发病的中枢性尿崩症；⑦血清抗垂体抗体阳性；⑧无脑膜炎和抗病毒抗体情况下，CSF 中出现多形淋巴和单核细胞；⑨典型的 MRI 表现：垂体弥漫性增大、垂体柄增粗、鞍上“舌状”改变、明显强化等。

淋巴细胞性垂体炎需与下列疾病相鉴别：①垂体瘤：淋巴细胞性垂体炎常伴有尿崩症，垂体瘤很少有尿崩症状；②垂体增生：垂体柄很少受累，常发生于年轻女性或围生期女性；③结节病：常伴有其他器官受累的系统性疾病，Langerhans 组织细胞增生症、Wegener 肉芽肿累及垂体影像表现与淋巴细胞性垂体炎相似；④转移瘤：有其他器官原发肿瘤；⑤垂体性侏儒：垂体柄粗而短。

由于 MRI 检查的相对特异性表现以及对激素治疗的良好反应，目前对淋巴细胞性垂体炎的诊断已不必通过手术活检病理学检查诊断，而是根据临床表现、影像学表现即可作出初步诊断，特别是皮质激素治疗有效，可以作为淋巴细胞性垂体炎诊断的主要依据。MRI 尤其增强扫描对于疗效评估及随访亦有很好的作用。目前淋巴细胞性垂体炎治疗的手段主要是超生理剂量糖皮质激素的应用和手术。

第四节　空蝶鞍综合征

空蝶鞍综合征（empty sella syndrome）是指鞍膈孔扩大、消失或垂体萎缩，蛛网膜下腔在脑脊液压力冲击下，疝入蝶鞍内，导致蝶鞍扩大，鞍内垂体组织被挤压、缩小而出现的一系列综合征。其内充以含脑脊液的蛛网膜下腔。此病分为原发性和继发性两类：发生于垂体手术和放射治疗后者，称为继发性空蝶鞍综合征；无手术和放射治疗史，无明显病因可寻及有先天缺陷或遗传倾向者，称为原发性空蝶鞍综合征。在脑积水、脑瘤、良性颅内高压、肥胖、慢性心衰时，则更有利于脑脊液挤入鞍内，促使空蝶鞍的形成。

空蝶鞍综合征多见于女性（约占 90%），80% 以上为肥胖者，尤以中年以上较胖的经产妇为多。发病年龄为 20～70 岁，平均为 40 岁。可有头痛、视力障碍、视野缺损等表现。头痛是最常见的症状，可为偶发和常发，缺乏特征性。多数患者没有或有轻微垂体内分泌功能障碍，内分泌症状表现为闭经、泌乳或单纯泌乳等。少数患者伴有垂体功能低下，可呈轻度性腺和甲状腺功能减退及高泌乳素血症。部分患者伴有高血压，合并良性颅内压增高。神经垂体功能一般正常。

【影像学表现】

X 线平片：原发性空蝶鞍于头颅平片表现为蝶鞍扩大，多呈球型。侧位片上可见蝶鞍腔壁光滑，弯曲而规则，呈气球状。鞍口仍呈闭合形态。继发性空蝶鞍可见经蝶窦垂体切除术后的鞍底骨质缺如。

CT：可见扩大的垂体窝，窝内垂体萎缩，充满低密度的脑脊液。增强扫描垂体强化均匀。偶尔可见垂体窝内脑脊液分布不对称，垂体挤压偏于一侧。

MRI：原发性空蝶鞍见鞍内充满水样信号。垂体组织受压变薄，紧贴鞍底。垂体柄可后移、向下延伸（图 12-4-1、图 12-4-2）。继发性空蝶鞍可见鞍底骨质缺如，垂体柄发生偏移。

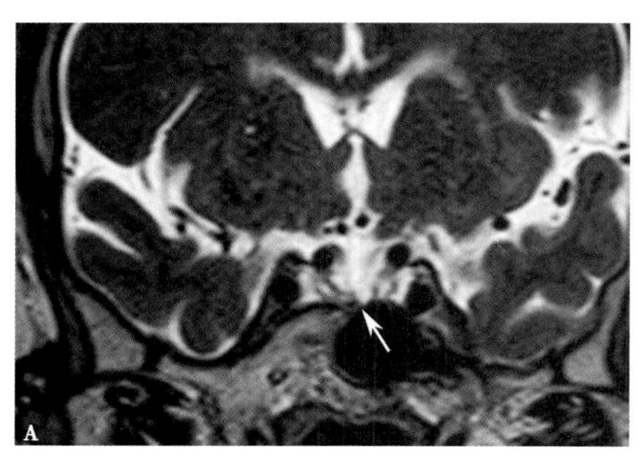
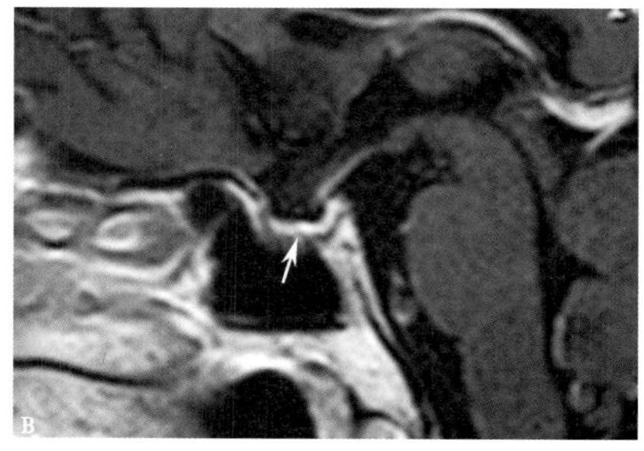

图 12-4-1 空蝶鞍

A. 冠状面 T_2WI 示蝶鞍扩大，垂体变薄（箭头），贴于鞍底；B. 矢状面增强 T_1WI 显示变薄的垂体紧贴于鞍底，明显强化（箭头），垂体柄后移

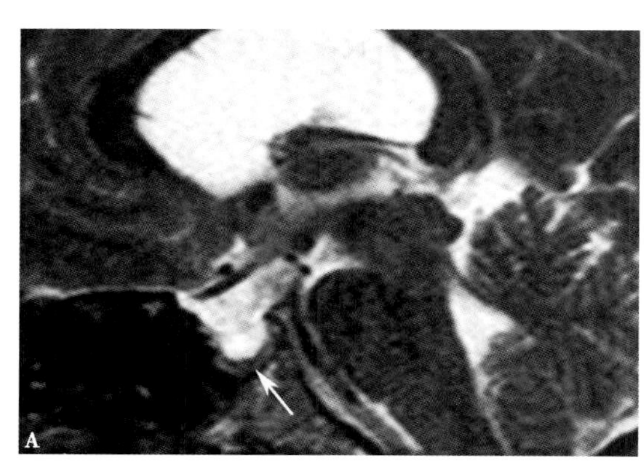
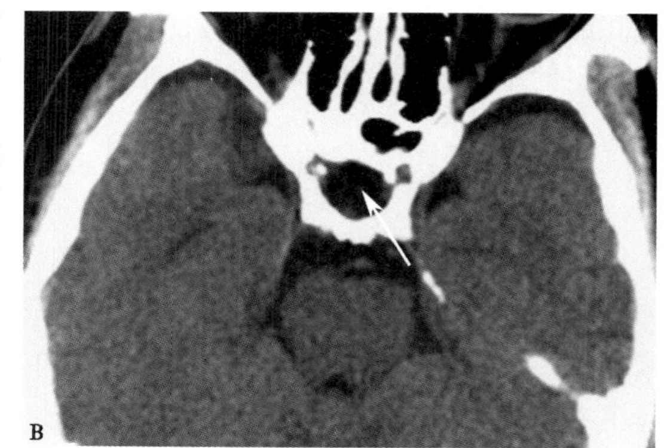

图 12-4-2 空蝶鞍

A. 矢状面 T_2WI 示垂体窝内充满脑脊液信号，垂体紧贴鞍底（箭头）；B. 横断面平扫 CT 示垂体窝呈水样密度（箭头）

【诊断、鉴别诊断及比较影像学】

空蝶鞍 CT 及 MRI 表现为鞍内充满水样密度或信号，垂体组织受压变扁，紧贴鞍底。垂体柄后移、向下延伸，鞍底下陷。空蝶鞍需要与下列疾病相鉴别：① Sheehan 综合征：分娩后垂体出血、坏死导致腺垂体萎缩，临床表现为垂体功能低下，怕冷、停经、性欲低下、脱发等，结合大出血病史及临床症状不难诊断。②继发性颅内高压：由于肿瘤或阻塞所导致的梗阻性脑积水，扩张的三脑室前部疝入鞍内。③蛛网膜囊肿：鞍上蛛网膜囊肿可疝入鞍内，伴有蝶鞍的扩大，骨质吸收。三脑室受压向上移位。④垂体瘤并卒中：急性期导致垂体增大，增强扫描可见边缘强化，慢性期有空蝶鞍表现。⑤垂体发育异常：神经垂体异位，腺垂体较小，垂体柄粗短，蝶鞍较小，影像表现类似空蝶鞍。CT、MRI 是诊断空泡蝶鞍的最佳方法，X 线平片作用有限，必要时可进行 CT 脑池造影。

第五节　垂体细胞瘤

垂体细胞瘤（pituicytoma）是起源于神经垂体或漏斗部的神经胶质细胞的实体肿瘤。WHO Ⅰ级，血供非常丰富。此类肿瘤非常少见，临床常伴有视力或内分泌障碍。

【影像学表现】

CT：平扫时，肿瘤呈等密度或略低密度，局限于鞍内时，平扫不易发现，增强扫描呈明显强化。

MRI：肿瘤起源于神经垂体或漏斗部，神经垂体高信号消失。肿瘤位于鞍内或鞍上，局限于漏斗者少见。平扫 T_1WI 呈等信号或低信号，边界清晰；增强扫描呈均匀或不均匀强化，强化程度非常明显（图 12-5-1）。

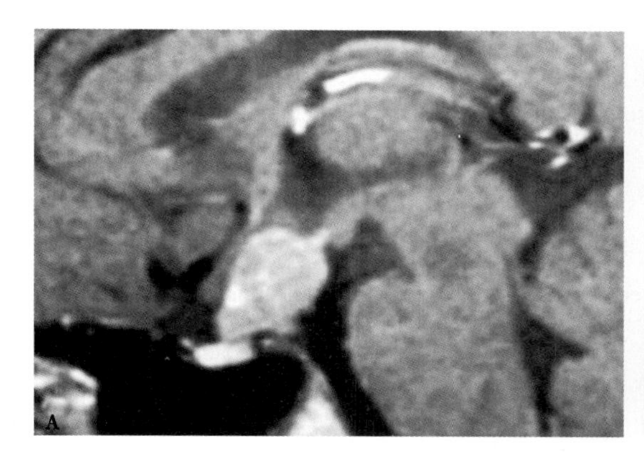

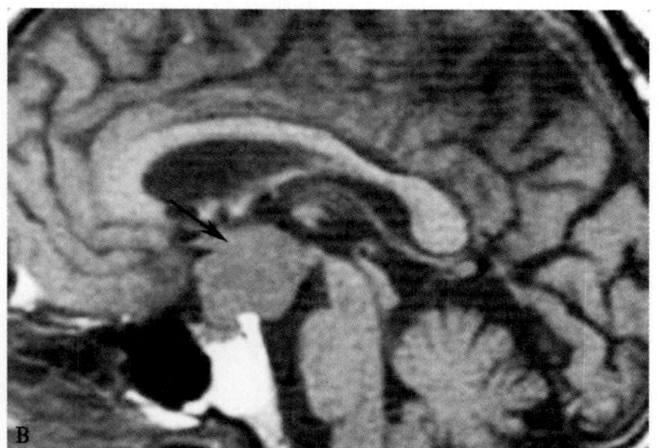

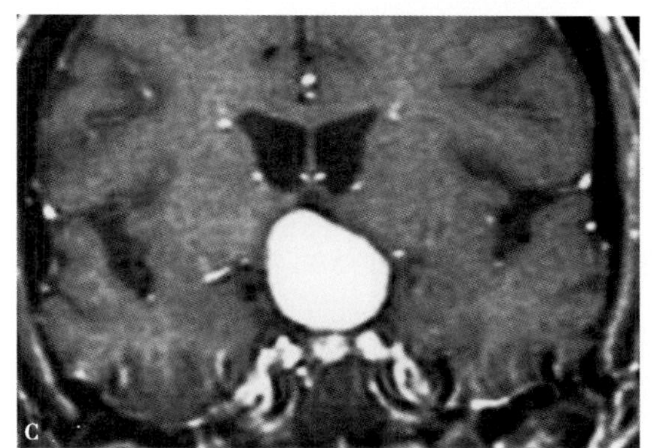

图 12-5-1　垂体细胞瘤（生长发育迟缓及垂体功能低下）

A. 矢状面增强 T_1WI 显示漏斗部明显均匀强化的肿块；B. 矢状面平扫 T_1WI 示鞍上肿块向鞍内后方延伸（箭头），神经垂体高信号消失，此征象为垂体细胞瘤的典型特征；C. 冠状面增强 T_1WI 示病变均匀明显强化

【诊断、鉴别诊断及比较影像学】

垂体细胞瘤是非常少见的胶质细胞来源肿瘤，病变位于垂体后部或累及到垂体柄、显著强化应考虑到垂体细胞瘤的可能性。本病需与垂体腺瘤、淋巴细胞性垂体炎、垂体增生进行鉴别。垂体腺瘤多位于垂体的前部，根据临床症状及典型影像表现不难鉴别。淋巴细胞性垂体炎多发生于围生期女性，典型表现为鞍上的舌样突起。垂体增生垂体信号一般无

明显异常表现，增强扫描强化均匀。MRI 是诊断本病的最佳检查手段，多方位增强扫描有助于与其他疾病相鉴别。

（何敬振 王 青）

参 考 文 献

1. 王苗苗，杨健. 垂体腺瘤 MRI 技术的研究进展. 磁共振成像，2015，6(9)：704-710.
2. 李雪玲，高峥嵘，荆彦平，等. 磁共振在颅底脊索瘤与侵袭性垂体瘤鉴别诊断中的价值. 现代医用影像学，2015，24(1)：10-13.
3. 夏建洪. 垂体腺瘤 MRI 诊断价值的研究. 中国 CT 和 MRI 杂志，2012，10(6)：17-18.
4. Kitajima M，Hirai T，Katsuragawa S，et al. Differentiation of common large sellar suprasellar masses effect of artificial neural network on radiologists' diagnosis performance. Acad Radiol，2009，16(3)：313-320.
5. Binning MJ，Liu JK，Gannon J，et al. Hemorrhagic and nonhemorrhagic Rathke cleft cysts mimicking pituitary apoplexy. J Neurosurg，2008，108(1)：3-8.
6. Glezer A，Paraiba DB，Bronstein MD，et al. Rare sellar lesions. Endocrinol Metab Clin North Am，2008，37(1)：195-211.
7. Maruyama H，Iwasaki Y，Tsugita M，et al. Rathke's cleft cyst with short-term size changes in response to glucocorticoid replacement. Endocr J，2008，55(2)：425-428.
8. Rao VJ，James RA，Mitra D，et al. Imaging characteristics of common suprasellar lesions with emphasis on MRI findings. Clin Radiol，2008，63(8)：939-947.
9. Kunii N，Abe T，Kawamo M，et al. Rathke's cleft cysts：differentiation from other cystic lesions in the pituitary fossa by use of single shot fast spin-echo diffusion-weighted MR imaging. Acta Neurochir(Wien)，2007，149(8)：759-769.
10. 董从松，戴真煜，刘洋，等. 淋巴细胞性垂体炎的 MRI 诊断价值. 医学影像学杂志，2013，23(12)：1873-1876.
11. 赵国峰，娄昕，马林，等. 淋巴细胞性垂体炎的 MRI 诊断及鉴别诊断. 中国医学影像学杂志，2011，19(3)：219-222.
12. 杨来华，唐忠民，李建瑞，等. 垂体细胞瘤 7 例的 MRI 特征分析. 江苏医药，2014，40(10)：1184-1186.

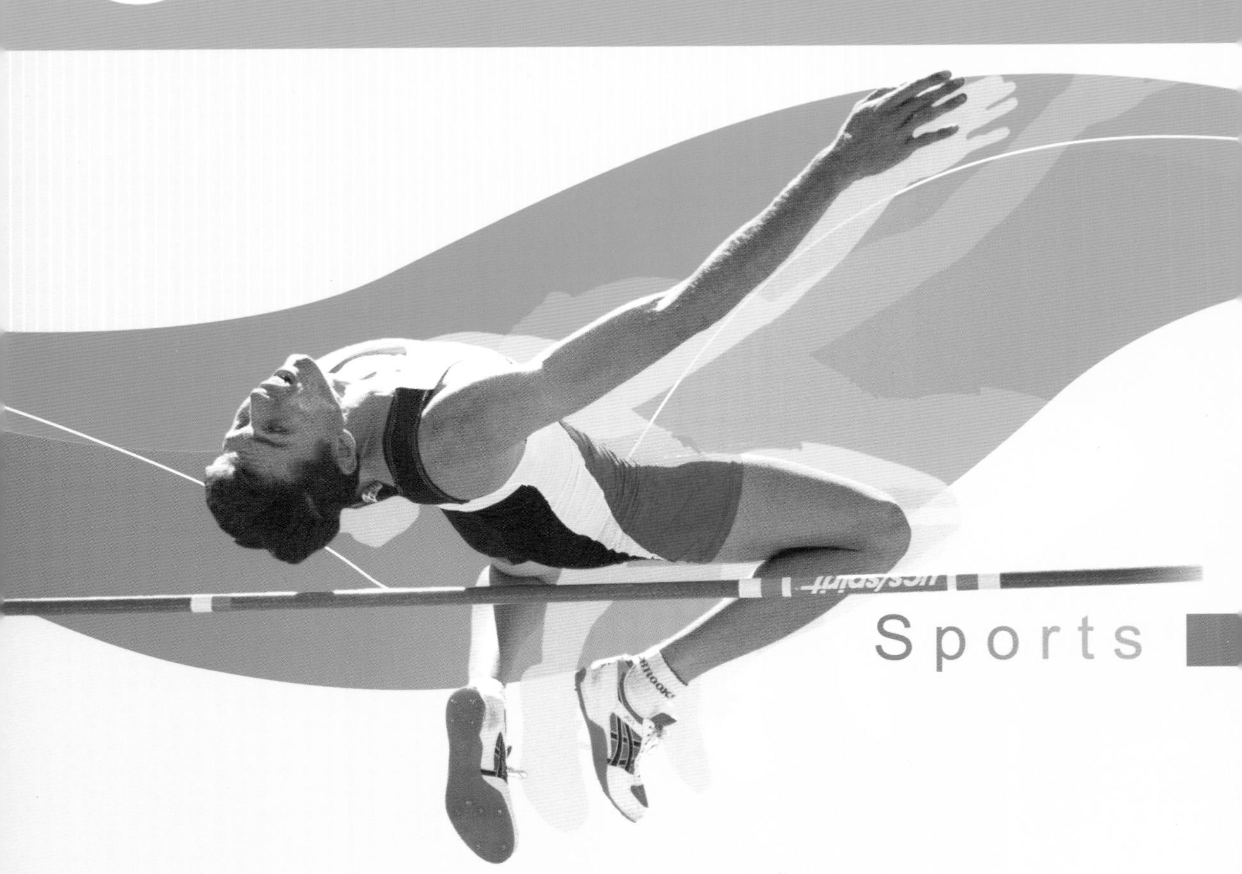

体育与健康（南方版）

（修订版）

主编　郑厚成

高等教育出版社